口腔门诊麻醉并发症及处理

主 编 郁 葱

编 者（按姓氏笔画排序）

马文竹（重庆医科大学附属口腔医院儿童口腔科）

王媛媛（重庆医科大学附属口腔医院麻醉科／舒适牙科）

刘云飞（重庆医科大学附属口腔医院口腔种植科）

李 茜（济南市口腔医院麻醉科）

李思思（重庆医科大学附属口腔医院麻醉科／舒适牙科）

吴 斌（首都医科大学附属北京潞河医院颌面外科）

吴雨佳（重庆医科大学附属口腔医院麻醉科／舒适牙科）

汪 砚（重庆医科大学附属口腔医院麻醉科／舒适牙科）

汪炜平（重庆医科大学附属口腔医院麻醉科／舒适牙科）

宋 敏（重庆医科大学附属口腔医院口腔颌面外科）

张 超（重庆医科大学附属口腔医院麻醉科／舒适牙科）

郁 葱（重庆医科大学附属口腔医院麻醉科／舒适牙科）

周 颖（重庆医科大学附属口腔医院麻醉科）

郑 月（重庆医科大学附属口腔医院麻醉科）

赵 楠（重庆医科大学附属口腔医院麻醉科／舒适牙科）

胡 赟（重庆医科大学附属口腔医院儿童口腔科）

皇甫若奇（重庆医科大学附属口腔医院儿童口腔科）

姚 颖（重庆医科大学附属口腔医院麻醉科／舒适牙科）

夏 熹（重庆协尔医院管理有限公司）

高 峰（重庆医科大学附属口腔医院麻醉科／舒适牙科）

黄贵金（重庆医科大学附属口腔医院麻醉科／舒适牙科）

焦 敏（重庆医科大学附属口腔医院麻醉科）

熊 鹰（重庆医科大学附属口腔医院麻醉科）

樊 林（重庆医科大学附属口腔医院麻醉科／舒适牙科）

人民卫生出版社

主编简介

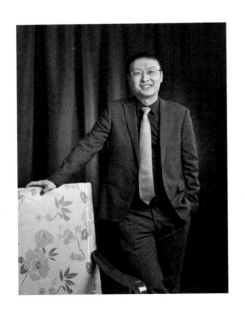

郁 葱

医学博士,副教授,硕士生导师,重庆医科大学附属口腔医院麻醉科/舒适牙科主任,德国 Münster 大学附属医院访问学者。现任中华口腔医学会镇静镇痛专业委员会副主任委员,中华口腔医学会口腔麻醉学专业委员会委员,中国心胸血管麻醉学会围术期基础与转化医学分会委员,中国药理学会麻醉药理专业委员会委员,重庆市医学会麻醉学专业委员会委员。

从事口腔临床麻醉及无痛治疗专业工作 17 年。承担多项重庆市科委、重庆市卫生计生委科研课题,发表科研论文 20 余篇,SCI 收录 6 篇,主编著作 1 部,参编著作 2 部。探索出一整套适合口腔各专业及整形美容门诊无痛治疗的解决方案,在口腔门诊镇静镇痛治疗和伴随合并症的评估方面具备丰富的理论知识和临床经验。

创作团队简介

    《口腔门诊麻醉并发症及处理》编撰团队是由重庆市口腔医学会舒适化口腔医疗培训中心、重庆医科大学附属口腔医院无痛治疗中心的临床一线工作人员组成,联合国内长期从事该领域的青年医务工作者担纲编写。本书内容涵盖麻醉科、口腔外科、口腔种植科、儿童牙病科多个专业,从不同角度阐述口腔门诊麻醉的各个方面,依托自身丰富的临床实践结合国内外同行的经验,体现了口腔门诊多学科诊疗模式的优势,代表了重庆医科大学附属口腔医院舒适化口腔医疗的发展水平。

序

随着口腔医学的快速发展，口腔诊疗项目越来越多，其中有些是有创的，而口腔颌面部局部麻醉是治疗顺利进行的基本保障，也是口腔医学各专业医师必须掌握的基本技术。口腔颌面部局部麻醉相关并发症是困扰口腔临床医师的常见临床问题。口腔医务工作者还常会面对患者恐惧与焦虑的问题，严重的牙科恐惧症会影响患者的就诊体验和满意度，以及医师的治疗效率和诊治效果。

随着社会的进步和医学的发展，越来越多的医院倡导建立"无痛医院"，"舒适化医疗"既符合其重要理念，也是现代麻醉学与口腔医学发展的共同目标。我国口腔疾病诊疗过程中的舒适化及微创化与发达国家相比尚有一定差距。2016年中华口腔医学会镇静镇痛专业委员会成立后，努力推动该领域的发展，副主任委员郁葱及其学科团队在重庆医科大学附属口腔医院领导的支持下，率先建立了"重庆医科大学附属口腔医院无痛口腔医疗中心"，借此整合口腔医学各专业，实现规模化、规范化开展口腔舒适化医疗服务。基于其多年来积累的丰富临床经验和心得体会，参考国内外该领域的相关进展，编撰了《口腔门诊麻醉并发症及处理》一书。

该书从"如何提供舒适化口腔治疗"和"保障患者医疗安全"出发,系统阐述了口腔治疗前的患者评估,口腔局部麻醉方法及并发症处理,各种镇静镇痛方法在口腔门诊诊疗中的应用与评价,以及对由此产生的各种争议与发展方向进行的归纳总结。本书存在多学科交叉,是传统口腔医学教学所未涉及的内容,本书的出版将丰富和拓展口腔医学的内涵与外延,充实口腔医学的理论基础,是口腔医学专业工作者接受继续教育的重要参考书,相信读者会从中获益良多,也会有力地推动口腔疾病诊疗的"无痛、舒适和微创"理念,减少治疗并发症,减轻患者痛苦及恐惧心理,更好地造福广大患者。

为此,谨向广大口腔医师推荐这本专著,是为序。

俞光岩

中华口腔医学会会长

北京大学口腔医学院口腔颌面外科教授

2018 年 8 月 9 日

前　言

　　《口腔门诊麻醉并发症及处理》一书的编撰筹备于 2016 年,是在我国启动了新一轮医药体制改革进入攻坚阶段,同时也是"十三五"规划的开启之年作为成书的大背景。本书是在《口腔门诊镇静镇痛技术及治疗前评估》一书的基础上,进一步从口腔医疗行业的特点、热点及痛点入手,结合多学科联合诊疗和术后早期康复等新理念,以期能解决目前口腔舒适化医疗供给侧发展和学科发展不平衡不充分的矛盾。本书特色是以建设口腔医疗特色技术、保障患者医疗安全、多学科联合诊疗为切入点,以病例为导向详实讲解舒适化口腔医疗技术群的应用。首先通过解决口腔诊疗中最常用的局部麻醉和镇静镇痛技术为主要内容,立足"保障医疗安全"解决最基本、最常用的局部麻醉问题;其次立足"舒适化口腔医疗",阐述和全面比较及展望各种口腔镇静镇痛治疗手段;最后结合具体临床病例应用讲解,具备可操作性、可复制性,临床指导意义大。

　　本书从酝酿到出版耗时近 3 年时间,编者主要来自重庆医科大学附属口腔医院长期从事口腔门诊麻醉的专业技术人员,组成了一个多学科交叉团队,并整合口腔外科、儿童口腔科、牙体牙髓科、口腔种植科和麻醉科形成多学科联合诊疗(multi disciplinary treatment,MDT)模式。他们结合自己的临床工作经验和大量的专业培训经验,增加了大量的临床病例影像资料,力求从临床日常工作出发,努力做到规范化、客观化、可操作性强。

　　可喜的是在本书编撰过程中,中华口腔医学会于2016年成立了第一届镇静镇痛专业委员会,将口腔麻醉、口腔外科、儿童口腔、口腔种植等一大批跨专业的医师团结在一起,为今后的发展提供了扎实的学术平台。

　　在此,感谢中华口腔医学会镇静镇痛专业委员会和中华口腔医学会口腔麻醉学专业委员会的支持和帮助,感谢编写团队的辛劳工作,感谢其他口腔医疗同行的大力支持。当然在撰写工作中难免存在挂一漏万,以偏概全的问题,敬请读者提出宝贵意见。

2018 年 11 月

目　录

第一篇　评　估　篇

第二篇　方　法　篇

第三篇　管　理　篇

附 录

绪 论

一、口腔局部麻醉的历史与发展

口腔局部麻醉是指将局部麻醉剂运用于口腔局部组织,从而达到阻滞痛觉传导的效果。口腔局部麻醉在解决口腔疼痛性疾病,以及在进行各种口腔手术治疗中起到极为重要的作用。要想获得良好的麻醉效果,其中局部麻醉剂及局部麻醉的操作技术都相当关键。

麻醉药的发现与化学的发展有着密不可分的关系,麻醉药的发现是化学家与医师密切合作的结果。1884年人们发现印第安人咀嚼古柯树的叶子可以消除疲劳,1860年尼曼从古柯树叶中成功地分离出了纯的可卡因结晶。可卡因是一种碱性有机化合物,即生物碱。人们把从植物中分离出的碱性有机化合物统称为生物碱。纵观麻醉药发展历程道路曲折,各种麻醉药来之不易。为了寻找比可卡因毒性小和较少上瘾的替代物,出现了1903年的酰胺类局部麻醉药和1904年的酯类局部麻醉药普鲁卡因(procaine)的合成。从那时起,几种合成局部麻醉药陆续投入临床使用,特别是1943年的利多卡因(lidocaine)、1957年的布比卡因(bupivacaine)和1959年的丙胺卡因(prilocaine)。脂类局麻药经历了可卡因、普鲁卡因、丁卡因以及氯普鲁卡因的时代,而酰胺类局麻药也从利多卡因发展到甲哌卡因、丙胺卡因、布比卡因、依替卡因、阿替卡因,再到罗哌卡因及左旋布比卡因。然而直到今天还没有一种让医师和患者均非常满意的麻醉药。真正理想麻醉药的出现,还需要几代人甚至几十代人的共同努力和奋斗。然而在最理想的局麻药出现之前,应当如何根据自身的情况选择最为合适的局麻药呢?下面将在本书各章节中详细讲解。

除了选择合适的局部麻醉剂外,局部麻醉的操作也至关重要。对于患者来说,医师在进行局麻操作时,本身会带来强烈的疼痛感。因此,为了适应现代的无痛观念,应当如何为患者提供一种无痛的局麻操作呢?有研究表明,控制局麻注射时的注射速度及注射压力能有效减轻患者的疼痛程度。因此,计算机控制下的局部麻醉药注射系统(computer-controlled local anesthesia delivery system,CCLADS)应运而生。下面相关章节中将详细介绍CCLADS的作用原理及操作要点。

即使为患者选择了最为合适的局麻剂,并进行了无痛的局麻操作,但在口腔诊室中,仍然可能出现一系列因口腔局部麻醉而引起的并发症,这就包括局部的并发症以及全身的并发症。因此,当口腔科医师在临床上碰到这样的局麻并发症时,应当如何有效的处理呢?本

1

书也将最新的国内外进展结合于自身临床实践经验中进行详细阐述。

二、口腔镇静镇痛技术的历史与发展

探讨口腔镇静镇痛技术之前,我们首先引入两个概念,即牙科焦虑症(dental anxiety)和牙科恐惧症(dental phobia),这是口腔科日常诊疗中经常遇到的问题,不但影响患者就诊的舒适度,延误口腔科相关治疗,同时还可能加重原发疾病,造成诊室内不良事件。牙科焦虑症和牙科恐惧症是同一类症候群的不同程度和阶段。因此,为这些患者制订基于循证医学的治疗策略是必要的,否则可能是影响口腔科医师治疗,以及产生医疗纠纷及医患不信任感的最大因素之一。这些患者需要尽早发现并解决他们的问题。口腔科医师和患者之间的第一次见面便可感知患者焦虑恐惧的存在。在这种情况下,通过访谈和自我报告对恐惧和焦虑量表的主观评价,及对血压、脉搏、血氧饱和度、温度和皮肤电反应的客观评估可以大大增强诊断,并把这些患者分为轻度、中度或高度焦虑或恐惧症。一般来说,口腔科焦虑可以通过心理治疗干预(psychotherapeutic intervention)、药物干预(pharmacological intervention)或两者的组合来控制,这取决于患者焦虑水平、患者特征和临床情况。心理治疗包括行为或认知为导向的管理。在药理学上,这些患者可以使用镇静或全身麻醉来治疗。行为管理治疗旨在通过学习改变不可接受的行为,包括肌肉松弛和放松呼吸,以及使用生物反馈、催眠、针灸、分散注意力等手段。认知管理策略旨在改变和重构负面认知的内容,并加强对负面思想的控制。认知行为治疗是行为治疗和认知治疗的结合,上述方法是目前对焦虑和恐惧症最容易被接受和易于成功的心理治疗。在某些情况下,当患者不能对心理治疗干预作出反应且很好地合作,或者不愿意接受这些类型的治疗时,应该寻求药物治疗如镇静或全身麻醉下的口腔科治疗。

回顾发现,口腔诊疗中的镇静镇痛技术的发展与整个医学乃至口腔医学的发展是同步的,任何手术性操作均经历了有效性—安全性—舒适性的三个阶段。口腔麻醉方面同样也经历了这三个阶段:19 世纪中后叶,笑气/乙醚的吸入麻醉和可卡因局部麻醉解决了牙科治疗不疼的有效性的问题;20 世纪中叶,利多卡因的普遍应用解决了看牙局部麻醉安全性的问题;21 世纪,逐步应用现代综合麻醉学手段以解决牙科治疗舒适性的问题。以下几个重要的时间节点值得我们回顾:

(一)氧化亚氮的历史

1772 年,英国化学家 Joseph Priestly(图 0-0-1)合成了氧化亚氮(N_2O);1792 年,英国化学家 Humphry Davy(图 0-0-2)发现 N_2O 具有镇痛作用;1844 年,美国口腔科医师 Horace Wells(图 0-0-3)第一次将 N_2O 应用于口腔科,并拔除了一颗牙;1863 年,美国医师 Gardner Quincy Colton(图 0-0-4)建立了 N_2O 在牙体中的应用,使其成为口腔科手术控制疼痛的流行工具,增加了其安全性和可靠性。

(二)局部麻醉的发展

奥地利眼科医师 Karl Koller(图 0-0-5),作为大名鼎鼎心理学家 Sigmund Freud 的助手,首次尝试在眼科手术中使用可卡因。1884 年,他通过对自己的眼睛应用可卡因溶液,然后用针刺伤自己来做试验。他将研究结果提交给了海德堡眼科学会。同样在 1884 年,Jellinek 证明了可卡因作为呼吸系统麻醉剂的作用。1885 年,William Halsted 展示了神经阻滞麻醉和 James Leonard Corning 展示了硬膜外麻醉。1898 年,海因里希·昆克将可卡因用于脊髓麻醉,揭开了局部麻醉药的临床应用开端。而后可卡因应用于拔牙(图 0-0-6)。

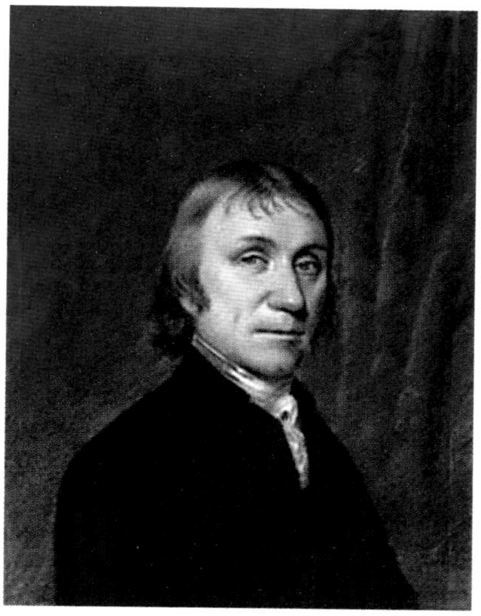

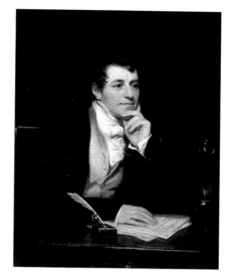

图 0-0-1　Joseph Priestly

图 0-0-2　Humphry Davy

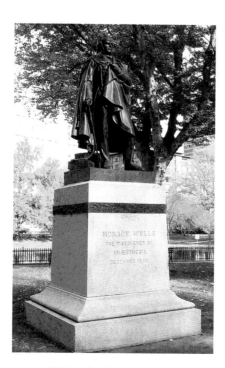

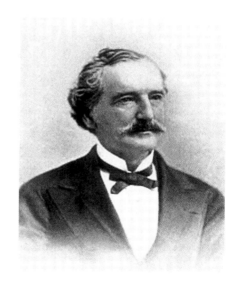

图 0-0-3　Horace Wells

图 0-0-4　Gardner Quincy Colton

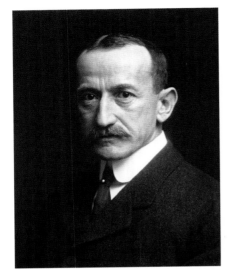

图 0-0-5　Karl Koller

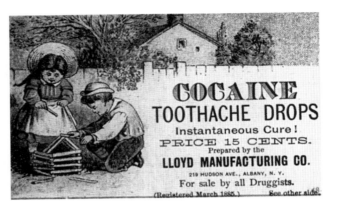

图 0-0-6　可卡因应用于拔牙广告

（三）镇静镇痛用于口腔领域的历史

20 世纪，以 Allison、Hubbell、Monheim 等为代表的口腔科医师针对全身麻醉下口腔科治疗进行了培训和实践。包括以 Jorgensen、Driscoll 和 Trieger 等口腔科医师为代表，认识到局部麻醉与麻醉药物的镇痛镇静和遗忘作用相结合的方法，成为了中度（意识）镇静的倡导者，该方法可产生意识改变、镇痛和失忆的状态，而不会产生神志不清。到了 20 世纪末，口腔专业发展了几种不同的焦虑和疼痛控制方法，包括独立的局部麻醉，轻度、中度、深度镇静，甚至全身麻醉下口腔治疗。

三、舒适化口腔医疗的现状与展望

（一）历史沿革与现状

舒适化医疗由美国护理学家 Katharine Kolcaba 于 1992 年提出，强调患者在就诊过程中心理和生理的双重舒适，帮助患者消除不适合的疼痛，减少诊疗并发症，给予安慰和缓解焦虑，并提供科普知识。21 世纪初，我国全面在手术及有创诊疗中践行了舒适化医疗，以无痛苦胃肠镜、分娩镇痛等技术的普及为标志。口腔专业的镇静下治疗发展于 20 世纪 90 年代末，以鼻吸笑气和儿童门诊全麻口腔科治疗为主要技术手段，集中于北京、西安等地区。经过 10 余年发展，以北京、重庆、西安等口腔医学专科医院均已形成完备的口腔科镇静技术体系及人才梯队，以重庆医科大学附属口腔医院为例，涵盖从经鼻吸入笑气、静脉镇静到门诊全身麻醉全系列技术方法，同时涵盖口腔外科、儿童口腔科、牙周科、口腔种植科等专业，经鼻吸入笑气近 4 万例 /y，喉罩 / 气管插管下全麻儿童治疗 1 200 例 /y，有完备的应急手段与专门的门诊麻醉复苏区域。但在口腔科门诊和公立医院口腔科能实施该技术的仍然凤毛麟角，可喜的是目前涌现了很多小型麻醉和口腔科医师集团，在民营口腔的大舞台实施多种舒适化口腔医疗技术。

（二）人员培养体系

国内口腔教育受苏联影响,大学本科教育阶段(5年制)即分为口腔医学和临床医学,而口腔医学专业在该阶段并无口腔科镇静、气道管理、麻醉药理和急救知识的培训。所以,在目前的教育体系下口腔科医师暂不具备独立实施中度及以上镇静镇痛技术的知识储备。

（三）执业范围

国内医学院毕业文凭分为口腔医学和临床医学,口腔科镇静在执业范围受到限制,口腔医学背景的人涉足镇静领域有困难,纵然目前有较多学历后教育课程,涵盖内容与英美等国培训体系相似,但口腔医学学历背景的人(医师或护士)真正能够坚持不懈的从事该领域的并不多,实施镇静主体是麻醉科医师。

（四）麻醉专业现状

中华医学会麻醉学分会总结本专业发展目标:提高全国临床麻醉质量,将全国麻醉死亡率降至1/10万;启动围手术期医学的建设,强化麻醉科门诊和ICU工作,降低围手术期死亡率和严重并发症发生率;建设以麻醉科为主导,多学科合作的"无痛医院"等7个目标。传统的麻醉学正在朝围手术期医学方向转变,其中手术室外麻醉工作(镇静下口腔科治疗是直接体现)将是大力发展的方向。所以,"术业有专攻"有口腔从业经验的麻醉医师将成为麻醉下口腔科治疗的主力军。但实际情况不容乐观,由于大型综合医院麻醉科的医疗任务非常繁重,加之综合医院口腔科患者有限且又位于手术室外,所以除了为数不多的口腔专科医院坚持实施本技术外,其他综合医院大多处于空白状态。

（五）医疗环境

中国大陆仍然处于发展中地区,医疗环境并不乐观,病患人数众多、构成复杂与有限的优质医疗资源之间的矛盾巨大,人口老龄化也决定了大量的ASA Ⅱ级、Ⅲ级(见文末附录一)患者就诊,医疗风险无法完全避免,这也决定了口腔科镇静治疗工作中的复杂性。

四、口腔无痛治疗的特点与难点

1. 口腔治疗所涉及的范围广阔,涵盖了牙齿以及相邻各种软、硬组织疾病。

2. 口腔治疗涉及口腔颌面外科、牙周黏膜科、口腔种植科、儿童口腔科等多个专业,并以器械手术的治疗方式为主。

3. 口腔治疗患者人群年龄分布跨度大,从根本无法配合治疗的婴幼儿到复合有各系统疾病的高龄患者。人口老龄化趋势明显。

4. 手术、麻醉部位相互重叠干扰,手术时间长短不确定。

5. 国内口腔疾病诊疗模式下,口腔医师一般面临门诊量大,患者要求高,医患矛盾重等复杂情况。

参 考 文 献

1. Priestley J.Experiments and observations on different kinds of air.Trans R Soc Lond,1772,62(16):210-224.

2. Smith W.Under the influence.A history of nitrous oxide and oxygen Anesthesia.Park Ridge:The Wood Library Museum of Anesthesiology,1982.

3. Davy H.Researches,chemical and philosophical ,chiefly concerning nitrous oxide.London:Biggs and Cottle for J

Johnson, 1800.

4. Boyle HE.Nitrous oxide: history and development.Br Med J, 1934, 1 (3812): 153-155.

5. Goerig M, am Esch JS.History of nitrous oxide-with special reference to its early use in Germany.Best Pract Res Clin Anaesthesiol, 2001, 15 (3): 313-338.

6. Smith GB, Hirsch NP.Gardner Quincy Colton: pioneer of nitrous oxide anesthesia.Anesthesia & Analgesia, 1991, 382-391.

7. 郁葱. 口腔门诊镇静镇痛技术及治疗前评估. 北京: 人民卫生出版社, 2016.

第一篇

评 估 篇

第一章

牙科焦虑症

第一节 概 述

一、牙科焦虑症的定义

对口腔有创治疗的恐惧和焦虑是延误治疗的主要因素之一。焦虑(anxiety)是在实际遭遇威胁性刺激之前的一种情绪状态,有时未必能发现,常出现在日常生活中,例如在考试期间、在做出关键决定时、在工作场所等。恐惧(fear)是对已知或感知的威胁或危险的反应。口腔科恐惧是对口腔科情况中的威胁性刺激的反应。恐惧症是持续的、不真实的、对特定刺激的强烈恐惧,导致完全对感知危险的躲避。过度的非理性的对口腔治疗的恐惧,与口腔科治疗相关的高血压、恐怖感、恐惧和不安的破坏性感觉被统称为"牙科恐惧症(odontophobia)"。根据精神疾病诊断和统计手册(DSM-IV)与国际疾病和相关健康问题统计分类(ICD-10)的诊断标准,其是一类疾病。

牙齿治疗相关焦虑和恐惧均会引起个体的身体、认知、情绪和行为反应,这是口腔科中经常遇到的问题。焦虑通常导致疼痛刺激扩大和疼痛感知增加,因此,这些患者可能导致持续时间更长的术后疼痛。此外,也夸大了他们的痛苦记忆。与此同时,增加了患者在口腔诊疗过程中的不良事件的发生率,比如诱发过度换气,过量使用局部麻醉药物诱发心血管病事件等。面对焦虑患者的口腔科医师也是不愉快的,由于配合度降低,占用更多的治疗时间和资源,最终导致患者和医师双方都留下了不愉快的经历。

恐惧和焦虑会在日常诊疗中形成恶性循环,由于过度的担心将在口腔科治疗期间会发生可怕的事情,因此躲避应有的就诊,从而导致不良的口腔健康及更多的缺牙和糟糕牙周状况的风险。在紧急情况下,恶化的病情往往需要更复杂的或有创伤性的治疗手段,这更加强了患者的恐惧情绪,从而会产生更严重的牙科恐惧现象。Cohen等人的报道指出,口腔科焦虑以多种方式影响患者的生活。生理影响包括惊恐反应的迹象和症状以及牙科预约治疗后的疲惫感,而认知影响包括一系列消极的想法、信念和恐惧。行为影响不仅包括回避,还包括与饮食、口腔卫生、自我用药、哭泣和攻击相关的其他行为,甚至睡眠障碍,进而影响既定的和新的人际关系。此外,由于低自尊和自我的感觉,其社会互动和工作表现受到影响。

由于这种广泛的影响,不仅要有效地识别口腔科焦虑的患者,当他们就诊时,适当地缓解这种情绪也是非常重要。口腔科医师应当旨在以这样的方式减轻焦虑和恐惧,使得这些患者在未来的口腔科就诊中保持长期积极主动的心态。

二、牙科焦虑症的病因

牙科焦虑症可以由多种因素引起,例如既往的负面或创伤的经历,特别是在儿童时期,来自焦虑的家庭成员或同伴,个人的性格倾向特征,比如神经质(neuroticism)和自我意识(self-consciousness);焦虑也可以通过各种感觉触发,比如看见针或涡轮钻头的瞄准,听见钻工作和尖叫的声音,闻到治疗药物和切割牙本质的气味,以及口腔科治疗中的高频振动的感觉。

一些常见引起牙齿焦虑的因素是疼痛、见血、缺乏信任、害怕被嘲笑,对未知事件的恐惧,孩子害怕与家人分离治疗,恐惧治疗药物或材料中毒,对辐射检查的恐惧,对窒息和/或堵塞的恐惧,牙椅上的无助感和在口腔科治疗期间无法自我控制。Milgrom 等根据恐惧来源确定了四类不同的焦虑患者,分别是对特定的牙齿刺激的焦虑;对口腔科工作人员的不信任;广义的口腔科焦虑;对意外的担心(即美国华盛顿大学开发的"西雅图系统")。

三、识别牙齿焦虑或恐惧症患者

口腔科医师与患者的第一次接触可以真实地反映患者焦虑和恐惧的存在,并且在这种情况下,主观和客观评价可以大大增强诊断和成功处理的机会。

(一)进行半结构化访谈和使用调查问卷主观评估

口腔科医师必须与患者进行平静、不间断的对话,以确定是哪种口腔科情况引起了患者的恐惧和焦虑。通过提出开放式问题可以帮助指导对话的正确方向。医师需要确定当前就诊的原因,患者在以前的口腔科治疗期间的经历,患者主要的恐惧、忧虑以及期望。医患交流可能揭示口腔科焦虑是更广泛的心理障碍的一部分。在这些情况下,重要的是将患者转诊给心理医师,例如心理学家或精神病科医师。他们可以作出正确的心理诊断,并决定患者需要的进一步的治疗措施。在某些情况下,心理医师和口腔科医师需要一起工作,前者制订关于焦虑的治疗计划。

(二)焦虑问卷(anxiety questionnaires)

多项目量表和单项自我报告问卷可用于评估焦虑和恐惧症患者。多项目量表包括Corah 口腔科焦虑量表(Corah's dental anxiety scale,CDAS),改良口腔科焦虑量表(modied dental anxiety scale,MDAS),Spielberger 状态-性状焦虑量表(Spielberger state-trait anxiety inventory),Kleinknecht 口腔科恐惧调查(DFS),Stouthard 口腔科焦虑清单,Gatchel 10 点恐惧量表。单项自我报告问卷包括西雅图调查项目(Seattle survey item),口腔科焦虑问卷,芬兰单一口腔科焦虑量表(Finnish single dental anxiety question)和视觉模拟疼痛量表(visual analog scale,VAS)等。各有千秋,缺乏金标准,但 CDAS、MDAS 和 DFS 最为常用。

CDAS 是一种广泛使用的工具,它具有短暂的、良好的心理测量属性。该量表包括关于不同口腔科情况的四个问题。每个问题从 1(非焦虑)到 5(非常焦虑)得分,因此可能得分的范围是 4~20。大于 15 表示高焦虑水平或可能是牙科恐惧症患者。这个量表的主要限制是它不包括关于局部麻醉注射的焦虑问题,并且在量表中的问题的选择中没有一致性,使得难以进行比较。

MDAS 是一个简洁的、经过良好验证的五项问卷,对每个问题采用 5 分,Likert 评分,范围从"不焦虑"到"极度焦虑"。刻度的分数范围从最小 5 到最大 25,分数越高,口腔科恐惧越高,评分高于 19 可诊断为高度口腔科恐惧。

DFS 有 20 项,包括躲避行为、生理恐惧反应和涉及口腔科预约及治疗的不同恐惧对象。这个问卷也有答案选项,总分数从最低 20 到最高 100。超过 60 为严重牙科恐惧症。该量表具有三个维度:避免口腔科治疗,焦虑的躯体症状和由牙齿刺激引起的焦虑。

基于这些调查问卷,患者可以分为轻度焦虑、中度焦虑、极度焦虑及牙科恐惧症。关于在常规临床实践中使用这种问卷的文献证据非常少。Dailey 等人报道,在英国的实践中只有 20% 的牙医使用这些问卷。研究者不应完全依赖临床判断来评估焦虑患者,因为研究表明患者自我报告的焦虑状态和临床医师对口腔科焦虑的评价之间存在分歧。此外,患者报告掩盖了他们的焦虑,因此短期焦虑调查问卷的评价是有益的和值得推荐的,因为它不仅揭示了焦虑的程度,也似乎能减少焦虑发生,从而有助于更好的管理;也可以基于焦虑患者的心理、生理、行为和情绪反应进行主观评估。

（三）口腔科焦虑的客观评估

通过设备测定患者血压、脉搏、脉搏氧饱和度、肢端体温、电流皮肤反应是客观反映牙科焦虑症程度的指标。其中用于研究测量口腔科焦虑的非常准确客观的方法是电流皮肤反应。它的原理是继发于焦虑从表皮汗腺分泌的汗液为电流提供了一个低电阻通路的微量电变化。电流皮肤反应的使用已被验证,可将其作为一个准确的方法测量牙科焦虑症。但目前针对性的成品设备尚未问世。

第二节　牙科焦虑症的处理原则

一、非药物性方法控制牙科恐惧症

由于牙科焦虑症病因多,所以处理方法也比较多样。合理地评估口腔科焦虑的原因和程度决定了处理的方法,一般来说可以采用心理治疗、药物治疗以及两者联合治疗,这取决于口腔科医师的经验、患者的类型等。心理干预包括行为或认知导向,近年来,认知行为治疗(cognitive behavior therapy,CBT)表现出较好的治疗效果,该疗法是由美国著名心理学家 Aaron Beck 在 1976 年发展出的一种有结构、短程、认知取向的心理疗法,由认知理论和行为治疗相互融合,补充形成的系统心理治疗方法,主要针对抑郁症、焦虑症等心理疾病和不合理认知导致的心理问题。它的主要着眼点放在患者不合理的认知问题上,通过改变患者对已、对人或对事的看法与态度来改变心理问题。多个研究证明 CBT 是治疗牙科恐惧症的有效方法,与笑气吸入、口服镇静药物、行为诱导等联合使用能显著改善牙科焦虑症状。

有以下主要方法:

（一）诊室环境

诊室环境在患者焦虑初始形成中很重要,医师、护士、接待人员的态度等对营造轻松的就诊环境非常重要,用轻柔的音乐和柔和的灯光营造轻松的诊室氛围,缩短就诊等待时间均有助于降低患者焦虑程度,避免不良刺激(图 1-2-1,图 1-2-2)。

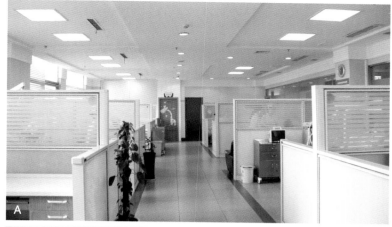

图 1-2-1　无痛治疗中心环境

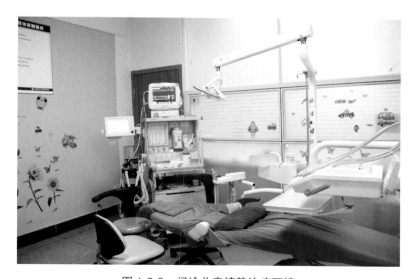

图 1-2-2　门诊儿童镇静治疗环境

（二）沟通技巧

良好的医患关系对于降低焦虑情绪非常关键，合适的沟通策略也非常重要，应该始终是医患的双向沟通。口腔科医师应该首先介绍自己，并亲自与患者交谈，以平静、有组织和无判断的方式仔细倾听，从患者处获得关于牙齿问题和关注的适当信息，以判断患者的关注点。此外，应鼓励患者提出有关治疗的问题，并在开始手术之前和手术过程中让患者知道需要如何配合。

（三）心理干预技术

牙科焦虑症的心理干预方法

良好的医患沟通技巧
行为管理技术（behavior-management techniques）
治疗前放松的技术
引导图像（guided imagery）
生物反馈（biofeedback）
催眠疗法（hypnotherapy）
针刺
分散注意力
系统脱敏或暴露疗法（enhancing control）
正强化（positive reinforcement）
认知疗法（cognitive therapy）
认知行为疗法（cognitive behavioral therapy，CBT）

（四）局部麻醉技术

口腔门诊局部麻醉技术详见第八章第二节。

（五）计算机控制下局部麻醉药物注射系统（computer-controlled local anesthesia delivery system，CCLADS）

该系统显著地改变了传统口腔局部麻醉注射方式，通过控制注射的速度和力度，降低了注射造成的组织损伤，很多研究表明单独或者与其他方法联合能明显缓解牙科焦虑症的发生（图1-2-3）。CCLADS详见第八章第三节。

（六）局部神经电刺激

该类方法原理是通过黏膜下神经电刺激，电流通过口内或口外电极改变组织细胞膜的离子电流从而产生麻醉作用，常用的是黏附式电极，便于与口腔黏膜接触。优点：无创，易于被患者接受，无需注射，镇痛作用维

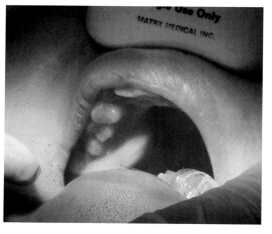

图1-2-3　笑气联合计算机辅助局部麻醉

持数小时;缺点:价格偏高,效果与其他方法相比欠肯定,并不适合所有的治疗项目。

（七）计算机辅助放松学习（computer-assisted relaxation learning）

计算机辅助放松学习是依据 CBT 原则在计算机辅助下的一系列程序,帮助牙科焦虑症患者放松及接受局部注射,但该领域研究结果差异较大,仍需进一步研究。

二、药物性方法控制牙科恐惧症

镇静或麻醉是最常用的控制焦虑和疼痛的方法,对无法回应和配合的患者,如严重牙科恐惧症患者、特殊需求的患者等。但在实施前需要考虑以下因素:相比行为治疗药物治疗的医疗风险;合理选择药物;口腔科焦虑严重程度;患者的认知和情感需求和性格特点;医疗技术方法和经验;合理的设备配置和监测;治疗的费用。

镇静/麻醉方法的分类多样,根据镇静深度可分为轻度镇静（minimal sedation/anxiolysis）、中度镇静（moderate/conscious sedation）、深度镇静（deep sedation）和全身麻醉（general anesthesia）;依据给药途径可分为口服（oral）、肌内注射（intramuscular）、吸入（inhalational）、静脉注射（intravenous）、经鼻（intranasal）。由于镇静/麻醉实施是根据目标而使用不用剂量或者种类的药物,加之不同个体对药物差异性非常明显,所以镇静/麻醉的深度并没有严格的界限,许多学者均会根据自己的临床经验选择一种或多种药物联合的方法达到不同的镇静程度,灵活多样是最明显的特点,药物性行为控制也可以与行为诱导结合。本书将以口腔治疗中的麻醉/镇静为主要内容,展开相关知识的讲解。

（郁　葱）

参 考 文 献

1. Moore R,Brødsgaard I.Dentists' perceived stress and its relation to perceptions about anxious patients. Community Dent Oral Epidemiol,2001,29（1）:73-80.

2. Brahm CO,Lundgren J,Carlsson SG,et al. Dentists' views on fearful patients.Problems and promises.Swed Dent J, 2012,36（2）:79-89.

3. Milgrom P,Weinstein P,Getz T.Treating Fearful Dental Patients:A Patient Management Handbook.Seattle: Reston Prentice Hall,1995.

4. Armeld JM,Heaton LJ.Management of fear and anxiety in the dental clinic:a review.Aust Dent J,2013,58（4）: 390-407.

5. Deva Priya Appukuttan .Strategies to manage patients with dental anxiety and dental phobia:literature review. Clinical,Cosmetic and Investigational Dentistry,2016,8（1）:35-50.

6. Appukuttan DP.Strategies to manage patients with dental anxiety and dental phobia:literature review.Clinical Cosmetic & Investigational Dentistry,2016,8（1）:35.

7. Corah NL.Development of a dental anxiety scale.J Dent Res,1969,48（4）:596.

8. Humphris GM,Morrison T,Lindsay SJ.The Modied Dental Anxiety Scale:validation and United Kingdom norms. Community Dent Health,1995,12（3）:143-150.

9. Kleinknecht RA,Klepac RK,Alexander LD.Origins and characteristics of fear of dentistry.J Am Dent Assoc, 1973,86（4）:842-848.

10. Potter CM, Jensen D, Kinner DG, et al. Single-Session Computerized Cognitive Behavioral Therapy for Dental Anxiety：A Case Series.Clinical Case Studies, 2016, 15（1）: 3-17.

11. Kebriaee F, Shirazi AS, Fani K, et al. Comparison of the effects of cognitive behavioural therapy and inhalation sedation on child dental anxiety. European Archives of Paediatric Dentistry, 2015, 16（2）: 173-179.

12. 夏斌, 秦满, 葛立宏 . 儿童口腔科医师实施行为管理相关问题调查分析 . 现代口腔医学杂志, 2007, 21(3): 313-315.

第二章

口腔门诊患者医疗风险评估

第一节　病史采集和体格检查评估

一、概述

门诊口腔治疗患者不同于外科住院患者,其体征和症状相对轻微,但随着人口老龄化与疾病谱系的改变,麻醉的风险可能要高于手术本身。系统的医疗风险评估应通过对患者完整详尽的病史询问、体格检查及实验室检查,综合评估患者的全身情况,为麻醉方法的选择提供依据,提高门诊口腔麻醉和手术的安全性与有效性。

准确的病史询问、医师良好的沟通能力及团队合作,才能保证与患者的有效沟通,有助于临床医师获得对治疗有帮助的信息,从而评估患者能否安全地承受麻醉与手术。但患者可能会隐瞒所患疾病或服药情况,或对所患疾病不知情。因此,对患者的任何并存疾病都应予以重视,有助于病情诊断,必要时应转诊。标准的病史询问包括主诉、现病史、既往史、家族史和社会史。主诉和现病史是患者就医的最主要原因,多与外科手术相关。要获得与主诉、现病史相关联的全身健康状况信息就必须通过对既往史的采集,这些通常会影响到麻醉风险的评估和麻醉方案的选择。临床上可以设计一份简明的格式化文本,用于患者和医师共同完成填写记录(见文末附录二十)。

通过家族史的询问可得到患者家族性遗传疾病(如血友病)的相关资料信息,了解某些家族性多发疾病及已故亲人的死亡原因(如心脏病、脑卒中或肿瘤)、手术史等能够提供患者对此类疾病的易感性信息。社会史主要包括患者家庭管护和患者自身生活习惯,前者关系到手术麻醉后护理和家庭关爱(尤其老年人和儿童患者),后者主要指患者的不良生活习惯(如吸烟、酗酒)影响到并发症的易感性和术后恢复。

二、评估原则

对患者的临床与影像学辅助检查,外科医师可能更多的关注于口腔与颌面部,而心血管系统和呼吸系统并发症是导致门诊口腔治疗并发症的主要原因。因此,以下将详细阐述心血管、肺部和上呼吸道三个方面的检查与风险评估。

（一）心血管系统风险评估

门诊麻醉的心血管危险因素包括不利的心率、血压变化，如心动过速、低血压。冠心病患者不能耐受心动过速带来的心肌氧耗增加，心输出量和血压降低导致的重要脏器供氧减少也是非常棘手的。应询问患者有无心血管系统疾病，如高血压、冠心病、心梗史、心绞痛症状、心脏手术史（如支架植入、冠脉搭桥）等；另外，高脂血症、吸烟、久坐不动的生活方式，心源性猝死家族史等也应询问（表2-1-1），患者的服药情况也能为现存疾病状况提供参考。

表 2-1-1　心血管危险因素在门诊麻醉时可能发生的情况

心血管危险因素	门诊麻醉时可能发生的情况
高血压	心脏后负荷增加，冠状动脉疾病的危险因素，麻醉药物常引起低血压
动脉粥样硬化、冠状动脉疾病	难以耐受心脏做功增加（心率增快或心肌收缩力增强）
心梗史	心梗后心律失常，近期心梗（<30 天）后再次心梗
心绞痛	冠状动脉疾病
心内植入物（支架）、冠脉搭桥、起搏器	植入物血栓形成，抗血小板治疗，植入装置的有效性、电池寿命
心力衰竭	心衰代偿情况，活动耐量
瓣膜疾病	心脏负荷增加，主动脉瓣狭窄者心输出量降低
心律失常	控制情况，抗心律失常药物的副作用，心律失常的症状，麻醉过程中再发心律失常的可能性
心悸，阵发性心动过速	房颤，室性早搏，室上型心动过速
心律不齐	房颤，室性早搏
运动耐量水平	生活能自理，能爬一层楼梯（4METs）
气促	可能无特殊症状，可能为心脏或肺源性
咳嗽	可能无特殊症状，也可能为心衰失代偿或 COPD
眩晕	心律失常，晕厥前期，低血压
体位性低血压	降压药物副作用
晕厥	迷走神经兴奋性晕厥，颈动脉窦高敏感性
高脂血症	冠状动脉粥样硬化
吸烟	动脉粥样硬化，COPD，气道高反应性，交感神经兴奋
久坐不动	动脉粥样硬化，肥胖
心源性猝死家族史	长 QT 间期综合征的遗传易感性

门诊口腔治疗的患者中 1/3 以上合并有心血管疾病（高血压、冠心病、心脏瓣膜病、心力衰竭、心律失常等），心血管并发症风险显著增加。患者的心血管系统弹性和功能储备情况能指导病例的选择与管理。弹性指患者耐受代偿性缺氧和心率血压变化的能力，取决于持续时间和严重程度。例如，对于肥胖的冠心病患者，功能残气量下降（麻醉后膈肌上抬），将

导致迅速的缺氧和发绀,且不能耐受随之而来的持续性心动过速。储备功能指通过通气和心血管反应来代偿缺氧和不利心血管事件的能力,例如,老年人常不能耐受缺氧和心动过速,婴幼儿心脏每搏量基本不变,常不能耐受心动过缓。

1977 年 Goldman 等人首次报道了 1 001 例 40 岁以上行非心脏手术围术期评估的前瞻性研究,分析了 9 个与围术期心脏并发症有关的危险因素。2007 年美国心脏病协会据此制定了非心脏手术围术期心血管评估指南。麻醉和手术的危险因素取决于三个方面:术前存在需治疗的活动性心脏病、运动耐量和手术相关风险。术前存在活动性心脏病或中度风险手术,但患者运动耐量低于 4METs 者应取消择期手术或予以转诊。影响手术麻醉风险性的其他因素有年龄 >68 岁、BMI>30kg/m² 、心脏治疗史、脑血管疾病、高血压、手术时间 >3.8h 等。肥胖、阻塞性睡眠呼吸暂停综合征、糖尿病等也与心血管疾病密切相关。

麻醉和手术的危险因素

1. 术前存在需治疗的活动性心脏病	不稳定性冠状动脉疾病——严重心绞痛、1 个月以内的心梗
	失代偿或新出现的心力衰竭
	严重心律失常——高度房室传导阻滞、有症状的室性心律失常或
	心动过速、室上性心动过速,心率 >100bpm
	重度瓣膜疾病——主动脉瓣狭窄、有症状的二尖瓣狭窄
2. 运动耐量	
1METs= 耗氧量 3.5mL/(kg·min)	1METs 能进食、穿衣、如厕
1METs 是以安静时耗氧量(3.5mL)	4METs 能做轻度家务、爬一层楼梯
为单位的运动强度	10METs 能跳舞、双打网球
3. 手术相关风险	高风险——大血管手术
	中度风险——头颈部手术、胸腹部或骨科手术
	低风险——门诊手术、内镜手术、浅表手术

1. 病史采集

(1) 高血压:是以体循环动脉压增高为主要表现的临床综合征,动脉血压的持续升高可导致靶器官的损害并伴全身代谢改变。高血压分为原发性与继发性两类,前者占 95% 以上。测量血压时患者取坐位,右臂与心脏同一水平,应注意袖带过大或过小都将影响测量结果。心血管危险与血压之间的关系在很大范围内呈连续性,即使在低于 140/90mmHg 的所谓正常血压范围内也没有明显的最低危险阈值,因此应尽可能实现降压达标。一般高血压患者应将血压将至 140/90mmHg 以下;65 岁及以上的老年人收缩压应控制在 150mmHg 以下,如能耐受还可进一步降低;对于收缩压≥180mmHg 或舒张压≥110mmHg 的重度高血压患者,推迟手术以获得降压药物最佳效应的获益应当与推迟手术的风险相权衡。使用快速起效的静脉药物,血压常可很快得到控制。一项随机试验研究了舒张压在 110~130mmHg 的慢性高血压患者进行非心脏手术,没有发现推迟手术可以使患者受益。一些学者建议在手术当日早晨停用血管紧张素转换酶抑制剂和血管紧张素受体拮抗剂,术后在患者血容量正常后恢复血管紧张素转换酶抑制剂的使用,以减少围手术期肾功能衰竭的风险。可选用笑气吸入或静脉镇静来减轻治疗期间的焦虑恐惧情绪及疼痛产生的应激亢进,术中尽量选用含低浓度肾上腺素的局麻药并控制局麻药用量。

（2）冠心病：冠状动脉粥样硬化性心脏病是指冠状动脉粥样硬化使管腔狭窄或阻塞,导致心肌缺血、缺氧而引起的心脏病,它和冠状动脉功能性改变即冠状动脉痉挛,统称为冠状动脉性心脏病,简称冠心病,亦称缺血性心脏病。目前行非心脏手术的心脏病患者伴随最多的是冠心病,其引起的心脏并发症是非心脏手术患者最主要的危险因素。冠心病患者进行非心脏手术的死亡率为一般患者的 2~3 倍,最常见的原因是围手术期心肌梗死,其次是严重的心律失常和心力衰竭。

对确诊冠心病或新发冠心病症状/体征的患者,应通过病史、体格检查和心电图回顾进行基本心脏评估,尤其对于无症状且年龄超过 50 岁的患者,术前应根据心脏危险因素预示患者属高危、中危或低危,不同手术类型的危险性及患者的体能情况和心肺功能代偿情况,来判断手术的风险和决定麻醉的取舍。当患者存在不稳定或严重心绞痛或近期心肌梗死时预示高临床风险,在非急诊的情况下常建议手术取消或推迟,直至心脏问题明确并得到适当的治疗。不稳定冠状动脉疾病包括心肌梗死且出现由临床症状或无创性检查证实的缺血、不稳定或严重心绞痛、新发或控制不良的缺血相关性心力衰竭。这样的情况下,绝大多数患者需要进行冠状动脉造影以评估进一步治疗,且应该在最佳药物治疗后进行手术。对于进行低危手术（如日间手术、口腔科手术）的冠心病患者,若心脏情况稳定,心血管检查基础上的干预措施很少会导致结局改变,应当进行手术。对于体能状态好的无症状患者,活动耐量 >4METs,也可行择期手术。

（3）心律失常：是指心脏电活动的起源、频率、节律、传导速度、传导顺序、传导途径异常。多数情况下心律失常不是一种独立疾病,可由多种器质性心血管病、药物中毒和酸碱失衡等引起,也可见于无明显器质性心脏病的单纯心电活动紊乱。心律失常急性发作可发生在任何时间和地点,口腔治疗的候诊期间、治疗中及治疗结束数天都可能遇到。术前本身就有心律失常者,麻醉和手术期间常易再发。以下介绍几种常见心律失常的术前评估。

1）窦性心动过速：又称窦速,指成人心率 >100 次/min。口腔门诊常见于情绪紧张、疼痛等情况,也可见于合并疾病如甲亢、发热、心肌缺血等,术中含血管收缩剂药物的使用也可引起窦速。寻找并去除引起窦速的原因,针对病因治疗是根本措施。对特别紧张焦虑的患者可予以适当镇静处理。对局麻药引起的窦速,其往往为一过性,若患者无明显症状,无需处理。对合并基础疾病或其他危急情况,如心力衰竭、心肌缺血、发热等,应尽快积极纠正原发疾病。对无明显诱因或病因的窦速,伴有明显症状时,可适当应用控制心率的药物如 β 受体阻滞剂。对少见的不适当窦速如窦房结折返性心动过速,建议先行专科治疗如射频消融。在窦速的原因未根本纠正之前,不应追求将心率降至正常范围,适度降低即可。单纯或过分强调降低心率,反而可能带来严重后果。

2）期前收缩：又称早搏,是指比基本心率（常指窦性心律）提早出现的异位搏动,是最常见的心律失常之一。可偶发或频发,可以规则或不规则的在每一个或每数个正常搏动后发生,形成二联律或联律性过早搏动。按起源部位可分为窦性、房性、房室交界处性和室性四种,其中室性期前收缩最为常见。期前收缩可见于正常人或器质性心脏病患者,常见于冠心病、风湿性心脏病、高血压性心脏病等,也可见于药物中毒（奎尼丁、普鲁卡因、洋地黄）、低钾血症、缺氧等。对于无器质性心脏病且不影响血流动力学者,口腔治疗前一般无需处理。对合并基础疾病的患者,尤其是出现室性期前收缩的,应详细询问病史并进行体检,了解有无器质性心脏病和诱发因素,并了解既往心律失常的发作和治疗情况,必要时应行相应的检查(如心电图、超声心动图、心肌标志物、电解质、血气等)以判断是否合并心肌缺血、心功能不全、呼吸衰竭、酸碱失衡或电解质紊乱等情况,为患者可否耐受口腔治疗做出恰当评估。合并器质性心脏病,特别是心肌缺血或心功能不全者,首先应规范化治疗基础疾病,改善心功能状态后再进行口腔治疗。

3)心房颤动:是指规则有序的心房电活动丧失,代之以快速无序的颤动波。根据合并疾病和房颤本身的情况,可出现轻重不一的临床表现。口腔门诊的房颤常见于老年患者,无器质性疾病或心室率不快时可无症状。术前应详细询问患者房颤初发时间、发作频率、持续时间、治疗情况等,必要时可增加相关辅助检查如血常规、凝血功能、心电图、心脏彩超等,并应控制心室率在休息时为 70 次 /min 左右,轻微活动时不超过 90 次 /min。对于服用抗凝药患者的评估,详见下述抗凝治疗的评估。术前还应准备 β 受体阻滞剂、非二氢吡啶类钙离子拮抗剂、胺碘酮、洋地黄类药物以备用。

4)缓慢性心律失常:是指窦性心动过缓、房室交界性逸搏心律、心室自主心律、传导阻滞等以心率减慢为特征的疾病。轻度窦缓可以没有症状,或仅有轻微症状。严重窦缓可造成低血压、心绞痛、心衰加重、晕厥前兆或晕厥等,需要紧急处理。口腔治疗期间心动过缓的治疗以预防为主,对有心动过缓且合并严重器质性心脏病的患者应尽早进行起搏治疗后再考虑口腔治疗。对无器质性心脏病的青年患者,若血流动力学稳定,可不处理。术中应注意避免局麻药物入血或过量,若心动过缓造成血流动力学障碍,需立即停止治疗,行紧急处理,阿托品、肾上腺素、异丙肾上腺素、多巴胺等药物应备用。

心律失常急性发作或加重有起病急、复杂多变、进展快的特点,如不能正确判断并及时处理,可引起血流动力学恶化,甚至危及生命。常见的可造成血流动力学障碍的情况包括严重的窦性心动过缓、窦性停搏、窦房阻滞、Ⅲ度房室阻滞、心脏停搏等,其处理不能仅着眼于心律失常本身,需要考虑对基础疾病及诱发因素的纠正。处理方式的选择以血流动力学状态为核心,血流动力学状态不稳定时,如进行性低血压、休克、急性心力衰竭、晕厥等,应迅速采用电复律、临时起搏或静脉抗心律失常药物治疗;血流动力学状态相对稳定者,可根据心电图特点,结合病史及体格检查进行诊断和鉴别诊断,选择相应的治疗措施。

(4)抗凝治疗的评估:抗凝治疗主要应用于血栓形成的心血管疾病(如房颤或心肌梗死)或防止因体内植入装置而形成血栓(如人工瓣膜植入)及治疗过程需要体外血液流动者(如血液透析)。患者可以使用药物抗凝,包括抗血小板药和抗凝血药,前者如阿司匹林、双嘧达莫、氯吡格雷等,后者如华法林、肝素等。服用不同抗血小板药物治疗的推荐处理意见不同,不建议因口腔治疗而随意停止抗血小板治疗,这将可能带来致命性血栓性疾病。服用华法林常导致凝血酶原时间(PT)和国际标准化比率(INR)的延长。INR 为 1 表示正常的止血能力,抗凝治疗 INR 值一般为 2~3.5;当 INR 为 5 或更高时,存在着严重的自发性出血风险。依据 INR 的诊疗方案,口服抗凝药物维持 INR 在 2~4,可不增加种植体植入的术后风险。如果出现由于华法林导致的高危出血倾向或者严重出血者,可应用维生素 K_1、新鲜冰冻血浆、凝血酶原浓缩物等。肝素治疗患者常须推迟手术直至其体内代谢后生物活性消失(静脉用药 6h 后或皮下注射 24h 后)。硫酸鱼精蛋白可逆转肝素效应,遇到不能延迟的紧急口腔外科手术时可使用鱼精蛋白来消除肝素活性。

抗血小板治疗的推荐处理意见	依据 INR 的诊疗方案
服用一种抗血小板药物	INR<2.0（亚抗凝治疗剂量）
不用停止任何口腔治疗	口腔科治疗无影响
同时服用阿司匹林和双嘧达莫	INR 为 2.0~4.0（亚抗凝治疗剂量）
不用停止任何口腔治疗	口腔科治疗无影响
	局部处理（细致的外科操作、缝合、加压包扎、氨甲环酸漱口液）
同时服用阿司匹林和氯吡格雷	INR>4.0（过度抗凝治疗剂量）
心内科医师会诊	暂停治疗至 INR 下降
建议到具备条件的口腔医院行侵入性治疗	心内科医师会诊

由于口腔科的治疗与干预具有侵入性和出血风险,抗凝治疗增加了出血风险,因此对抗凝治疗的患者必须权衡考虑抗凝药物对术后异常出血的影响和停用抗凝药物造成血栓栓塞的风险。若必须停用口服长效抗凝药时,可选用短效药物替代,以平衡围手术期血栓形成和出血风险。总之,对正在行抗凝治疗的患者,术前应从以下几方面综合评估:①患者一般情况、既往口腔治疗情况、目前口腔治疗的紧迫性;②抗凝治疗情况,血栓栓塞与出血风险,近期 INR 值,必要时请专科医师指导;③口腔治疗的复杂程度与性质:如拔牙手术(数量、复杂程度、创面大小),种植体植入及手术(植入数量、创伤程度),涉及软、硬组织范围,严重程度,持续时间;④医师对手术的熟练程度,应对出血风险的能力;⑤医院机构的整体医疗处理能力。

2. 体格检查

（1）心血管检查:术前访视时应记录血压、心率、呼吸等基础生命体征。视诊有无气促、异常出汗、苍白、发绀、脚踝水肿、肥胖等。触诊桡动脉判断心率及节律,最常见的节律不齐为心房纤颤(节律绝对不齐)和偶发房性或室性早搏。

（2）心电图:ASA Ⅰ级或Ⅱ级患者心电图常无阳性发现,因此不作为常规检查。但随着年龄增长,或同时有其他合并症时,心血管系统疾病的发生风险将增加。心电图正常也并不能说明没有心血管疾病。根据患者的健康状况,可以参考 12~18 个月内的 12 导联心电图。术前心电图可发现的异常有心肌缺血、左室肥厚、心律失常、传导阻滞、既往心梗史和心脏起搏器等。建议对麻醉或口腔治疗前新出现的或显著的心电图异常者应推迟手术,并行进一步心电图评估,这对于有合并症或风险较大的患者非常重要。

（3）其他检查:其他可发现心血管疾病及其严重程度的检查有心脏彩超、经食管超声心动图、负荷试验和心导管检查等。超声心动图可提供心脏及其周围结构的影像,提供射血分数、瓣膜功能、室壁运动、心脏收缩或舒张期的血流障碍等信息。射血分数正常值为 55%~70%,射血分数降低提示心脏泵血功能受损,其原因可能是既往心梗史或心肌病史。术前射血分数低于 40% 应予以调整。有心血管合并症的患者术前可行心脏负荷试验来预测围手术期风险。负荷试验分为运动性(如跑步)和药物性(如多巴酚丁胺、腺苷),取决于患者的健康状况(如严重骨关节炎等)。典型的负荷试验心电图会出现 ST 段改变,ST 段压低提示心内膜下缺血,可辅助诊断冠状动脉疾病。同时,最大心率、血压、ST 段压低持续时间等信息有助于评估患者对麻醉的耐受情况。放射性核素和心导管检查为有创性检查,但可提供更精确的心功能评估。心血管疾病患者在口腔治疗全身麻醉前应行上述检查,且需心内科医师会诊并评估疾病控制情况,根据专科医师的建议酌情增加诊疗项目。

(二)肺部风险评估

1. 病史采集　一些学者报道了住院择期全麻手术围手术期肺部并发症的危险因素。门诊口腔治疗过程中呼吸系统相关并发症多见且进展迅速。

口腔门诊麻醉的肺部风险主要源于药物引起的呼吸抑制,比较少见的是膈肌松弛引起的功能残气量下降,最终导致肺不张或原有肺部疾病加重。常见肺部症状有呼吸困难、咳嗽、喘息、胸部紧迫感和运动不耐受。特殊疾病包括阻塞性肺病(哮喘、慢性支气管炎、肺气肿)、限制性肺部疾病(肥胖、妊娠晚期、骨骼畸形)和上呼吸道感染。呼吸系统疾病常发病隐匿,重度者也可能无明显症状和体征,如慢性支气管炎和慢性咳嗽。而一旦发生上呼吸道梗阻或呼吸抑制,将迅速发生缺氧。大部分口腔门诊应用的麻醉药物均能抑制呼吸,降低功能残气量,导致通气不足或低氧血症。因此,麻醉前应确保患者的呼吸系统合并症的控制于最佳状态。以下着重介绍哮喘和慢性阻塞性肺病(COPD)的术前评估。

住院择期全麻手术围手术期肺部并发症的危险因素
慢性阻塞性肺部疾病(COPD)
上呼吸道感染
哮喘控制不佳
阻塞性睡眠呼吸暂停综合征
心力衰竭
年龄 >70 岁
吸烟,未戒烟或 >20 包 / y
运动耐量 <4METs
BMI>30
ASA Ⅱ级或Ⅲ级
麻醉深度
手术部位——头颈部
手术时间 >2h

对哮喘患者,应注意询问患者哮喘发病诱因、发病频率、严重程度及治疗性药物的使用和药效等问题,既往病史的严重程度可通过急诊或住院治疗记录来衡量。对于有哮喘既往史患者的口腔外科手术治疗,首先应考虑其焦虑紧张情绪可能诱发早期的支气管痉挛及接受皮质类固醇治疗患者潜在的肾上腺抑制作用,此类患者若有呼吸道感染或喘鸣,除急诊手术外,均应推迟手术。许多患者随身携带拟交感神经胺类药物,如肾上腺素类平喘药或间羟异丙肾上腺素,通常为气雾剂,方便哮喘发作时患者自我用药。同时诊室应备有应急药物,如肾上腺素和茶碱。如控制不佳的哮喘(急性发作小于 4 周),尤其当合并有急性上呼吸道感染时,极轻度的刺激也可激发哮喘急性发作。手术过程中应使用缓解、减少焦虑的手段,笑气(N_2O)的使用对哮喘患者是有益的,尤其是对由焦虑引发的哮喘。为避免引起敏感个体的哮喘发作,术后应避免使用非甾体类抗炎药。

COPD 通常是由于肺长期暴露于刺激物(如烟草烟雾)导致呼吸道组织化生病变所致。患者常表现为慢性咳嗽、大量黏稠分泌物,临床检查可见桶状胸、张口呼吸和哮鸣音。术前应注意患者近 1 周咳嗽、咳痰、喘息情况,有无加重,判断其是否属于急性发作期。对于大部分临床症状缓解期的患者,进行常规口腔科门诊手术时无需特殊准备,而年龄≥65 岁的患者,应予以心电监护。对正在接受皮质类固醇治疗的 COPD 患者,如需进行复杂的口腔手术,应考虑是否需要额外补充皮质类固醇药物。患者应保持直立坐姿,有利于咳出分泌物,一般不需吸入高浓度氧。术中应避免使用有呼吸抑制作用的麻醉药物。

2. 体格检查　胸部视诊可以发现桶状胸、脊柱畸形、呼吸窘迫、发绀、呼吸频率异常等。踝关节水肿是体液潴留的征兆，可能会影响到全身，包括肺部。怀疑肺部疾病时应进行肺部听诊。吸空气时的氧饱和度是一重要的基线参考值，动脉血气分析也是一项判断患者呼吸功能的重要检查。

（三）上呼吸道风险评估

上呼吸道评估是麻醉/镇静前最重要的方面，其次是详细的用药史。无论手术方式简单与否，麻醉方式为清醒镇静或全身麻醉，术前准备和对其气道的评估是相同的。

术前应注意患者有无阻塞性睡眠呼吸暂停综合征、颈椎病等。对上呼吸道的评估包括4个方面：①面罩通气的可能性；②声门上通气装置置入的可能性；③喉镜暴露和气管内插管的可能性；④建立紧急外科气道的可能性。迅速地进行上述四个方面的上呼吸道评估，从而在镇静或全身麻醉前发现呼吸道问题。

面罩通气的实施首先需要面罩密封性良好，同时可以实施仰头抬颏的手法。以下是需要重点评估的方面：有无脸形异常或颌骨畸形；络腮胡；可引起上气道梗阻的咽部异物；肥胖；无牙（无牙的患者面罩通气时密封性受影响）；60岁以上患者胸廓组织弹性降低，头、颈、颞下颌关节活动度下降；颈椎活动度。

影响面罩通气的因素也会引起声门上通气装置置入困难，另外，张口受限、口咽喉部解剖异常、异物引起上气道梗阻、局部肿胀等会使得情况更为棘手。

预测能成功进行喉镜暴露和气管内插管的因素主要有以下几方面：①上颌前突、下颌后缩、牙齿松动、高腭弓等都将妨碍喉镜的置入和操作。②Mallampatti 分级是根据悬雍垂、硬腭、软腭和舌的关系对困难气道进行评估。Mallampatti Ⅲ级或Ⅳ级仅能看到软腭或仅能看到硬腭，是预测困难气道的可靠因素。③颞下颌关节中髁突的移动度也是评估的重要因素。嘱患者张口，触诊髁突应有正常的前向和前下运动，此时窥喉常不难。颞下颌关节紊乱综合征患者，使用普通喉镜常不能良好地暴露咽喉部。张口度小于2横指（约2cm）、甲颏间距小于3横指（3~3.5cm）均提示喉镜暴露困难。

此外，还应评估迅速建立紧急外科气道的可能性，最简便的方法是触诊环状软骨和甲状软骨之间的环甲膜，紧急情况下可行环甲膜穿刺维持通气。对所有拟行镇静或全麻治疗的患者均应行困难气道评估并记录。

三、美国麻醉医师协会推荐术前评估流程

既往服药、手术、麻醉史；体格检查；美国麻醉医师协会（ASA）体质状况分级；讨论并制订麻醉计划。

术前评估能了解已确诊的合并症，评估隐匿性疾病的症状体征，决定重点实验室检查及特殊检查的必要性，了解患者服药情况，排除麻醉禁忌，最终指导麻醉方案的制订。ASA分级是根据患者体质状况和手术危险性进行的分级，对于手术室内麻醉，ASA分级与并发症、死亡率、未预料的术后ICU治疗、住院时间延长及心肺不良事件相关。

ASA 分级

ASA Ⅰ级	无系统性疾病,对麻醉和手术耐受良好
ASA Ⅱ级	轻微系统性疾病如轻度哮喘、控制良好的高血压,日常活动无明显影响。对一般麻醉和手术可以耐受
ASA Ⅲ级	严重系统性疾病,日常活动受限。麻醉和手术有一定风险
ASA Ⅳ级	危及生命安全的严重系统性疾病。麻醉和手术风险很大
ASA Ⅴ级	濒临死亡,若不行手术治疗存活几率非常小。麻醉和手术异常危险
ASA Ⅵ级	宣布脑死亡拟行器官捐献的患者

在 ASA 分级基础上加入患者术前焦虑状态、吸烟饮酒史等确立了更适合口腔科治疗的 ASA 分级,具体如下:

ASA Ⅰ级:无系统性疾病,不吸烟,不饮酒或少量饮酒,重要器官功能正常,无焦虑或轻度焦虑。此类患者口腔科治疗风险小或无。

ASA Ⅱ级:有轻到中度系统性疾病,对口腔科治疗极度恐惧焦虑的Ⅰ级患者。如控制良好的非胰岛素依赖性糖尿病、轻度高血压、癫痫、哮喘、甲状腺疾病、轻度呼吸系统疾病、Ⅰ级患者合并妊娠、吸烟、社交饮酒、轻度肥胖(30<BMI<40)等。此类患者口腔科治疗风险较小,但口腔科治疗前可能需要相关专科会诊。

ASA Ⅲ级:有中到重度系统性疾病,活动能力受限但未完全丧失。如 3 个月以上的心绞痛史、短暂性脑缺血发作、心肌梗死、脑血管意外、充血性心力衰竭、冠状动脉疾病支架植入、轻度慢性阻塞性肺疾病、控制不佳的胰岛素依赖性糖尿病或高血压、病态肥胖(BMI≥40)、活动性肝炎、酒精依赖或滥用、起搏器植入、射血分数中度减少、终末期肾脏疾病需定期透析。此类患者口腔科治疗风险较大,口腔科治疗前需要相关专科会诊。

ASA Ⅳ级:有重度系统性疾病,活动能力受限且危及生命安全。如 3 个月内的不稳定型心绞痛史、心肌梗死、脑血管意外、严重充血性心力衰竭、冠状动脉疾病支架植入、严重瓣膜功能障碍、射血分数严重减少、败血症、弥散性血管内凝血、中重度慢性阻塞性肺病、不受控制的糖尿病、高血压、癫痫或甲状腺疾病、难治性腹水、终末期肾病而未定期透析。此类患者系统性疾病远比口腔科问题严重,口腔科治疗风险极大,应推迟到患者情况好转至Ⅲ级以下再行口腔科治疗。即使急诊手术,也应先请相关专科医师会诊。

ASA Ⅴ级:濒临死亡,无论手术与否存活时间均不超过 24h。如胸腹部动脉瘤破裂史、重度创伤、重度颅内出血、多器官功能障碍。此类患者常为疾病终末期,情况异常危险,择期口腔科治疗已为禁忌。

ASA Ⅵ级:宣布脑死亡拟行器官捐献的患者。

第二节 实验室检查评估

口腔诊疗前一般不需要行实验室检查,特殊情况下则需要做一些针对性的检查以评估合并疾病的严重程度及控制情况。如服用抗凝药的患者检测 INR,化疗患者检测血白细胞计数等。目前,大多认为术前常规实验室检查是不必要的,仅在病史或体格检查中发现有影响围手术期管理的情况时需要行特定的检查。本节主要介绍常用的术前检查项目及其意义。

一、钠离子

钠离子为细胞外液的主要阳离子,是形成细胞外液渗透压的主要物质,血钠浓度依靠饮食摄入和肾脏排泄来调节。血钠正常值为 135~145mmol/L,低钠血症(血钠 <135mmol/L)提示可能为肾脏疾患、水摄入过多或服用某些药物(如利尿剂和抗癫痫药卡马西平、丙戊酸钠等)的不良反应。对择期手术患者,血钠低于 130mmol/L 时手术应推迟至血钠正常。急性和慢性低钠血症通常无明显症状,直至血钠分别低于 130mmol/L 和 120mmol/L 时才可能出现症状。急性低钠血症可表现为嗜睡、抽搐、惊厥,血钠水平迅速降低时可表现为意识障碍。慢性低钠血症则常无明显症状。高钠血症(血钠 >145mmol/L)可能反映机体的脱水状态(水摄入不足或肾脏排出过多)、尿崩症或高容量状态(如 Cushing 综合征)。高钠血症的临床表现有激动、惊厥或意识障碍等。

二、钾离子

钾离子为细胞内液的主要阳离子,是形成细胞内液渗透压的主要物质。适当的钾离子浓度及其在细胞膜两侧的比值对维持神经肌肉组织静息电位的产生及电兴奋的产生和传导有重要作用。细胞外钾离子浓度正常值为 3.5~5.0mmol/L。通过 H^+-K^+ 交换机制,H^+ 浓度的改变可引起血钾浓度变化,血 H^+ 浓度增加(pH 降低),血钾浓度升高。碱血症时常引起低钾血症。服用排钾利尿剂(如氢氯噻嗪)和袢利尿剂(如呋塞米)的患者常表现为低钾血症。术前血钾低于 3.5mmol/L 常需要纠正至正常,可通过口服或静脉补钾,且补钾速度应缓慢,以免出现心脏并发症。血钾低于 3.0mmol/L 时心电图出现 PR 间期延长、ST 段压低、T 波低平或倒置、U 波增高。高钾血症最常见的病因是肾脏疾病,术前血钾水平高于 5.5mmol/L 时常需纠正,必要时可行透析治疗。高钾血症心电图表现最初为 P 波低平或消失,后逐渐发展为 T 波高尖,进一步加重则 QRS 综合波增宽,最终可致正弦波形心室扑动。

三、肾功能检查

血尿素氮与肌酐水平主要反映肾功能。肌酐为骨骼肌分解代谢后通过肾排出的产物,正常血肌酐水平为 0.7~1.2mg/dL。血肌酐水平是反映肾小球滤过率的指标。尿素氮是蛋白质代谢的产物,血尿素氮的正常值为 8~20mg/dL。血尿素氮水平反映的肾小球滤过率不如血肌酐可靠。血尿素氮升高提示机体脱水、高蛋白饮食、大量蛋白质分解(如烧伤、肌肉损伤)或肾功能减退。血肌酐和尿素氮水平常不能反映急性肾功能改变,肾小球滤过率降低 75% 时才出现血肌酐和尿素氮的升高,因此,血肌酐和尿素氮升高常提示慢性肾功能损伤。

四、血糖及糖化血红蛋白

空腹血糖(FBG)正常值为 70~100mg/dL,当 FBG>125mg/dL 可诊断为糖尿病。糖尿病患者一般知晓其血糖控制情况。应注意麻醉前后的血糖波动情况,以免血糖水平过高或过低。行口腔内有创操作的患者由于进食疼痛,常因进食不足而出现低血糖。疼痛可刺激胰高血糖素、肾上腺素、皮质醇等释放,而引起血糖升高和胰岛素抵抗。术后应密切监测血糖水平以防止并发症。

糖化血红蛋白(HbA1c)是评价糖尿病患者长期血糖控制情况的金标准,根据血糖水平常 3~6 个月测定一次。葡萄糖与血红蛋白可逆结合,红细胞寿命约 120 天,因此 HbA1c 仅反映过去 3 个月内的血糖控制情况。HbA1c 升高会增加心血管系统并发症和其他并发症的发生。

糖化血红蛋白与血糖水平

糖化血红蛋白(单位:%)	平均血糖水平(单位:mg/dL)	说明
4*	60	
5*	95	* 非糖尿病
6*	130	
7+	160	+ 糖尿病患者的控制目标
8**	195	
9**	225	** 需要治疗
10**	260	

五、常用的血液学检查

（一）血常规

在口腔治疗中,检查全血细胞计数重点关注白细胞计数(WBC)、红细胞压积、血红蛋白浓度(HGB)和血小板计数。WBC 升高提示急性细菌感染,降低可能为化疗的副作用。红细胞压积和 HGB 基础值可在出血较多的手术中提供参考,也可提示潜在的血液系统疾病如贫血。血小板计数低于 50×10^9/L 可导致术后出血时间延长。

（二）凝血功能

对有出血倾向史、肝脏疾病、凝血功能障碍、服用抗凝药物的患者需检测凝血功能,常为 INR 和 PPT。对服用香豆素类抗凝药(双香豆素、华法林)的患者,由于此类药物抗凝作用出现较慢,停药后抗凝作用尚可维持数天,且药物间相互作用可影响其吸收,因此可出现治疗不足或治疗过度,需要检测凝血功能。

（三）肝功能

既往有肝炎、肝硬化史的患者可能出现肝功能损伤,影响蛋白质合成和药物代谢。肝功能检查主要为转氨酶、白蛋白、总蛋白和胆红素水平。

转氨酶(ALT,AST)是反映肝细胞损伤的敏感指标,肝细胞受损后转氨酶进入血液循环,转氨酶水平增高。其原因有病毒性肝炎、肝硬化、糖尿病、肥胖等。

白蛋白在肝脏中合成,是血浆中的主要蛋白质。低白蛋白血症见于长时间禁食、肿瘤、老龄,使得游离药物浓度增加,药物临床作用增强。

第三节　禁食禁饮指南

早在 1850 年就已提出择期手术(包括口腔治疗)麻醉或镇静前禁食禁饮的概念,最初的目的是为了减少术后恶心呕吐,后逐渐发现长时间禁食禁饮能改变胃内容物的量和

pH,从而降低误吸后肺部并发症的风险。1974 年 Roberts 和 Shirley 提出胃内容物 pH 和量为误吸后肺部并发症的危险因素,他们根据动物实验得出结论,成年女性患者胃内容物超过 0.4mL/kg 或胃液 pH 低于 2.5 时发生误吸后呼吸系统并发症的风险增加,但实验中为直接灌注胃内容物至右主支气管而非呕吐引起误吸,因此未能发现残余胃容量与误吸物容量的直接关系。如果我们需要通过镇静/麻醉实施口腔门诊手术,那对禁食的标准必须掌握。

目前的禁食禁饮指南总结了术前禁清液体、母乳、配方奶和固体的时间,但该指南不适用于有误吸风险的患者。胃正常功能受损患者的禁食禁饮原则上应做适当调整,并在术前予以治疗以降低误吸风险。

ASA 禁食禁饮指南(2011 版)

食物	禁食禁饮建议	举例
清液体	2h	水、黑咖啡、茶、无渣果汁
母乳	4h	
非母乳	6h	婴儿配方奶
清淡早餐	6h	烤面包和黑咖啡
含脂肪食物	≥8h	培根、蛋类、牛奶、奶油、黄油

一、清液体

清液体排空的速度主要取决于胃与十二指肠内的压力差,排空半衰期为 10~20min,1h 90% 排空,2h 后完全排空。清液体包括水、碳酸饮料、无渣果汁、黑咖啡和茶等,但酒精除外。ASA 禁食禁饮指南未规定清液体的容量,只提出时间应在麻醉或镇静前至少 2h,术前需要口服药物时在 2h 内饮少量水是允许的。

二、母乳与配方奶

婴幼儿术前需要禁母乳和配方奶的时间分别为 4h 和 6h。

固体食物与非母乳,术前 6h 能进的固体食物仅限于清淡饮食,如烤面包搭配清液体。非母乳入胃后消化为半固体状团块而非液体。固体和非母乳排空至小肠的速度完全不同于清液体。影响食物胃排空速度的其他因素包括食物的大小、种类和容量。液体、半固体和直径小于 2mm 的固体以线性方式排空。直径小于 2mm 固体的排空受幽门括约肌影响,需要进一步分解至更小,完全排空需要 4h。胃内直径小于 2mm 物质排空后才开始难消化食物的排空,难消化的固体食物如脂类、富含纤维素的蔬菜等,完全排空的过程则至少需要 8h。

三、高误吸风险患者的术前准备

对饱胃患者减少误吸风险的措施有抑酸剂、促胃动力药、质子泵抑制剂、H_2 受体阻滞剂的使用,和快诱导、清醒气管内插管及环状软骨按压等方法。

高误吸风险患者的处理

高误吸风险因素	病理生理改变	可能有利的措施
糖尿病	胃轻瘫,胃排空延迟	延长禁食时间,促胃动力药
幽门梗阻	胃蠕动受损	延长禁食时间,术前胃减压
妊娠	腹内压增加	延长禁食时间
肥胖	食管下括约肌功能受损,胃液 pH 降低,胃内容物增加	避免头低脚高体位,抑酸剂、质子泵抑制剂、H_2 受体阻滞剂
胃食管反流	食管下括约肌功能不全	延长禁食时间,质子泵抑制剂,H_2 受体阻滞剂
消化性溃疡	胃液 pH 降低,胃内容物增加	抑酸剂、质子泵抑制剂、H_2 受体阻滞剂
疼痛、焦虑、药物滥用	胃排空延迟	延长禁食时间,促胃动力药
创伤或急诊患者	饱胃,胃排空延迟	促胃动力药、抑酸剂、质子泵抑制剂、H_2 受体阻滞剂,延迟手术
多发性硬化症	吞咽困难	抑酸剂
偏瘫	呼吸道反射受损	质子泵抑制剂、H_2 受体阻滞剂

（黄贵全）

参 考 文 献

1. Practice Guidelines for Preoperative Fasting and the Use of Pharmacologic Agents to Reduce the Risk of Pulmonary Aspiration:Application to Healthy Patients Undergoing Elective Procedures:An Updated Report by the American Society of Anesthesiologists Task Force on Preoperative Fasting and the Use of Pharmacologic Agents to Reduce the Risk of Pulmonary Aspiration.Anesthesiology,2017,126(3):376-393.

2. Robert C Bosack,Stuart Lieblich.Anesthesia complications in the dental office. John Wiley and Sons,2015.

3. Ahsan M,Arozullah,Jennifer Daley,et al. Multifactorial risk index for predicting postoperative respiratory failure in men after major noncardiac surgery. Ann Surg,2000,232(2):242-253.

4. El-Orbany M,Connolly LA.Rapid sequence induction and intubation:current controversy.Anesthesia and Analgesia,2010,110(5):318-1325.

5. Page CP.Integrated Pharmacology. Edinburgh:Mosby,2002.

6. Stoelting RK,Miller RD.Basics of Anesthesia.Philidelphia:Churchill Livingstone,2007.

7. American Society of Anesthesiologists Committee. Practice guidelines for preoperative fasting and the use of pharmacologic agents to reduce the risk of pulmonary aspiration:application to healthy patients undergoing elective procedures:an updated report by the American Society of Anesthesiologists Committee on Standards and Practice Parameters.Anesthesiology,2011,114:495-511.

8. 郁葱 . 口腔门诊镇静镇痛技术及治疗前评估 . 北京:人民卫生出版社,2015.

9. 胡开进,潘剑 . 牙及牙槽外科学 . 北京:人民卫生出版社,2016.

第三章

口腔门诊特殊患者的麻醉注意事项

第一节　心血管系统疾病患者的麻醉注意事项

一、概述

世界范围内,每年近 20 亿成年人接受非心脏手术,尽管手术可以延长患者的生存时间,提高生活质量,但同时也促使一些合发症的发作和恶化,诸如心肌损伤或梗死、充血性心力衰竭、心脏骤停,甚至心源性猝死。每年约 1 000 万非心脏手术患者在术后 30 天内发生重大心血管系统并发症,不仅延长了住院时间,增加了医疗费用,还是导致围手术期死亡的主要原因。

心血管系统是由心脏(心肌、冠脉系统、心脏瓣膜、电传导系统)和外周血管组成,主要功能是为躯体提供营养物质(如氧气和血糖)和清除体内代谢产物(如二氧化碳等),任何组成部分的功能失调终将导致血流动力学紊乱,氧供减少,从而引起胸痛、乏力、运动耐量下降、水肿、呼吸困难、晕厥等一系列症状。了解常见心血管系统疾病(冠心病、高血压、心律失常等)的基本病理过程和治疗方案,在门诊口腔治疗中才能针对这类合并症患者进行合理有效的风险评估,加强围手术期的管理,提高对出现各种异常情况的判断和处理能力。

（一）术前评估

心血管系统疾病患者的术前评估主要包括三个方面:外科手术导致的心血管事件的风险、心脏功能状态和危险指数。

美国心脏学会对进行各种外科手术心血管疾病患者的风险进行分类,在高度风险(出现心血管意外风险≥5%)中,无口腔类治疗;在中度风险(出现心血管意外风险 <5%)中,有大型的口腔颌面外科手术及大型牙周或种植手术;低度风险(出现心血管意外风险 <1%)中,有小型牙槽外科、牙周、根尖周手术或种植手术及非侵入性口腔常规治疗,如龈上洁治、龋齿充填、根管治疗等。尽管口腔类的手术属于中低危手术范畴,但仍需注意,但凡外科手术便能够引起体液、体温、交感神经系统在内的多方面应激反应,增加心肌耗氧量,改变凝血功能和纤维溶解之间的平衡。如拔牙手术过程中发生心绞痛,甚至心肌梗死的报道也不少。且大部分口腔小手术所使用的局麻药往往加入了以肾上腺素为代表的血管收缩剂,用于心脏病患者时易增加心血管事件的发生。因此,外科手术引起心血管事件的风险与是否急诊、手

术的大小、持续时间、血液的丢失、药物的作用等有关。

心脏功能状态依据患者的活动能力和耐受性来评估,目前多采用纽约心脏病协会(NYHA)四级分法,对心脏病患者的心功能进行分级:Ⅰ级:日常活动量不受限制,一般体力活动不引起过度疲劳、心悸、气喘或心绞痛;Ⅱ级:体力活动轻度受限,休息时无自觉症状,一般体力活动可引起过度疲劳、心悸、气喘或心绞痛;Ⅲ级:体力活动明显受限,小于一般体力活动即可引起过度疲劳、心悸、气喘或心绞痛,休息后尚感舒适;Ⅳ级:不能从事任何体力活动,休息状态下也可出现心衰症状,任何体力活动后加重。Ⅰ~Ⅱ级:一般麻醉与手术安全性有保障;Ⅲ级属中危,应尽可能积极治疗,使心功能有所改善,以增加麻醉与手术的安全性;Ⅳ级则属高危,麻醉手术风险大。NYHA 法是按诱发心力衰竭症状的活动程度进行分级,量化程度不够,许多有关因素无法概括,还需采用多因素分析法补充。

功能能力(functional capacity,FC),也称心脏功能能力,是机体在尽力活动时所能达到的最大代谢当量水平(metabolic equivalent levels,METs),或在有氧范围内,机体所能完成的最大强度活动的 METs 值。FC 是直接反映心脏功能好坏的指标,消除了个体差异,更直观且有可比性。通常可分为优良(7METs 以上),中等(4~7METs),差(4METs 以下)和不详。多中心研究表明,当患者可以耐受在不停歇时以常速步行 5 个街区或者登 2 层楼,即相当于 4 级基础代谢水平(4METs)的运动量,与其围手术期的良好状态之间存在一定的相关性(表 3-1-1)。

表 3-1-1 不同体力活动时的能量需要

不同体力活动	能量需要
静息时无不适	1METs
自行穿衣、进食、如厕	2METs
室内或室外散步	3METs
4km/h 步行 200~500m 平路,做轻便的家务如揩灰、洗碗等	4METs
能上 1、2 层楼或登小山坡	5METs
6.5km/h 步行	6METs
短程小跑	7METs
从事较重家务如拖地板,搬家具等	8METs
参加保龄球、跳舞等中度体育活动	9~10METs
参加游泳、网球、足球等剧烈运动	>10METs

美国心脏协会和美国心脏病学会(AHA/ACC)发布了《2014 ACC/AHA 非心脏手术患者围手术期心血管评估和管理指南》,推荐使用修订的心脏风险指数(revised cardiac risk index,RCRI)作为评估心脏风险的主要工具,使用国家外科手术质量改进计划的心梗及心脏骤停风险指数(national surgical quality improvement program risk index for myocardial infarction and cardiac arrest,NSQIP MICA)评估术后发生主要不良心脏事件(major adverse cardiac event,MACE)的可能性。其中 RCRI 又称改良 Goldman 指数,是经验证的较可靠的风险预测工具,涉及 6 项预测因素:肌酐≥2mg/dL,心衰,胰岛素依赖型糖尿病,经胸、腹腔手术或腹股沟以上的大血管手术,既往卒中或短暂性脑缺血发作,缺血性心脏病。0~1 个预测因素为低危,

≥2 个预测因素则危险性升高。其操作简单明了，但缺乏对急诊手术的评估。NSQIP MICA 为在线评估方法，涉及参数较多，较为复杂，但能够预测 RCRI 无法评估的风险。总的来说，对于伴有心血管疾病或心血管危险因素的患者，在进行低中危非心脏手术前，建议在麻醉医师辅助下评估患者心血管事件的风险率，优化治疗；对于接受高危非心脏手术、存在冠心病的高风险患者，建议组合多学科专家进行会诊评估，并根据患者的临床特征制订相应的监测与治疗方案。

（二）术前准备与用药

1. 心血管药物的调整　心脏病患者一般需药物治疗，术前应对常用药物品种进行调整。抗心律失常药、抗高血压药应继续应用至手术当日。突然停用 β 受体阻断剂、交感神经抑制药（可乐定、利血平）、血管扩张药或钙离子拮抗剂会引起心肌缺血，高血压意外和心律失常。因此，原则上不建议因为口腔门诊治疗轻易停药。

β 受体阻断剂具有抑制窦房结、房室结及心肌收缩力的功能，可明显降低心肌耗氧量，有效控制心室率，即所谓负性频率、负性传导和负性肌力的作用。围手术期高危患者在非心脏手术中使用 β 受体阻断剂，可减少围手术期缺血，并可能降低已知冠心病患者的心肌梗死和死亡风险，使患者受益。近来关于非心脏手术围手术期应用 β 受体阻滞剂的利弊问题争论较多。目前规模最大的研究 β 受体阻滞剂的随机对照试验——围手术期缺血评价试验（POISE 试验），对围手术期使用 β 受体阻滞剂对于冠心病或冠心病高危患者的心脏保护作用给予了肯定，然而这种保护作用却伴随着显著升高的全因死亡率，增加了死亡、卒中、低血压和心动过缓的发生，该结果突出了围手术期使用 β 受体阻滞剂的潜在风险。由此 ACC/AHA 专家组对围手术期 β 受体阻滞剂疗效及安全性进行了系统回顾，在 2014 版指南中做出了更谨慎的推荐，即术前已经接受 β 受体阻滞剂的治疗者，围手术期可继续应用。此前没有应用此类药物的治疗者，手术当日不应启动该药的治疗。

单用小剂量阿司匹林可造成术中出血量增加（相对风险为 1.5 倍），但是严重出血并发症或由出血并发症导致的围手术期死亡率并没有增加。近期一项大临床试验 POISE-2 发现，长期服用阿司匹林并于术前 7 天停用与安慰剂组对比围手术期发生心血管事件的风险类似，且服用阿司匹林患者术后大出血的发生率与心肌梗死的相似（6.3%），这就解释了术前开始或继续服用阿司匹林并无获益。因此，一般情况下，对于未植入冠状动脉支架的患者，阿司匹林术前建议停用 7~10 天，术后根据出血风险，最好尽快于 24~48h 后恢复使用。对于植入冠状动脉支架的患者，若进行手术必须停用血小板 ADP-P2Y12 受体拮抗剂（替格瑞洛、氯吡格雷停用 5 天），如有可能，建议继续使用阿司匹林，且术后应尽快恢复血小板 ADP-P2Y12 受体拮抗剂的应用。

过去认为钙离子拮抗剂对围手术期心肌缺血一般无保护作用，2003 年进行了一项非心脏手术中围手术期钙离子拮抗剂使用的荟萃分析，共包括 11 项研究，涉及 1 007 例患者，数据显示钙离子拮抗剂可显著减少缺血（相对风险 0.49，95% 可信区间 0.30~0.80，$P=0.004$）和室上性心动过速（相对风险 0.52，95% 可信区间 0.37~0.72，$P<0.000\ 1$），且与死亡和心肌梗死的减少相关。其他药物，如血管紧张素转换酶抑制剂及血管紧张素受体阻滞剂在围手术期应继续服用，他汀类对心脏并发症起着保护作用，目前正在服用他汀类并且计划行非心脏手术的患者，应当继续服用他汀类。α_2- 激动剂（如可乐定）可考虑用于冠心病或存在冠心病风险的患者围手术期的血压控制。

2. 麻醉前用药　主要目的是解除患者对手术的焦虑,使其情绪稳定、合作,减少一些麻醉药的副作用,如呼吸道分泌物的增加、局麻药的毒性作用,调节自主神经功能,消除或减弱一些不利的神经反射活动,特别是迷走神经反射,缓解术前的疼痛。咪达唑仑对循环呼吸影响较小,可于术前 2h 口服 7.5mg 或 0.05~0.075mg/kg 术前 30min 肌注。阿托品应选择性应用,冠心病、高血压以及存在房颤的患者原则上不用。心动过缓的患者若心率小于 50bpm,阿托品用量可酌情增加。大部分牙槽外科、种植、牙周的手术在门诊完成,操作时间短,流动性大,一般不常规术前给药。

3. 围手术期监护　心脏病患者进行各种口腔科手术,建议应常规监护,包括无创性血压、脉搏、血氧饱和度及连续心电监测,必要时特殊患者术后 48h 内还应监测肌钙蛋白水平。

4. 麻醉原则与选择　口腔科手术占据了日间手术的一大类,与住院手术相比,局部麻醉用药更应起效快而平稳,止痛完善,提供好的手术条件而恢复迅速,不良反应小。心脏病患者手术麻醉选择还应避免影响心血管系统的代谢能力、干扰心肌的收缩力和增加心肌耗氧量,保持循环的稳定,以保障各重要脏器的血供。

口腔科门诊手术以局部神经阻滞为主,使用局麻药应注意用量和用法,局麻药中加入肾上腺素可使局麻药安全剂量增加,但应避免过量而引起心动过速。对于含有血管收缩剂的局麻药是否可以安全用于心脏病患者尚存在争议,即便是很少量的血管收缩剂都可以影响心血管功能,导致心输出量和心搏量的增加,心率增快和血压升高。一些研究也认为控制较好的高血压患者采用含有 1∶100 000 肾上腺素的 2% 利多卡因局麻是安全有效的。但心脏病患者手术若不适当地选用局麻而导致完成手术有困难时,会徒增心脏负担和危险性。

目前越来越多的门诊病例愿意接受监护下麻醉(monitored anesthesia care,MAC),即患者在接受局部麻醉、区域神经阻滞或未用麻醉时,麻醉医师提供监测和镇静镇痛药物,以达到镇静镇痛和遗忘的目的。大部分监护下的麻醉往往联合静脉镇静镇痛药物,但在口腔科手术中尤以笑气 - 氧气混合吸入镇静镇痛应用广泛。该技术不仅可以快速产生镇痛作用和缓解焦虑情绪,获得镇静,且对心、肺、肝、肾等重要脏器功能干扰极小,起效和恢复迅速,用于合并心血管疾病患者的安全性更有保障。结合我们的医疗实践经验,建议伴随心血管疾病的口腔治疗患者,有条件的均应在轻度或中度镇静合并监护下进行。

尽管全身麻醉不是牙槽外科手术常规的麻醉方法,但对于一些手术相对复杂,局麻失败,患者不能配合等特殊情况,全身麻醉仍是患者和手术医师最常用的技术。自 1983 年首次出现喉罩通气道(laryngeal mask airway,LMA)应用于气道管理以来,使用喉罩的患者数累计已超过 1 亿。LMA 操作简便,无需直视或应用神经肌肉阻滞剂就可放置到位,患者术中可以维持自主呼吸。与气管内插管比,置入 LMA 引发心血管的反应较小,在麻醉较浅时也更易于耐受,还能降低咽痛的发生率。但对病情严重、心功能储备差、手术复杂、术中会引起显著的血流动力学不稳定以及预计手术时间冗长的患者均主张采用气管内插管,可维持呼吸道畅通,有效的给氧和通气,术中若遇意外事件发生,抢救复苏均较方便。

二、冠心病患者的麻醉注意事项

冠状动脉粥样硬化性心脏病(coronary atherosclerotic heart disease)指冠状动脉粥样硬化使管腔狭窄或阻塞,导致心肌缺血、缺氧而引起的心脏病,它和冠状动脉功能性改变即冠状动脉痉挛,统称为冠状动脉性心脏病(coronary artery disease,CVD),简称冠心病,亦称缺血性心脏病。在美国,法医学病理研究发现每六名青少年中就有一名出现了病理性的冠状动脉增厚,提示冠心病在早年时候就已经形成,尽管症状往往要到中年以后才会显现。目前心脏病患者行非心脏手术中伴随最多的病例是冠心病,平均每 2 000 例口腔科就诊患者中约有100 例患者合并冠心病,且术后并发心脏不良事件也是非心脏手术患者最主要的危险因素。平静时心电图正常并不能否定冠心病的存在。冠心病患者进行非心脏手术的死亡率为一般患者的 2~3 倍,最常见的原因是围手术期心肌梗死,其次是严重的心律失常和心力衰竭。

（一）临床特点

1. 心绞痛　是由于暂时性心肌缺血引起的以胸痛为主要特征的临床综合征,是冠状动脉粥样硬化性心脏病(冠心病)的最常见表现。典型的心绞痛部位在胸骨后或左前胸,可放射到颈部、咽部、颌部、上腹部、肩背部、左臂及左手指侧等,偶尔也有发生在胸部以外,如上腹部、咽部、颈部等。每次心绞痛发作部位往往是相似的,呈阵发性发作,持续数分钟左右。疼痛常呈紧缩感、绞榨感、压迫感、烧灼感、胸憋、胸闷或有窒息感、沉重感,有的患者只表现为胸部不适,伴乏力、气短。通常见于冠状动脉至少一支主要分支管腔直径狭窄在 50% 以上的患者,当体力或精神应激时,冠状动脉血流不能满足心肌代谢的需要,导致心肌缺血,从而引发心绞痛,休息或含服硝酸甘油可缓解。心绞痛严重度的分级可参照加拿大心血管学会（CCS）心绞痛严重度分级（表 3-1-2）。

表 3-1-2　加拿大心血管学会（CCS）心绞痛严重度分级及临床表现

分级	临床表现
Ⅰ级	一般日常活动不引起心绞痛,例如行走、上楼,但紧张、快速、持续用力的体力活动可引起发作
Ⅱ级	日常活动轻度受限,快步行走或上楼、登高,餐后行走或上楼,寒冷或风中行走,情绪激动后可发作心绞痛,或仅在睡醒后数小时内发作。在正常情况下一般速度平地步行 200m 以上或登一层楼梯以上受限
Ⅲ级	日常活动明显受限,在正常情况下一般速度平地步行 100~200m 或登一层楼梯时可发作心绞痛
Ⅳ级	轻微体力活动时或休息时即可出现心绞痛症状

注:引自美国心脏病学会（ACC）、美国心脏协会（AHA）和美国内科医师协会（ACP）联合制定《慢性稳定型心绞痛处理指南》

2. 急性冠状动脉综合征(acute coronary syndrome,ACS)　是 20 世纪 80 年代以来提出的诊断概念,是一大类包含不同临床特征、临床危险性及预后的临床综合征,它们有共同的病理机制,即冠状动脉硬化斑块破裂、血栓形成,并导致病变血管不同程度的阻塞。根据心电图有无 ST 段持续性抬高,可将 ACS 区分为 ST 段抬高和非 ST 段抬高两大类,前者主要为ST 段抬高心肌梗死(大多数为 Q 波心肌梗死,少数为非 Q 波心肌梗死);后者包括不稳定型心绞痛和非 ST 段抬高心肌梗死。非 ST 段抬高心肌梗死大多数为非 Q 波心肌梗死,少数为Q 波心肌梗死。目前认为,ACS 最主要的原因是斑块破裂和糜烂并发血栓形成、血管痉挛及微血管栓塞等多因素作用下所导致的急性或亚急性心肌供氧减少。临床上出现严重的胸痛、心律失常、心力衰竭、休克,甚至死亡等严重后果,是最常见和死亡率最高的一种心血管急症。ACS 早期因病变极不稳定,死亡率高,故应积极给予干预措施,缩小心肌缺血或坏死的范围,稳定粥样硬化斑块,对改善预后有重要意义。

3. 急性心肌梗死（acute myocardial infarction，AMI）　大多是在冠状动脉病变的基础上继发血栓形成导致冠状动脉血管闭塞，血流中断，使相应心肌因严重而持久的缺血而发生的局部坏死。临床上有剧烈而较持久的胸骨后疼痛、发热、白细胞增多、红细胞沉降率加快、胃肠道症状、血清心肌酶活力增高及进行性心电图变化，甚至可发生严重心律失常、心力衰竭、休克、猝死。围手术期心肌梗死（perioperative myocardial infarction，PMI）发病率为 1.4%~38%，PMI 使术后长期心脏事件的危险提高了 20 倍，也是造成围手术期心源性死亡和心脏骤停的主要原因。有心脏危险因素的患者在非心脏手术后经历 PMI，其院内死亡率达到 15%~25%，若发生围手术期心脏骤停，院内死亡率高达为 65%。多数 PMI 发生在术后最初 24~48h 内，60% 以上的 PMI 患者可以无任何相关主诉，这被形容为"安静的"梗死。可能是缺血症状被残余镇静镇痛药物作用或被术后其他不适所掩盖，心电图几乎都表现为不典型的非 Q 波型心肌梗死，而不是 Q 波型心肌梗死，因此围手术期心肌梗死容易被忽视掉。围手术期心肌缺血和心肌梗死是多因素参与的复杂过程，手术创伤、疼痛、麻醉插管拔管、贫血、饥饿和低体温等所致的围手术期儿茶酚胺和皮质醇水平升高，是心肌缺血、梗死以及心源性死亡的主要促发因素。患者在原有心脏病理损害的基础上，手术损伤等应激因素加重了机体一系列的病理生理变化，包括炎症、高凝、低氧等病理生理反应，导致围手术期心肌缺血和血栓形成，从而增加了 PMI 的患病率和病死率。针对围手术期这一特殊临床时期，术前积极处理严重狭窄的冠脉，加强围手术期监护，降低交感活性、控制血压和心率等措施的应用，将有助于减少因应激引起的心肌缺血和 PMI。

4. 心电图表现　心电图是诊断冠心病的最重要的方法，并且可提供预后方面的信息。ST-T 动态变化是急性冠脉综合征最可靠的心电图表现，静息状态下症状发作时记录到一过性 ST 段改变，症状缓解后 ST 段缺血改变改善，或者发作时倒置 T 波呈伪性改善（假性正常化），发作后恢复原倒置状态更具有诊断价值，提示急性心肌缺血，并高度提示可能是严重冠状动脉疾病。发作时心电图显示胸前导联对称的 T 波深倒置并呈动态改变，多提示左前降支严重狭窄。新发生的 ST 段抬高在 V2~V3 导联≥0.2mV（男性）或≥0.15mV（女性）和／或其他导联≥0.1mV；两个相邻导联新出现的 ST 段压低≥0.05mV 和／或在 R 波为主或 R/S>1 的两个相邻导联 T 波倒置≥0.1mV 或新发左束支传导阻滞，新发的病理性 Q 波，都提示急性心肌梗死的可能。变异性心绞痛 ST 段常呈一过性抬高。心电图正常并不能排除 ACS 的可能性。胸痛明显发作时心电图完全正常，应该考虑到非心源性胸痛。当然 ST-T 异常还可以由其他原因引起。ST 段持久抬高的患者，应当考虑到左室室壁瘤、心包炎、肥厚型心肌病、早期复极和预激综合征、中枢神经系统事件等。三环类抗抑郁药和吩噻嗪类药物也可以引起 T 波明显倒置。反复胸痛的患者，需进行连续多导联心电图监测，才能发现 ST 段变化及无症状的心肌缺血。

5. 实验室检查　常用的心肌损伤标记物包括肌酸激酶同工酶 MB（CK-MB）、肌钙蛋白 T（cTnT）、肌钙蛋白 I（cTnI）、肌红蛋白等，可以帮助诊断 ASC，并且提供有价值的预后信息。肌酸激酶同工酶 MB（CK-MB）迄今一直是评估 ACS 的主要血清心肌损伤标记物，其特异性和敏感性虽不如肌钙蛋白，但仍是发现较大范围心肌坏死的一种非常有用的标记物。然而 CK-MB 正常，不能除外微灶心肌损害，也不能除外心脏特异肌钙蛋白检测到的心肌梗死不良后果的危险性。在心肌坏死生化标志物方面，新定义建议采用肌钙蛋白 cTn，即在症状发生后 24h 内，cTn 的峰值超过正常对照值的 99%。因为 cTnI 或 cTnT 具有高度的心肌组织特异性和敏感性,即使心肌组织发生微小区域的坏死也能检查到 cTn 的升高,因此是评价心肌坏死的首选标志物。如果没有条件检测 cTn,也可以采用肌酸激酶同工酶 MB 质量(CK-MBmass)作为最佳替换指标,其优于 CK-MB 活性检测,诊断标准与 cTn 相同。由于 CK 广泛分布于骨骼肌,缺乏特异性,因此不再推荐用于诊断心肌梗死。在 cTn 升高但缺少心肌缺血临床证据时,应寻找其他可能导致心肌坏死的病因,包括急性和慢性充血性心力衰竭、肾功能衰竭、快速性或缓慢性心律失常、肺栓塞和肺动脉高压、心脏挫伤/消融/起搏/复律、横纹肌溶解伴心肌损伤、败血症等严重全身性疾病。肌红蛋白缺乏心脏特异性,因此不能作为单独使用的心肌损伤标记物,但有助于心肌梗死的早期诊断。

(二)麻醉注意事项

1. 术前评估　对于确诊为冠心病或新发冠心病的症状/体征的患者,应通过病史、体格检查和心电图回顾进行基本心脏评估,尤其对于无症状且超过 50 岁的患者,术前应根据心脏危险因素预示患者属高危、中危或低危,不同手术类型的危险性以及患者的体能情况和心肺功能的代偿情况,判断手术的风险和决定麻醉的取舍。当患者存在如表 3-1-3 列出的一项心血管系统疾病时预示为高临床风险,在非急诊手术的情况下常导致手术的取消或推迟,直至心脏问题明确并得到适当的治疗。不稳定冠状动脉疾病包括既往心肌梗死且出现由临床症状或无创伤性检查证实的缺血、不稳定或严重心绞痛、新发或控制不良的缺血相关性心力衰竭。这样的情况下,绝大多数患者需要进行冠状动脉造影以评估进一步的治疗选择,并且应该在最佳药物治疗后进行手术。对于进行低危手术(如日间手术、口腔科手术)的冠心病患者,若心脏情况稳定,心血管检查基础上的干预措施很少能导致结局改变,应当进行手术。对于体能状态好的无症状患者,耐量 >4METs,无需进一步评估,也可直接行择期手术。对于既往有冠脉介入治疗史的患者,择期非心脏手术应延迟至球囊扩张术后 14 天,或者裸金属支架(BMS)植入后 30 天,或者药物洗脱支架(DES)植入后 1 年。一般情况下,口腔科手术期间,这类患者抗血小板的治疗应继续,相比容易控制的术后出血情况,支架内血栓形成、再发梗

表 3-1-3　非心脏手术前需要进行评估和治疗及举例

心血管系统疾病	举例
急性冠脉综合征	不稳定或严重心绞痛(CCSⅢ或Ⅳ级);近期心肌梗死
失代偿性心力衰竭(NYHA 功能分级Ⅳ级;恶化性或新发心力衰竭)	高度房室传导阻滞 莫氏Ⅱ型房室传导阻滞
严重心律失常	Ⅲ度房室传导阻滞 症状性室性心律失常 严重的瓣膜疾病 室率未控制的室上性心律失常(包括房颤)(静息时心率大于 100 次/分) 症状性心动过缓 新发的室性心动过速
严重的瓣膜疾病	严重的主动脉狭窄(平均压力梯度大于 40mmHg,主动脉瓣口面积小于 1.0cm² 或出现症状) 二尖瓣狭窄症状(进展性劳力性呼吸困难、劳力性晕厥或心力衰竭)

CCS:加拿大心血管协会;NYHA:纽约心脏病协会

死所带来的后果更严重。总的来说，手术医师、麻醉医师、心脏病医师和患者，应在充分权衡围手术期继续应用抗血小板药物所致的出血相对风险和预防支架内血栓形成获益的基础上，就围手术期抗血小板治疗的管理达成共识。

2. 处理原则　对于接受口腔治疗的冠心病患者，由于冠状动脉代偿能力有限，安全耐受能力降低，与口腔治疗相关的焦虑、恐惧、疼痛等所产生的压力易增加治疗的风险。因此，口腔治疗中保持患者充分地通气、增加氧合、适当的镇静镇痛、稳定的血流动力学以维持心肌氧供需平衡是处理的关键。术中的焦虑和不适往往会促发交感神经系统紧张，引起心动过速和血压增高，增加心肌耗氧量，适当给予吸氧可改善患者因心肌缺血缺氧而引起的胸闷、胸痛、呼吸困难等不适。维持生命体征的稳定，尤其是减少血流动力学的过度波动是十分重要的。通常情况下应维持血流动力学波动范围在术前基础值的 20% 以内，有条件的情况下还应合理应用血管活性药物以改善心肌供血、增加心脏代偿功能，预防或治疗急性心肌缺血，避免心肌梗死和不良结局。发生急性冠脉综合征时抗缺血治疗的常用药物及使用方法见表 3-1-4。口腔治疗在局麻的基础上，联合镇静镇痛技术，可以极大地缓解治疗中的恐惧、疼痛，降低神经内分泌的应激水平，减少术后不良心血管事件的发生。口服抗焦虑药应在术前选择恰当的时机服用，以保障术中效果最大化。另外，无论是吸入麻醉药还是静脉麻醉药，在降低意识水平及缓解交感紧张的同时，对体循环阻力和心肌收缩力均有抑制作用，因此，针对冠心病患者使用麻醉药物时最好在专业麻醉医师的指导下进行，并建议在术前制订详细的麻醉计划。目前笑氧吸入镇静镇痛技术在成人口腔疾病治疗中应用最为广泛，也最舒适安全，通过专门笑气和氧气混合装置吸入一定比例的笑气，对意识产生轻微抑制，提高痛阈，对心血管系统影响小，适用于心肌缺血患者。但笑气可以轻度增加肺血管阻力，用于肺动脉高压患者时应慎重。治疗中监护也是必不可少的，可以及时反映心肺功能状态，并针对异常情况指导及时处理，一般需常规监测心电图、血压、血氧饱和度，并配备相应的急救设施，便于临床抢救使用，门诊一些危重患者的监护还应持续到手术后。

表 3-1-4　ACS 时抗缺血治疗的常用药物及使用方法

常用药物	使用方法		
	给药途径	治疗剂量	注意事项
硝酸酯类			
① 硝酸甘油	舌下含服	0.5mg，5~10min 后可重复	作用持续 1~7min
	喷雾剂	0.5~1.0mg	作用持续 1~7min
	皮肤贴片	2.5~10mg，每 24h 1 次	持续贴用易致耐药性
	静脉制剂	5~200μg/min，根据情况递增	持续静脉滴注易致耐药性
② 二硝基异山梨酯	口服片	10~30mg，3~4 次/d	
	口服缓释片	40mg，1~2 次/d	
	静脉制剂	1~2mg/h 开始，根据个体需要调整剂量，最大剂量不超过 8~10mg/h	持续静脉滴注易致耐药性
③ 单硝基异山梨酯	口服片	20mg，2 次/d	
	口服控释/缓释片（胶囊）	40~60mg，1 次/d	

续表

常用药物	使用方法		
	给药途径	治疗剂量	注意事项
β 受体阻断剂			
① 普萘洛尔	口服片	10~80mg, 2 次 /d	非选择性 β 受体阻断
② 美托洛尔	口服片	25~100mg, 2 次 /d	β_1 受体阻断
③ 阿替洛尔	口服片	25~50mg, 2 次 /d	β_1 受体阻断
④ 比索洛尔	口服片	5~10mg, 1 次 /d	β_1 受体阻断
钙离子拮抗剂			
① 硝苯地平缓释 / 控释片	口服片	30~60mg, 1 次 /d	长效
② 氨氯地平	口服片	5~10mg, 1 次 /d	长效
③ 非洛地平(缓释)	口服片	5~10mg, 1 次 /d	长效
④ 尼卡地平(缓释)	口服片	40mg, 2 次 /d	中效
⑤ 地尔硫䓬(缓释)	口服片	90~180mg, 1 次 /d	长效
⑥ 地尔硫䓬(普通)	口服片	30~60mg, 3 次 /d	短效
⑦ 维拉帕米(缓释)	口服片	120~240mg, 1 次 /d	长效
⑧ 维拉帕米(普通)	口服片	40~80mg, 3 次 /d	短效
硫酸吗啡	静脉	1~5mg, 静注, 必要时每 5~30min 重复 1 次	引起呼吸或(和)循环障碍时可静注纳洛酮纠正

三、高血压患者的麻醉注意事项

高血压(hypertension)是以体循环动脉压增高为主要表现的临床综合征,动脉血压的持续升高可导致靶器官的损害,并伴全身代谢改变,是最常见的慢性非传染性疾病,也是冠心病最重要的危险因素。通常按病因可分为原发性高血压与继发性高血压两大类。原发性高血压是相对于继发性高血压而言的,前者占绝大多数(95% 以上),高血压病因不明;后者不足 5%,血压升高是某些疾病的一种临床表现,本身有明确而独立的病因,故称继发性高血压。《中国心血管报告 2015》中指出:中国 18 岁以上居民高血压患病率为 25.2%,根据 2010 年第六次全国人口普查数据测算患者数为 2.7 亿,高血压患者呈年轻化趋势,2010 年中国因高血压死亡共计 204.3 万例(男性 115.4 万,女性 88.9 万),占全部死亡的 24.6%,加重国家直接经济负担,我国已成为世界上高血压危害最严重的国家之一。

(一)临床特点

1. 高血压的诊断和分类 目前临床已广泛用一个切点来界定高血压,这种方法既能简化诊断,也能便于指导治疗。2013 年欧洲高血压学会(European Society of Hypertension,ESH)/ 欧洲心脏病学会(European Society of Cardiology,ESC)高血压管理指南中对高血压的定义,在未使用降压药物的情况下,非同日 3 次测量血压,收缩压≥140mmHg 和 / 或舒张压≥90mmHg 者(表 3-1-5)。

表 3-1-5 不同血压水平的收缩压和舒张压（ESH/ESC）

类别	收缩压	舒张压
理想血压	<120mmHg	<80mmHg
正常血压	<130mmHg	<85mmHg
正常血压高值	130~139mmHg	85~89mmHg
1 级高血压（"轻度"）	140~159mmHg	90~99mmHg
2 级高血压（"中度"）	160~179mmHg	100~109mmHg
3 级高血压（"重度"）	≥180mmHg	≥110mmHg
单纯收缩期高血压	≥140mmHg	<90mmHg

患者收缩压（systolic blood pressure，SBP）和舒张压（diastole blood pressure，DBP）属不同级别时，应按两者中较高的级别分类。如 SBP 170mmHg，DBP 95mmHg 应定为 2 级高血压（中度）；若 SBP 150mmHg，DBP 110mmHg 则应定为 3 级高血压（重度）。

2. 高血压危险分层　脑卒中、心肌梗死等严重心脑血管事件是否发生、何时发生难以预测，但发生心脑血管事件的风险水平不仅可以评估，也应当评估。高血压及血压水平是影响心血管事件发生和预后的独立危险因素，但是并非唯一决定因素。大部分高血压患者还有血压升高以外的心血管危险因素。因此，高血压患者的诊断和治疗不能只根据血压水平，必须对患者进行心血管风险的评估并分层（表 3-1-6）。高血压患者的心血管风险分层，有利于确定启动降压治疗的时机，有利于采用优化的降压治疗方案，有利于确立合适的血压控制目标，有利于实施危险因素的综合管理。影响高血压患者心血管预后的重要因素见表 3-1-7。

表 3-1-6 高血压患者心血管风险的评估及分层

其他风险因素，OD 或疾病	正常高值 SBP 130~139mmHg 或DBP85~89mmHg	1 级高血压 SBP 140~159mmHg 或DBP 90~99mmHg	2 级高血压 SBP 160~179mmHg 或DBP100~109mmHg	3 级高血压 SBP≥180mmHg 或DBP≥110mmHg
无其他危险因素		低危	中危	高危
1~2 个危险因素	低危	中危	中~高危	高危
≥3 个危险因素	低~中危	中~高危	高危	高危
OD，3 期 CKD 或 DM	中~高危	高危	高危	高~极高危
症状性 CVD、≥4 期 CKD 或 DM 伴 OD/RF	极高危	极高危	极高危	极高危

OD：靶器官损害；CKD：慢性肾脏疾病；DM：糖尿病；RF：肾衰竭

表 3-1-7 影响高血压患者心血管预后的重要因素及靶器官损害和相关临床状况

重要因素	靶器官损害	相关临床状况
高血压(1~3 级) 男性 >55 岁	左心室肥厚 心 电 图:Sokolow-lyons>38mv; Cornell>2 440mm·mms; 超声心动图:LVMI 男≥125g/ m^2,女≥110g/m^2	脑血管疾病:缺血性脑卒中、脑出血、一过性脑缺血发作
女性 >65 岁		心血管疾病:心肌梗死、心绞痛、冠脉血运重建、心力衰竭
吸烟	超声显示动脉壁增厚(颈动脉 IMT≥0.9mm 或粥样硬化斑块)	
糖耐量受损 2 小时血糖(7.8~11.0mmol/L) 和 / 或空腹血糖异常(6.1~6.9mmol/L)	血清肌酐轻微升高 男 115~133μmol/L, 女 107~124μmol/L	肾脏病变: 糖尿病性肾脏病变; 肾损害(肌酐升高:男 >133μmol/L,女 >124μmol/L); 蛋白尿 >300mg/24h 肾功能衰竭,血肌酐浓度 177μmol/L
血脂紊乱: TC>5.7mmol/L,LDL-C>3.3mmol/L,HDL-C<1.0mmol/L		外周血管疾病
早发心血管疾病家族史 一级亲属,发病年龄 <50 岁	微白蛋白尿:30~300mg/24h;白蛋白 / 肌酐比值:男≥22mg/g,女≥31mg/g	视网膜病变:出血或渗出、乳头水肿
腹型肥胖: 腹围男 >85cm,女 >80cm 或肥胖:BMI>18kg/m^2		糖尿病: 空腹血浆葡萄糖 >7.0mmol/L; 餐后血浆葡萄糖 >11.0mmol/L
C 反应蛋白≥1mg/dL		

　　TC:总胆固醇;LDL-C:低密度脂蛋白胆固醇;HDL-C:高密度脂蛋白胆固醇;LVMI:左心室质量指数;IMT:颈动脉内膜中层厚度;BMI:体质量指数

　　3. 高血压治疗的基本原则　高血压是一种以动脉血压持续升高为特征的进行性"心血管综合征",常伴有其他危险因素、靶器官损害或临床疾病,需要进行综合干预。抗高血压治疗包括非药物治疗和药物治疗两种方法,大多数患者需长期,甚至终身坚持治疗。定期测量血压;规范治疗,改善治疗依从性,尽可能实现降压达标;坚持长期平稳有效地控制血压。治疗高血压的主要目的是最大程度地降低心脑血管并发症发生和死亡的总体危险,因此,应在治疗高血压的同时,干预所有其他的可逆性心血管危险因素(如吸烟、高胆固醇血症或糖尿病等),并适当处理同时存在的各种临床症状。危险因素越多,其程度越严重,若还兼有临床症状,则心血管病的绝对危险就越高,对这些危险因素的干预力度也应越大。心血管危险与血压之间的关系在很大范围内呈连续性,即便在低于 140/90mmHg 的所谓正常血压范围内也没有明显的最低危险阈值。因此,应尽可能实现降压达标。最近对既往的抗高血压临床试验进行汇总分析后发现,在高危患者中,虽然经过降压、调脂及其他危险因素的干预,但是患者的心血管"残余危险"仍然很高,长期预后难以根本改善。为了改变这种局面,需要进行更早期的有效干预,即对低、中危患者进行更积极治疗,并对检出的各种亚临床靶器官损害进行有效治疗，以预防或延缓此类患者的疾病向高危阶段发展。对血压处于正常高值范围的人群，降压治疗可以预防或延缓高血压发生，但降压治疗是否能够降低心脑血管并发症的风险，尚需进行大规模的临床试验研究。

高血压患者的降压目标：一般高血压患者，应将血压（收缩压 / 舒张压）降至 140/90mmHg 以下；65 岁及以上的老年人的收缩压应控制在 150mmHg 以下，如能耐受还可进一步降低；伴有慢性肾脏疾病、糖尿病，或病情稳定的冠心病或脑血管病的高血压患者治疗更适宜个体化，一般可以将血压降至 130/80mmHg 以下。伴有严重肾脏疾病或糖尿病，或处于急性期的冠心病或脑血管病患者，应按照相关指南进行血压管理。舒张压低于 60mmHg 的冠心病患者，应在密切监测血压的情况下逐渐实现降压达标。

（二）麻醉注意事项

1. 术前评估及准备　对于高血压患者，口腔治疗前首先应明确高血压的性质（原发或继发），病程和进展、药物治疗情况及靶器官受累情况，如了解有无心绞痛、心力衰竭、高血压脑病、糖尿病及脂类代谢紊乱等合并症。伴有严重器官损害的患者，在实施外科手术前，应予以详细的术前检查，衡量手术与麻醉的耐受性，并给予积极的术前准备与处理。

目前尚无延期手术的高血压阈值，原则上轻、中度高血压（<180/110mmHg）不影响手术进行。如原发疾病为危及生命的紧急状态，则血压高低不应成为立即麻醉手术的障碍，都应急诊手术；对严重高血压合并威胁生命的靶器官损害，应在短时间内采取措施改善生命脏器功能，如高血压合并左心衰，合并不稳定心绞痛或变异型心绞痛，合并少尿型肾功能衰竭，合并严重低钾血症（<2.5mmol/L），都应尽快纠正至相对稳定状态并快速实施手术。对进入手术室后血压仍高于 180/110mmHg 的择期手术患者，推迟手术以获得降压药物的最佳效应的获益应当与推迟手术的风险相权衡。

一项随机试验研究发现舒张压在 110~130mmHg 的慢性高血压患者，在不合并心肌梗死、不稳定或严重心绞痛、肾功能衰竭、妊娠性高血压、左心室肥厚、冠状动脉血管重建、主动脉狭窄、心律失常或休克等情况下，推迟其非心脏手术并不能使患者受益。

高血压在口腔治疗中的主要风险在于：①对治疗期间的焦虑恐惧情绪及疼痛等产生的应激亢进，对麻醉及心血管药物产生的异常血压反应；②在治疗结束后有出现严重低血压的可能；③伴心、脑、肾重要脏器功能损害所致的潜在意外。口腔治疗前一般应积极控制血压，优化靶器官状态，降压药应使用至手术当日晨。择期手术降压的目标：中青年患者血压控制 <130/85mmHg，老年患者 <140/90mmHg 为宜。对于合并糖尿病的高血压患者，应降至 130/80mmHg 以下。高血压合并慢性肾脏病者，血压应控制 <130/80mmHg，甚至 125/75mmHg 以下。但降压宜个体化，不可过度，以免因严重的低血压而导致脑缺血或心肌缺血。对于急诊手术患者，可在做术前准备的同时适当控制血压。血压 >180/110mmHg 的患者，可在严密的监测下，行控制性降压，调整血压至 140/90mmHg 左右。情况较为复杂的患者，建议请心血管内科医师共同商议解决办法。

2. 术中处理　对已知高血压患者每次就诊时都应该监测血压以及评估血压是否得到充分控制，同时应最大限度地减少与血压升高相关的急性并发症的发生。轻、中度镇静在保证患者良好氧合的情况下，可以通过降低患者紧张程度防止血压升高或波动，使患者血压在术中可保持血压略低于术前水平，波动范围不超过原来基础血压水平的 20%，并保证冠脉、脑和肾的灌注。局部浸润麻醉时，注意麻醉药中应慎重加用肾上腺素，阻滞需完全。经上述处理血压仍高且伴心率增快时,可首选艾司洛尔0.2~0.4mg/kg静注,按需要重复;另外,可选用普萘洛尔和拉贝洛尔。如果以舒张压升高为主,则可采用肼屈嗪或双氢肼屈嗪静注,5~10mg,此药作用时间短,持续时间长。对血压升高但心率不快的老年人应首选乌拉地尔,使用相对安全,静注初量为12.5~25mg,需要时5min可重复,或以0.1~0.2mg/(kg·h)静滴维持。在高血压伴心动过速患者的急诊手术中,联合应用硝酸甘油和拉贝洛尔可以快速、平稳地控制血压,降低心率,维持血流动力学稳定。高血压伴心肌缺血患者首选静脉用硝酸甘油。术后注意止痛,因疼痛会导致血压严重升高。

3. **高血压危象** 高血压危象是指在高血压基础上发生暂时性全身细小动脉强烈痉挛,导致血压急剧升高,以舒张压突然升高达140mmHg以上或更高为特征,收缩压相应升高达250mmHg以上,并引起一系列临床症状。拔牙过程中的刺激、术后的疼痛等都可能诱发各级缓进型高血压患者出现,亦可见于各种急进型高血压。临床表现有神志变化、剧烈头痛、恶心呕吐、心动过速、面色苍白、呼吸困难等,其病情凶险,如抢救措施不力,可导致死亡。

高血压危象的处理原则如下:

(1)紧急处理:包括吸氧维持氧饱和度95%以上,舌下含服硝酸甘油0.5mg,静推呋塞米20mg。排除相应诱因,并将患者置于相对安静的环境后再次测量血压。应尽快使血压下降,做到迅速、安全、有效。但短时间内血压急骤下降,可能使重要器官的血流灌注明显减少,应采取逐步控制性降压。一般情况下,初始阶段(数分钟至1h内)血压控制的目标为平均动脉压的降低幅度不超过治疗前水平的25%。在随后的2~6h内将血压降至较安全水平,一般为160/100mmHg左右,密切观察是否有神经系统症状、心排出量降低、少尿等现象;如果可耐受这样的血压水平,临床情况稳定,在以后24~48h逐步降低血压达到正常水平。降压时需充分考虑到患者的年龄、病程、血压升高的程度、靶器官损害和合并的临床状况,因人而异地制订具体方案。而血压下降程度也应因人而异,如肾功能正常,无脑血管病或冠心病者则血压可降至正常。静脉用药者1~2天内应加口服降压药,争取短期内停用静脉给药。如单一药物无效可合并用药以提高疗效,减少副作用。

(2)根据病情选择用药(表3-1-8),以适宜的速度达到降压目的:硝普钠降压快速、停药后血压迅速恢复,大剂量使用时应注意监测动脉血气,避免代谢性酸中毒,同时注意可能发生硫氰酸中毒。硝酸甘油的效应虽然稍差,但在预防、治疗心肌缺血方面非常有效。对于心率较快的患者,艾司洛尔是不错的选择,但禁用于支气管疾病患者。尼卡地平较适用于支气管疾病患者,降压作用同时改善脑血流量,尤其适用于颅脑手术。乌拉地尔具有自限性降压效应,使用较大剂量亦不产生过度低血压,是诱导中度低血压(MAP为70mmHg)最合适的药物。拉贝洛尔不升高颅内压,能很好地维持生命器官的血流量,主要用于妊娠或肾功能衰竭时的高血压急症。

(3)监护:该类患者应立即停止局部治疗,密切监测生命体征,待稳定后尽快转入监护病房。

(4)防治脑水肿:高血压脑病时加用脱水剂甘露醇、呋塞米等治疗;脑水肿、惊厥者镇静止惊,如肌注苯巴比妥钠、地西泮、水合氯醛灌肠等。

四、常见心律失常患者的麻醉注意事项

心律失常(cardiac arrhythmia)是指心脏电活动的起源、频率、节律、传导速度、传导顺序、

表 3-1-8 高血压危象常用静脉降压药的比较

静脉降压药	作用机制	剂量	起效	持续时间	不良反应
硝普钠	NO 供体	$0.25\sim10\mu g/(kg\cdot min)$ 泵入,根据血压调整	立即	$1\sim2min$	低血压、心动过速、头痛、氰化物和硫氰酸盐中毒、恶心、脸红、呕吐、肌肉痉挛、肺分流
硝酸甘油	NO 供体	$5\sim300\mu g/min$ 静注	$2\sim5min$	$5\sim10min$	低血压、头痛、头晕、呕吐、快速耐受性,高铁血红蛋白血症
酚妥拉明	α_1、α_2 受体拮抗剂	$2.5\sim5mg$ 静注或 $0.5\sim1mg/min$ 静滴	$1\sim2min$	$10\sim30min$	心动过速、头痛、潮红
尼卡地平	钙离子通道阻滞剂	$0.5\sim10\mu g/(kg\cdot min)$ 泵入,根据血压调整	$5\sim10min$	$1\sim4h$	心动过速、头痛、潮红、周围水肿
艾司洛尔	选择 β_1 受体阻滞剂	$0.15\sim0.3mg/(kg\cdot min)$ 泵入	$1\sim2min$	$10\sim20min$	低血压、支气管痉挛、心力衰竭、心脏传导阻滞
乌拉地尔	外周选择性 α_2 受体阻滞剂,中枢激活 5-HT$_{1A}$ 受体	$25mg$ 静注,$2min$ 可重复,总量可达 $100mg$ 或 $5\sim40mg/h$ 泵入	$5min$	$2\sim8h$	头晕、恶心、疲倦
地尔硫䓬	钙离子通道阻滞剂	$5\sim10mg$ 静注或 $5\sim15\mu g/(kg\cdot min)$ 泵入	$5min$	$30min$	低血压、心动过缓、房室传导阻滞、便秘、肝毒性
拉贝洛尔	α、β 受体阻滞剂	$20\sim100mg$ 静注,$15min$ 后可重复,或 $0.5\sim2.0mg/min$ 泵入,$24h$ 不超过 $300mg$	$5\sim10min$	$3\sim6h$	恶心、呕吐、头麻、支气管痉挛、传导阻滞、体位性低血压
依那普利拉	血管紧张素转换酶抑制剂	$1.25\sim5mg$,每 $6h$ 静注	$15\sim30min$	$6\sim12h$	高肾素状态血压陡降、变异度较大

传导途径异常。在多数情况下,心律失常不是一种独立疾病,可由各种器质性心血管病、药物中毒、电解质和酸碱平衡失调等因素引起,也可见于无明显器质性心脏病的单纯心电活动紊乱。心律失常急性发作可发生在任何时间和地点,口腔治疗的候诊期间、治疗中及治疗完后数天都可能遇到。其急性发作或加重具有起病急、复杂多变、进展快的特点,如不能正确判断及时处理,可引起血流动力学恶化,甚至危及生命。

在口腔科门诊,心律失常也是常见的并发症。主要原因包括患者术前原有心血管疾病,麻醉方法与药物对心脏的影响,手术的操作、疼痛、缺氧、水电解质和酸碱平衡失调以及自主神经功能紊乱等。术前本身就有心律失常者,麻醉和手术期间常易再发。心律失常的处理不能仅着眼于心律失常本身,需要考虑基础疾病及诱发因素的纠正。

(一)心律失常处理的基本原则

心律失常的发生和发展受到许多因素的影响,处理方式选择应以血流动力学状态为核心。急性期处理强调效率,通过纠正或控制心律失常,达到稳定血流动力学状态、改善症状的目的。

1. 首先识别纠正血流动力学障碍 心律失常急性期控制,应以血流动力学状态决定处理为原则。血流动力学状态不稳定时,如进行性低血压、休克、急性心力衰竭、晕厥,甚至发生阿斯综合征、猝死样发作等,应追求抢救治疗的效率,以免贻误抢救时机。情况紧急时还应毫不犹豫地采用电复律、临时起搏和/或静脉抗心律失常药物治疗,使患者迅速度过危险期。血流动力学相对稳定者,可根据心电图的特点,结合病史及体检进行诊断及鉴别诊断,选择相应的治疗措施。

2. 病因治疗和驱除诱因 基础疾病和心功能状态与心律失常的发生关系密切,如风湿性心脏病单纯重度二尖瓣狭窄引起的心房颤动,在经皮二尖瓣成形术后,其心房颤动也易于复律。严重心力衰竭、急性心肌梗死所致的恶性心律失常,常随着心功能的好转或血运重建而得以控制。因此,在心律失常紧急救治的同时不可忽略基础疾病的治疗和相关病因的纠正。某些诱因也可直接导致心律失常,如低血钾、酸碱平衡紊乱、甲状腺功能亢进等,纠正诱因后,心律失常得到控制。

3. 衡量效益与风险比 对危及生命的心律失常应采取积极措施进行控制,追求抗心律失常治疗的有效性,挽救生命。对非威胁生命的心律失常处理,需要更多地考虑治疗措施的安全性,抗心律失常药物也有促心律失常的作用,过度治疗反而可导致新的风险。

4. 个体化的治疗 临床上相同的疾病可引起不同的心律失常,而同一种心律失常又可见于不同疾病。对于患者的心律失常,应判断其性质的良恶性,再决定治疗方案的轻重缓急。一般良性的心律失常常见于无器质性的心内外疾病患者,多不需要应用抗心律失常药物;而器质性心脏病患者伴恶性心律失常者,终止心律失常就成为首要和立即的任务。其他一些新出现的室性期前收缩、房性期前收缩(房早)伴有明显症状,也可适当用药,缓解症状,但不能过度应用抗心律失常药物。

(二)常见的心律失常患者的麻醉注意事项

1. 窦性心动过速

(1) 窦性心动过速(sinus tachycardia)又称窦速(图 3-1-1):是指成人的窦性心率 >100 次/min,可由多种因素引起,口腔科发生窦速常见于情绪紧张、含血管收缩剂药物的使用、疼痛以及合并基础疾病或其他危急情况,如心肌缺血、休克、低氧血症、发热、甲亢等。还有一些少见原因导

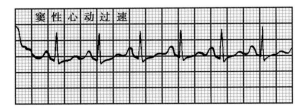

图 3-1-1 窦性心动过速

致的窦速,如迷走神经功能减弱会导致不适当的窦速、体位改变时也可引起窦速(直立性心动过速综合征)。

(2) 麻醉注意事项:①首先应明确是否为窦速。当窦速频率过快(如超过 150 次/min)时,心电图 P 波可与前一心跳的 T 波融合而不易辨别,需与阵发性室上性心动过速或房性心动过速相鉴别,后者有突发突止的特点。窦速常表现为心率逐渐增快和减慢。②寻找并去除引起窦速的原因,针对病因治疗是根本措施。口腔治疗期间,针对特别紧张焦虑的患者可考虑给予适当的镇静处理,如笑气的吸入、静脉镇静镇痛药物的运用,尽快缓解患者的不良情绪。对于由局麻药引起的窦速,往往是一过性的,若患者无明显症状,可不处理。若合并基

础疾病或其他危急情况,如心力衰竭、心肌缺血、贫血、低氧血症、发热、血容量不足等情况,应尽快积极纠正。③在窦速的原因没有根本纠正之前,不应追求将心率降至正常范围,适度降低即可。单纯或过分强调降低心率,反而可能带来严重的不良后果。④无明显诱因或病因的窦速,伴有明显症状时,可适当应用控制心率的药物,如β受体阻断剂。⑤对少见的不适当窦速,窦房结折返性心动过速,建议到专科治疗,如射频消融。

2. 期前收缩

(1)期前收缩(premature contractions)又称早搏:是指比基本心律(常指窦性心律)提早出现的异位搏动,是最常见的心律失常之一。可偶发或频发,可以不规则或规则地在每一个或每数个正常搏动后发生,形成二联律或联律性过早搏动。按起源部位可分为窦性、房性、房室交接处性和室性四种。其中以室性期前收缩(图3-1-2)最常见,其次是房性,结性较少见。窦性过早搏动罕见。期前收缩可见于正常人或见于器质性心脏病患者,常见于冠心病、风湿性心脏病、高血压性心脏病、心肌病等。期前收缩亦可见于奎尼丁、普鲁卡因、洋地黄或锑剂中毒,低钾血症,缺氧,心脏刺激等。

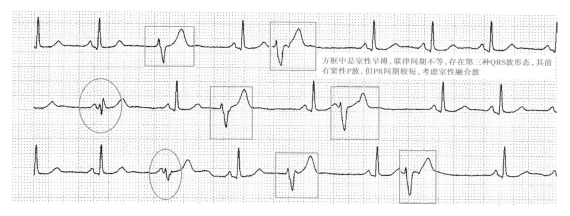

图 3-1-2　室性期前收缩

(2)麻醉注意事项:①对于无器质性心脏病患者,一般无需处理。对合并基础疾病的患者,尤其是出现室性期前收缩的,应详细询问病史并进行体检,了解有无器质性心脏病,有无诱发因素,并询问既往心律失常的发生和治疗情况。必要应进行相应的检查(如心电图、超声心动图、心肌标记物、电解质、血气等),以判断是否合并心肌缺血、心功能不全、呼吸衰竭、低血氧、酸碱失衡或电解质紊乱等情况,为患者可否耐受口腔治疗做出恰当的评估。②合并器质性心脏病,特别是心肌缺血或心功能不全者,首先应规范化治疗基础疾病,改善心功能状态后可进行口腔治疗。③手术期间应多给患者恰当的解释,打消其顾虑,减轻心理压力。对有精神紧张和焦虑者,可使用镇静剂或小剂量β受体阻断剂口服(美托洛尔25~50mg,或阿替洛尔12.5~25mg,或比索洛尔2.5~5mg,或普萘洛尔10mg)。术中出现的期前收缩,若非多形室性期前收缩,无血流动力学影响,不诱发其他严重心律失常,可在监护下继续手术,不支持使用抗心律失常药物处理。

3. 心房颤动

(1)心房颤动(artial fibrillation)简称房颤,是指规则有序的心房电活动丧失,代之以快速无序的颤动波。临床听诊有心律绝对不齐。心电图窦性 P 波消失，代之以频率 350~600 次 / min 的 f 波，RR 间期绝对不等。根据合并疾病和房颤本身的情况，可以出现轻重不一的临床表现。房颤是围术期最常出现的心律失常之一，由于患者临床特征及接受的手术各不相同，既往数据显示其发病率从 1%~40% 不等。房颤多见于器质性心脏病，偶有发生于无器质性心脏病的患者，后者称为孤立性房颤。按其发作特点和对治疗的反应，一般将房颤分为四种类型：①首次发作的房颤称为初发房颤；②能够自行终止者为阵发性房颤（持续时间 <7 天，一般 <48h，多为自限性）；③不能自行终止，但经过治疗可以终止者为持续性房颤（持续时间 >7 天）；④经治疗也不能终止或不拟进行节律控制的房颤为永久性房颤。正常窦性传导节律与房颤时心房内的多发微波小折返激动。

（2）临床特点：口腔门诊的房颤常见于老年患者，以残根或残冠拔除、修复等专业为主，症状取决于有无器质性心脏病、心功能基础、心室率快慢及发作形式等。孤立性房颤或心室率不快时可无症状。常见症状有心悸、气促、乏力和心前区不适感，尤以初发或阵发性明显，严重者可出现晕厥、急性肺水肿、心绞痛或心源性休克等。

房颤时由于心房无机械收缩和血液淤滞等，易形成左房或心耳血栓，脱落时易发生动脉栓塞事件，尤以脑梗死的发生率、致死率和致残率最高。其中又以风湿性心脏病二尖瓣狭窄伴房颤者最易发生，且有反复发作倾向。近期，Gino Gialdini 等的一项回顾性研究发现，对于外科手术住院治疗的患者，围手术期出现新发房颤可增加长期缺血性卒中的风险，特别是非心脏手术后。因此合并房颤的患者在门诊口腔治疗中应引起足够的重视。

（3）麻醉注意事项：关键在于能否维持基本正常的室性心律。①术前应仔细询问患者房颤初发时间、发作频率、持续时间、治疗情况等，完善相关术前检查，包括血常规、凝血功能、电解质及肝肾功、心电图、心脏超声检查等，并应控制心室率在休息时为 70 次 /min 左右，轻微活动时不超过 90 次 /min。对于服用华法林抗凝的房颤患者，在进行牙槽外科治疗前 3~5 天停用，应改用低分子肝素替代。②术中房颤患者出现快速心室率和心律不齐，从而导致严重的血流动力学紊乱和临床症状时，通常需要积极控制心室率。心室率控制的靶目标为 80~100 次 /min。常用药物如 β 受体阻断剂或非二氢吡啶类钙离子拮抗剂来控制心室率。③对于合并左心功能不全、低血压者应给予胺碘酮或洋地黄类药物；合并急性冠脉综合征的房颤患者，控制房颤室率首选静脉胺碘酮。④在静脉用药控制心室率的同时，可根据病情同时开始口服控制心室率的药物。一旦判断口服药物起效，则可停止静脉用药。

4. 室上性心动过速

（1）室上性心动过速（supraventricular tachycardia）简称室上速（图 3-1-3）：可分为广义和狭义的室上速：广义的室上速包括起源于窦房结、心房、交接区及旁路所致的各种心动过速，如房室结双径路所致的房室结折返性心动过速、预激或旁路所致的房室折返性心动过速、房性心动过速（简称房速）、心房扑动（简称房扑）和心房颤动等；狭义的室上速主要是房室结双径路房室结折返性心动过速和预激旁路引发的房室折返性心动过速。临床上所指的室上速主要是狭义的室上速，有突然发作、突然终止的特点，多由一个室上性期前收缩诱发，持续时间长短不一，短则几秒钟，长则数小时，甚至数天。频率一般在 160~250 次 /min，节律快而规律，QRS 形态一般正常。发作时症状有心悸、焦虑、紧张、乏力，甚至诱发心绞痛、心功能不全、晕厥或休克等。症状的轻重取决于发作时心室率的快慢、持续时间的长短和有无心脏病变等。

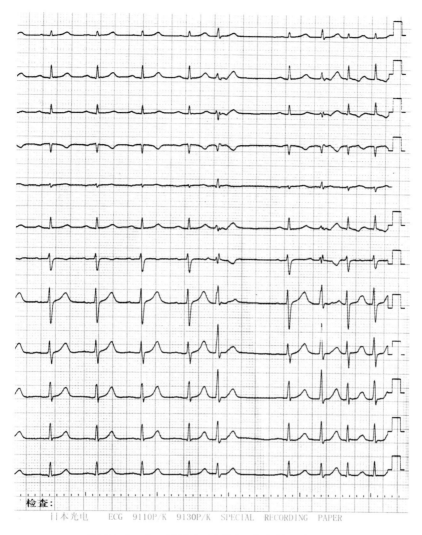

检查：

日本光电　ECG　9110P/K　9130P/K　SPECIAL　RECORDING　PAPER

图 3-1-3　十二导联心电图显示室上性心动过速

（2）麻醉注意事项：室上性心动过速多见于无器质性心脏病的中青年，突发突止，反复发作，发作前可无任何征兆，部分患者也无相关病史。若发作几秒钟就自行停止，且患者症状不明显，可继续观察，保持血流动力学稳定，无需特殊处理，如门诊发现中青年自述心前区不适要高度怀疑此病。

一般发作的处理如下：

1）刺激迷走神经方法：该方法在发作早期使用效果较好。患者可以通过深吸气后屏气，再用力做呼气动作（Valsalva 法）；或用压舌板等刺激悬雍垂（即咽喉部）产生恶心感；压迫眼球；按摩颈动脉窦等方法终止心动过速。

2）药物治疗：①腺苷：6mg 加入 2~5mL 葡萄糖快速静注，无效可在数分钟后给予 12mg 快速静注。腺苷对窦房结和房室结传导有很强的抑制作用，可出现窦性停搏、房室阻滞等缓慢性心律失常。但因持续时间短，仅数十秒，不需特殊处理。对于有冠心病、严重支气管哮喘、预激综合征的患者不宜选用。②维拉帕米:0.15~0.2mg/kg(一般可用5mg)稀释到20mL后,10min内缓慢静注。无效者15~30min后可再注射一次。室上性心动过速终止后即停止注射。③地尔硫䓬:将注射用盐酸地尔硫䓬15~20mg用5mL以上的生理盐水或葡萄糖溶液溶解,约3min缓慢静注。无效者15min后可重复一次。④普罗帕酮:1.0~1.5mg/kg(一般可用70mg),稀释到20mL后10min内缓慢静注。无效者10~15min后可重复一次,总量不宜超过210mg。室上性心动过速终止后即停止注射。⑤胺碘酮:上述方法无效或伴有器质性心脏病应用上述药物存在禁忌证时可应用胺碘酮。胺碘酮150mg加入20mL葡萄糖,10min内静脉注射,若无效10~15min可重复静注150mg。完成第一次静脉推注后即刻使用1mg/min,维持6h;随后以0.5mg/min维持18h。第一个24h内用药一般为1 200mg,最高不超过2 000mg。终止后即停止用药。⑥其他:静脉β受体阻断剂、洋地黄类药物在其他药物无效的情况下可以应用。静脉美托洛尔可以1~2mg/min的速度静脉给药,用量可达5mg。间隔5min,可再给5mg,直到取得满意的效果,总剂量不超过10~15mg。毛花苷丙首次剂量0.4~0.6mg,用葡萄糖注射液稀释后缓慢注射;2~4h后可再给予0.2~0.4mg。总量可达1.0~1.2mg。

3) 特殊情况下室上性心动过速的治疗:如伴明显低血压和严重心功能不全者,伴窦房结功能障碍的室上性心动过速者和伴有慢性阻塞性肺部疾病的患者,应在维持血流动力学稳定的基础上,适当采用药物控制心室率,同时建议在专科医师的指导下继续治疗,避免使用影响心肺功能的药物,钙拮抗剂比较安全,列为首选,维拉帕米或地尔硫䓬用法见前述。

5. 缓慢性心律失常

(1) 缓慢性心律失常:是指窦性心动过缓、房室交界性逸搏心律、心室自主心律、传导阻滞(包括窦房传导阻滞、心房内传导阻滞、房室传导阻滞、心室内传导阻滞)等以心率减慢为特征的疾病。轻度的心动过缓可以没有症状,或仅有轻微症状。严重的心动过缓可造成低血压、心绞痛、心衰加重、晕厥前兆或晕厥等,需要紧急处理。常见的可造成血流动力学障碍的情况包括严重的窦性心动过缓、窦性停搏、窦房阻滞、快慢综合征、Ⅱ度和Ⅲ度房室阻滞、心脏停搏、电机械分离等。注意有些心动过缓(如Ⅲ度房室阻滞)可继发QT间期延长而发生快速性室性心律失常,产生心源性脑缺血症状。

(2) 麻醉注意事项:①口腔科治疗期间,心动过缓患者的治疗应以预防为主,对有心动过缓且合并严重器质性心脏病的患者应尽早进行起搏治疗后,再考虑口腔科的治疗。对无器质性心脏病的青年患者,若血流动力学稳定,无需处理。②术中实施局麻时务必回抽,同时应避免药物的过量。若心动过缓造成血流动力学障碍,如低血压、心绞痛、心衰加重、晕厥前兆或晕厥等,需要立即停止治疗紧急处理。③药物治疗:首选阿托品,起始剂量为0.5mg静脉注射,必要时重复,总量不超过3.0mg。二线药物包括肾上腺素、异丙肾上腺素和多巴胺。肾上腺素在阿托品或起搏无效时可以使用,起始剂量为2~10μg/(kg·min),根据反应调整剂量;异丙肾上腺素,2~10μg/min静脉输注,根据心率和心律反应调速;多巴胺2~10μg/(kg·min),可以单独使用,也可以和肾上腺素合用。注意当合并急性心肌缺血或心肌梗死时应用上述药物可导致心肌耗氧量增加,加重心肌缺血,产生新的快速心律失常。

6. 其他心律失常的处理

(1) 预激综合征(wolf parkinson white syndrome,WPWS):对于单纯的WPWS患者,如无临床症状且不影响血流动力学可不予处理,也可应用β受体阻断剂和/或胺碘酮预防室上性心律失常的发作。但地高辛和维拉帕米会使其恶化。如并发室上性心动过速、房扑时,可按室上性心动过速予以相应的处理。

(2)室性心动过速:严重情况应立刻处理。它不仅降低心输出量,而且会导致室颤。治疗包括同步除颤,使用利多卡因或胺碘酮。心室扑动和心室颤动,非同步电击除颤及心肺复苏。

(3)心脏传导阻滞:一般右束支传导阻滞意义不大,但左束支传导阻滞通常提示为重要的心脏疾病。Ⅱ度传导阻滞文氏Ⅰ型对阿托品或异丙肾上腺素反应较好,除发生 Stokes-Adams 综合征或心功能衰竭,一般不需起搏器。而Ⅱ度传导阻滞莫氏Ⅱ型麻醉下更易发展为Ⅲ度房室传导阻滞。对莫氏Ⅱ型及Ⅲ度房室传导阻滞患者,应在安装起搏器的前提下施行麻醉,并准备好提升血压、增加心率的药物,如麻黄碱、阿托品、异丙肾上腺素等,不宜使用新斯的明拮抗肌松药。病态窦房结综合征应安装永久心脏起搏器。

7. 植入性心脏起搏器　一种植入体内的电子治疗仪器,通过发放电脉冲,刺激心脏使之激动和收缩,其目的不仅要起到心率支持作用,更重要的是要提供正常或接近正常的血流动力学效应,恢复患者工作能力,提高生活质量,同时有一定的诊断及存储心脏信息的功能。心脏起搏分为临时起搏和永久起搏两种。

临时起搏为非永久性置入起搏电极的一种起搏方法,是治疗严重心律失常的一种应急和有效的措施,也是心肺复苏的急救手段,为患心脏疾病需行非心脏手术的患者安全、平稳、顺利度过手术麻醉期提供了一项重要的安全保障措施。通常使用双极起搏导管电极,起搏器放置在体外,起搏电极放置时间一般不超过4周,达到治疗目的后即撤出电极。如仍需继续治疗则应植入永久性心脏起搏器。尽管起搏器的植入提高了患者围手术期的安全性,但在口腔治疗过程中应在术前充分评估心脏功能及起搏器功能,尽量选用对血流动力学干扰小的麻醉方式和药物,术中进行全程监测,使用高频电刀前检查有无漏电,即使低电压,经起搏导线直接传至心脏亦可引发室颤。接地板应尽量远离发生器,缩短每次使用电刀时间,尽可能降低电刀的电流强度,备好异丙肾上腺素,以防起搏器失效。美国心律协会(HRS)曾经就心脏电子植入设备(包括 ICD、起搏器以及长期监护记录仪)的围收术期注意事项专门发布过一项建议:认为置入心脏起搏器,手术电刀的体表电极应尽量远离起搏器,确保电流通路不经过或靠近起搏器;尽量不在起搏器375px 范围内使用电刀,避免对起搏环路造成干扰;术中如果会涉及皮下起搏电极,要注意在分离中不要损伤绝缘层,以免电极头侧烧伤心肌;尽可能缩短电刀时间;尽量选用双极电凝;每次时间 <1s,间隔 >10s;禁止电凝头在未接触患者组织前就启动;术中注意监护心率、心律变化。

五、常用局部麻醉药物对心血管系统的影响

(一)常用局麻药物

局部麻醉是临床上常采用的麻醉方法,操作简便易行,具有保持患者的清醒、麻醉恢复平稳、易于术后镇痛、节省医疗费用等优点,广泛用于口腔科手术的局部麻醉。目前国内常用的局麻药物有酯类的普鲁卡因(procaine)、丁卡因(dicaine),酰胺类的利多卡因(lidocaine)、盐酸布比卡因(bupivacaine) 和阿替卡因(articaine)。甲哌卡因(carbocaine) 和丙胺卡因(prilocaine)在国外常用。

常用的局麻药物

	普鲁卡因 酯类	布比卡因 酰胺类	利多卡因 酰胺类	阿替卡因 酰胺类
效能强度 *	1	8	2	1.9
毒性强度 *	1	4	2	1~1.5
显效时间（单位：min）	6~10	6~10	2~3	2
维持时间（单位：min）	45~60	180~480	90~120	120~150
阻滞麻醉浓度（单位：%）	2	0.5	2	4
一次最大剂量（单位：mg/kg）	6.6	1.3	4.4~6.6	5~7

*以普鲁卡因等于 1 作为标准

（二）局麻药对心血管系统的影响

1. 局麻药中加入血管收缩剂的主要目的　包括：①减慢局麻药的吸收速率；②降低血内局麻药浓度；③完善对神经深层的阻滞；④延长局麻或阻滞麻醉的时效；⑤减少全身性不良反应。但血管收缩药对长效脂溶性局麻药影响甚微。肾上腺素是作用于 α 和 β 受体的药物，在小剂量低浓度时 β 受体对其较敏感，表现为皮肤黏膜毛细血管的收缩，从而使局麻药的吸收速度减慢，提高其在局部组织中的浓度，增强麻醉效果，延长麻醉时间，也可减少出血。另外，肾上腺素亦表现为心肌兴奋增强、冠脉扩张、收缩压升高，如用量过大或注射时误入血管，可致血压骤升而发生脑血管意外；或因心脏过度兴奋引起严重的心律失常，如室颤等。

2. 局麻药中加入肾上腺素的作用　一般肾上腺素以 1：50 000~1：200 000 的浓度加入局麻药中，即含肾上腺素 5~20μg/mL 用于局部浸润麻醉和阻滞麻醉。近来研究认为：局麻药中含有低剂量的肾上腺素不会引起血压、心率及心电图的明显变化，还可以取得良好的镇痛效果，一般情况下用于心血管系统疾病患者是安全有效的。Ricardo 等对比含有 1：100 000 肾上腺素的利多卡因与不含肾上腺素的利多卡因用于冠心病患者的口腔治疗麻醉，包括稳定型心绞痛并正接受药物治疗的、心电图平板实验阳性的患者，以及血管造影证实了至少存在一支冠状动脉狭窄 >70% 的患者。研究发现口腔治疗过程中两组之间的血压、心率及 ST 段的改变并没有明显差别，尤其是正在服用 β 受体阻断剂的患者手术过程中也没有出现心肌缺血和心律失常的临床表现。这与许多学者的研究结果一致，局麻药中含有低剂量的肾上腺素并不会改变患者现有疾病的状态，而手术过程中的焦虑、疼痛、创伤等应激所造成内源性儿茶酚胺水平的升高才是造成血流动力学改变的关键。因此，局麻药中适当加入微量肾上腺素并控制好一次的注射量，可增强麻醉效果，是消除患者恐惧和不安的重要措施。如果门诊患者发生心慌气促要注意区分肾上腺素反应或局部麻醉药物中毒，口腔门诊以这两者最为高发。

（三）局麻药的心脏毒性

局麻药的心脏毒性多是由于误注入血管或用量过大，在血流丰富部位吸收过多所致，其毒性主要表现为对心脏的电生理和血流动力学的影响，包括缓慢的心律失常、房室传导阻滞、折返性快速性心律失常、心肌收缩力的抑制和血压下降等。近年来局麻药心脏毒性研究认为：局麻药心脏毒性与局麻药效能、脂溶性及神经传导效能成正比。左旋布比卡因毒性小于右旋布比卡因;布比卡因对心肌传导系的影响能够导致室性心律失常;高钾血症能够提高心肌细胞对局麻药的敏感性;K⁺ 通道开放剂、β 受体阻断剂、钙通道阻滞剂对布比卡因的毒性有治疗作用。局麻药对心脏毒性大小的排序为:丁卡因 > 依替卡因 > 右旋布比卡因 > 布比卡因 > 左旋布比卡因 > 罗哌卡因 > 甲哌卡因 > 利多卡因 > 普鲁卡因。

预防局麻药的心脏毒性首先应避免误注入血管或用量过大,以及在血流丰富部位吸收过多等。其次,充分给氧、快速止痉、纠正水电解质酸碱平衡是防止心脏毒性的重要方法。苯二氮䓬类药物可提高惊厥阈值,因此常用做区域阻滞的术前用药,但并不能预防局麻药的心脏毒性;相反,苯二氮䓬类药物具有心肌抑制作用,可加重局麻药的心脏毒性。

局麻药几乎是口腔科医师每天都要使用的药物,临床工作中要清楚地掌握局麻药的毒性反应,警惕患者毒性反应的先驱症状,密切留意心电图的变化,对于出现有神经和心血管毒性反应的患者应该冷静对待,并采取及时正确的方式处理,以确保患者的安全。

第二节　呼吸系统疾病患者的麻醉注意事项

一、概述

呼吸系统疾病(respiratory disease)是指维持气体交换功能的器官及组织处于病理状态的一系列疾病的总称,其病变涉及上呼吸道、气管、支气管、肺部、胸腔以及相应的呼吸肌和神经。主要症状有咳嗽、咳痰、胸痛、呼吸困难等。根据生理特点、解剖学特性及病因等,呼吸系统疾病可以分为:阻塞性肺病(obstructive lung diseases)、限制性肺疾病(restrictive lung diseases)、感染性肺病(infectious lung diseases)、肺间质疾病(interstitial lung diseases)、血管性肺病(vascular lung diseases)、呼吸系统肿瘤(respiratory tumors)。相关风险因素有:年龄、疾病类型、吸烟史及合并症。下面仅对口腔门诊治疗中最常见的呼吸系统疾病阐述其术前评估和处理要点。

二、慢性支气管炎患者的麻醉注意事项

慢性支气管炎(简称慢支)是指气管、支气管黏膜及其周围组织的慢性非特异性炎症。临床上以咳嗽、咳痰或伴有喘息以及反复发作的慢性过程为特征。随着病情缓慢进展,逐渐发展为慢性阻塞性肺病(chronic obstruction pulmonary disease,COPD)。

门诊口腔治疗前,询问患者病史,了解疾病的诊治过程。重点应注意近 1 周咳嗽、咳痰、喘息情况,有无加重,判断是否属于急性发作期。

对于大部分临床缓解期的慢支患者,进行常规口腔科门诊手术时无需特殊准备,但对于年龄≥65 岁的老年患者,建议在生命体征监护下完成治疗。

三、支气管哮喘患者的麻醉注意事项

支气管哮喘(bronchial asthma)简称哮喘,是由多种细胞包括气道的炎症细胞和结构细胞(如嗜酸性粒细胞、肥大细胞、T 淋巴细胞、中性粒细胞、平滑肌细胞、气道上皮细胞等)和多种细胞组分(cellular elements)参与的气道慢性炎症性疾病。这种慢性炎症导致气道高反应性,通常出现广泛多变的可逆性气流受限,并引起反复发作性的喘息、气急、胸闷或咳嗽等

症状,常在夜间和/或清晨发作、加剧,多数患者可自行缓解或经治疗后缓解。

（一）评估及围手术期处理

1. 术前评估 应对哮喘的严重程度、近期治疗效果、是否需要辅助治疗等做出评估。包括病史、药物治疗、发病特点等。

2. 术中管理 对于合并哮喘的患者,进行口腔科手术时应防治支气管痉挛,推荐在监护下完成,可给予低浓度经鼻导管或鼻罩吸氧处理,尽可能缩短器械在口腔内的操作时间,多采用微创牙槽外科技术,减少出血、口内分泌物等的刺激,同时诊室内还应备齐相应的急救设备。

3. 哮喘急性发作的处理(图 3-2-1) 哮喘急性发作的治疗取决于发作的严重程度以及对治疗的反应。治疗的目的在于尽快缓解症状、解除气流受限和改善低氧血症,建议在专科医师配合下进行。

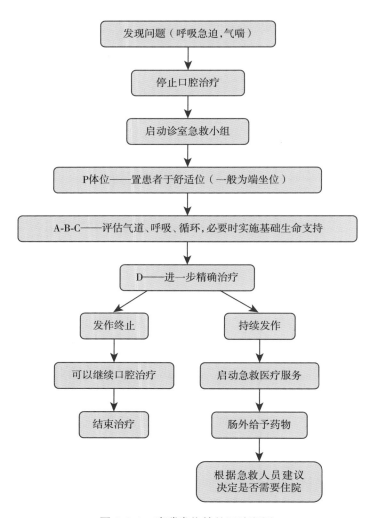

图 3-2-1 哮喘发作的处理流程图

（二）围手术期哮喘急性发作的常用处理方法

1. 轻度　吸入短效 β_2 受体激动剂,如沙丁胺醇,每喷 $100\mu g$,每次 1~2 喷,可间断吸入。效果不佳时可加用口服 β_2 受体激动剂控释片或小量茶碱控释片（200mg/d）,或加用抗胆碱药物如异丙托溴铵气雾剂吸入。

2. 中度　规则吸入 β_2 受体激动剂或联合抗胆碱药物吸入或口服长效 β_2 受体激动剂,必要时可用氨茶碱静脉注射。对吸入短效 β_2 受体激动剂初始治疗反应不佳或在控制治疗基础上出现急性发作的患者,推荐使用泼尼松龙 0.51mg/kg 或等效剂量的其他全身激素口服 5~7 天,症状减轻后迅速减量或完全停药。雾化吸入支气管扩张剂联合大剂量雾化激素可以部分替代全身激素,雾化吸入激素的患者耐受性良好,可以减少全身激素的不良反应。

3. 重度至危重度　哮喘重度发作的一线药物是糖皮质激素,早期使用可以减轻疾病的严重度,给药后 3~4h 即可显示出明显的疗效。用药途径根据病情的严重度而定。危重症、重症采用静脉或口服途径,静脉滴注常用糖皮质激素如琥珀酸氢化可的松（100~400mg/d）或甲泼尼龙（80~160/d）或地塞米松（10~30mg/d）。吸入性糖皮质激素（ICS）早期大剂量应用,可能有助于哮喘急性发作的控制,可选用雾化吸入布地奈德悬液 1mg/ 次,或丙酸倍氯米松混悬液 0.8mg/ 次,每 6~8h 1 次。但病情严重时不能以吸入治疗替代全身糖皮质激素治疗,以免延误病情。同时配合雾化吸入 β_2 受体激动剂或抗胆碱药;或静脉滴注氨茶碱或沙丁胺醇。支气管热成形术是一种经支气管镜射频消融气道平滑肌来治疗哮喘的技术,可减少哮喘患者的数量,降低支气管的收缩能力、降低气道反应性。对于重症哮喘或以上治疗仍未控制的哮喘是一种可以选择的方法。

四、阻塞性睡眠呼吸暂停综合征的麻醉注意事项

（一）简述

阻塞性睡眠呼吸暂停综合征（obstructive sleep apnea syndrome,OSA）是一种病因十分复杂而又尚未完全阐明的病理状态,属睡眠中呼吸调节紊乱。这种病理状态不仅有睡眠打鼾和日间极度嗜睡（excessive daytime sleepiness,EDS）,还由于低通气或呼吸暂停引起反复发作的低氧高碳酸血症,可导致心肺和其他重要生命器官并发症,甚至猝死。因此,无论所施行的手术是否与矫正 OSA 有关,该类患者应列为麻醉的高危患者。目前国际上多数学者认为 OSA 的定义是:可导致患者出现睡眠呼吸暂停低通气指数（apnea hypopnea index,AHI）≥ 5/h 的间歇性上气道阻塞。Peppard 等新近证实,在美国威斯康星州睡眠队列研究中,OSA 在 30~70 岁男性和女性人群中的患病率,已分别达到了 34% 和 17%,其能促成许多其他疾病（特别是心血管疾病）的发生发展,严重影响患者生活质量（图 3-2-2）。

（二）评估及围手术期处理

1. 对 OSA 的严重性和其围手术期风险的评估　STOP-Bang 调查问卷是确定外科患者是否伴有阻塞性睡眠呼吸暂停综合征（OSA）的有效筛查工具。STOP-Bang 问卷包括两部分:STOP 问卷和临床情况（BMI、年龄、颈围和性别）。其中 STOP 问卷在 Berlin 问卷的基础上设计,包括打鼾、乏力、呼吸暂停、高血压四个方面,由患者自行填写"是"或"不是",而临床情况则为客观指标。如果答案是"是"为 1 分,"不是"为 0 分,3 分或 3 分以上认为是 OSA 高危;低于 3 分为 OSA 低危。近期 Chung 及其同事进行了一项研究发现:在使用 STOP-Bang 调查问卷筛查中 / 重度阻塞性睡眠呼吸暂停综合征时,联合使用血清 HCO_3^- 水平指标可增加其

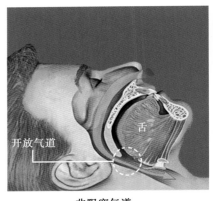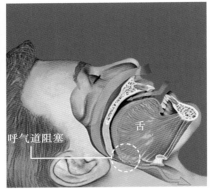

开放气道

舌

非阻塞气道

呼气道阻塞

舌

阻塞气道

图 3-2-2　阻塞性睡眠呼吸暂停综合征的解剖示意图

STOP-Bang 调查问卷（数据来源于 Chung，2008）

打鼾	你是否大声打鼾（大过说话声音，或者隔着关闭的门也能听到）？
疲劳	你是否白天感觉累、疲劳或者想睡觉？
观察	是否有人观察到你睡觉时有呼吸停止的现象？
血压	你是否曾经或目前是高血压患者？
BMI	体重指数是否 >35kg/m^2？
年龄	你的年龄是否超过 50 岁？
颈围	颈围是否 >40cm？
性别	是否男性？

预测的特异性。

　　OSA 患者病情越重，心、脑、肾等重要脏器的损害越大，麻醉手术的潜在危险也越大。应注意对心血管系统（合并高血压、心律失常及冠心病等）、呼吸系统（肺功能检查、屏气试验等）和肾脏功能等认真进行评估，同时进行相应的治疗，使受损器官达到最佳功能状态。

　　对重度 OSA 患者，应考虑于术前即开始睡眠时经鼻罩持续气道正压（CPAP）辅助呼吸，也可以考虑在患者可耐受下术前使用下颌前移矫治器、口腔矫治器或减轻体重。对 CPAP 反应不佳的患者，可考虑睡眠时使用经鼻罩无创正压通气（NIPPV）或双水平正压通气（BIPAP）。通常经 3 个月的 CPAP 或 NIPPV 治疗，就能够缓解 OSA 导致的心血管功能紊乱和代谢异常。

　　2. 围手术期处理　在门诊进行口腔治疗的患者，麻醉一般采用局部浸润和 / 或外周神经阻滞，就可满足手术需要，也易于保持呼吸道通畅，增加患者的安全性。若镇痛效果不佳，应在麻醉医师指导下慎重使用镇静药和镇痛药，并进行严密的循环和呼吸功能的监护，以及做好处理困难气道的准备。OSA 患者若需全麻下进行口腔治疗，应尽可能住院治疗。围手术期最主要的危险是不能确保呼吸道通畅，全麻诱导后插管困难、通气困难，甚至不能维持有效通气；或拔管后立即出现呼吸道部分或完全梗阻，术后给予镇痛药和 / 或镇静药后呼吸停止,导致缺氧、脑缺氧性损害,甚至死亡。70%~90% 的 OSA 患者体形肥胖(BMI>30),且可伴有上呼吸道解剖结构异常,给气管插管操作带来很大困难。麻醉医师在麻醉前需对 OSA 患者的气道进行全面细致地评估,了解有无困难气道;有无颜面部畸形,如小下颌畸形、下颌后缩畸形、舌骨位置异常等;有无上呼吸道解剖异常,如口咽腔狭小、扁桃体腺样体肥大、舌体肥大等,并注意结合 Mallampati 试验、直接或间接喉镜检查、影像学检查等结果综合判断,精心设计气道处理方案,并准备好相应的气道管理器具(经鼻异型气管导管、纤维支气管镜、喉罩、特殊气管插管设备、紧急气管切开装置等)。

五、口腔门诊气道异物的处理原则

(一)概述

口腔治疗过程中,由于半卧或平卧的体位,异物很容易掉入口腔并进入呼吸道。对于有意识的患者,异物常被吞咽入食管或被咳出,少数情况下异物会进入气管造成阻塞,直径较小的物体还可能在重力作用下进入主支气管或小支气管。异物气道梗阻分为完全性气道梗阻和部分阻塞两大类。急性完全性气道梗阻是导致心搏骤停的重要原因,需要紧急处理。

(二)处理原则

1. 可见异物的处理　当发现异物进入患者口咽部时,应立即停止口腔治疗,调整椅位至头低脚高位,用管钳或吸引器取出异物。

2. 不可见异物的处理　如果不能看到异物,临床症状和体征不能明确异物进入消化道或食管者,应进行腹部平片及胸部前后位或侧位片检查以确定它的位置。若为误吞异物,确定异物在消化道,应请专科医师会诊。若异物在气道,必须遵循完备的抢救预案。患者表现为突然发作的呛咳、哮鸣音和气短,可帮助确定异物进入气道。此时立即将患者置于头低脚高位并向左侧侧卧,鼓励患者咳嗽以排出异物。若不能排出,在放射线检查定位后可能需要纤维支气管镜检取出异物,极少数情况下需要开胸手术。千万不要存在侥幸心理,忽略对异物的处理而造成恶性的后果。

完全性气道梗阻是气道的完全性阻塞,失去气体交换能力,若不能及时解除梗阻,可导致心跳、呼吸停止。阻塞初期,患者有意识,呼吸明显困难,用力呼吸但胸部没有呼吸音,心率、血压升高,发绀,常表现为抓扯颈部;之后意识丧失,呼吸停止,心率、血压降低;最后昏迷、生命体征消失。因此,一旦发现完全性气道梗阻且患者没有意识,应立即建立紧急气道,可以使用无创性的腹部冲击、胸部冲击、手法冲击、拍击背部等方法,也可行有创性的环甲膜切开或气管切开。

第三节　内分泌系统疾病患者的麻醉注意事项

内分泌系统是人体适应体外环境,保证自身内环境稳定的重要系统,现将口腔门诊镇静镇痛治疗中常见的内分泌系统疾病的评估与处理阐述如下。

一、甲状腺疾病患者的麻醉注意事项

(一)甲状腺功能亢进症

甲状腺功能亢进症(hyperthyroidism)简称甲亢,是甲状腺分泌过多甲状腺激素

(thyroidhormone,TH)引起的以神经、循环、消化等系统兴奋性增高和代谢亢进为主的临床综合征。

1. 临床特点 典型的临床表现是"瘦、突、快"。患者易饥饿、多食,甲状腺激素过多分泌导致代谢和交感神经系统兴奋性增高。患者体重减轻,多言好动,脾气暴躁,心动过速,严重者可出现房颤及心衰。有些患者可出现突眼征,突眼程度与病情严重程度无明显关系。

2. 评估及围手术期处理

(1) 术前应了解患者甲亢病程长短、所用药物及剂量,尤其应关注患者的甲亢控制情况。大部分病情得到控制,甲状腺功能基本正常的患者,其镇静镇痛治疗的风险较小,而病情控制不佳者治疗风险增加。对病情控制不佳的患者,应尽量控制甲状腺功能接近正常水平。参照全麻手术的术前准备,推荐患者在镇静镇痛条件下进行口腔治疗,应基本具备以下条件:①甲亢临床症状消失;②体重增加,恢复至正常;③心率维持正常;④血中 TH 水平降至正常。术前基础生命体征的监测非常重要,高血压和心动过速均提示患者病情可能控制不佳。

(2) 甲亢患者推荐常规心电监护,监测心率、呼吸、血压、脉搏和血氧饱和度。此类患者对儿茶酚胺类药物如肾上腺素极其敏感,可引发高血压、心动过速或严重的心律失常,因此,术中慎用或不用含肾上腺素的局麻药和阿托品,以免引起过度的血压、心率波动。病情控制良好者在遵循下列原则的情况下可使用血管收缩剂:建议使用低浓度肾上腺素(1∶200 000 浓度);尽量减少麻醉药和血管收缩剂的用量;回抽无血再注射局麻药。

(3) 病情控制不佳者禁用儿茶酚胺类药物,在严密监护且抢救措施充分的条件下可行简单口腔治疗,行复杂或创伤大的手术前应先咨询专科医师。

(4) 镇静及术中、术后良好的镇痛等措施均有利于减轻患者的应激水平,有助于预防甲状腺危象的发生。

3. 甲状腺危象的处理原则 尽管甲状腺危象的发生率很低,但不适当的应激状态和某些药物如阿托品、肾上腺素均可诱发危象。其特点是突发高热,可达 40℃以上,多数患者以心血管症状为主;心动过速(心率常在 160 次/min 以上);血压增高;心律失常;常合并呼吸深快、烦躁不安,也可以腹痛、腹泻等胃肠症状为主。危象若得不到及时控制,患者可因高热虚脱、心力衰竭而迅速死亡。因此,去除诱因、积极治疗基础疾病,进而预防甲状腺危象发生是关键。其治疗手段为使用大量抗甲状腺药物抑制甲状腺素的合成和释放,同时予以对症支持治疗,包括给氧、降温、降压,呼吸和循环支持,必要时使用强心药物和肾上腺皮质激素并及时转诊。

(二)甲状腺功能减退症

甲状腺功能减退症(hypothyroidism)简称甲减,是甲状腺激素合成、分泌或生物效应不足引起的临床综合征。按起病年龄分为呆小病、幼年型甲减和成年型甲减三类。其病因较复杂,分为原发性(也称为甲状腺性)和继发性(也称为垂体性),以原发性者多见。发病机制有甲状腺激素(TH)、促甲状腺激素(TSH)、促甲状腺激素释放激素(TRH)缺乏和周围组织对 TH 不敏感。

1. 临床特点 临床症状一般表现为低代谢综合征,表现为怕冷易疲劳、反应迟钝、淡漠嗜睡、肌肉乏力、厌食、腹胀、便秘、心动过缓、心肌黏液性水肿。治疗手段主要是甲状腺素替代治疗及其他对贫血、缺碘等的对症治疗。

2. 评估及围手术期处理

(1) 术前应了解患者甲减病程长短、甲状腺功能恢复情况、所用药物及剂量,了解是否有低血糖发作史。评估甲状腺功能,尽量调整至正常水平。对于使用甲状腺素替代治疗的患者,当药物过量时会出现功能性甲状腺亢进症状,因此,术前基础生命体征的监测非常重要,高血压和心动过速均提示患者可能处于甲状腺功能相对亢进的状态。

(2) 术中常规心电监护,监测心率、呼吸、血压、脉搏和血氧饱和度。甲减患者对镇静药非常敏感,剂量应酌减。甲减患者发生心动过缓、低血压、低体温和低血糖的风险增加,对升压药物反应较弱,术中应加强监测。

3. 黏液性水肿的处理原则　黏液性水肿的诱因有严重躯体疾病、甲状腺素治疗中断、感染、手术、麻醉和镇静药物的使用等。其临床表现为嗜睡、低温、呼吸缓慢、心动过速、血压下降、四肢肌肉松弛、反射减弱或消失,甚至昏迷、休克,可因心、肾衰竭而危及生命。其治疗为口服或静脉注射三碘甲状腺原氨酸,保持呼吸道通畅及循环稳定,保温,静脉滴注氢化可的松及其他对症支持治疗。

二、糖尿病患者的麻醉注意事项

(一) 概述

糖尿病是由于胰岛素分泌和/或作用缺陷所引起的以慢性血葡萄糖(简称血糖)水平增高为表现的代谢性疾病。目前认为,它是由包括遗传易感性及环境因素在内的多种因素共同作用引起的综合征。

糖尿病患者可以被认为是一个种植手术的相对禁忌证,全球糖尿病患者牙种植体的失败率在4.4%~14.3%,主要体现在三个方面:伤口愈合延迟、感染风险与种植体不稳定性。而血糖高低是决定病程长短的关键,主要原因是高血糖降低血凝块的质量和微血管损害骨愈合,特别是在口腔植入种植体等之后的早期阶段,植入物的附近参与骨重塑中的成骨细胞数量减少、活性降低,并且在一定程度激活破骨细胞,纤维化增加,最终影响骨整合。除上述原因外,影响种植手术的转归,还包括切口愈合、局部炎症反应和种植体类型等其他因素。

糖尿病也是牙周疾病的风险因素,使罹患牙周的风险增加2倍。同时牙周感染会影响血糖控制,糖尿病的口腔并发症可以增加部分或完全无牙的风险。其原因是:牙龈炎、牙周病、口腔干燥症,增加的易感染,龋齿和根尖周病变可导致拔牙率的增加。

(二) 临床特点

1. 参考2014年美国糖尿病学会(ADA)指南,糖尿病的诊断标准:①空腹血糖(fasting plasma glucose,FPG)≥7.0mmol/L(126mg/dL);②口服葡萄糖耐量试验(oral glucose tolerance test,OGTT)中2h血糖≥11.1mmol/L(200mg/dL);③有高血糖症状或高血糖危象,随机血糖≥11.1mmol/L(200mg/dL);④糖化血红蛋白(HbA1c)≥6.5%。符合上述四项标准中的任一项,即可诊断糖尿病。

2. 典型的糖尿病症状为三多一少,即多饮、多食、多尿和体重减少。

(三) 评估及围手术期处理

1. 血糖控制情况　糖尿病的治疗目标是控制血糖、防止和延缓远期并发症。围手术期的血糖管理是近年的研究热点,且主要集中于危重患者术中的血糖管理,结合多数指南和专家建议,对于危重患者,围手术期应谨慎地将血糖控制在<10mmol/L;对非危重患者,建议血

糖控制于 7.8mmol/L 以内。当然口腔内环境不同于机体其他部分,糖尿病因素在牙槽外科及种植外科术后伤口愈合中的影响并不显著。对于血糖控制良好的患者,手术过程中可不做特殊处理,对血糖控制不佳者则应予以心电监护,常规监测血压、心率等。血糖低于 3.9mmol/L 或高于 11.1mmol/L 时,治疗风险增加,原则上只处理急症,非急症者应调整口腔治疗计划直至血糖水平改善。尤其是需行种植手术的糖尿病患者,建议稳定血糖控制(糖化血红蛋白 ≤7%~8%),消除共存危险因素及疾病(口腔卫生不良、吸烟、牙周炎)和抗感染的预防措施可以增加成功率。

2. 术前准备　与择期手术全身麻醉前需停用口服降糖药不同,门诊镇静镇痛治疗前应在正常进食的基础上继续服用降糖药物或使用胰岛素,避免血糖过大波动。手术尽量安排在上午进行,诊室内可配备血糖仪,同时准备含糖食物(如果汁等),发生低血糖时可及时使用。

3. 糖尿病患者出现并发症如肾脏疾病、高血压、冠心病等时,使用含肾上腺素局麻药的注意事项详见本章第一节,合并严重系统疾病者建议推迟治疗。

4. 围手术期控制血糖、积极抗感染、戒烟、保持口腔卫生是镇静镇痛治疗顺利进行的关键。一般不推荐预防性应用抗生素,但对血糖控制不佳、口腔卫生情况不良、空腹血糖水平超过 11.1mmol/L(200mg/dL)且需行有创性操作时可预防性使用抗生素。对正在服用磺脲类药物的患者,避免使用阿司匹林和其他非甾体类抗炎药。

(四)常见并发症的处理原则

1. 低血糖症　正常人血糖 <2.8mmol/L(50mg/dL)可诊断为低血糖症,接受药物治疗的糖尿病患者血糖≤3.9mmol/L 即可诊断为低血糖。其临床症状包括两类:肾上腺素系统兴奋症状和中枢神经系统抑制症状。前者表现为强烈的饥饿感、心悸、多汗、头晕、颤抖、无力等;后者表现为头痛、行为异常、反应迟缓、视力障碍、意识混乱、抽搐甚至昏迷。低血糖的症状可在几分钟内急性发作,并迅速发展为意识丧失,是一急性致命并发症。有条件者可急查血糖水平以确诊。

对于意识清醒的患者可口服 50% 葡萄糖液,对于意识不清的患者可静脉推注葡萄糖液。对接受胰岛素治疗的患者还可肌注或静注胰高血糖素 1mg。同时予以氧气吸入并密切监测生命体征,随着血糖水平升高,症状多可缓解,治疗流程如图 3-3-1 和图 3-3-2。

2. 高血糖症　血糖 >13.9mmol/L(250mg/dL)为高血糖症。高血糖症本身不会危及生命,但若不处理则可能逐渐发展为糖尿病性酮症酸中毒和高渗性高血糖非酮症昏迷。高血糖的临床症状包括面部潮红、皮肤干热、深大喘息式呼吸(Kussmaul 呼吸)等,出现酮症酸中毒时呼出气中有烂苹果味道。对高血糖症的治疗主要是注射胰岛素来调整机体代谢紊乱和水电解质失衡,去除诱因,避免并发症。对于已出现高血糖症状而意识清醒的患者建议不进行任何口腔治疗,立即安排专科医师会诊或是住院治疗,治疗流程如图 3-3-3。

三、肾上腺疾病的麻醉注意事项

肾上腺分为皮质与髓质,它们有着完全不同的组织形态和功能。在此主要讨论肾上腺皮质疾病。

(一)临床特点

1. 肾上腺皮质功能亢进　肾上腺皮质肿瘤或垂体及其他器官病变分泌过多的促肾上

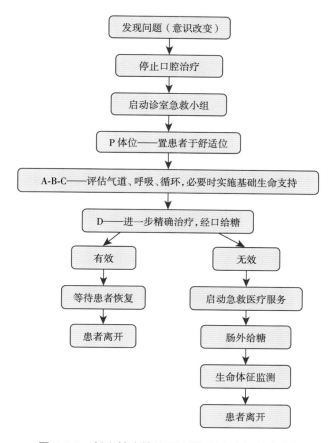

图 3-3-1 低血糖症的处理流程图(有意识的患者)

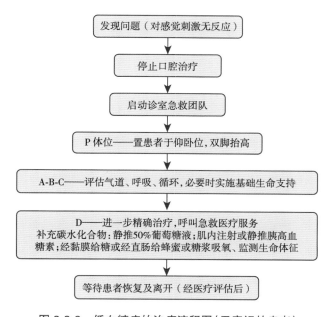

图 3-3-2 低血糖症的治疗流程图(无意识的患者)

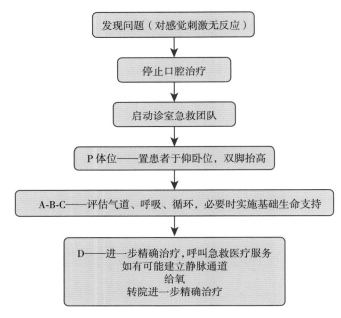

图 3-3-3　高血糖症的治疗流程图（无意识的患者）

腺皮质激素,引起糖皮质激素长期、过度增加,称为皮质醇增多症,又称为库欣(Cushing)综合征。临床表现为特征性的向心性肥胖、满月脸、多血质、紫纹、高血压、继发性糖尿病和骨质疏松等。

2. 肾上腺皮质功能减退症　分为原发性和继发性两类。原发性肾上腺皮质功能减退症是由于肾上腺皮质结构或功能缺陷致肾上腺皮质激素分泌不足,以艾迪生病(Addison's disease)多见。继发性者多因下丘脑或垂体病变引起。

（二）评估及围手术期处理

1. 术前咨询专科医师　经过规范内科治疗的肾上腺疾病患者行镇静镇痛治疗的风险较低,病情控制不佳者治疗风险增加,术前应咨询专科医师。原发性肾上腺皮质功能不全者行常规手术不需增加激素剂量;感染性手术前应加量;小型手术术前补充氢化可的松 25mg(或等效药);中型手术当天及术后第 1 天需补充氢化可的松 50~75mg(或等效药),术后第 2 天恢复至术前使用剂量。

2. 术前应了解患者的病史及治疗恢复情况,评估患者的全身情况和心肺功能　常规测定血压,了解基础血压情况,建议测定血糖水平。手术宜安排在早晨进行,术中常规心电监护,适度的减轻焦虑是有益的,如笑气吸入镇静或苯二氮䓬类药物的使用,避免使用巴比妥类药物。应尽量缩短手术时间。术后良好的镇痛有助于降低肾上腺危象发生的风险,长期使用激素者术后镇痛避免使用阿司匹林和其他非甾体类抗炎药。

3. 抗感染治疗　应用肾上腺皮质激素替代治疗的患者抗感染能力差,炎症容易扩散,应合理使用抗生素,并加强其他抗感染措施。继发性肾上腺皮质功能不全者感染和伤口愈合延迟的风险增加,术后应随访。

（三）肾上腺危象的处理原则

肾上腺危象也称为急性肾上腺皮质功能不全,常发生于慢性肾上腺功能不全的患者处于应激状态(感染、创伤、手术)时,为一系列肾上腺皮质激素缺乏的表现,即高热、胃肠紊乱、低血压、心动过速、电解质紊乱、神志淡漠、萎靡或躁动不安、谵妄甚至昏迷。其临床表现通常突发而无特异性,如果不能及时识别和处理,将迅速发展为低血容量性休克和心血管衰竭。出现以下情况应怀疑肾上腺危象:精神错乱、恶心、呕吐、腹痛,经口服或静脉正接受糖皮质激素治疗,或在 2 年内接受过 20mg 或更多皮质醇(或等效药)长达 2 周或更长时间的激素治疗。当出现疑似肾上腺危象症状时,应立即停止口腔治疗(图 3-3-4)。

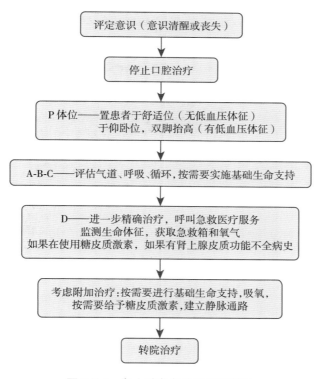

图 3-3-4　肾上腺危象的处理流程图

第四节　精神系统疾病患者的麻醉注意事项

精神系统疾病又称精神病,是指在各种生物学、心理学以及社会环境因素影响下,大脑功能失调,导致认知、情感、意志和行为等精神活动出现不同程度障碍的疾病。主要包括自闭症、强迫症、抑郁症以及精神分裂症等。目前,全国各类精神疾病患者达 1 亿人以上,重症者超 1 600 万人。截至 2015 年底,中国在册严重精神障碍患者已达 510 万人。精神疾病和糖尿病等高发性疾病一样,日益成为生活中常见的疾病种类。因此在门诊口腔治疗前,须客观地了解精神疾病患者目前的疾病控制状态、行为能力、认知状态、药物治疗情况,正确评估患者进行口腔治疗可能存在的风险,制订一套安全有效的治疗方案的同时,还应给予患者更多尊重、理解和人文主义关怀。

一、孤独症患者的麻醉注意事项

（一）概述

孤独症是广泛性发育障碍的代表性疾病，主要症状为社会交往障碍、交流障碍、兴趣狭窄、刻板重复的行为方式。孤独症谱系障碍（autism spectrum disorder，ASD）是根据孤独症核心症状进行扩展定义的广泛意义的孤独症。ASD 既包括典型孤独症，又包括不典型孤独症，以及阿斯伯格综合征、孤独症边缘、孤独症疑似等症状。ASD 确诊方式为：儿童、青年或成年人的行为方式符合 ICD-10 或者《美国精神性疾病诊断治疗手册》DSM-Ⅳ 的诊断标准，并且造成明显的功能损害。核心症状一般早在童年时期有所表现，特别是在环境发生改变时，比如上幼儿园、小学等。据统计，超过 1% 的儿童患有 ASD，这种疾病会纠缠患者一生，影响患者及其家庭的正常生活。一经诊断，患者及其家庭会受到强烈的情感冲击，但同时也能因为后续的关怀治疗而收获极大的欣慰，并对患者的人生历程产生积极的纠正作用。

（二）麻醉注意事项

针对孤独症患者，术前应详细询问病史，是否合并先天畸形、智障、癫痫、精神共病等，对于正进行抗癫痫药物或抗精神病药物治疗的患者，应待病情稳定后再考虑门诊口腔治疗，必要时也可以在专科医师的指导下进行。对于大龄患者可以尝试通过术前语言行为诱导等方法力争配合口腔治疗。对于不能配合的患者，可以在中度、深度镇静下治疗，如患者仍然不能配合，则要考虑在门诊全麻条件下继续口腔治疗。

二、其他精神系统疾病患者的麻醉注意事项

目前中国将精神分裂症、偏执性精神病、分裂情感性障碍、双相情感障碍、癫痫所致精神障碍和精神发育迟滞伴发精神障碍等 6 种疾病，列为严重精神障碍进行在册管理。这类患者往往有长期服用抗精神病药史，术前评估时一定要详细了解病史，尽可能完善全身各系统检查，行麻醉操作前可以给予小剂量的镇静药，预防及治疗突发躁狂等症状的发生。术中应注意各种精神药品与麻醉药的相互作用，尽可能减少门诊手术时间，操作应轻柔，术后也应适当镇痛。

对稳定期意识合作的患者，与患者及家属的良好沟通非常重要，术中及时进行心理疏导，尽量消除患者的紧张情绪。

对伴有行为异常的患者，术中可以考虑束缚患者，注意保护自身安全。如果患者在门诊不能配合治疗，则应考虑在全身麻醉条件下进行。

第五节　神经系统疾病患者的麻醉注意事项

神经系统疾病是指发生于中枢神经系统、周围神经系统、自主神经系统的，以感觉、运动、意识、自主神经功能障碍为主要表现的疾病，又称神经病。主要包括癫痫与脑卒中。

在进行口腔治疗之前应该详细询问病史，了解患者目前的疾病控制状态、药物治疗情况等，正确评估患者进行口腔治疗可能存在的风险，制订一套安全有效的治疗方案。如术前应当采取何种措施来预防疾病的发作，术中如果患者急性发作应当采取何种措施来控制疾病及保护等，这都是作为一名合格的口腔医师应该掌握的。

一、癫痫患者的麻醉注意事项

（一）概述

癫痫（epilepsy）是指脑内大量神经元短暂、同步的突发性放电引起的脑功能失调，具有反复发作的特点。可由先天因素引起，也可以是后天（如脑创伤）获得的。

（二）评估及围手术期处理

术前应详细向患者及家属询问病史，了解癫痫的类型、发作的频率、严重程度以及可能的诱发因素、目前的治疗方法、正在服用的药物。临床上常用的抗癫痫类药物有：卡马西平、苯妥英钠、苯巴比妥、丙戊酸钠、加巴喷丁、拉莫三嗪等。除了加巴喷丁，其他抗癫痫药物都在肝脏代谢，通过肾脏排出。加巴喷丁则是以原形从肾脏排出，长期使用抗癫痫类药物可以改变其他药物及自身的代谢速率。

术前准备包括：检查肝肾功能，评估药物对脏器功能的影响；嘱托患者继续服用抗癫痫药物至手术当日；应尽量安慰患者，消除患者的紧张情绪，避免诱发癫痫。术中应备好控制癫痫发作的药物，同时，应尽量避免低血糖、低血钙，防止患者过度通气；必要时可以给予镇静类药物，如巴比妥类、苯二氮䓬类药物。大多数吸入性麻醉药物（包括笑气）有诱发癫痫的报道，故癫痫患者拔牙时尽量不要使用笑气来达到镇静的作用；甲硝唑及抗真菌类药物（氟康唑）、抗生素类药物（红霉素、克拉霉素）可能会影响一些抗癫痫类药物的代谢，故术后应尽量避免这些药物的使用。

对于治疗过程中出现患者癫痫发作，应注意保持呼吸道通畅，维持呼吸、循环稳定，防止受伤，必要时使用苯二氮䓬类（如地西泮、咪达唑仑等）抗惊厥药终止发作。如患者在拔牙过程中或者拔牙后出现癫痫发作，口腔科医师处理的具体流程如下：

1. 患者在口腔治疗中癫痫发作　口腔科医师的处理流程如下：①拿走患者周围的所有器械；②将口腔科治疗椅放平、放低，尽量接近地面；③如果患者为站立时发作，应迅速扶住患者，顺着姿势让其倒下，以防止突然倒地而摔伤头部及身体其他部位；④将患者偏向一侧，将患者口内的义齿或口腔科材料取出，避免这些物品或自身分泌物的误吸；⑤不要约束患者；⑥医师的手指不要放在患者口内（可能会被咬伤），应在患者上下颌磨牙间放置一纱卷，避免患者将自己的舌头咬破；⑦记录癫痫发作的时间；⑧给氧 6~8L/min；⑨如果患者癫痫发作超过 1min 或者反复发作，可以肌肉或静脉注射 10mg 地西泮，2mg 劳拉西泮或者 5mg 咪达唑仑；⑩同时应当检查患者的生命体征：呼吸、脉搏、血压等。

2. 癫痫发作后的进一步处理　口腔科医师的处理流程如下：①当天不要再继续任何的口腔治疗；②发作后期尽量跟患者交谈，评估患者的意识水平；③不要尝试去约束患者，可能导致患者的反抗；④如果患者意识尚未完全恢复，不能允许患者离开医院；⑤如果患者是独自一人来就诊，应立即联系患者的家属；⑥对患者做一个简单的口腔检查，判断有无受伤；⑦根据患者发作后期的情况，判断患者能否跟监护人回家或者到相关医院做进一步的评估。

二、脑卒中患者的麻醉注意事项

（一）概述

脑卒中（stroke）是一种突然起病的脑血液循环障碍性疾病，分为缺血性脑卒中（80%）和出血性脑卒中（20%）。危险因素有：高血压、高血脂、糖尿病、心脏病、短暂性脑缺血发作、吸烟、酗酒、血液流变学紊乱、肥胖以及年龄。

（二）评估及围手术期处理

1. 各种脑卒中首发的临床表现均以猝然昏倒、不省人事或突然发生口眼歪斜、半身不遂、智力障碍为主要特征。

2. 针对曾经发生过脑卒中的患者，术前应详细询问病史，明确脑卒中的类型、发生时间、目前的恢复情况、最近一次的影像学检查情况以及正在服用的药物。当无法权衡医疗风险和收益时，应尊重专科医师意见。治疗室内应备有必要的仪器或设备，包括心电监测仪、急救箱、吸氧设备等。

3. 针对出血性脑卒中的患者，术前应监测血压，尽量将血压控制在正常范围内，避免拔牙术中因紧张或疼痛引起血压升高造成脑血管破裂，再次发生脑卒中意外。笑气的使用可以减少患者的压力，达到镇静的效果。

4. 对于缺血性脑卒中，应询问患者正在服用的药物类型，而这类疾病的患者多数会服用抗凝类药物，常用的药物有：阿司匹林肠溶片、氯吡格雷、脑活素片、弥可保等。服用这些药物在预防脑血栓的同时也会影响患者的凝血功能，可能出现拔牙后出血不止的情况，而贸然停药又会增加再次发生脑卒中的危险性。那么针对这样的拔牙患者，在停药与不停药之间应该如何选择呢？

（1）早期的学者在针对服用抗凝药物患者拔牙的问题上，为避免拔牙术后出血，他们倾向于在停用抗凝药物的基础上，再行拔牙手术。但也有学者认为，拔牙术后出血造成的危害远远小于因停药而发生一次栓塞的危害。Brennan等报道发生栓塞的风险是出血的3~5倍，他们更倾向于在不停止使用抗凝药物的同时拔牙，主要采用局部止血的方法控制术后出血。大多数的出血可以通过局部压迫和缝合的方式得到有效的控制，对于出血明显的患者可以采用含凝血酶的碘仿纱条填塞反包扎缝合。

（2）女性患者应避开月经期，局麻注射前应检查针头是否有倒钩，且注射过程中一定要回抽。如果已造成血肿，应及时局部止血冰敷，服用抗生素或维生素K等华法林拮抗剂，48h后再行热敷或者物理治疗。对于这类长期服用抗凝药物的患者来说，为了减少患牙在拔除过程中的出血风险，拔牙数量不要过多，最好是拔除相邻的牙齿，并应尽量缩短手术时间，减小手术创伤。对于复杂牙的拔除，事先应做好充分的准备，尽量使用微创拔牙器械，以减少创口和出血，还可采用电凝及吸收性明胶海绵止血。对于这类患者术后咬棉球的时间，避免咀嚼硬物及避免冷热刺激的时间应适当延长。

（3）拔牙术后医师为患者开的药物如甲硝唑、红霉素、四环素，会与抗凝药物发生相互反应，抑制华法林的代谢并降低凝血素的活性从而延长INR，因此术后尽量避免应用这类抗生素。

第六节　肝肾疾病患者的麻醉注意事项

一、肝脏疾病患者的麻醉注意事项

肝脏作为体内最大器官，有着极其复杂的生理生化功能。它是主要的代谢器官，参与糖类、脂类、蛋白质、胆汁和外源性化学物质的代谢。现以肝硬化为例，阐述肝脏疾病对口腔门诊镇静镇痛治疗的影响。

（一）概述

肝硬化是各种慢性肝病（包括慢性病毒性肝炎）发展的晚期阶段，是常见病。多种因素导致肝细胞变性坏死，肝细胞再生和纤维结缔组织增生以修复损伤，最终致纤维化和假小叶形成而发展为肝硬化。肝硬化患者行口腔门诊镇静镇痛治疗，需评估以下三个方面：肝功能障碍对药物代谢的影响；凝血功能障碍致出血；术后感染或感染扩散。

早期代偿期肝硬化症状轻微且无特异性，可有乏力、腹胀、食欲减退等不适。当出现腹水或并发症即发展为失代偿期肝硬化时临床表现明显，为肝功能减退和门静脉高压相关的临床表现。

（二）评估及围手术期处理

1. 既往病史及肝功能评估　术前需了解患者肝硬化的原因及有无危险因素（如饮酒）存在，明确肝功能障碍的程度、既往口腔科治疗史，了解并发症如门脉高压、腹水、肝肾综合征、自发性细菌性腹膜炎、肝性脑病等的发生情况及有无伴随心血管系统疾病。对严重肝脏疾病患者的处理存在很大风险，建议专科医师会诊直至情况改善；仅处理急症，如急性感染、疼痛和出血等，需在严密监护下进行。

2. 凝血功能　大多数肝硬化患者存在一定程度的凝血功能异常，术前应行血常规和凝血功能检查（具体详见第二章）。肝硬化失代偿期患者存在术后异常出血的风险，必要时可使用维生素 K 并补充血小板和凝血因子。

3. 对药物代谢的影响　由于肝脏巨大的代偿功能，在肝功能损害严重时才对药物代谢包括药物的清除、生物转化和药代动力学产生重要影响。常规检测肝功能的指标仅反映肝细胞损害而不能真正反映肝功能，因此，并没有相关指南指导肝病患者的药物剂量问题。但有下列情况存在时，所用药物应减量：①谷草转氨酶、谷丙转氨酶水平高于正常值 4 倍；②血胆红素 >2.0mg/dL；③血白蛋白 <35g/L；④存在腹水或肝性脑病等肝功能衰竭征象。对肝功能损害严重者，尽量减少使用经肝代谢和具有肝毒性的药物。术中可以采取减轻焦虑的措施，但应避免使用苯二氮䓬类药物。对门脉高压的患者术中应监测血压，减少含肾上腺素局麻药的使用。

4. 低血糖　肝脏在血糖浓度的维持中发挥重要作用，空腹时肝脏释放葡萄糖是血糖的唯一来源。因此肝硬化患者糖耐量降低，易发生低血糖。在操作过程中，有条件者可监测血糖，发现低血糖及时处理。

5. 乙肝病毒交叉感染的防护　医护人员应增强乙肝免疫力，加强乙肝病毒交叉感染的防护措施。

6. 术后感染　肝硬化患者感染风险增加，对任何口腔内的感染都应谨慎处理、积极治疗。目前尚无循证医学依据提示术前应预防性应用抗生素。肝硬化失代偿期患者术后避免使用甲硝唑、万古霉素和非甾体类抗炎药。

二、肾脏疾病患者的麻醉注意事项

（一）概述

肾脏具有一系列重要的生理功能，包括调节水、电解质和酸碱平衡，排出代谢终产物，分泌激素参与血压调节和造血等。本节阐述伴随慢性肾脏疾病（chronic kidney disease，CKD）

的口腔门诊镇静镇痛评估及处理。

慢性肾脏疾病的临床表现通常不典型,无特异性,表现为乏力、倦怠和厌食等。晚期表现为容量超负荷(水肿、呼吸困难、充血性心力衰竭)、电解质酸碱失衡、认知功能障碍、周围神经病变和感染风险增加。应注意此类患者随着肾功能的减退,还可能伴随一系列合并症,如贫血、电解质异常、高血压、糖尿病及凝血功能紊乱等(表 3-6-1)。

表 3-6-1 不同 CKD 分期的特征、肾小球滤过率及并发症发生率

CKD 分期	特征	肾小球滤过率 [单位:mL/(min·1.73m²)]	并发症发生率
1 期	GFR 正常或增加	≥90	贫血 4%,高血压 40%,糖尿病 9%
2 期	GFR 正常或轻度降低	60~89	贫血 7%,高血压 40%,糖尿病 13%
3 期	GFR 中度降低	30~59	贫血 7%,高血压 55%,糖尿病 20%,甲旁亢 >50%
4 期	GFR 重度降低	15~29	贫血 >30%,高血压 >75%,糖尿病 30%,甲旁亢 >50%
5 期	肾功能衰竭(终末期肾病)	<15(或透析)	贫血 >70%,高血压 >75%,糖尿病 40%,甲旁亢 >50%

甲旁亢:甲状旁腺功能亢进症

(二)评估及围手术期处理

1. 治疗前应对患者全身状况和肾功能进行评估 应了解患者重要脏器的功能状态,有无并存疾病及其程度。对 CKD4 期及以上患者行口腔门诊镇静镇痛治疗的风险很大,术前应咨询专科医师意见,若同时合并其他疾病(如糖尿病、高血压等)则建议住院处理。

2. 肾功能损害严重者常伴出血倾向。有创性操作前应检查凝血功能和贫血程度,必要时可以在专科医师指导下使用促红细胞生成素提高血细胞比容水平,也可输注血液制品。细致的外科操作、尽量减小创面是预防异常出血的关键。

3. 术中常规监测血压,笑气吸入可以用于镇静,谨慎使用静脉镇静方法。凡主要经肾脏排泄的静脉麻醉药物,其药效均随肾功能受损的程度而变化,应权衡利弊选择用药。肝功能尚可的肾衰竭患者,可用少量咪达唑仑、吗啡、哌替啶、短效巴比妥类或氯胺酮。

4. 慢性肾脏疾病术后感染风险增加,CKD3 期以上患者行有创性操作时,应请专科医师评估是否应用抗生素,同时根据肾功能减退程度调整药物剂量。镇痛药也应减量使用,尽量避免使用非甾体类抗炎药和氨基糖苷类、四环素等,对乙酰氨基酚在肝脏代谢时较阿司匹林更安全,但大剂量使用也有肾毒性。

5. 终末期肾病患者可能已长期使用大量激素治疗,故应注意防范肾上腺危象(详见第三章第三节)。对透析患者应避免透析当天行口腔治疗,尤其透析后 6h 内,宜在透析后第 1 天进行。

6. 局麻药中慎用肾上腺素,排除因吸收而诱发肾血流减少的可能性。但在外科手术中使用含肾上腺素的局麻药对肾功能是否有影响尚未见相关报道。其他药物的选择也以不影响肾功能为前提。

第七节　血液系统疾病患者的麻醉注意事项

一、贫血患者的麻醉注意事项

（一）概述

贫血（anemia）是指人体外周血红细胞容量减少，低于正常范围下限的一种常见的临床症状。由于红细胞容量测定较复杂，临床上常以血红蛋白（Hb）浓度来代替。成年男性 Hb<120g/L，成年女性（非妊娠）Hb<110g/L，孕妇 Hb<100g/L 就是贫血。贫血是一种综合征，可伴随许多疾病出现。贫血的病因主要有三类：造血功能不良、红细胞过度破坏及失血。贫血可能引起全身组织缺氧症状，如头晕、乏力、食欲减退、心悸、活动后易气急等。

（二）临床特点

1. 红细胞　主要功能是携带氧气至组织器官，参与机体新陈代谢，围手术期评估是否贫血主要涉及对手术的耐受力和组织的恢复速度，严重的贫血会导致机体氧供需失衡。国内的诊断标准定为：成年男性 Hb<120g/L，红细胞 <4.5×10^{12}/L 及红细胞压积（Hct)<0.42；成年女性 Hb<110g/L，红细胞 <4.0×10^{12}/L 及红细胞压积（Hct)<0.37。

2. 贫血　在口腔外科患者中发生率约为 1%~11%，Takata Y 等的研究发现口腔癌、口腔炎症、口腔外伤、良性口腔肿瘤的患者伴有贫血的比例高于阻生齿，与年龄或性别无关。贫血在口腔癌中比例最高，而在阻生齿和牙颌畸形中比例最低。

（三）评估及围手术期处理

无论何种贫血，寻找其原发疾病是首先需要考虑的，当然非严重贫血对普通门诊口腔外科手术影响不大，但开始口腔外科治疗之前要明确以下几点：①贫血的程度会影响患者对手术的耐受能力与伤口恢复的速度等；②慢性失血通常是贫血最常见的原因；③是否合并其他血液系统疾病，比如出血性疾病、溶血性疾病、血液系统恶性肿瘤等均需要排除，否则会有潜在的医疗风险，例如严重的术后出血、切口愈合延迟、感染等；④是否合并其他内科系统疾病，比如合并严重的冠心病、营养不良、严重肾脏疾病、水 - 电解质紊乱、低血容量等情况时，应先治疗原发疾病。

（四）输血原则

我国目前尚无重症患者贫血和红细胞输血指南，仅在 2000 年《临床输血技术规范》中规定：浓缩红细胞用于需要提高血液携氧能力，血容量基本正常或低血容量已被纠正的患者。低血容量患者可配晶体液或胶体液应用。

1. 血红蛋白 >100g/L，可以不输。

2. 血红蛋白 <70g/L，应考虑输。

3. 血红蛋白在（70~100)g/L，根据患者的贫血程度、心肺代偿功能、有无代谢率增高以及年龄等因素决定。

二、血友病患者的麻醉注意事项

（一）概述

血友病（hemophilia）是一种 X 染色体隐性遗传的、以出血为特点的遗传性疾病。多见于男性患者。分为 A 型血友病(由于凝血因子Ⅷ缺乏)和 B 型血友病(由于凝血因子Ⅸ缺乏)。以自发性出血和轻微创伤后过度出血为特点,由于可能涉及常见口腔医疗操作(牙拔除术、牙周治疗)等,因此,必须了解该疾病的评估与处理。

（二）临床特点

1. 根据自幼出现的反复严重的关节、肌肉血肿,结合男性发病及病史诊断并不困难。

2. 高度怀疑的临床病例应做相应的实验室检查,即活化部分凝血酶原时间(APTT)和凝血酶原时间(PT)为常规检查,推荐根据血液专科医师意见实施牙槽外科处理。

（三）评估及围手术期处理

1. 较多文献总结了各种降低合并血友病口腔科出血的治疗方案,包括使用口服抗纤维蛋白溶解剂,全身性凝血因子补充疗法合并局部使用的止血剂。局部使用止血药是一种抢救由于创伤导致致命出血的有效手段,减少对凝血因子的依赖,节约治疗的费用,比如含凝血因子的纤维胶、植物提取物等,伤口局部纤维蛋白溶解是出血的可能因素。在几个多中心的研究发现,全身应用猪 FⅧ 和活化凝血酶原复合物浓缩剂(APCCs)对口腔科手术后严重出血有效,可以作为局部处理无效的手段。

2. 在有效的止血方法始终无法替代细致娴熟的外科操作时,针对血友病的口腔外科治疗,详细询问病史、轻柔的手术技巧以及完备的应急处理方案是有效的处理方案。

3. 局部处理方法　直接压迫出血部位至少 15min;严密缝合伤口;局部使用止血药;使用抗生素尤其是牙龈出血口腔卫生不佳者;使用氨基己酸或氨甲环酸作为漱口水。

三、出血性疾病患者的麻醉注意事项

（一）概述

出血性疾病(bleeding disorders)是由于止血机制(包括血管、血小板、凝血因子)异常引起的自发性出血或创伤后出血不止的一类疾病。

（二）临床特点

1. 出血性疾病的分类　可分为三大类,即血管异常、血小板(数量和功能)异常、凝血因子异常。常见的出血性疾病包括血小板减少性紫癜、血友病等。每类疾病也有自己的特点,所以在开始口腔外科操作之前,一定要询问患者及家族相关病史,对异常的出血也应引起重视,及时转诊。

2. 伴随有出血性疾病患者的注意事项　应注意以下几点:①良好的口腔卫生状况非常重要,可以避免牙周或牙齿疾病,减少出血风险;②正畸评估应考虑对于 10~14 岁的患者是否有过度拥挤等问题,从而导致牙周疾病得不到及时治疗;③在经过专科医师评估后,门诊局部麻醉下的口腔科处置是安全的,如果有极不配合治疗的儿童或成人,可以考虑镇静下治疗;④牙槽外科术后局部止血非常重要,术后禁用非甾体类抗炎药物。

（三）评估及围手术期处理

1. 诊疗前病史收集非常重要,有如下症状时需要进一步评估:①患者自述既往有出血症状;②有出血家族史的无症状患者;③儿童;④月经过多的女性患者,当然也可以选择出血程度评估表。

2. 常见的出血性疾病多由于血小板因素和凝血因子因素异常引起,前者以血小板减少或功能降低多见,后者以血友病及严重肝脏疾病多见。在一般牙槽外科包括种植体植入手术前不推荐停用口服抗凝药物,但自体骨移植、大范围皮瓣等除外。

3. 实验室检查出血时间(BT)、凝血酶原时间(PT)、活化部分凝血酶原时间(APTT)、凝血酶时间(TT)和血小板计数等用于初筛及病史资料的积累。

4. 局部使用止血药物纤维蛋白胶(fibrin sealant)、氨甲环酸、凝血酶等,被证明是有效的止血手段,但仍需大样本、多中心的研究。

四、白血病患者的麻醉注意事项

(一)概述

白血病(leukemia)是起源于造血干细胞的恶性克隆性疾病,受累细胞出现增殖失控、分化障碍、凋亡受阻,大量蓄积于骨髓和其他造血组织,从而抑制骨髓正常造血功能并浸润淋巴结、肝脾等组织器官,一般分为急性和慢性。

(二)临床特点

1. 病因不明且多样,表现为发热、出血和贫血以及其他器官受白血病细胞增殖浸润而表现多样。

2. 具体在口腔的表现可以是牙龈出血以及增生和肿胀,可以口腔表现为首发症状进一步诊断为白血病;也可因疾病迁延后出现口腔症状,所以在临床工作中一定要对儿童异常的口腔出血保持高度警惕,防止漏诊。

(三)评估及围手术期处理

1. 针对合并白血病的口腔外科治疗研究较多,集中于出血和术后感染。出血方面的评估(详见第三章第七节)、术后严重感染、伤口愈合延迟等是口腔外科治疗考虑的重点。Williford SK 等研究了 26 例合并急性白血病、骨髓增生异常综合征和骨髓增生性疾病牙拔除术的患者,未发现严重术后出血、菌血症和发热等症状,所以在具备积极支持治疗的条件下,白血病患者牙拔除术是安全的。

2. 在急性淋巴细胞白血病的患儿,由于牙周炎症和口腔黏膜炎,以及牙齿发育问题的发生高于健康儿童,所以任何血液系统疾病需要骨髓移植前,应妥善处理口腔内已存在或潜在的感染灶是必不可少的。

五、白细胞减少患者的麻醉注意事项

(一)概述

白细胞减少(neutropenia)指外周血中的中性粒细胞绝对数量明显减少($<2.0 \times 10^9$/L),中性粒细胞减少程度与细菌感染的风险密切相关。

(二)临床特点

1. 按病因可分为先天性和获得性(包括原发性和继发性)两类,以后者居多,药物、病毒、自身免疫、脾功能亢进、恶性肿瘤等均是病因。

2. 临床症状缺乏特异性,以乏力、倦怠、头晕心悸、失眠及低热等非特异性症状为主,部分表现为反复呼吸道、消化道、泌尿道感染。所以,口腔外科围手术期主要风险应考虑术后感染。

(三)评估及围手术期处理

1. 中性粒细胞计数在($1.0\sim1.5$)×10^9/L 范围内,一般不需要药物治疗。Fillmore 对 116

例中性粒细胞计数低于 $1.5×10^9/L$ 的病例统计牙拔除术后,包括手术部位感染、切口延迟愈合及术后疼痛等并发症并未增加,且易于控制,但具体机制尚需明确。

2. 预防性使用抗菌药物控制术后感染,特别是细菌和真菌感染仍不能忽视,免疫球蛋白和造血生长因子也是治疗手段之一。

六、服用抗凝血药物患者的麻醉注意事项

（一）概述

临床上有越来越多需要连续使用抗凝血药物或血小板药物来治疗或者预防的相关疾病,例如心房纤颤、心肌梗死后、机械心脏瓣膜植入后、留置心肌支架、血栓栓塞病史以及预防脑卒中。随着心血管系统疾病发病率的增加,口腔门诊治疗中合并使用各种抗凝药物的患者也日益增加,本节对合并常用抗凝药物的口腔科治疗中的评估进行阐述。

（二）临床特点

1. 常用抗血小板药物　包括:①阿司匹林(asprin):主要抑制血栓素 A_2 的生成,从而抑制血小板黏附和聚集;②氯吡格雷(clopidogrel):通过 ADP 受体抑制血小板内 Ca^{2+} 活性,抑制血小板间的纤维蛋白桥的形成。这两种药物通常单独或联合用于各种心血管介入手术的围手术期。

2. 常用抗凝血药物　包括:①肝素(heparin):通过抗凝血酶Ⅲ来实现的,对凝血过程的多个环节均有抑制作用,作用迅速。该制剂只能静脉给药,因为使用方便(皮下注射),常用于需迅速抗凝治疗者或口服抗凝血剂前用药,以及过渡期用药。②华法林:通过拮抗维生素 K 使肝脏合成凝血酶原及因子Ⅶ、Ⅸ和Ⅹ减少而抗凝,因为用药开始体内仍有足量凝血因子,故只有当这些因子耗尽后才能发挥抗凝作用,所以其作用开始较慢,但作用持续时间较长,适用于需较长时间抗凝者,如深静脉血栓形成、肺栓塞以及动脉支架术后抗凝等。服用不同抗血小板药物的推荐处理意见不同。不建议由于口腔科治疗而随意停止抗血细胞治疗,可能会带来致命的血栓性疾病,因此,最好征求专科医师的意见。

抗血小板治疗的推荐处理意见
服用一种抗血小板药物
不用停止任何口腔治疗
同时服用阿司匹林和双嘧达莫
不用停止任何口腔治疗
同时服用阿司匹林和氯吡格雷
心脏科医师会诊
建议到具备条件的口腔医院进行侵入性治疗

注:Randall C.Surgical management of the primary care dental patient on antiplatelet medication,2010

（三）评估及围手术期处理

1. 诊疗前病史收集非常重要,对相关全身疾病史、既往手术史、家族史、具体服用药物名称、剂量均应详细记载。

2. 辅助检查　出血时间(BT)、凝血酶原时间(PT)、活化部分凝血酶原时间(APTT)、凝血酶时间(TT)和血小板计数等用于初筛及评估。

3. 血小板减少症　各种原因所致骨髓抑制(如化疗、肿瘤浸润或酒精中毒)、血小板利用率升高或破坏过多(如脾功能亢进、特发性血小板减少性紫癜、弥散性血管内凝血或药物影响)均可导致血小板减少。血液稀释和大量失血后输注单纯红细胞悬液也可造成血小板减少。目前认为血小板数量大于 $20×10^9/L$ 时不会引起自发性出血,而为手术止血的血小板数量最好高于 $50×10^9/L$。有研究认为血小板计数低于 $20×10^9/L$ 的患者,牙拔除术的术后出血

概率明显增加,且围手术期输注血小板相比未输注血小板并未改善出血,因而主张小型口腔外科手术术前血小板计数纠正至(50~100)×10^9/L。Fillmore 主张手术前或者手术时输注血小板使其发挥最大的作用;同时,他也对创面局部使用止血药物及材料做了讨论。故综合我们的临床经验,认为在正确规范的口腔科操作下,血小板计数高于 $100×10^9$/L,术后并发症中出血概率很低;血小板计数位于(50~100)×10^9/L,辅助以创面局部使用止血药物及材料,术后出血也易于控制;血小板计数低于 $50×10^9$/L,考虑围手术期输注血小板。

4. 抗凝血药物　维生素 K 拮抗剂是使用最为广泛的口服抗凝血药物,其中以华法林为代表,通过竞争性拮抗维生素 K 的作用,造成凝血酶原时间(PT)和国际标准化比率(international normalized ratio,INR)的延长。INR 是用凝血活酶所测得的参比血浆与正常血浆的 PT 比值和所用试剂标出的 ISI 值计算得出,使不同的凝血活酶试剂测得的结果具有可比性,目前尚缺乏指导口腔科围手术期口服抗凝治疗的指南。INR 为 1 表示正常的止血能力。抗凝治疗一般 INR 值为 2~3.5。当 INR 为 5 或更高时,存在着严重的自发性出血风险。依据 INR 的诊疗方案,口服抗凝药物维持 INR 在 2~4,可不增加种植体植入术后的出血风险。如果出现由于华法林导致的高危出血倾向或者严重出血者,可应用维生素 K_1、新鲜冰冻血浆、凝血酶原浓缩物等。目前新型口服抗凝药物的研发有了飞跃式进展,新上市的如达比加群酯、利伐沙班、阿哌沙班、依度沙班等抗凝药物,在临床上体现了更好的抗凝效果、安全性和便利性。

依据 INR 的诊疗方案(Carter G 等)

<2.0(亚抗凝治疗剂量)

口腔科治疗无影响

2.0~4.0(亚抗凝治疗剂量)

口腔科治疗无影响

局部处理(细致的外科操作、缝合、加压包扎、氨甲环酸漱口液等)

>4.0(过度抗凝治疗剂量)

暂停治疗至 INR 下降

心脏科医师会诊

5. 风险　由于口腔科的治疗与干预具有侵入性,且具备出血风险,抗凝治疗增加了出血的风险。对于一些创伤较小的手术或操作,如拔牙、骨髓活检、内镜检查、安置心脏起搏器、静脉造影、皮肤手术等,可以不停用个别的短效抗凝药治疗。然而,无论是停药或抗凝血剂的暂时中断用药,以避免手术中和手术后的出血,均有导致发生血栓栓塞事件的可能。如果必须停用口服长效抗凝药时,应根据患者发生血栓的风险来判断是否应用桥接替代疗法。桥接替代抗凝是围手术期的一项重要的抗凝策略,即应用短效药物替代长效抗凝药物,减少血栓事件发生的概率,同时有效避免不必要的出血事件,可以很好的平衡围术期的血栓形成及出血的风险。针对正在进行抗凝治疗的患者术前应从以下几方面综合评估:①患者一般情况、既往口腔治疗情况、目前口腔科治疗的紧迫性;②抗凝治疗情况、血栓栓塞与出血风险、近期 INR 值,必要时可请专科医师指导;③口腔治疗的复杂程度和性质:如拔牙(数量、复杂程度、创面大小),种植体植入(植入数量、创伤程度),涉及软硬组织的范围、严重程度和持续时间;④医师对手术的熟悉程度和应对出血风险的能力;⑤医院机构的整体医疗处理能力。

第八节 儿童患者的麻醉注意事项

一、概述

儿童年龄范围是指从出生至 14 岁,其不论在解剖、生理、病理、药理等方面,或是在疾病的发生、发展、转归、防治等方面,都有许多与成人不同的特点。且随着年龄的增长,按一定的规律不断地变化,是一个动态的过程。从事儿童口腔科门诊麻醉,必须熟悉与门诊麻醉有关的儿童解剖、生理、药理特点,并应用相应的麻醉方法和适合儿童的监测设备,以保证儿童安全平稳度过麻醉与手术,并在术后顺利恢复。

二、儿童患者的特点

儿童在解剖、生理、药理方面与成人存在较大差异,在临床治疗中应充分掌握儿童各方面特点,以增加手术的安全性。

(一) 呼吸系统

儿童头大、舌大、扁桃体大、会厌短而肥、喉头较前且靠近头侧。鼻腔、咽喉、气道较狭窄,气管较柔软,在气道阻力增加的情况下易塌陷。膈肌位置高,呼吸肌较薄弱,纵隔在胸腔所占比例较大且唾液及分泌物较多,容易造成气道阻塞,通气不足。同时,儿童肺泡表面积为成人的 1/3,而组织耗氧量为成人的 2 倍,呼吸功能储备有限,潮气量较成人小,任何器械所致的机械无效腔的增加均对儿童呼吸有较大影响。新生儿与成人的肺功能值不同。

新生儿与成人的肺功能值

参数	新生儿	成人
耗氧量[单位:mL/(kg·min)]	6.4	3.5
肺泡通气[单位:mL/(kg·min)]	130	60
二氧化碳生产量[单位:mL/(kg·min)]	6	3
潮气量(单位:mL/kg)	6	6
呼吸频率(单位:次/分)	35	15
肺活量(单位:mL/kg)	35	70
功能残气量(单位:mL/kg)	30	35
PaO_2(room air,单位:mmHg)	65~85	85~95
$PaCO_2$(room air,单位:mmHg)	30~36	36~44

(二) 循环系统

由于儿童基础代谢率高,心排出量大,心率较成人快,约为 120 次/min。婴儿心率高达 200 次/min 也不会导致心排出量下降。儿童心肌发育不完善,具有收缩功能的心肌较少,心室顺应性较差,对容量负荷敏感,尤其是对后负荷增加的耐受性差。

(三) 神经系统

神经系统的发育在胎儿期就领先于其他系统,新生儿神经细胞数量已与成人相同,3 岁时神经细胞分化已基本完成,8岁时接近成人。现已确认新生儿能感知疼痛,受到强烈刺激时易发生惊厥,因此,手术时要采取完善的麻醉镇痛措施。

（四）泌尿系统

儿童肾灌注低,肾小球、肾小管发育不完善,通过肾滤过的药物排泄时间延长。肝功能不成熟,与药物代谢有关的酶系统发育不全,致肝脏的药物代谢能力减弱。胃肠道发育不全,呕吐、误吸的发生率较高。

（五）先天性畸形居多

有资料表明,我国新生儿先天性畸形的发生率较以前明显上升,在20世纪80年代末统计的1 243 284例新生儿中,唇腭裂的发生率约为1.82%,居于第4位。先天性心脏病的发生率高达3%~7%,并以单纯的房间隔和室间隔缺损为常见。

（六）儿童特殊心理

镇静前焦虑在儿童及其父母中常见。对口腔治疗表现出的负面情绪及躲避行为,称为牙科恐惧症（dental fear,DF）。儿童的发病率可达70%以上,表现为在治疗前和治疗过程中的哭闹、挣扎、拒绝或反抗治疗。在治疗中,患儿对疼痛的敏感性增高,耐受性降低。年龄与镇静前焦虑如表3-8-1。

表3-8-1　年龄与镇静前焦虑

年龄	镇静前焦虑	年龄	镇静前焦虑
<30天	父母极端焦虑	4~12岁	学龄前儿童:有自己具体的想法 学龄儿童:渴望达到父母的期望
1~12个月	分离焦虑始于8~10个月	13~19岁	恐惧死亡、隐藏情绪
1~3岁	失去控制		

（七）药理特点

儿童尤其是新生儿对药物的反应与许多因素有关,包括身体组成（脂肪、肌肉、水含量）、蛋白结合、体温、心排量、血脑脊液屏障、肝肾功能等。儿童对药物的吸收符合药物转运的一般规律,但受生理因素影响。儿童皮肤、黏膜相对较薄。吸收较成人好,可经皮给药或黏膜如鼻腔、口腔、直肠等给药。新生儿尤其是早产儿血脑屏障发育不完善,使用多种药物易通过血脑屏障,作用增强。儿童吸入麻醉药,其最低肺泡气浓度（MAC）随年龄而改变,儿童呼吸频率快、心排指数高,血气分配系数随年龄而有所改变,故儿童对吸入麻醉药的吸收快,麻醉诱导迅速,但同时也易于过量。

三、评估及围手术期处理

（一）影响儿童治疗反应的因素

主要包括父母的态度、其他同龄儿童的治疗经历、口腔科医师及诊所环境及既往医疗保健经历的综合。应尽量为患儿的治疗提供一个正面的、鼓励性的、友好的外部条件。

（二）儿童的行为评价

口腔科医师必须能够评估儿童配合治疗计划的能力,最常用的是Frankl治疗依从性评价量表（见文末附录八）和Wright分类。Frankl分类中把儿童分为完全正面行为、正面行为、负面行为和完全负面行为；Wright 分类则分为合作型儿童、缺乏合作能力儿童、潜在不合作行为儿童三组，每组又分为不同亚类。

（三）镇静的决定因素

判断是否需要镇静取决于以下因素：口腔科治疗的需要；患儿合作程度；父母合作与参与情况；经济状况；术前身体状况评估；医疗机构能力等多方面。

（四）健康评估

健康评估是多方面的，包括以下方面：

1. 病史　包括既往史、手术麻醉史、家族史及药物过敏史；了解既往有无抽搐、癫痫、风湿热、先天性心脏病、哮喘、发热、呼吸系统、泌尿系统及血液系统疾病或症状。

2. 根据手术范围、时间及出血量，选择合理的镇静和／或麻醉方法。

3. 体格检查以心血管系统和呼吸系统为重点。

4. 其他辅助检查　常规生化检查（血常规、肝肾功、尿常规、凝血）、胸部 X 线检查等。

根据上述资料，结合医师的以往经验得出对就诊儿童的基本镇静治疗方案（表 3-8-2，图 3-8-1~ 图 3-8-4）。

表 3-8-2　儿童手术麻醉前不同食物种类的建议禁食时间

食物种类	禁食时间
清饮料	2h
母乳	4h
婴儿配方奶粉	6h
牛奶等液体乳制品	6h
淀粉类固体食物	6h
油炸、脂肪及肉类食物	可能需要更长时间，一般应 >8h

注：引自 2017 年最新版的美国麻醉医师学会（ASA）《健康患者择期手术前禁食及降低误吸风险的药物使用实践指南》。清饮料包括清水、糖水、无渣果汁、碳酸类饮料、清茶及黑咖啡（不加奶），但不包括含酒精类饮品。牛奶等乳制品的胃排空时间与固体食物相当。

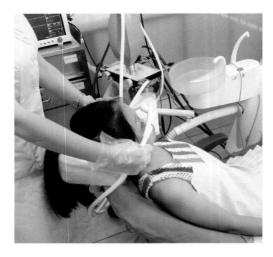

图 3-8-1　口腔治疗前笑气氧气吸入镇静

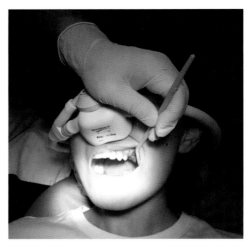

图 3-8-2　笑氧吸入下口腔外科治疗

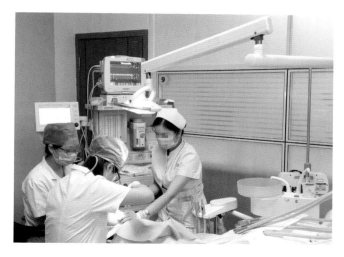

图 3-8-3　全身麻醉下口腔治疗

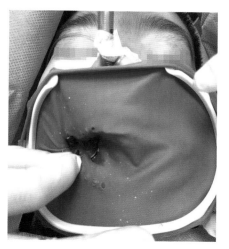

图 3-8-4　儿童全麻下口腔治疗

5. 儿童呼吸道阻塞或呼吸抑制的风险　在口腔治疗特别是在进行下颌牙的治疗时,任何操作都可能会造成下颌骨不同程度的受压或者口内治疗医源性异物脱落,进而造成呼吸道阻塞或呼吸骤停。对存在该类可能的儿童,建议在有可靠的气道保护方案下进行。

第九节　老年患者的麻醉注意事项

随着人民生活水平的改善和医疗卫生事业的进步,各国人口均出现老年化趋势。目前,用以划定老年的标准是人为的从管理和流行病学角度来衡量的。与国际上将 65 岁以上的人确定为老年人的通常做法不同,我国界定 60 岁以上的公民为老年人。衰老是全身各个系统器官储备功能的进行性丧失,但大多数老年人生理代偿功能是正常的,只有在生理应激状态下,如患病、围手术期才能表现出生理储备功能受限。在门诊口腔治疗中,对于老年患者的评估,除参照其实际年龄外,还应根据其病史、用药情况、认知功能、生活自理能力、体格检查、辅助检查等对其全身情况、脏器功能做出评估,更应注意其并存症所造成的威胁。

一、老年患者的特点

(一)神经系统呈退行性改变

随着年龄的不断增大,神经元进行性减少,脑组织出现一定程度的萎缩,各种受体和神经递质的数量和功能发生改变。具体表现为老年人的记忆力减退,视、听、说、写以及认知能力减弱,理解力逐渐下降,反应时间延长等。常见的疾病为阿尔茨海默病(Alzheimer's disease,AD),俗称老年痴呆症,或者更常见的轻度认知损害,介于正常老化和痴呆之间。国外的研究资料表明,65 岁以上老年痴呆的发生率为 2.5%,75 岁以上则为 14%。据文献报道,目前我国老年痴呆患者约有 600 万,并随着人口老龄化而逐年增加,估计 2025 年将有 2 500 万人患有老年痴呆。轻度认知损害主要特点是客观存在的认知损害,但还未严重到需要他人协助才能完成日常活动,65 岁以上人群的发病率为 10%~20%,表现为记忆、执行功能、注意、语言或视觉空间能力等下降。同样,自主神经系统也会出现相应的衰老现象。老年人自主神经反射的强度、速度均减慢,自我的调控能力也减弱,故应激状态时血流动力学的稳定不容易维持。

（二）常合并不同程度的多系统疾病,病情复杂多变

老年人生理差异和镇静考虑见表 3-9-1。

表 3-9-1 老年人生理差异和镇静考虑

	生理差异	镇静考虑
心血管系统	动脉和静脉弹性减弱 心室肥大、心输出量减少 减少动脉氧合 恶化的传导系统	增加耗氧量 身体无法适应血流动力学的变化 心律失常的可能性更高 心肺反应慢、高碳酸血症和缺氧
身体构成	脂肪比例增高 细胞内液减少	扩大药物的分布容积 水溶性药物的深度镇静风险更高 脂溶性药物的代谢延长
肺	减少呼吸驱动 肺活量减少 减弱对血氧不足或高碳酸血症的应答 胸壁弹性丧失造成呼吸做功增加	呼吸抑制概率增大 短暂的呼吸暂停发生率增高
神经	神经元密度减少 神经递质水平降低	中枢性镇静剂更敏感 谵妄发生率更高
肾	减少肾血流 肾小球滤过率降低	肾功能不全风险更高 镇静剂作用时间延长
肝	肝血流减少 肝酶活性降低	脂溶性药物作用时间延长 药物的代谢改变
气道	呕吐反射减弱 慢性的上皮细胞炎症 牙列缺失及使用义齿、颈部的炎症	吸引风险增加 面罩给氧困难 头后仰、托下颌开放气道困难

1. 心血管系统　约有 50%~65% 老年人患有心血管疾病,而高血压、冠心病是最常见的疾病。随着年龄的增长,老年人血管壁、心室壁增厚,血管硬度增加,心肌弹性减弱,平均动脉压、脉压增大;超声多普勒常显示有主动脉瓣钙化、二尖瓣轻度反流及左室顺应性降低,绝大多数 EF（心脏射血分数）在 60%~65%。而冠脉病变亦随之增加。有研究表明,在 55~64 岁的老年患者中,冠脉至少有一支存在梗阻,且梗阻程度≥50%。心律失常的发生率也随着年龄而增加,以室上性和室性期前收缩多见。由于心血管疾病可导致脑供血不足或脑压增高,而会出现一系列脑功能失调的症状或突然昏倒。

2. 呼吸系统　常见疾病为慢性阻塞性肺疾病（COPD）和支气管哮喘。在就诊时,常有咳嗽、咳痰、气喘和气促的表现。同时,老年人呼吸功能日益减退,特别是呼吸储备和机体交换功能下降,有资料显示,肺残气量以每 10 年 5%~10% 的幅度增加,而第 1 秒用力呼气量（FEV_1）则以每 10 年 6%~8% 的幅度减少。因此,在应激时老年人发生低氧血症、高二氧化碳血症和酸中毒的概率也相应增加。

3. 内分泌系统 常见疾病为糖尿病。老年人的糖耐量降低,可能是由胰岛素抵抗或胰岛素功能不全引起。随着年龄增加,老年人肌肉等无脂肪组织减少导致可储存碳水化合物的场所减少,也与糖尿病的发生有一定的关系。糖尿病患者血糖控制不理想时,可引起多器官功能出现异常,常见的有糖尿病肾病、糖尿病心肌病、糖尿病视网膜病变等,也可致免疫力降低,从而增加术后感染的概率。

4. 其他疾病 痛风、帕金森病、老年性关节炎可使患者下肢肌张力降低,活动受限。而导致视物模糊的相关疾病如老花眼、白内障、青光眼等可使患者行走不便,及面对突发状况时的应急能力减弱。

（三）存在一定程度的心理异常和情感障碍

老年人由于经济问题、家庭问题、社会交往、孤寂以及对牙槽外科治疗的不了解等因素,可能导致焦虑、抑郁及恐惧情绪。国内有报道称,老年患者抑郁的发生率最高为56.2%。在门诊就诊时,有的患者表现为焦躁、多疑,同一问题反复询问,遇事反应激烈,固执己见,不能接受医务人员的诊疗意见。有的患者则表情淡漠、反应迟钝,医务人员需询问多次才能获得病史详情,有时患者甚至带着悲观的情绪而就诊。

（四）药物的耐受性和需要量降低

随着年龄的增大,脂肪组织增加,肌肉组织减少,体液总量减少,使药物在体内的表观分布容积增加。而在老年人,药物的物理特性、受体数量及其敏感性都发生了相应的变化,从而改变了药效动力学,延长了药物的作用时间。药物进入机体后,主要通过肝肾代谢。老年人肝组织减少,肝血流减少,白蛋白减少,肌酐清除率降低,使经肝肾代谢的药物的清除率降低,而血浆中游离的药物浓度增加,这些改变均影响老年人的药代动力学。老年人对药物敏感性增强,对药物的反应比年轻人更强。资料表明:成年人（18~60岁组）药物不良反应发生率为3%~12%,而老年人（60~79岁组）为15.4%~21.3%,≥80岁组达25.0%。

（五）口腔情况对全身情况的影响

老年患者由于牙列缺失,咀嚼功能差,营养吸收不良致免疫力降低,对疾病的抵抗力较差;老年患者的口腔卫生状况普遍较差,口腔感染、呼吸道感染和吸入性肺炎的患病概率相应增大,且口腔感染后所致的疼痛,往往易引起血压升高,增加心脏供血供氧的需求,从而诱发脑出血、心肌缺血、心律失常,甚至心衰等心血管系统疾病。

二、评估及围手术期处理

1. 详细了解患者过去和现在的疾病史（包括全身各系统情况）、用药史以及心理状态,评估治疗风险,制订适当的口腔科和镇静药物治疗计划及判断预后。对于年龄大,存在多系统疾病的患者,应在心电监护下完成治疗。治疗结束后,应让患者至少留院观察半小时以上,且生命体征平稳后再离院。

2. 对于行动不便或受限、视力或听力障碍而无家属陪同的老年患者,应及时安排医护人员全程看顾陪护,询问需求,提供帮助,尽量简化就诊流程,缩短就诊时间,避免患者跌倒,减少就诊的不便。

3. 阿尔茨海默病（AD）患者无法准确描述患病的情况且较难配合就医,应在监护人的陪同下就医。同时,由于AD患者丧失部分或全部认知和行为能力,无法较好地执行医嘱,医护人员应向监护人交代清楚患者的病情、注意事项,尤其是术后用药,以避免出现服药过量或不足的情况。口腔治疗及镇静镇痛治疗均需取得监护人的同意。

4. 患者就诊后,应认真耐心倾听患者的叙述,了解病情并细致讲解治疗的步骤、方法,治疗中可能出现的不适反应及应对技巧。牙槽外科治疗的各种操作如麻药注射、敲、磨等均可引起患者的焦虑恐惧,医护人员应妥善应用语言及肢体动作缓解患者的情绪,给予适当的心理疏导,帮助老年人树立信心,提高就诊质量。完成治疗后,应详细交代患者术后的注意事项,并帮助其完成病历的打印。

5. 高血压患者应及时测量血压,了解降压药的服用及血压的控制情况。轻中度的单纯性高血压不用特殊处理,当血压高于 180/100mmHg 时,应先控制,待血压降至 160/90mmHg 以下时再行治疗。局麻药应选用不含或少含肾上腺素的药物,以利多卡因为首选。注药前应回抽,并注意用量和注药速度,避免入血。注入局麻药后,应观察至少 10min,如血压波动不大,患者无明显不适,再进行后续治疗。

6. 局麻药注入后,常出现低血糖反应,故患者就诊时应询问进食情况。糖尿病患者尤应注意,治疗前应检查血糖水平,空腹血糖应控制在 8mmol/L 以下为宜。治疗过程中,应严密观察患者的情况,一旦出现低血糖反应,如面色苍白、冒冷汗等,应立即停止治疗,及时补充糖含量、吸氧等。为避免糖尿病患者术后发生感染,各项操作应严格无菌,并预防性使用抗生素。

7. 对于 6 个月以内发生心肌梗死或不稳定型心绞痛的患者,常规口腔治疗应适当延缓,待临床症状消退及心电活动稳定后再治疗。对于服用抗凝药物的患者,应根据治疗的具体情况适当停用抗凝药,以避免术后出血增多甚至出血不止的情况。对于无禁忌的冠心病患者,须常规备用扩血管药物、氧气及抢救设备和药物。

8. 由于老年患者对药物的耐受性和需要量均降低,以及门诊治疗的特殊性,镇静药物应酌情减量并根据个体情况适当调整,推荐的镇静方式为笑氧吸入辅以局部阻滞麻醉。治疗过程中应严密监测生命体征,尤其是氧饱和度和心率(图 3-9-1)。当出现呼吸道阻塞或呼吸骤停时应及时处理。

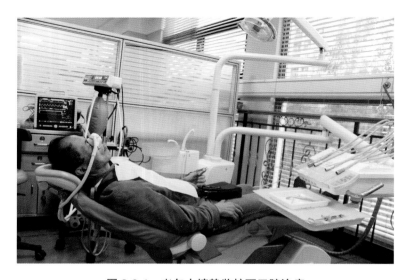

图 3-9-1　老年人镇静监护下口腔治疗

第十节　妊娠期患者的麻醉注意事项

妊娠期患者由于体内激素水平的改变,机体各系统器官功能也发生相应变化,同时,母体和胎儿的血液循环在胎盘交汇,药物亦可通过胎盘进入胎儿体内,故口腔专科治疗必须针对这些情况,选择既保证母子安全,又满足手术需要的处理方法。

一、母体的生理特点

(一)循环系统

随着孕周的增加,心输出量(CO)、循环血量增加,循环负荷加重。血容量在妊娠 32~34 周达高峰,可达非妊娠时的 50%。CO 增加是由于心率和每搏量的增加,以每搏量的增加为主,从妊娠第 5 周开始,32 周达高峰,相当于非妊娠期的 20%~50%。由于心率加快,每搏量增加,心脏做功加重,心肌轻度肥厚。而周围血管阻力降低使妊娠期患者对血流急剧改变的防卫能力减弱,脉压增大。这些改变常提示妊娠期妇女合并有心脏疾病,症状体征包括胸痛、心悸、晕厥、严重心律失常,肺动脉瓣和心尖区可出现 2~3 级收缩期吹风样杂音。

(二)呼吸消化系统

呼吸道毛细血管扩张,鼻、咽喉、支气管黏膜充血,增大的子宫使膈肌抬高,胸廓运动受限等因素均可致妊娠期患者的通气不足。而需氧量增加,相应的分钟通气量和呼吸做功也增加,妊娠后期的分钟通气量可增加 45%。改变最明显的是功能残气量(FRC)减少,可减少 20% 左右。在消化系统,胃肠道受增大子宫的推挤发生解剖位置的改变,而孕酮使平滑肌松弛,胃肠蠕动减弱,胃排空及肠运输时间延长。

(三)内分泌系统

妊娠期血压 - 血容量的稳定依靠肾素 - 血管紧张素 - 醛固酮系统(RAAS 系统)的调节。雌激素使肾素 - 血管紧张素活性增强,一方面刺激醛固酮分泌增多,抵消了大量孕酮所致的排钠利尿及肾小球滤过率的增加;另一方面影响血管舒缩和有效血容量,从而调节血压,稳定血流动力学。孕期糖代谢及脂肪代谢明显异常。由于胎盘催乳素及游离皮质醇的致糖尿及对抗胰岛素作用增强,即使妊娠期血液中胰岛素浓度增加,而胰腺对葡萄糖的消除能力也是大幅度降低的,同时,肾血流量和肾小球滤过率增加而肾小管的重吸收不相应增加,故妊娠期常会并发糖尿病。

(四)血液系统

妊娠期血浆及红细胞均增加,而红细胞的增加(30%)不及由水钠潴留引起的血容量的增加(45%),这种现象导致了所谓的“生理性贫血”。生理性贫血所致的携氧能力降低又由于 CO 增加、动脉氧分压增加及氧合血红蛋白解离曲线右移而代偿。血液中凝血因子Ⅱ、Ⅴ、Ⅶ、Ⅷ、Ⅸ、Ⅹ均增加,血小板略减少,红细胞沉降率加快。凝血酶原时间和部分凝血活酶时间缩短,纤溶活性降低,血液呈高凝状态。

二、胎儿的生理特点

胎儿生长发育所需的营养物质均通过胎盘从母体获得,同时,药物也可通过胎盘的转运到达胎儿体内。胎儿血脑屏障的通透性高,在 CO_2 蓄积和低氧血症时尤为明显,从脐静脉进入的药物虽大部分经胎儿肝脏代谢(40%的脐静脉血不流经肝脏),但仍有少部分可通过体循环到达血脑屏障而进入脑循环。胎儿的肾小球滤过率为成人的30%~40%,肾小管排泄量比成人低20%~30%,对药物的排泄能力较低。

三、评估及围手术期处理

1. 孕酮使妊娠期妇女对局麻药的需求量减少,故治疗过程中应全面评估患者的身体情况,可根据个体差异酌情减量,建议在胎心监护下进行。

2. 在子宫、胎盘和脐血流正常的情况下,使用常用局麻药的常规剂量对胎儿无明显影响。

3. 妊娠期妇女常合并有高血压、糖尿病等系统疾病,应严密监测血压、血糖,将两者控制在适当范围内再进行口腔科治疗。

4. 妊娠合并子痫的患者,若在治疗过程中出现惊厥,应及时给予解痉、镇静、镇吐和降压处理。解痉药物:25%硫酸镁16mL溶于25%葡萄糖液10mL缓慢静推,之后再用25%硫酸镁60mL溶于25%葡萄糖液1 000mL静滴,1g/h,不得超过2g。镇静首选地西泮(10mg肌注或静推)或冬眠合剂(哌替啶100mg、氯丙嗪50mg、异丙嗪50mg溶于25%葡萄糖液500mL静滴)。

5. 妊娠妇女容易出现仰卧位低血压综合征,治疗过程中出现此类情况时,应及时停止治疗,调高椅位或添加垫枕,使子宫左倾15°~20°。

6. 镇静药物均有一定程度的中枢抑制作用,并且可以通过胎盘进入胎儿的血液循环,故用药时应慎重考虑用药方式、给药剂量以及母体和胎儿的全身情况,在综合考虑后实施(图3-10-1)。

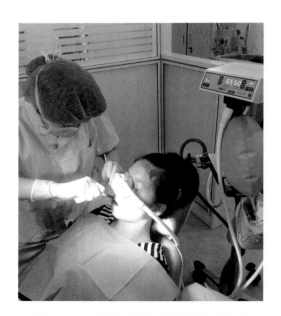

图 3-10-1 妊娠中期笑气镇静下口腔治疗

第十一节　恶性肿瘤患者的麻醉注意事项

恶性肿瘤已成为全世界人类死亡的主要原因之一,其死亡发生率明显增加已超过过去几十年。在每年的死亡病例中,因恶性肿瘤死亡的人群约占 13%,其中肺癌、乳腺癌、结直肠癌和前列腺癌等恶性肿瘤最常见,而在儿童中,白血病、脑部肿瘤和淋巴瘤为最常见的恶性肿瘤类型。恶性肿瘤的治疗仍然以手术治疗、化学药物治疗及放射治疗三大治疗为主。

手术治疗是治疗肿瘤历史最为悠久的手段,约 60% 的肿瘤患者可以进行手术治疗,时至今日手术治疗仍是部分肿瘤诊断及临床分期的重要手段之一,但是手术治疗具有一定的风险,往往在切除肿瘤病灶的同时需要切除一部分正常组织,或在术后出现一系列严重的并发症。如头颈部恶性肿瘤术后的患者,正常气道解剖结构会有所改变,门诊口腔治疗时应注意气道的保护。

化疗通常作为肿瘤的主要或者辅助治疗方式,通过阻断核苷酸合成而抑制细胞的复制,但化疗对器官和组织缺乏特异性,例如化疗药物可以抑制骨髓使白细胞迅速降低,血小板随之减少。一般来说,化疗对口腔的影响包括:味觉改变、口干燥综合征、溃疡、黏膜炎以及免疫抑制造成的口腔感染。大部分副作用在停药后会慢慢消除,也有少部分副作用持续很长一段时间。肿瘤化疗对组织愈合存在不良影响,伤口感染和拔牙后颌骨坏死是最常见的术后并发症,后者多见于下颌骨,这是因下颌骨血供较差引起的。

目前,很少有关于化疗期口腔治疗的文献报道,如果肿瘤切除术后计划进行化疗,建议推迟有创性口腔治疗,如必须进行,建议向肿瘤科医师咨询患者的免疫状态、剂量、用药方法以及化疗起始日期等。一般情况下,术后化疗剂量越大,化疗手术时间间隔越短,手术伤口感染的概率越大,当白细胞计数高于 $5\times10^9/L$ 和中性粒细胞高于 $1\times10^9/L$ 时,感染概率将明显降低。

随着肿瘤治疗技术的发展和更新,肿瘤放射治疗(radiotherapy)作为一种用放射线治疗癌症的方式,已逐步成为当今治疗恶性肿瘤的主要手段之一。世界上有超过 50% 的癌症患者需用放射治疗,尤其是对放射敏感的肿瘤及局部晚期的患者。例如,质子放射治疗(proton radiotherapy)受到越来越多的关注,特别是对于儿科肿瘤患者,可对准病灶实施照射、有效杀伤癌细胞,且减少对周围正常组织的影响。对于接受过这类治疗的患者,门诊口腔治疗前,应进行充分详细的术前评估,了解放疗后是否存在并发症,如口咽部分泌物清除无力、声带麻痹、皮肤纤维化、颈部活动受限等,在选择无气道保护措施的麻醉时,务必要充分评估是否存在困难气道的可能。

(姚　颖)

参 考 文 献

1. Fleisher LA, Fleischmann KE, Auerbach AD, et al. 2014 ACC/AHA guideline on perioperative cardiovascular evaluation and management of patients undergoing noncardiac surgery: executive summary: a report of the American College of Cardiology/American Heart Association Task Force on Practice Guidelines. Circulation, 2014, 130(24): 2215-2245.

2. Devereaux PJ, Daniel I.Sessler.Cardiac Complications in Patients Undergoing Major Noncardiac Surgery.N Engl J Med,2015,373(23):2258-2269.

3. Wijeysundera DN, Duncan D, Nkondeprice C, et al. Perioperative beta blockade in noncardiac surgery:a systematic reviewfor the 2014 ACC/AHA guideline on perioperative cardiovascular evaluation andmanagement of patients undergoing noncardiacsurgery:a report of the American College of Cardiology/American Heart Association Task Force on Practice Guidelines.Circulation,2014,64(22):2406-2425.

4. Chittawatanarat K, Wattanathum A, Chaiwat O.Cardiopulmonary monitoring in Thai ICUs(ICU-RESOURCE I Study).J Med Assoc Thai,2014,97(Suppl 1):15-21.

5. Silvestre FJ, Salvador-Martinez I, Bautista D, et al. Clinical study of hemodynamic changes during extraction in controlled hypertensive patients.Med Oral Patol Oral Cir Bucal,2011,16(3):354-358.

6. Camilla SR, Joaquim CF, Sergio HD, et al. Evaluation of the variation of blood pressure in patients undergoing dental treatment. Rev Odontol Univ Cid São Paulo,2013,25(3):196-202.

7. Bortoluzzi MC, Manfro R, Nardi A.Glucose levels and hemodynamic changes in patients submitted to routine dental treatment with and without local anesthesia.Clinics,2010,65(10):975-978.

8. Marcelo JU, Brenda M, Rafael SL, et al. A Randomized Controlled Clinical Trial to Evaluate Blood Pressure Changes in Patients Undergoing Extraction under Local Anesthesia With Vasopressor Use.J Craniofacial Surgery,2014,25(3):1108-1110.

9. Eshima RW, Maurer A, King T, et al. A comparison of airway responses during desflurane and sevoflurane administration via a laryngeal mask airway for maintenance of anesthesia. Anesth Analg,2003,96(3):701-705.

10. Higgins PP, Chung F, Mezei G.Postoperative sore throat after ambulatory surgery.Br J Anaesth,2002,88(4):582-584.

11. Ricardo SN, Itamara LIN, Dante MAG, et al. Effects of Epinephrine in Local Dental Anesthesia in Patients with Coronary Artery Disease.Arq Bras Cardiol,2007,88(5):482-487.

12. Alessandra BL, Ricardo SN, Itamara LI, et al. Locoregional anesthesia for dental treatment in cardiac patients:a comparative study of 2% plain lidocaine and 2% lidocaine with epinephrine(1:100,000).Clinics,2009,64(3):177-182.

13. 中国心胸血管麻醉学会,北京高血压防治协会专家.围术期高血压管理专家共识.临床麻醉学杂志,2016,32(3):295-297.

14. 蒋文平.心律失常紧急处理专家共识.Clin J Cardiol,2013,41(5):363-376.

15. Crossley GH, Poole JE, Rozner MA, et al. The Heart Rhythm Society(HRS)/American Society of Anesthesiologists(ASA)expert consensus statement on the perioperativemanagement of patients with implantable defibrillators,pacemakers and arrhythmia monitors:facilities and patient management:executive summary. This document was developed as a joint project with the American Society of Anesthesiologists(ASA),and in collaboration with the American Heart Association(AHA),and the Society of Thoracic Surgeons(STS).Heart Rhythm,2011,8(7):1114-1154.

16. 中华医学会呼吸病学分会慢性阻塞性肺疾病学组.慢性阻塞性肺疾病诊治指南(2013年修订版).中华结核和呼吸杂志,2013,36(4):255-264.

17. Hoy C, Beecroft C.Perioperative management of the patient with respiratory disease.Surgery(Oxford),2013,31(8):416-421.

18. 中华医学会呼吸病学分会哮喘学组.支气管哮喘防治指南(2016版).中华结核和呼吸杂志,2016,39(9):1-24.

19. Chung F, Yegneswaran B, Liao P, et al. STOP questionnaire: a tool to screen patients for obstructive sleep apnea. Anesthesiology, 2008, 108(5): 812-821.

20. Chung F, Chau E, Yang Y, et al. Serum bicarbonate level improves specificity of STOP-Bang screening for obstructive sleep apnea. Chest, 2013, 143(5): 1284-1293.

21. Utreja A, Almas K, Javed F. Dental extraction as a risk factor for bisphosphonate related osteonecrosis of the jaw in cancer patients: an update. Odontostomatol Trop, 2013, 36(142): 38-46.

22. 刘燕, 刘娜, 李兴维. 麻醉与肿瘤放射治疗. 中国实用医药. 2015, 10(17): 274-276.

23. Vernillo AT. Dental considerations for the treatment of patients with diabetes mellitus. J Am Dent Assoc, 2003, 134(Suppl 1): 24S-33S.

24. Salvi GE, Carollo-Bittel B, Lang NP. Effects of diabetes mellitus on periodontal and peri-implant conditions: update on associations and risks. J Clin Periodontol, 2008, 35(8 Suppl): 398-409.

25. Wang F, Song YL, Li DH, et al. Type 2 diabetes mellitus impairs bone healing of dental implants in GK rats. Diabetes Research and Clinical Practice, 2010, 88(1): e7-e9.

26. 郭曲练, 姚尚龙. 临床麻醉学. 第3版. 北京: 人民卫生出版社, 2012.

27. 全国人民代表大会常务委员会. 中华人民共和国精神卫生法, 2012.

28. Byakodi S, Gurjar V, Soni S. Glucose Levels and Hemodynamic Changes in Patients Submitted to Routine Dental Extraction under Local Anesthesia with and without Adrenaline. J Contemp Dent Prac, 2017, 18(1): 57-59.

29. Marcelo JU, Brenda M, Rafael SL, et al. A Randomized Controlled Clinical Trial to Evaluate Blood Pressure Changes in Patients Undergoing Extraction under Local Anesthesia With Vasopressor Use. J Craniofacial Surgery, 2014, 25(3): 1108-1110.

30. Cecilia E Aragon, Jorge G Burneo. Understanding the Patient with Epilepsy and Seizures in the Dental Practice. Clinical practice, 2007, 73(1): 71-76.

31. Robert E. Marx. Pamidronate(Aredia) and zoledronate(Zometa) induced avascular necrosis of the jaw: a growing epidemic. Journal of Oral and Maxillofacial Surgery, 2003, 61(9): 1115-1118.

32. Allen MR. The effects of bisphosphonates on jaw bone remodeling, tissue properties, and extraction healing. Odontology, 2011, 99(1): 8-17.

33. Yuh DY, Chang TH, Huang RY, et al. The national-scale cohort study on bisphosphonate-related osteonecrosis of the jaw in Taiwan. J Dent, 2014, 42(10): 1343-1352.

34. Khan AA, Sándor GK, Dore E, et al. Canadian consensus practice guidelines for bisphosphonate associated osteonecrosis of the jaw. J Rheumatol, 2008, 35(7): 1391-1397.

35. Vescovi P, Meleti M, Merigo E, et al. Case series of 589 tooth extractions in patients under bisphosphonates therapy. Proposal of a clinical protocol supported by Nd: YAG low-level laser therapy. Med Oral Patol Oral Cir Bucal, 2013, 18(4): 680-685.

36. Mozzati M, Arata V, Gallesio G. Tooth extraction in osteoporotic patients taking oral bisphosphonates. Osteoporos Int, 2013, 24(5): 1707-1712.

37. Takata Y, Kurokawa H, Tominaga K, et al. Disease-specific Prevalence of Anaemia in Adult Patients Undergoing Oral Surgery. Asian Journal of Oral and Maxillofacial Surgery, 2002, 14(1): 15-20.

38. Brewer A, Correa MA. Guidelines for dental treatment of patients with inherited bleeding disorders. World Federation of Hemophilia, 2006, 40: 1-9.

39. Mancuso ME, Santagostino E. Dental surgery in inherited bleeding disorders with minimal factor support: commentary. Hemophilia, 2011, 17(1): 183-184.

40. Kazancioğlu HO, Cakır O, Gulsum Ak, et al. The Effectiveness of a New Hemostatic Agent (Ankaferd Blood Stopper) for the Control of Bleeding following Tooth Extraction in Hemophilia: A Controlled Clinical Trial. Turk J Hematol, 2013, 30: 19-24.

41. Jones ML, Wight J, Paisley S, et al. Control of bleeding in patients with haemophilia A with inhibitors: a systematic review. Haemophilia, 2003, 9 (4): 464-520.

42. Srivastava A, Brewer AK, Mauser-bunschoten EP, et al. Guidelines for the management of hemophilia. Haemophilia, 2013, 19 (1): 1-47.

43. Gupta A, Epstein JB, Cabay RJ. Bleeding disorders of importance in dental care and related patient management. J Oral Sci, 2007, 49 (4): 253-258.

44. 王吉耀, 廖二元, 黄从新, 等. 内科学. 第 2 版. 北京: 人民卫生出版社, 2010.

45. 李坚, 施琥, 陈永兴, 等. 血友病拔牙后出血的临床诊治与分析. 口腔颌面外科杂志, 2000, 10 (4): 366-367.

46. Rodeghiero F, Tosetto A. Castamanm G. How to estimate bleeding risk in mild bleeding disorders. Journal of Thrombosis and Haemostasis, 2007, 5 (Suppl 1): 157-166.

47. KorethR, Weinert C, Weisdorf DJ, et al. Measurement of bleeding severity: a critical review. Transfusion, 2004, 44 (4): 605-617.

48. Diz P, Scully C, Sanz M. Dental Implants In The Medically Compromised Patient. Journal of Dentistry, 2013, 41 (3): 195-206.

49. Williford SK, Salisbury PL, Peacock Jr JE, et al. The safety of dental extractions in patients with hematologic malignancies. JCO, 1989, 7 (6): 798-802.

50. Javed F, Utreja A, Correa FOB, et al. Oral health status in children with acute lymphoblastic leukemia. Critical Reviews in Oncology/Hematology, 2012, 83 (3): 303-309.

51. Morimoto Y, Niwa H, Imai Y, et al. Dental management prior to hematopoietic stem cell transplantation. Spec Care Dentist, 2004, 24 (6): 287-292.

52. Fillmore WJ, Leavitt BD, Arce K. Dental extraction in the neutropenic patient. J Can Dent Assoc, 2007, 73 (1): 77-83.

53. Fillmore WJ, Leavitt BD, Arce K. Dental Extraction in the Thrombocytopenic Patient is safe and Complications are easily Managed. J Oral Maxillofac Surg, 2013, 71 (10): 1647-1652.

54. Eisenstein DH. Anticoagulation Management in the Ambulatory Surgical Setting. AORN Journal, 2012, 95 (4): 510-521.

55. RaiR, Mohan B, Babbar V, et al. Practices and Perceptions of Doctors for Patients on Anti-platelets During Dental Surgery: A National Survey. J Maxillofac Oral Surg, 2014, 13 (3): 249-252.

56. Henderson JM, Bergman S, Salama A, et al. Management of the oral and maxillofacial surgery patient with thrombocytopenia. J Oral Maxillofac Surg, 2001, 59 (4): 421-427.

57. Carter G, Goss AN, Lloyd J, et al. Current concepts of the management of dental extractions for patients taking warfarin. Australian Dental Journal, 2003, 48 (2): 89-96.

58. Madrid C, Sanz M. What influence do anticoagulants have on oral implant therapy? A systematic review. Clinical Oral Implants Research, 2009, 20 (Suppl 4): 96-106.

59. Kosyfaki P, Att W, Strub JR. The Dental Patient On Oral Anticoagulant Medication: a Literature Review. Journal Of Oral Rehabilitation, 2011, 38 (8): 615-633.

60. Douketis J, Spyropoulos A. Perioperative management of antithrombotic therapy: antithrombotic therapy

and prevention of thrombosis.9th ed.American College of Chest Physicians evidence-based clinical practice guidelines.Chest,2012,141(supple 2):326-350.

61. 田玉科,连庆泉,黄文起,等.儿童麻醉.北京:人民卫生出版社,2013.

62. 庄心良,曾因明,陈伯銮.现代麻醉学.第3版.北京:人民卫生出版社,2010.

63. The American Society of Anesthesiologists.Practice guidelines for preoperative fasting and the use of pharmacologic agents to reduce the risk of pulmonary aspiration:application to healthy patients undergoing elective procedures.Anesthesiology,2011,114(3):495-511.

64. Becker DE.Preoperative medical evaluation:part 2:pulmonary,endocrine,renal,and miscellaneous considerations.Anesth Prog,2009,54(4):135-144.

65. 王吉耀,廖二元,黄从新,等.内科学.第2版.北京:人民卫生出版社,2010.

66. Takata Y,H,Tominaga K,et al. Disease-specific Prevalence of Anaemia in Adult Patients Undergoing Oral Surgery.Asian Journal of Oral and Maxillofacial Surgery,2002,14(1):15-20.

67. 中华医学会老年医学分会,解放军总医院老年医学教研室.老年患者术前评估中国专家建议.中华老年医学杂志,2015,34(11):1273-1280.

68. Caputo AC. Providing deep sedation and general anesthesia for patients with special needs in the dental office-based setting. Spec Care Dentist,2009,29(1):26-30.

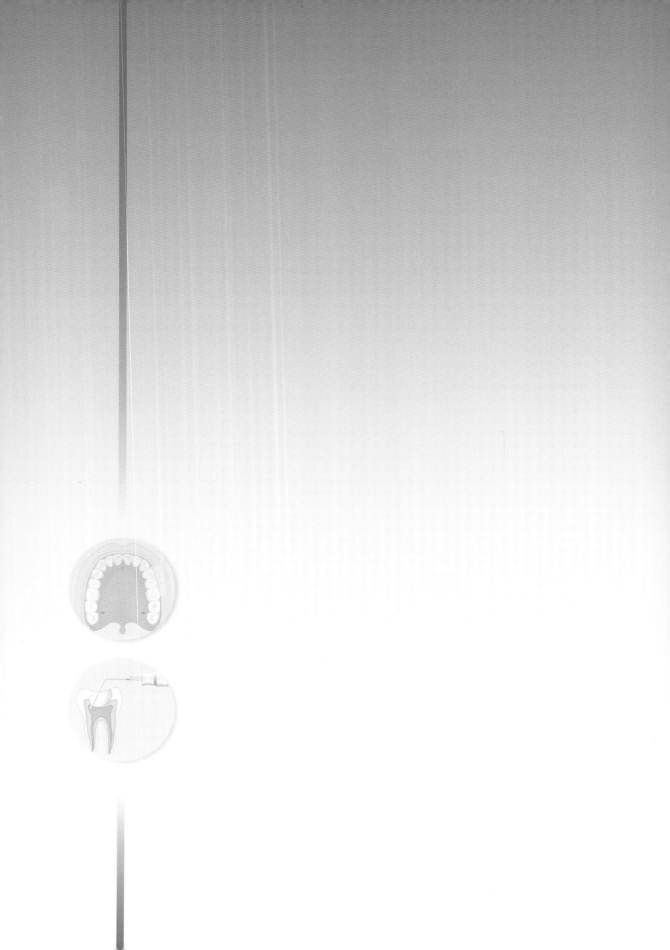

第二篇

方 法 篇

第四章

口腔镇静镇痛药物临床应用原则

麻醉（anesthesia）或者镇静（sedation）镇痛（analgesia）的含义是用药物或其他方法产生的一种中枢神经和/或周围神经系统的可逆性功能抑制，使患者整体或局部暂时失去感觉，以达到无痛的目的。

第一节　麻醉相关基本概念

在镇静镇痛或者全身麻醉诱导和维持过程中，麻醉药物的作用位点是中枢神经系统。大脑中枢存在特定区域负责记忆和觉醒，麻醉药物就是作用和调节这些区域发挥作用。一些研究者认为脑内前额皮质（prefrontal cortex）、杏仁核（amygdala）、丘脑（thalamus）、下丘脑（hypothalamus）区域负责情感的产生和维持。临床中，尤其是苯二氮䓬类（benzodiazepines）药物作用于以上区域和核团，产生抗焦虑、镇静催眠、抗惊厥、肌肉松弛和安定作用。患者通常不希望记起手术过程，大脑中枢负责消除记忆的区域主要是海马区，同样与杏仁核有千丝万缕的联系。苯二氮䓬类药物同样可以作用于以上区域，产生遗忘作用。以下将讨论药物最基本的几个概念。

一、网状激活系统

在边缘系统中，网状激活系统是位于脑干腹侧中心部分神经细胞和神经纤维相混杂的结构。其神经核和纤维束有两个特点：没有特异的感觉或运动功能；各个核中发出的纤维散漫地投射到前脑（包括大脑皮质）、脑干和脊髓的许多部分。具有多种神经元、多突触的特点，可以把自身体内和体外的各种刺激广泛地传递到大脑皮质各部的神经元，以保持大脑皮质的醒觉状态。此系统包括网状结构和毗邻的皮层和丘脑，广泛分布 γ- 氨基丁酸（gamma-aminobutyric acid，GABA）受体。静脉麻醉药物作用于该区域 GABA 受体使患者意识丧失，例如苯二氮䓬类药物、巴比妥药物和丙泊酚。丘脑在网状激活系统相对比较独立，同样也是感觉传导中继站，来自全身各种感觉的传导通路（除嗅觉外），均在丘脑内更换神经元，然后投射到大脑皮质。氯胺酮（ketamine）选择地抑制大脑及丘脑，但自主神经反射并不受抑制，产生分离麻醉作用。

阿片受体在体内至少存在 8 种亚型。在中枢神经系统内至少存在 4 种亚型：μ、κ、δ、σ。

吗啡类药物对不同类型的阿片受体,亲和力和内在活性均不完全相同。阿片类药物可以使神经末梢释放乙酰胆碱、去甲肾上腺素、多巴胺及 P 物质等神经递质减少。阿片类药物作用于受体后,引起膜电位超极化,使神经递质释放减少,从而阻断神经冲动的传递而产生镇痛等各种效应。从麻醉角度来看,阿片类药物对 μ 受体作用强度最大,μ 受体激活后不仅产生镇痛、镇静和欣快的作用,并且引起呼吸抑制、体内激素改变和神经递质的释放。

二、麻醉药物的作用机制

神经信号传导和 GABA$_A$ 和 NMDA 受体

受体是一类存在于胞膜或胞内的,能与细胞外专一信号分子结合进而激活细胞内一系列生物化学反应,使细胞对外界刺激产生相应的效应的特殊蛋白质。许多药物是通过和细胞表面(细胞膜)的受体结合而发挥作用。例如阿片类受体,无论是天然阿片类药物例如吗啡,或者人工合成阿片类药物例如哌替啶,具有相似的分子结构,均可以同体内阿片类受体结合产生镇痛作用。

受体和药物作用相关的两个重要特性是亲和力和内在活性。亲和力是指药物和其靶部位(受体或酶)的结合能力,而内在活性是指药物和受体结合后产生药理效应的能力。药物和受体有效地结合(具有亲和力),结合后药物 - 受体复合物对靶系统能产生最大效应(具有内在活性)称为完全激动剂;产生小于最大效能的药物称为部分激动剂。相反,药物可以和受体有效结合(具有亲和力)但无内在活性,且可阻断激动剂和其受体的结合称为拮抗剂。

静脉麻醉药物和吸入型麻醉药有一个共同的分子基础:激活离子型受体,神经元膜内外离子改变产生电流,导致神经元的去极化产生效能。

麻醉药物通过增强、抑制或干扰神经递质的功能,调节神经递质在突触中的传递。兴奋性 N- 甲基 -D- 门冬氨酸(NMDA)受体和抑制性 γ- 氨基丁酸 A 型(GABA$_A$)受体作为中枢神经系统中最重要的二种离子型受体,通过和其在痛觉神经元突触胞膜上的特异性神经递质相结合传递,控制相关痛觉信息。氯胺酮和氧化亚氮(nitrous oxide)作用于 NMDA 受体,丙泊酚和苯二氮䓬类药物作用于 GABA 受体。丙泊酚可激活氨基丁酸(GABA)受体 - 氯离子复合物,常规剂量时增加氯离子传导,大剂量时使 GABA 受体脱敏,从而抑制中枢神经系统。因此临床上静脉注射小剂量丙泊酚可产生更强的镇静效能。苯二氮䓬类能增强 GABA 能神经传递功能和突触抑制效应,还能增强 GABA 与 GABA$_A$ 受体相结合的作用。

三、药物效应动力学和药物代谢动力学

药动学即药物代谢动力学,主要研究机体对药物的作用,也就是药物在体内的吸收、分布、代谢及排泄等;而药效学即药物效应动力学,主要研究药物对机体的作用及机制。两种因素对于选择麻醉药物和判断药物的作用非常重要。

(一)药物效应动力学

选择和使用麻醉药物应该根据以下几个药理学参数:第一个参数是药物效能,是指药物可产生的最大效应,随着剂量或浓度的增加,效应逐渐加强,当效应增强至最大程度时,再增加剂量或浓度,效应不再增强。第二个参数是效价强度,是指药物产生一定效应所需的剂量或浓度,其数值越小则强度越大。第三个参数是药物起效时间,一种药物可以在很短时间内产生理想的效果称为起效快速。

（二）药物代谢动力学

分布容积和药物清除率是药物代谢动力学的两个基本参数。分布容积是指当血浆和组织内药物分布达到平衡后，体内药物按此时的血浆药物浓度在体内分布时所需的体液容积。药物清除率是机体清除器官在单位时间内清除药物的血浆容积，即单位时间内有多少体积的血浆中所含药物被机体清除。

（三）房室模型和药物分布

临床上使用一种药物可根据其优缺点选择不同的给药方式。不同剂型的药物吸收后，进入体循环的药量与给药量的比值被称为生物利用度（bioavailability）。一般来讲静脉给药生物利用度较高，口服给药生物利用度较低。

肠内给药，特别是口服给药，通常是最安全和方便的给药途径。然而口服给药的缺点一是吸收较慢且不规则，药效易受胃肠功能及胃肠内容物的影响；二是某些药物会对胃肠产生不良刺激作用；三是某些药物，如青霉素、胰岛素口服易被破坏而失效，只能注射给药。其他口服途径如舌下含服，指使药剂直接通过舌下毛细血管吸收入血，以完成吸收过程的一种给药方式。黏膜给药途径多用于口腔科医师，例如在局部麻醉注射前给口腔黏膜涂抹利多卡因凝胶。

肠外给药方式在临床上常用的有三种：静脉给药（IV）、肌内注射（IM）和皮下注射（SQ）。由于静脉给药起效快，生物利用度高，剂量准确易控，又便于血药浓度的监测，特别是在抢救急重病症过程中作用尤为突出，现在已成为临床上不可或缺的重要给药方式。然而，注射药物也有其特定的局限性，在造成一定的组织损伤的同时伴随一系列的副作用。肌内注射主要适用于不宜或不能做静脉注射，要求比皮下注射更迅速发生疗效时，以及注射刺激性较强或药量较大的药物时。肌内注射的缺点除了局部疼痛外，剂量因为组织吸收不明确而不宜把控。皮下注射指将药液注入皮下组织，可以迅速达到药效，同时也被迅速吸收。例如发生过敏反应时可迅速皮下注射肾上腺素。

吸入给药同样也是临床上比较常用的给药方式。气体或挥发性药物吸入后，由肺上皮和呼吸道黏膜吸收。由于表面积大，药物可经这一途径迅速进入血液循环。此外，药物的溶液可以经雾化以气雾剂形式吸入。对肺部疾病可使药物直接作用于病变部位。某些短时间中度镇静口腔手术使用单一药物吸入也是非常好的一个方法。

药物经过吸收到达循环后，有些与血浆蛋白结合，有些以非结合方式存在。酸性药物在很大程度上与血浆白蛋白结合，而碱性药物优先与 α- 酸性糖蛋白结合。麻醉药物中，蛋白结合程度从 12% 的氯胺酮到 98% 的丙泊酚。年龄因素、厌食症或者药物滥用引发的一些合并症会使血液中的血浆蛋白减少，循环中的游离药物分子增加从而增强药物效果。

药物进入血液后，随血液循环向全身分布，一部分与结合位点相结合，一部分储存在亲和力较强的组织中。由于体内环境的非均一性（血液、组织），导致药物浓度变化的速度不同。为了定量地研究这些过程的变化，需建立数学模型，称其为动力学模型，而隔室模型是最常用的模型。一室模型：药物进入血液迅速分布全身，并不断被清除。二室模型：把机体看成药物分布速度不同的两个单元组成的体系称为双室模型，其中一个称为中央室，由血液和血流丰富的组织、器官组成（心、肺、肝、肾等），药物在中央室迅速达到分布平衡；另一室为周边室，由血液供应不丰富的组织、器官组成（肌肉、皮肤等），药物在周边室分布较慢。

高脂溶性药物例如丙泊酚或芬太尼会迅速透过脂质屏障并快速达到最大分布体积。分布体积指药物在体内被组织摄取的能力,表观容积大的药物体内存留时间较长。

静脉注射药物多迅速在中央室达到分布平衡,并通过血脑屏障分布于中枢神经系统发挥作用。血脑屏障是指脑毛细血管阻止某些物质进入脑循环血的结构,这种结构可使脑组织少受甚至不受循环血液中有害物质的损害,从而保持脑组织内环境的基本稳定,对维持中枢神经系统的正常生理状态具有重要的生物学意义。

有些药物对某些组织有特殊的亲和力,如甲状腺、肝肾等器官集聚较多。同时分布到作用部位必须通过生物膜、血脑屏障、胎盘、脑脊髓等屏障。影响分布的另外一个因素是药物与血浆蛋白结合力,结合态药物不能通过生物膜也没有药理作用,不能由肾小球滤过。

分布过程的药物相互作用主要表现在与血浆蛋白结合的竞争。当药物合用时,它们可以在蛋白结合部位发生竞争性相互置换,结果与蛋白结合部位亲和力较高的药物将另一种与蛋白结合力较低的药物置换出来,使之游离型增多,药理活性增强。如保泰松、阿司匹林、苯妥英钠可使双香豆素从蛋白结合部位置换出来引起出血;亦可将与蛋白结合的磺酰脲类降血糖药置换出来引起低血糖等。

（四）生物转化和消除

药物生物转化过程:第一步,通过氧化、还原或水解作用,在分子结构中引入(氧化)或暴露出(还原或水解)极性基团,如:—OH,—COOH,—SH,—NH_2 等。氧化作用有可能形成活性产物如环磷酰胺,就是通过氧化代谢形成活性代谢物而发挥抗癌作用的,也可能产生毒副作用。第二步:极性基团与葡萄糖醛酸、硫酸、甘氨酸或谷胱甘肽共价结合,生成极性大、易溶于水和易排出体外的结合物,这是解毒过程。药物代谢对药学性质的影响结果是药物的失活、活化或产生新的毒性。

药物从体内消除(elimination)主要有两种方式,即代谢(metabolism)和排泄(excretion)。代谢是大部分药物从体内消除的主要方式。药物的代谢反应大致可以分为氧化(oxidation)、还原(reduction)、水解(hydrolysis)和结合(conjugation)四种类型,氧化、还原和水解为Ⅰ相代谢,结合反应为Ⅱ相代谢。有些药物可以同时通过几种反应类型进行代谢。麻醉药物瑞芬太尼的药物浓度衰减符合三室模型,有效的生物学半衰期约 3~10min,与给药剂量和持续给药时间无关。不同于其他阿片类药物,瑞芬太尼代谢不受血浆胆碱酯酶及抗胆碱酯酶药物的影响,不受肝、肾功能及年龄、体重、性别的影响,主要通过血浆和组织中非特异性酯酶水解代谢,约 95% 的瑞芬太尼代谢后经尿排泄,主代谢物活性仅为瑞芬太尼的 1/4 600。

第二节　口服镇静药物

肠内镇静药物最初多用于缓解和治疗失眠。苯二氮䓬类药物三唑仑(triazolam)是临床上最常用的镇静催眠药物,有起效快且持续时间短的特点。除了短效药物三唑仑以外,长效的苯二氮䓬类药物有劳拉西泮(lorazepam)和阿普唑仑(alprazolam)。苯二氮䓬类药物是通过增强 GABA 能神经传递功能和突触抑制来发挥其功能。近年来研究发现,一些非苯二氮䓬类药物同样可以选择性地结合于 Ω-1(或 BZ1)亚型受体,增强中枢系统 GABA 功能来发挥作用,例如,唑吡坦(zolpidem)和扎来普隆(zaleplon)。口腔门诊中最常用的三种镇静药物是三唑仑、唑吡坦和扎来普隆。

一、三唑仑

三唑仑为苯二氮䓬类安定药。该药具有抗惊厥、抗癫痫、抗焦虑、镇静催眠、中枢性骨骼肌松弛和暂时性记忆缺失(或称遗忘)作用。三唑仑用于口腔门诊的优势是口服吸收快而完全,约 1h 血药浓度达峰值。血浆蛋白结合率约为 90%,与其他苯二氮䓬类药物相比,半衰期时间比较短,半衰期为 2~3h。大部分经肝脏代谢,代谢产物经肾排泄,仅少量以原形排出。三唑仑多用于口腔门诊时间较短手术的术前镇静。不良反应:①较多见头晕、头痛、困倦;②较少见恶心、呕吐、头昏眼花、语言模糊、动作失调;③少数可发生昏倒、幻觉。本药所致的记忆缺失较其他苯二氮䓬类药物更易发生。苯二氮䓬类药物的过量中毒可用氟马西尼(flumazenil)进行鉴别诊断和抢救。氟马西尼是苯二氮䓬结合位点的拮抗药,能特异性、竞争性地拮抗苯二氮䓬类衍生物与 GABA$_A$ 受体上特异性位点的结合,但对巴比妥类和其他中枢抑制药引起的中毒无效。

推荐剂量:成年人 0.25~0.5mg,老年患者 0.125mg。

二、唑吡坦

唑吡坦是一种与苯二氮䓬类有关的咪唑吡啶类催眠药物,其药效学活性本质上类似于其他同类化合物的作用,如肌肉松弛、抗焦虑、镇静、催眠、抗惊厥、遗忘现象。唑吡坦选择性地结合于 ω-1(或 BZ1)亚型受体。实验研究已经证明镇静作用所需的剂量低于抗惊厥、肌肉松弛和抗焦虑作用所需的剂量。唑吡坦口服起效快,约 20~30min 起效,血浆药物浓度达峰时间为 0.5~3h,生物利用度约为 70%。唑吡坦经肝脏代谢,以非活性的代谢产物形式,主要经尿液和粪便排泄。肝功能正常患者,消除半衰期约为 2h,而老年患者和肝功能不全的患者,肝脏清除率明显降低。曾有报道指出,在唑吡坦单独用药或者合并使用其他 CNS 抑制剂(包括酒精)用药过量时,可发生意识损伤直到昏迷和更为严重的症状,包括致死的结果。应该使用一般的对症和支持措施。如果胃排空无效,应该给予活性炭减少吸收。即使出现兴奋也应停用镇静药。在观察到严重症状时可以考虑使用氟马西尼。但是,给予氟马西尼可能促发癫痫,且唑吡坦不可透析。

推荐剂量:成年人 10mg,老年患者 5mg。18 岁以下儿童暂无报道。

三、扎来普隆

扎来普隆化学结构不同于苯二氮䓬类、巴比妥类及其他已知的催眠药,可能通过作用于 γ- 氨基丁酸 - 苯二氮䓬(GABA-BZ)受体复合物而发挥其药理作用。扎来普隆在口服后,吸收迅速且完全,15~30min 起效,1h 左右达到血浆峰浓度,其绝对生物利用度大约为 30%,有明显的首过效应。与三唑仑和唑吡坦相比,服用扎来普隆后不良反应较轻,但依然可能会出现较轻的头痛、嗜睡、眩晕、口干、出汗及厌食、腹痛、恶心呕吐、乏力、记忆困难、多梦、情绪低落、震颤、站立不稳、复视、其他视力问题、精神错乱等不良反应。口腔门诊中扎来普隆通常主要用于较短的诊疗(<1h),恢复比较快。

推荐剂量:成年人 10mg,老年患者 5mg。18 岁以下儿童暂无报道。

第三节 肠外镇静药物

一、巴比妥类药物

美索比妥（methohexital）和硫喷妥钠（thiopental）为超短效巴比妥类药物（barbiturates），呈弱酸性且不溶于 pH 正常的水溶液，只能溶于含碳酸钠的溶液中，pH 为 10~11。由于溶剂呈碱性，血管外注射可引起注射局部疼痛及肿胀，血管内注射时立即出现剧烈疼痛，并向末梢放射，容易导致血管炎。由于巴比妥类药物溶剂是弱酸性，和弱碱性药物配伍使用时容易产生沉淀，例如：阿片类药物、利多卡因、罗库溴铵和拉贝洛尔。

巴比妥类为巴比妥酸在 c5 位上进行取代而形成的一组中枢抑制药。取代基长而有分支（如异戊巴比妥）或双键（如司可巴比妥），则作用强而短；以苯环取代（如苯巴比妥）则有较强的抗惊厥作用；c2 位的 o 被 s 取代（如硫喷妥），则脂溶性增高，静脉注射立即生效，但维持时间很短。

（一）药效动力学

超短作用的巴比妥类药物，静脉注射能在几秒钟内促使中枢神经的活动立即处于程度不等的抑制状态，意识丧失。其作用机制至今尚未完全清楚，但可认为主要是对神经细胞膜或神经递质的影响。GABA（γ-aminobutyricacid）是抑制性神经递质，它可激动突触后 GABA 受体，而巴比妥类药物可能与 GABA$_A$ 受体结合，降低 GABA 从受体离解率，从而促使氯离子通过离子通道增加，引起突触后神经元超极化而发挥抑制作用。也有研究证明，除了 GABA 受体外，NMDA 受体也起了重要的作用。

（二）药代动力学

巴比妥类药物脂溶性高，静注后通过血脑屏障，进入脑内出现全麻，只需约 20s，随后再分布到肌肉、皮肤、脂肪和身体其他组织中。巴比妥类药物的药代动力学是典型的三室模型。美索比妥的半衰期 β 约为 4h，而硫喷妥钠的半衰期 β 约为 11h，约为美索比妥的 3 倍。1960 年后，美索比妥代替了硫喷妥钠，成为了口腔门诊颌面手术和手术室术前主要的口服镇静药物。美索比妥和硫喷妥钠主要经肝代谢，几乎全部经生物转化成氧化物而排出，仅极微量以原形随尿排出。

（三）对器官系统的影响

美索比妥和硫喷妥钠不仅可以降低外周血管阻力，还可以降低心输出量。静注美索比妥会导致机体心输出量降低，机体代偿性的心跳加速，所以静注美索比妥后一般很少会出现低血压，临床上要特别注意心肌衰弱的患者在静注美索比妥后突发低血压。

同大多数麻醉药物一样，超短效巴比妥类药物容易引起剂量依赖性呼吸抑制。主要是巴比妥类药物可能会引起机体灌注不足，进而出现高碳酸血症，缺血缺氧最终导致迟钝的延髓呼吸抑制。与丙泊酚不同的是，巴比妥类药物增强喉部和气管肌肉收缩，更易引起喉痉挛和呼吸抑制。

（四）不良反应

催眠剂量的巴比妥类药物可致眩晕和困倦，精细运动不协调。偶可致剥脱性皮炎等严重过敏反应。中等量即可轻度抑制呼吸中枢，严重肺功能不全和颅脑损伤致呼吸抑制者禁用。其药酶诱导作用可加速其他药物的代谢,影响药效。巴比妥类药物连续久服可引起习惯性。突然停药易发生"反跳"现象。此时,快动眼睡眠时间延长,梦魇增多,迫使患者继续用药,终至成瘾。成瘾后停药,戒断症状明显,表现为激动、失眠、焦虑,甚至惊厥。罕见视力受累、色觉改变、结膜炎、眼睑下垂及复视。肝功能不全患者巴比妥类药物的消除半衰期明显延长,如必须用此药时,应调减剂量。

二、非巴比妥类麻醉药物

最常用的就是丙泊酚(propofol)(图 4-3-1),它是唯一只能静脉注射的镇静催眠药物,丙泊酚溶于 1% 的乳剂中,是白色均匀乳状液体,其成分是大豆油、纯化卵磷脂、甘油、油酸、氢氧化钠和注射用水。丙泊酚乳剂适宜于多数细菌和真菌生长,因此,丙泊酚中同样含有一些抑菌成分(如 EDTA,焦亚硫酸钠或苄醇)。丙泊酚及含有丙泊酚的输液容器只能一次性用于一位患者。开安瓿或开启小瓶后,应立即抽入无菌注射器或给药装置内,并迅速开始给药,最迟不得超过 6h。

有研究发现丙泊酚中含亚硫酸盐能引起一些过敏反应,但是,很少的研究能证明丙泊酚不能用于鸡蛋过敏和大豆过敏患者。鸡蛋过敏是典型的机体对

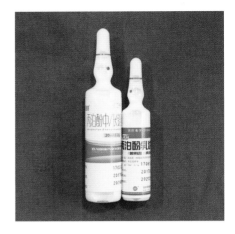

图 4-3-1 丙泊酚

蛋清中所含的异种蛋白质(卵磷脂是从蛋黄中提炼)接受度低,丙泊酚中的大豆油在提炼过程去除了过敏成分。临床上对丙泊酚过敏的概率低于美索比妥或青霉素。但是谨慎起见,丙泊酚说明书中依然有"丙泊酚对鸡蛋、蛋制品、大豆和豆制品过敏患者禁忌使用"的字样。

(一)药效动力学

丙泊酚主要作用于突触后膜 $GABA_A$ 受体,抑制兴奋的传递,具有抗焦虑、镇静、催眠和麻醉作用,呈剂量依赖性。不同于巴比妥类药物,也不同于苯二氮䓬类药物,丙泊酚作用于两种 $GABA_A$ 受体,且作用位点不同。丙泊酚麻醉剂量时,迅速激活含有 B3 亚基的 $GABA_A$ 受体,氯离子通道迅速开放。低剂量丙泊酚用于镇静时,仅激活含有 B1 和 B2 亚基的 $GABA_A$,类似于苯二氮䓬类药物,通过增强 GABA 受体功能提高氯离子通道开放程度,而不是直接开放氯离子通道。

(二)药代动力学

丙泊酚与血浆蛋白的结合率为 98%。静脉输注丙泊酚的药代动力学可用三室模型描述:快速分布相(半衰期 $t_{1/2}=1.8\sim4.1min$);快速 b 消除相(半衰期 $t_{1/2}=34\sim64min$);缓慢 γ 消除相(半衰期为 $184\sim382min$)。在 γ 消除相中,由于从组织中缓慢释放,血药浓度下降缓慢。其起始分布容积(V)为 $22\sim76L$,总分布容积(Vdβ)为 $387\sim1\,587L$。丙泊酚在体内清除迅速,总清除率约 2L/min。药物清除的代谢过程主要在肝脏,形成没有活性的丙泊酚葡糖苷酸结合物(40%)、相应的对苯酚及 4- 硫酸盐结合物,代谢产物通过尿排泄(约 88%)。不到 0.3% 的药物以原形由粪便排泄。

丙泊酚在体内的分布与患者本身因素有关,主要患者因素包括年龄、性别和体重。

4~12 岁患儿,丙泊酚在体内再分布比较迅速,需要增加 50% 的剂量才能满足要求。如果丙泊酚诱导剂量不足,局麻注射时儿童会烦躁,分泌物增加,甚至会发生喉痉挛。老年患者循环血量和心输出量较低,丙泊酚在体内再分布比较缓慢,超过 60 岁患者使用时应减少25%~30%,每增加 10 岁再减少 15%~20%。在老年患者麻醉中,丙泊酚镇静剂量就可以达到满意的麻醉效果。

丙泊酚在女性体内再分布比男性快,适量增加 10%~15% 剂量。肥胖患者和阻塞性睡眠呼吸暂停综合征患者要特别注意丙泊酚的剂量,药物过量很容易发生危险。肥胖患者应该根据其肌肉含量来计算药量,不能根据其体重。

（三）对器官系统的影响

丙泊酚作用于交感缩血管神经和血管内皮细胞 NO 通路,降低外周血管阻力,引起低血压。对于老年患者,低血压会刺激血管内的压力感受器,反射性地的引起心动加快,因此应严格注意丙泊酚的使用剂量。术前药物有咪达唑仑或者阿片类药物时,可以减少丙泊酚的使用剂量。

同巴比妥类静脉麻醉药相似,丙泊酚可以导致呼吸抑制,严重时会导致呼吸暂停。然而在口腔门诊中,丙泊酚使用后出现的低血压和呼吸抑制,会被局麻药注射时的疼痛和不适所缓解,因此在口腔门诊中丙泊酚很少出现呼吸抑制现象。

同巴比妥类药物相似,丙泊酚有轻度的支气管扩张作用,减轻上呼吸道敏感性,但作用强度不及氯胺酮。口腔门诊中,使用丙泊酚时要注意口咽喉部的分泌物,且应及时吸出,防止喉痉挛的发生。丙泊酚无组胺释放功能。除了催眠作用,丙泊酚对中枢系统的作用还有麻醉后欣快感、止吐作用和抗惊厥作用。

（四）不良反应

丙泊酚最明显的副作用是注射痛。注射痛发生的机理虽不清楚,但多数研究认为丙泊酚注射痛产生的机制为:一方面丙泊酚可直接刺激血管壁内的疼痛感受器;另一方面丙泊酚不溶于水,具有高度脂溶性,进入血管后接触内皮细胞激活激肽释放酶系统,从而导致血浆缓激肽水平升高及血管通透性改变,并最终刺激游离神经末梢而产生疼痛。丙泊酚中可以添加 1% 不含肾上腺素的利多卡因帮助止痛。注射器活塞来回移动使利多卡因充分混匀效果更佳。氯胺酮可以用同样方法缓解注射痛。丙泊酚没有添加利多卡因时,可以加快注射速度,使药物快速进入体内。

（五）丙泊酚中 / 长链脂肪乳注射液

丙泊酚因其具有其他静脉麻醉药难以相比的优点,已成为临床应用最多的静脉麻醉药之一,但局部注射痛是其较突出的不良反应,发生率高达 28%~90%。丙泊酚注射痛的发生会给患者增加痛苦,产生恐惧,影响患者的血压、心率,使血流动力学发生变化,甚至诱发患者的潜在危险,直接影响麻醉的安全与质量。因此如何有效防止丙泊酚注射痛已成其临床应用以来一直存在的一个重要问题。临床上已经有很多有关减轻丙泊酚注射痛的文献报道,常见方法包括注射前给予各种药物如芬太尼、舒芬太尼、利多卡因、氯胺酮,将丙泊酚冷却或稀释后注射,减慢丙泊酚推注速度,改变丙泊酚浓度,选用较粗的静脉注射等,但这些方法在临床上稍显麻烦而不太适用。目前大多采用利多卡因与丙泊酚混合后注射来防止丙泊酚所致注射痛,但有文献报道合用利多卡因可能导致丙泊酚药物颗粒直径增大而引起肺动脉栓塞,同时过量利多卡因显现出来的中枢抑制作用也可与丙泊酚全麻产生协同作用,值得引起重视。随着临床研究和观察,人们认识到从丙泊酚制剂本身解决的注射痛才是最好的选择,并逐渐成为研究的焦点。

1. 药效动力学与药代动力学 国外的人体试验表明,与丙泊酚长链脂肪乳注射液相比,丙泊酚中/长链脂肪乳注射液中丙泊酚的药代动力学和药效学几乎没有改变。

2. 对器官系统的影响 丙泊酚中/长链脂肪乳注射液可增加丙泊酚的脂溶度,减少了水相游离丙泊酚,从而显著减轻了注射痛,使药物制剂的顺应性更好。丙泊酚中/长链脂肪乳注射液注射与丙泊酚长链脂肪乳注射液相比,中/长链甘油三脂的水解、代谢清除率明显高于长链甘油三脂,长时间静脉滴注丙泊酚中/长链脂肪乳注射液后,血浆甘油三脂的水平较快地恢复到正常水平,引起高脂血症的风险明显下降,肝脏的负担减轻;与丙泊酚长链脂肪乳注射液不同,丙泊酚中/长链脂肪乳注射液可以用于1个月以上儿童的麻醉。

三、氯胺酮

氯胺酮作为全身麻醉药物起效迅速,具有剂量依赖性,有催眠、镇静和镇痛的作用。氯胺酮选择性的作用于中枢系统的丘脑和边缘系统。静脉注射后,患者并不入睡,但痛觉完全可以消失,也就是对任何疼痛没有感觉,一种既保持意识清醒,又使痛觉暂时性完全消失的状态,也就是意识与感觉暂时分离的一种状态,为区别于其他麻醉方式,称为"分离麻醉"。除了分离麻醉,氯胺酮还能引起机体镇痛,交感神经兴奋(高血压)和支气管扩张。

目前国内使用氯胺酮呈现出越来越少的趋势,在等待其右旋异构体[S-(+)-氯胺酮]上市。

(一) 药效动力学

氯胺酮(ketamine)是苯环己哌啶的衍生物,属非竞争性N-甲基-D-天门冬氨酸(NMDA)受体拮抗剂。NMDA受体与学习记忆密切相关,因此,氯胺酮同样有遗忘功能。氯胺酮强烈的镇痛作用可以和治疗剂量的阿片类药物强度相当,低于麻醉浓度的氯胺酮同样有镇痛作用。有研究报道,氯胺酮同时也激活 μ 受体和 κ 受体,氯胺酮对精神系统的影响主要是与激活 κ 受体有关。氯胺酮同时能抑制毒蕈碱型乙酰胆碱受体,因此有支气管扩张和分泌物增多的现象。

(二) 药代动力学

与丙泊酚类似,氯胺酮为高度脂溶性药物,进入血液后迅速通过血脑屏障。起效迅速,约1min达到血药高峰。氯胺酮进入血液循环后大部分进入脑组织,然后再分布于全身组织中,肝、肺和脂肪内的药物浓度也高。本品 $t_{1/2\alpha}$ 为 $10\sim15min$,$t_{1/2\beta}$ 为 $2\sim3h$。主要在肝内进行生物转化为去甲氯胺酮,再逐步代谢成无活性的化合物经肾排出,仅有4%以原形随尿排出。

(三) 对器官系统的影响

氯胺酮对交感神经和循环有兴奋作用,表现在血压升高、心率加快、眼内压和颅内压均升高、肺动脉压及心输出量升高。苯二氮䓬类作为术前用药可以减轻氯胺酮的兴奋作用。丙泊酚和氯胺酮同时使用也可以减轻氯胺酮的兴奋作用,使血流动力学更平稳。但氯胺酮对心肌有直接抑制作用,在循环衰竭患者更为突出,因此要严格控制剂量。

不同于巴比妥类和丙泊酚,氯胺酮对中枢呼吸系统和机体血液中碳酸容量影响很小。同其他麻醉药物相比,氯胺酮可以安全的用于儿童麻醉。

四、苯二氮䓬类

咪达唑仑(图 4-3-2)和地西泮是两种最常见的苯二氮䓬类口腔门诊镇静药物。咪达唑仑相比于地西泮有几点优势：水溶性强，起效快速，注射时疼痛减轻。地西泮高度亲脂性，溶于丙烯甘氨酸可用于注射，静脉注射时疼痛强烈，容易形成血栓性静脉炎。

(一)药效动力学

据研究苯二氮䓬类药物可以增强 GABA 与 GABA$_A$ 受体的亲和力，同时增强 GABA 介导的氯离子内流，减弱谷氨酸介导的除极，延长氯离子通道开放时间，从而抑制神经信号的传递。因此，苯二氮䓬类药物具有剂量依赖性的抗焦虑、镇静催眠、抗惊厥、肌肉松弛和安定作用。苯二氮䓬类药物能增强 GABA 功能，但是不能直接激活 GABA$_A$ 受体，所以苯二氮䓬类药物有明显

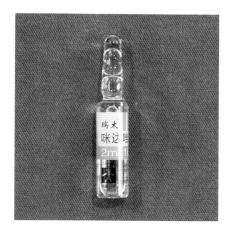

图 4-3-2　咪达唑仑

的"天花板效应"，在使用苯二氮䓬类药物进行镇静时最好加入辅助药物，当实施某些有创医疗操作时，一定要和有镇痛作用的药物联合使用才能发挥最佳的镇静镇痛效果。

(二)药代动力学

咪达唑仑的效能是地西泮的 3~6 倍，并且起效迅速。苯二氮䓬类药物主要在肝脏进行生物转化，经历两个阶段：Ⅰ相代谢和Ⅱ相代谢。咪达唑仑经Ⅰ相反应迅速氧化，更有利于肝脏消除。年龄和肝脏疾病等系统性疾病都会影响咪达唑仑在体内的氧化过程。一些药物如西咪替丁能抑制细胞色素 P450 功能，影响苯二氮䓬类药物体内代谢，特别是地西泮。另外酒精可影响线粒体内微粒体酶功能，导致咪达唑仑半衰期增加，同时增强咪达唑仑的镇静作用。

咪达唑仑和地西泮会产生具有活性的代谢产物，包括奥沙西泮和去甲西泮，体内蓄积时间长且能增强药物功能。肾功能不全患者应用苯二氮䓬类药物，其镇静作用会增强。总之，咪达唑仑清除率高于地西泮。

(三)对器官系统的影响

苯二氮䓬类药物用于镇静或者静脉麻醉时，或多或少会影响血流动力学和呼吸系统的稳定。苯二氮䓬类药物使外周血管阻力降低，体内压力感受器会反射性升高血压，造成轻微的血流动力学紊乱。

苯二氮䓬类药物具有剂量依赖性的呼吸中枢抑制作用，特别是咪达唑仑。咪达唑仑注射 3min，机体将会出现呼吸抑制且会迅速增强，当机体出现明显的呼吸抑制时，将会持续60~120min。苯二氮䓬类药物与阿片类药物合用，呼吸抑制作用增强，严重者会出现呼吸暂停，因此必须严密监测患者生命体征。

苯二氮䓬类药物是强效抗惊厥药。咪达唑仑和地西泮均可以预防癫痫发作，同时也是治疗手术中癫痫发作的一线药物，会产生中度的肌肉松弛作用。

(四)不良反应

少数患者使用苯二氮䓬类药物会产生躁动不安的不良现象，特别是大剂量苯二氮䓬类

药物的使用。儿童和青少年多于成人,我们把这种与镇静作用截然相反的行为称为咪达唑仑的矛盾反应(paradoxical reaction),其实很多苯二氮䓬类药物都有此现象,表现为:躁动、不自主运动、多动、激惹等。发生率低于1%,具体发生机制不明,与药物用量、年龄、性格与精神因素、遗传易感性等有关,发作时间长短不定,该现象是口腔科镇静使用该药物最大的障碍,有文献认为氟马西尼、氟哌啶醇可以治疗该现象,但笔者的经验认为,改用丙泊酚是比较行之有效的方法,但仍有待观察。

总之,静脉麻醉中使用苯二氮䓬类药物相对来讲是安全的,精神和认知功能恢复时间较长,特别是老年人。地西泮的溶剂是丙二醇,因此少数患者可能会出现血栓性静脉炎。

五、α_2- 肾上腺素能受体激动剂

可乐定(clonidine)是一种古老的降血压药,主要用于治疗中、重度高血压,患有青光眼的高血压。可乐定除了降压作用外,还有一定程度的镇静作用,可以作为全身麻醉的辅助镇静药物。可乐定是第一个用于麻醉的 α_2- 肾上腺素受体激动剂,右美托咪定(dexmedetomidine)作为第二个 α_2- 肾上腺素能受体激动剂在临床中普遍应用(图 4-3-3)。

（一）药效动力学

可乐定和右美托咪定都是 α_2- 肾上腺素受体激动剂,但是右美托咪定与 α_2- 肾上腺素受体的亲和力是可乐定的 8 倍。脑内 α_2- 肾上腺素受体最密集的区域在脑干的蓝斑核,是大脑内负责调解觉醒与睡眠的关键部分,α_2- 肾上腺素受体激动剂与 α_2- 肾上腺素受

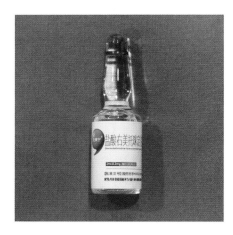

图 4-3-3 右美托咪定

体结合产生催眠镇静作用,可使机体维持自然非动眼睡眠(NREM)状态,接近自然睡眠状态。不同于阿片类物质和其他镇静剂如丙泊酚,右美托咪定能够实现其镇静效果,而不会导致呼吸抑制。

（二）药代动力学

静脉输注后,右美托咪定快速分布相的分布半衰期($t_{1/2}$)约为 6min;终末清除半衰期($t_{1/2}$)为 2~3h。右美托咪定在肝脏内几乎完全被生物转化,极少以原形从尿和粪便中排出。肝脏功能损伤的患者应该考虑降低剂量,右美托咪定半衰期同样受年龄、体重或肾功能不全等因素影响。

（三）对器官系统的影响

右美托咪定最常见的不良反应为低血压和心动过缓。因为右美托咪定降低了交感神经系统活性,在血容量过低、糖尿病或慢性高血压以及老年患者中可能预期会发生更多的血压过低和 / 或心动过缓,对有晚期心脏传导阻滞和 / 或严重的心室功能不全的患者给予本品时应该小心谨慎。使用右美托咪定会出现暂时性高血压,与 α_2- 肾上腺素受体激活导致外围血管收缩作用有关,暂时性高血压通常不需要治疗,当心率减慢时,血压会降低。右美托咪定在实现镇静效果的同时对呼吸系统影响较小,但是剂量太大时依然会引起一定程度的呼吸抑制。右美托咪定减少组胺的释放,使唾液分泌减少而引起口干。

右美托咪定具有中度镇痛作用,可减轻疼痛引起的不愉快情感,其镇痛作用不是剂量依赖性。右美托咪定作为镇静镇痛的辅助药物可以减轻术后疼痛,同时减轻术后恶心呕吐的严重程度。

（四）不良反应

右美托咪定虽然可以提供较为舒适的睡眠状态,但是达到深度镇静状态需要大剂量,而大剂量又容易引起血流动力学紊乱。因此右美托咪定应尽量避免负荷剂量过大和输注速度过快,小剂量缓慢的泵注最佳,推荐的负荷剂量为 $0.5 \sim 1.5 \mu g/kg$,10min 输注完毕。

六、阿片类药物

阿片类药物是口腔门诊最常用的镇痛药物,由该药物产生的镇痛作用也是舒适化口腔医疗技术中的重要组成部分,特别是 μ 受体激动剂芬太尼类和最新的 κ 受体激动剂纳布啡（nalbuphin）（图 4-3-4）。

（一）药效动力学

阿片类药物通过结合体内的阿片类受体产生镇痛作用,特别是 μ 受体。阿片类药物的镇痛作用机制是多方面的:阿片类药物可与位于脊髓背角感觉神经元上的阿片受体结合,抑制 P 物质的释放,从而阻止疼痛传入脑内;阿片物质也可作用于大脑和脑干的疼痛中枢,发挥下行疼痛抑制作用。阿片类药物还有剂量依赖性的认知功能损害,情绪改变,镇静和呼吸道松弛作用。阿片类药物产生的兴奋和镇静作用涉及比较复杂的多巴胺途径。阿片类药物不会对人的记忆产生影响,即使大剂量使用阿片类药物,患者通常可以回忆起治疗的经过。

（二）药代动力学

芬太尼（图 4-3-5）和哌替啶起效迅速,静脉注射几分钟迅速达到脂肪和肌肉。肺部吸入作用较其他阿片类药物明显。两种药物临床维持时间为 2~4h。

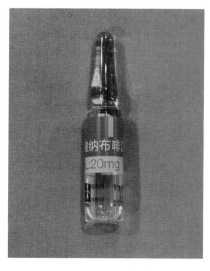

图 4-3-4　纳布啡

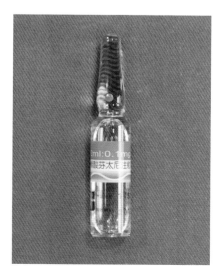

图 4-3-5　芬太尼

两种药物均由肝脏代谢经肾脏排出。芬太尼代谢产物没有活性,而哌替啶的产物具有哌替啶 1/2 的镇痛作用,且对中枢神经兴奋作用是哌替啶的 2~3 倍。另外,哌替啶有抗惊厥作用。哌替啶的体内消除时间较长,特别是肾功能损伤的患者。哌替啶有抗胆碱能作用,阻碍胆碱能介质在中枢的传递,从而产生兴奋(agitation)、情绪混乱(confusion)、谵妄(delirium)和一定的记忆缺失。总之,哌替啶很容易产生情绪改变如恐惧、愤怒和焦虑。

（三）对器官系统的影响

阿片类药物对心血管系统最大的影响是通过作用迷走神经产生心动过缓作用(哌替啶有引起心动过速),作用交感神经产生血管舒张作用。总之,阿片类药物会影响机体血流动力学的稳定。阿片类药物另一个明显的副作用是对呼吸系统的影响,这是由于阿片类药物引起的慢性高碳酸血症,使得机体呼吸频率降低,并延长单次呼吸时间。低龄和高龄患者使用阿片类药物更容易产生呼吸抑制,特别是和咪达唑仑及其他镇静剂合用时。

（四）阿片类药物激动 - 拮抗剂

近年来研制出了喷他佐辛和纳布啡两种新人工合成药物。纳布啡主要与 κ 受体结合;喷他佐辛与 μ 受体结合较弱,与 κ 受体结合能力较长。

纳布啡临床用其盐酸盐,为阿片受体激动 - 拮抗型镇痛药。纳布啡镇痛作用、作用开始时间和持续时间基本类似吗啡,或稍弱。肌内注射 10mg 引起的镇痛作用相当于 10mg 吗啡。皮下或肌内注射 15min 出现镇痛作用,持续 3~6h。抑制呼吸的作用与等效量的吗啡相同,但剂量超过 30mg 时不再进一步抑制呼吸。纳布啡无血流动力学不良反应,不增加心脏负荷,不改变心率、血压,对急性心梗有较好的镇痛效果,适用于口腔门诊高血压和心功能不全者。纳布啡首过效应明显,皮下或肌内注射后 30min 可达血药峰值,用于口腔或者其他有创操作的常用剂量 0.1~0.2mg/kg。$t_{1/2}$ 约为 3~5h。在肝内代谢,原药主要随粪便排出,约 7% 用量的原药、结合物和代谢物随尿排出。

喷他佐辛为苯并吗吩烷衍生物,临床用其盐酸盐和乳酸盐。喷他佐辛为阿片受体激动 - 拮抗型镇痛药,既有阿片受体的激动效应,又有弱的抗抗作用,按等效剂量计算,其镇痛效力为吗啡的 1/3。呼吸抑制作用约为吗啡的 1/2;增加剂量至 30mg 以上,呼吸抑制作用并不按比例增加。对胃肠道平滑肌的作用与吗啡相似,可干扰胃肠排空,但对胆道括约肌的作用弱,升高胆道压力的作用较轻。对血管的作用与吗啡不同,大剂量时使血压升高,心率加速。喷他佐辛尚有一定的拮抗阿片受体作用,故成瘾性很小,为非麻醉性镇痛药。

喷他佐辛和纳布啡在提供镇痛作用的同时,对呼吸系统的影响较小,喷他佐辛和纳布啡对呼吸抑制作用常常表现为"天花板效应",低剂量可能产生较弱呼吸抑制,即使大剂量依然不会产生较大的呼吸抑制。纳布啡更符合以上描述。喷他佐辛可能会产生高血压、心脏负荷高和焦虑的现象。纳布啡一般不会引起血流动力学紊乱,大剂量还可以治疗烦躁。喷他佐辛血浆半衰期约是 4~5h,纳布啡血浆半衰期约是 3h。

（五）不良反应

除了呼吸抑制、心动过缓和高血压,阿片类药物还有另一些副作用,例如皮肤瘙痒,特别是鼻子和上唇皮肤,患者使用鼻导管、低温、寒战、恶心和呕吐症状发生时更容易伴随皮肤瘙痒。寒战会消耗体内氧含量,因此冠状动脉狭窄和呼吸系统疾病者应谨慎使用。阿片类止痛药直接兴奋位于延髓的呕吐化学感受器而引起恶心和呕吐,这种作用可因前庭的兴奋而增强。由于阿片类止痛药可以提高前庭的敏感性,所以临床有效的 μ 受体激动剂都会引起一定程度的恶心和呕吐。静脉麻醉药丙泊酚能缓解恶心和呕吐反应。止吐药物昂丹司琼和地塞米松也可以减轻恶心和呕吐反应。

阿片类药物的副作用还有胸壁强直,阿片类药物和单胺氧化酶药物合用会激活 5- 羟色胺系统。

第四节　吸入麻醉药物

一、氧化亚氮

(一)物理性质

氧化亚氮(N_2O)是应用最广泛的麻醉气体,俗称"笑气"。氧化亚氮为无色有甜味气体,是一种氧化剂,但在室温下稳定,有轻微麻醉作用,氧化亚氮也是唯一的无机抗菌剂的吸入麻醉药。氧化亚氮通常存储于金属压力罐中,在一定的压强下达到气体和液体平衡。与氧气类似,氧化亚氮也支持燃烧,却不会引起爆炸。氧化亚氮虽然麻醉性能极弱,但因毒性低微、镇痛作用强、诱导和苏醒快、无刺激性和可燃性,故至今仍广泛应用。它与吸入性全麻药、静脉全麻药合并,组成复合麻醉。若与神经安定镇痛药(氟哌利多加芬太尼)合用,即为神经安定麻醉。由于氧化亚氮对循环功能影响小,常用于休克及危重患者麻醉。

(二)药效动力学

氧化亚氮是具有轻微麻醉作用的气体,在亚剂量时有镇痛和抗焦虑的作用。氧化亚氮麻醉作用的具体机制还不清楚,有研究显示与脊髓和脊髓上水平分泌阿片肽有关,使用阿片受体拮抗剂纳洛酮可以拮抗氧化亚氮的镇痛作用。在幼儿时期,氧化亚氮引起阿片肽分泌的信号通路不完善,因此,氧化亚氮对幼儿的麻醉效果差。

有研究证明,氧化亚氮可以激活 $GABA_A$ 受体进而激活抗焦虑信号通路,GABA 受体拮抗剂氟马西尼可以拮抗氧化亚氮引起的抗焦虑作用,但具体机制还不清楚。NMDA 受体在疼痛的产生机制中有重要的作用。有研究显示,氧化亚氮可以抑制 NMDA 受体的兴奋性来产生镇痛作用。高浓度氧化亚氮还可以抑制烟碱型乙酰胆碱受体而导致遗忘作用。

(三)药代动力学

氧化亚氮在血液中的溶解度是氮气的 35 倍,吸入氧化亚氮后,血液中溶解大量氧化亚氮,停止吸入后,体内的大量氧化亚氮从血液中进入肺泡,使肺泡内氧气被稀释造成"弥散性缺氧"。因此在吸入氧化亚氮时必须具备有气流量表的麻醉机,以准确地指示每分钟氧化亚氮和氧的流量,用半开放装置吸入氧化亚氮和氧混合气体。在吸入氧化亚氮前,应先用高流量氧行肺泡气去氮,停止吸入氧化亚氮时必须给予高浓度氧气,避免引起缺氧。

(四)生理作用

氧化亚氮理化性质稳定,起效快,停止吸入后迅速排出体外。上述讲到氧化亚氮可以和吸入性全麻药、静脉全麻药合用,在减少其他药物剂量的同时达到其麻醉效果。氧化亚氮在减少麻醉药物剂量时可以维持其临床作用,同时减少麻醉药物的临床副作用。

成年人中,氧化亚氮呈现出轻度的拟交感神经作用,儿茶酚胺释放增加和外周血管阻力增加。然而,氧化亚氮可以直接导致轻度的心肌抑制作用,掩盖一部分刺激交感神经和轻度心血管系统激活。相反,氧化亚氮在儿童则倾向于心血管抑制作用。

氧化亚氮在临床上还表现为健康患者增加呼吸频率,降低潮气量,剩余分钟通气量不变。氧化亚氮与其他麻醉气体相比,对呼吸道无任何刺激作用。但是对于咽反射亢进患者有可能会引起呕吐,增加误吸的危险。

氧化亚氮在临床上最常见的呼吸系统的副作用是低氧血症。即使 0.1MAC 氧化亚氮也可以导致组织缺氧,因此不重视氧化亚氮引起的组织缺氧可能会导致器官受损,不过目前的笑气吸入装置均有防缺氧保护功能。

（五）不良反应

短时间内氧化亚氮混合氧气使用(<6h),即使是有医学症状的患者也极少出现严重不良现象。但是氧化亚氮的一些副作用和潜在并发症依然要重视,例如慢性阻塞性肺病（COPD）患者氧化亚氮极易蓄积在体内导致低氧血症,进而出现脊髓神经病理性症状,例如刺痛、虚弱、记忆受损和动作不协调。因此临床上 COPD 患者不建议使用氧化亚氮。

氧化亚氮可以增加体内封闭空间的体积和压强,与氮气相比,氧化亚氮快速进入体内死腔。肺气肿伴肺大泡患者吸入氧化亚氮会增加肺大泡破裂的风险。氧化亚氮麻醉时,眼内压升高会增加视网膜脱落的风险,或眼科手术时眼内气泡体积和压力的改变会增加患者手术风险,甚至失明。也有临床病例显示,氧化亚氮造成耳咽管堵塞导致中耳感染,引起骨膜损伤和鼻窦阻塞性疼痛。

氧化亚氮可以不可逆的氧化维生素 B_{12} 中的钴原子,降低体内维生素 B_{12} 依赖性酶的活性。甲硫氨酸合成酶在叶酸的活化中起重要作用,对 DNA 合成以及红细胞和白细胞的形成有重要作用,因此临床中氧化亚氮可能导致罕见的血液疾病。在口腔诊所中,对叶酸缺乏和维生素 B_{12} 缺乏患者禁用氧化亚氮。

长期滥用氧化亚氮抑制体内甲硫氨酸合成酶活性会导致甲硫氨酸长期减少,出现 Lhermitte 征(患者低头时,引起短暂迅速的电击样感觉,由上向下传播),同时出现刺痛、虚弱、记忆受损和动作不协调等神经症状,统称为亚急性脊髓联合变性。这些症状被认为和甲硫氨酸转甲基作用维持髓鞘形成过程被抑制而导致神经退行性变化相关。甲硫氨酸可以治疗氧化亚氮长期使用导致的神经病变。近年来,由于长期、大剂量吸食笑气导致的严重病例报道日益增加,大多数是在娱乐场所中使用,这已超出医学使用范畴,会导致人体神经内分泌、代谢系统、神经系统等长期不可逆的改变,所以在与患者沟通时必须说明。

Ⅲ型高胱氨酸尿症是一种罕见常染色体病,患者体内四氢叶酸还原酶缺乏,吸入氧化亚氮会增加患者血栓栓塞的风险,应避免使用。另一个潜在的风险是在 12 个月内以博莱霉素化疗患者使用氧化亚氮增加肺纤维化的风险,故应避免使用。

有些患者术中应用氧化亚氮出现术后恶心和呕吐症状,丙泊酚和地塞米松可以减轻以上症状。没有足够数据证据证明长期吸入微量氧化亚氮会增加生育能力受损和自然流产风险,但是具有一定相关性。

因此,以下患者应避免应用氧化亚氮:①维生素 B_{12} 缺乏者;②COPD 患者或肺大泡患者;③上呼吸道感染伴鼻塞患者;④中耳炎患者;⑤3 个月内行眼科手术患者;⑥12 个月内以博莱霉素化疗患者;⑦Ⅲ型高胱氨酸尿症儿童。

（六）临床应用

口腔门诊中,通过专门的氧化亚氮和氧气混合装置吸入一定比例的氧化亚氮对意识水平产生轻微的抑制,同时配合其他的镇痛手段,患者能够保持连续自主呼吸及对物理刺激和语言指令做出相应反应的能力。整个治疗过程中,患者意识存在,保护性反射活跃,并能配合治疗,起效和恢复迅速,在适量用药和操作正确的情况下几乎没有任何副反应,安全性高,避免医源性心理创伤,同时降低因患者紧张、疼痛带给医师的压力,节约治疗时间,提高效率。氧化亚氮浓度避免超过70%,氧气浓度不得少于30%,吸入氧化亚氮前应吸入纯氧去氮,停止吸入氧化亚氮时应吸入纯氧避免低氧血症。

口腔门诊中使用氧化亚氮注意事项:①检查设备,连接管路和废气排出系统的安全性,排除故障;②无论任何镇静方式,镇静未结束前患者必须由一名医师或助手陪同;③基本生命体征必须监测和记录;④吸入氧化亚氮时必须具备有可视化气流量表装置;⑤选择舒适的密封性好的鼻罩;⑥吸入氧化亚氮前,首先吸入100%纯氧6L/min,1~2min;⑦氧化亚氮浓度每隔3~5min,以5%~10%升高,直到达到理想浓度,但不超过70%;⑧鼓励用鼻呼吸,不鼓励讲话;⑨吸入氧化亚氮时间应小于6h,吸入多超过1小时恶心和呕吐发生比例增加;⑩停止吸入氧化亚氮时吸入100%纯氧3~5min;⑪检查生命体征,患者生命体征在20%之内波动为正常,达到离室标准。

（七）理想的镇静状态

氧化亚氮镇静/镇痛最佳状态为:开心、愉悦、放松、感觉良好、适度的兴奋、温暖感、漂浮感。整个治疗过程中,患者意识存在,保护性反射活跃,并能配合治疗。患者警惕性降低,对周围环境的敏感性降低,对时间流逝的敏感性降低,四肢感觉刺痛或沉重,肌张力轻度下降,语言刺激可以增加潮气量。

（八）镇静过度

氧化亚氮镇静过度的表现有:患者歇斯底里或无法控制的大笑,烦躁不安,极为不舒服,倒转漂浮的感觉,含糊不清或不连贯的语言,回应迟钝,听觉异常。严重的氧化亚氮镇静过度的表现为思维混乱,情绪激动,无法移动和说话或丧失意识;另外恶心、呕吐、出汗、心率增快和血压升高同样也属于镇静过度症状。

（九）特别注意事项

一些特别因素在氧化亚氮镇静时同样应该考虑。例如服用中枢神经抑制药物和年龄过大均可增加氧化亚氮的镇静效果,而年龄小,长期饮酒和拟交感神经药物的应用则可降低氧化亚氮的镇静效果。因此,详细询问患者病史和既往史,因人而异,选择最佳的镇静方案,避免并发症。

二、挥发性吸入麻醉药物

七氟烷、地氟烷和异氟烷是目前口腔门诊常用的强效挥发性麻醉药物。

（一）药效动力学

吸入麻醉气体在体内具体作用机制并不完全清楚,然而,明确的是均共同作用于GABA受体而发挥作用。

（二）药代动力学

气体在空气、肺泡和血液中移动并简单扩散到大脑,从分压高区扩散至分压低区。正如预期,这些浓度梯度是气体不断运动的原因。血气分配系数是气体和挥发性液体在血液中的分压与肺泡气中的分压达到平衡时,在两相中的浓度（均以mg/L计算）之比。此系数值越大,表示该毒物经肺吸收越快,但在血中达到饱和所需时间越长。每一种毒物的血气分配系数是一常数。最低肺泡有效浓度（minimum alveolar concentration，MAC）在一个大气压力下，50% 的人或动物对伤害性刺激（如切皮）丧失逃避性运动反应时，肺泡气内吸入麻醉药的浓度，以容积百分比表示。它是用数字来表示各种吸入麻醉药镇痛效果的等价浓度或麻醉药强度的一种量化指标，MAC 愈低，麻醉效力愈强。它是说明麻醉剂效能的一种定量指标，其值可因复合使用镇痛、镇静剂等因素的影响而变化（表 4-4-1）。

表 4-4-1 不同麻醉气体的 MAC 和血气分配系数

麻醉气体	MAC	血气分配系数
氧化亚氮	105%	0.47
地氟烷	6.0%	0.42
异氟烷	1.2%	1.4
七氟烷	2.0%	0.65

导致麻醉气体快速诱导的选择性因素	改变 MAC 的选择因素
① 高浓度快速诱导 ② 血气分配系数低 ③ 患者气道和身体状态与肺泡通气量和气体交换功能正常 ④ 过度通气（强度和频率） ⑤ 低心输出量	MAC 增加因素 　年龄小 　药物可以增加儿茶酚胺的释放 　长期滥用酒精 MAC 降低因素 　年龄大 　贫血 　低血压 　急性酒精或药物滥用 　局麻辅助 　肠外麻醉药物辅助

（三）异氟烷

异氟烷（图 4-4-1）是一种不易燃和轻度刺激性气味的麻醉气体。异氟烷对心血管系统影响较小，不影响心输出量，伴有偶尔的心动过速，主要是由于颈动脉压力感受性反射。异氟烷轻度激活 β- 肾上腺素受体，降低动脉血压，降低外周血管阻力，增加肌肉中血流量。

除了氧化亚氮吸入型麻醉气体，即使是低剂量的异氟烷也会降低机体的正常生理反应，造成低氧和高碳酸血症。异氟烷在一分钟通气后快速下降，并能轻微刺激上呼吸道反射，因为它是一种醚，可以使一些支气管扩张。

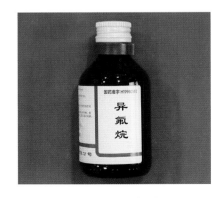

图 4-4-1 异氟烷

异氟烷可以增加脑内血流量和颅内压,同时降低脑代谢氧需求量,在急性脑缺血时可以产生脑保护作用。

异氟烷有一定的骨骼肌松弛作用,因此可以适当减少肌松药的用量。与其他氟类麻醉药如恩氟烷或氟烷相比,异氟烷在人体中的生物转化很少。麻醉苏醒时95%异氟烷从呼吸道排出。在麻醉之后,只有0.2%在体内代谢,吸入的0.17%异氟烷以尿代谢物的形式回收。主要代谢产物是三氟乙酸。除了恶性高血压外,异氟烷无绝对禁忌证。

（四）地氟烷

地氟烷(图4-4-2)是一个挥发性卤化麻醉新药,结构不同于异氟醚,且必须通过一个专用的雾化吸入器使用。在血液内气体溶解度为0.41,因此它比其他卤化的挥发性麻醉药能更迅速地进入人体,但刺激味及其呼吸道应激性减慢了气体的吸收,其麻醉效能低于七氟烷和异氟烷。

地氟烷主要的劣势在于其呼吸道刺激性,很难作为麻醉诱导药物吸入,且咳嗽、窒息、呼吸困难、分泌物增加、喉痉挛发生率较高。对心血管系统的影响与异氟烷相似,由于其迅速达到血气平衡,因此出现短暂的心率加快、血液容量增加和儿茶酚胺水平升高。但与异氟烷

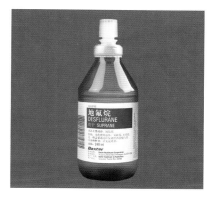

图4-4-2　地氟烷

不同的是,地氟烷不增加心脏冠状动脉的血流量。地氟烷对呼吸系统的影响为潮气量降低,呼吸频率升高,降低肺泡通气量和对二氧化碳的呼吸反应。

体内血压正常且二氧化碳水平正常时,地氟烷可以扩张脑血管,增加脑内血流量和颅内压。脑内代谢氧需求量降低,脑内氧消耗减少。地氟烷无肾毒性,肝功能试验显示也无肝脏损伤。地氟烷体内代谢物很少。地氟烷禁用于低血容量、恶性高血压和颅内高压的患者。地氟烷作为卤化剂,可增强非去极化肌松药的效能,剂量依赖性的引起骨骼肌松弛。

（五）七氟烷

七氟烷(图4-4-3)不具有刺激性味道,不会引起呼吸系统刺激,吸入后起效快,停止吸入后可快速排出体外,是一种接近理想的麻醉气体,适用于儿童和成年人的面罩诱导麻醉。七氟烷可轻度降低心肌收缩力和血管张力,相比异氟烷和地氟烷,七氟烷降低心脏输出量。对呼吸系统的作用和脑血管的作用与异氟烷相似。七氟烷降低脑耗氧代谢,对大脑自动调节功能有一定的影响。七氟烷同样有骨骼肌松弛作用。七氟烷降低门静脉血流量,增加肝动脉血流量。七氟烷通过肝脏细胞色素P450途径进行代谢。

异氟烷、地氟烷、七氟烷三种麻醉气体临床作用对比见表4-4-2。

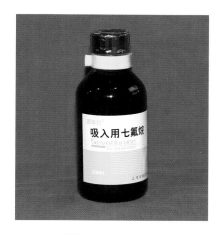

图4-4-3　七氟烷

表 4-4-2 不同麻醉气体的临床作用对比

麻醉气体	血压	心率	潮气量	呼吸频率
异氟烷	—	+	—	+
地氟烷	—	+ 或无改变	—	+
七氟烷	—	无改变	—	+

三、临床应用

（一）异氟烷面罩诱导

1% 浓度异氟烷混合纯氧或氧化亚氮 / 氧气混合气体,每 2 或 3 个呼吸增加 0.5%~1%,直到患者失去意识。麻醉维持浓度为 0.4%~2%,该方法临床使用较少。

可能会出现的并发症:①异氟烷单独应用肥胖患者的诱导,麻醉效果不理想,应配伍静脉麻醉药;②没有基础麻醉时,异氟烷可能会引起心动过速;③异氟烷有一定的刺激性,面罩吸入会增加喉痉挛的风险;④容易镇静过度;⑤停止吸入后恢复迅速,容易发生喉痉挛。

（二）地氟烷

地氟烷起效非常迅速,苏醒迅速,因此要小心应用,必须通过一个专用的麻醉气体挥发罐使用。由于地氟烷的刺激性,通常不用于麻醉诱导,较常用于气管内插管或喉罩置入的麻醉维持。诱导剂量为 4%~11%,维持剂量为 2.5%~8.5%,适合老年及肥胖患者麻醉维持。

（三）七氟烷面罩诱导

1. 七氟烷是最理想的面罩诱导麻醉吸入型气体,原因包括:① 3% 的浓度吸入,混合纯氧或氧化亚氮 / 氧气混合气体;②每 3 个呼吸增加 1% 直至患者失去意识;③麻醉维持为 0.5%~3%,根据局麻药或者静脉麻醉药物的使用调整。

2. 七氟烷快速麻醉诱导技巧 包括:①术前给予低剂量的苯二氮䓬类药物;②混合气体由 8% 七氟烷混合 50% 氧化亚氮 / 氧气组成;③封闭式面罩(避免漏气)罩住口鼻,鼓励深呼吸,然后屏气;④失去意识的理想时间是 15~30s。

3. 可能的并发症 七氟烷作为接近理想的麻醉气体,副作用极少。干粉化 CO_2 吸收剂,当七氟烷暴露于 CO_2 吸收剂时发生放热反应,CO_2 吸收剂变为粉末状,应注意定期更换钠石灰。七氟烷 MAC 随着年龄的增加而降低,因此老年患者应降低浓度使用。

4. 吸入麻醉的优点 ①起效快,通过调节浓度和氧气流量可以快速达到需要的麻醉浓度;②排出快,调节浓度和氧气流量,其可以通过肺部迅速排出,患者恢复清醒迅速;③对循环和呼吸系统影响较小,尤其最新的吸入麻醉药物如异氟烷、七氟烷、地氟烷,麻醉作用强,恢复迅速,无明显呼吸、循环抑制;④副作用少;⑤无创。

5. 吸入麻醉的缺点 ①污染工作环境,医务人员长期吸入可能会导致不孕、流产、畸胎的风险;②必须与氧气合用;③必须要有挥发罐和麻醉呼吸机,投资较大;④药物均比较昂贵;⑤对于部分镇痛要求较高的手术,显得镇痛不足,对应激反应的抑制不足;⑥术后患者可出现谵妄、烦躁等;恶心和呕吐等不良反应难以避免。

综上所述,美国著名的儿童手术室外镇静的专家 Mohamed Mahmouda 和 Keira P.Mason 教授撰文评论,镇静镇痛药物联合使用是比较好的给药方法,结合这些药物具有的不同的药代动力学和药效学特征联合使用可增加镇静效果和减少药物不良反应,比如氯胺酮和异丙酚或右旋美托咪定的组合使用频率会增加。瑞马唑仑（remimazolam）是一种创新的超短效静脉镇静和麻醉药物。目前临床前研究显示其评估镇静的安全性和疗效非常优良。TCI 药物输送系统在未来儿科临床镇静实践中会有广阔的应用。在不久的将来，采用遗传学方法鉴定变异等位基因从而影响镇静镇痛药物的药代动力学和药效学，将使镇静提供者能更好地为个体患者选择适当的药物和给药方案，而不是依靠经验选择。

（李思思）

参 考 文 献

1. Joseph F.Antognini, Earl Carstens, Douglas E. Raines. Neural Mechanisms of Anesthesia. Totowa: Humana Press Inc., 2003.

2. Rang HP, Dale MM, Ritter JM, et al.Rang and Dale's pharmacology. 7th ed.London: Churchill Livingstone, 2011.

3. Becker DE.Pharmacodynamic considerations for moderate and deep sedation.Anesth Prog, 2012, 59(1): 28-42.

4. Schnider TW, Minto CF.Analgesics: Receptor ligands α2 adrenergic receptor agonists.//Evers AS, Maze M.Anesthetic pharmacology: Physiolgic principles and clinical practice: A companion to miller's anesthesia. London: Churchill Livingstone, 2004.

5. Roberts F, Freshwater-Turner D.Pharmacokinetics and anesthesia.Br J Anaesth, 2007, 7: 25-29.

6. Coda B.Opiods.//Barash PG.Clinical Anesthsia, 6th ed. Philadelphia: Wolters Kluwer/Lippincott Williams and Wilkins, 2009.

7. Daniel E. Becker, Kenneth L. Reed.Local Anesthetics: Review of Pharmacological Considerations.Anesth Prog, 2012, 59(2): 90-102.

8. Brian McAlvin, Gally Reznor, Sahadev A, et al. Local Toxicity from LocalAnesthetic Polymeric Microparticles. Anesth Analg, 2013, 116(4): 794-803.

9. Kasaba T, Onizuka S, Takasaki M.Procaine and Mepivacaine have less toxicity in vitro than other clinically used local anesthetics.Anesth Analg, 2003, 97(1): 85-90.

10. Fu RQ.Development and Present Status of Chloroprocaine.Knowledge Lecture, 2005, 12(1): 44-47.

11. 邹群. 口腔局麻药的临床应用现状. 天津药学杂志, 2008, 20(1): 50-53.

12. Yuan TX, Guo ZM, Yang LJ, et al. Adverse reactions to lidocaine.Central Plains Medical Journal, 2001, 28(6): 18-19.

13. Gallatin E, Stabile P, Reader A, et al. Anesthetic efficacy and heart rate effects of the intraosseous injection of 3% Mepivacaine after an inferior alveolar nerve block .Oral Surg Oral Med Oral Pathol Oral R adiol Endod, 2000, 89(1): 83- 87.

14. 赖应龙. 丁卡因麻醉根髓的疗效观察. 广东牙病防治杂志, 2006, 14(2): 131.

15. 张富军, 邓小明. 罗哌卡因的实验与临床研究进展. 中国新药与临床杂志, 2000, 19(4): 317-319.

16. 李黎. 牙髓治疗时碧兰麻醉效果观察. 人民军医杂志, 2003, 46(1): 41-42.

17. Brennan PA, Langdon JD.A preliminary report using oxethazaine-a potential new dental local anesthetic.Br J Oral Maxillofac Surgery, 1990, 28(1): 26- 28.

18. Jason H. Goodchild, Mark Donaldson.Hallucinations and Delirium in the Dental Office Following TriazolamAdministration.Anesth Prog, 2005, 52(1): 17-20.

19. Holm K, Goa KL.Zolpidem: an update of its pharmacology, therapeutic efficacy and tolerability in the treatment of insomnia.Drugs, 2000, 59(4): 865-889.

20. Heydorn WE.Zaleplon- a review of a novel sedative hypnotic used in the treatment of insomnia. Expert Opin Investing Drugs,2000,9(4):841-858.

21. Mahmoud M,Mason KP.A forecast of relevant pediatric sedation trends.Current Opinion in Anaesthesiology, 2016,29(Suppl 1):S56.

22. Peyton PJ,Wu CY.Nitrous oxide-related postoperative nausea and vomiting depends on duration of exposure. Anesthesiology,2014,120(5):1137.

第五章

口腔门诊常用麻醉方法的监测

任何手术麻醉,临床医师都应保持清醒的头脑,随时监测患者生命体征变化的情况。美国麻醉医师协会(ASA)多次强调麻醉医师应保持谨慎的行动或态度,连续监视麻醉中可能出现的危险或预测相应的困难。现今,虽有众多技术和医疗设备可用于监测呼吸系统和循环系统的功能,但在外科麻醉干预下,使用视觉、听觉和触觉等感官去感受患者各种生理参数的改变,评估患者的情况仍非常重要,当然,这需要麻醉医师在麻醉和复苏期间近距离的接触患者。如果临床医师不知道口腔门诊常用麻醉监测方法其固有的局限性或者无法接受、判断和处理设备提供的异常信息,监测就会失去价值。

为了鼓励麻醉期间提高对患者的护理质量,美国麻醉医师学会(ASA)2010年提出了"基础麻醉监测标准"。该标准可作为开放气道时的评判指标,更多的适合于口腔门诊手术的麻醉。我们借用该标准来阐述监测的普适标准。

基础麻醉监测标准(ASA,2010)

标准Ⅰ——合格的麻醉人员自始至终都应当在治疗室进行全身麻醉、区域麻醉、麻醉监测的管理。

标准Ⅱ——在使用所有的麻醉药物时,都应当对患者的氧合、通气、温度和循环不断地评估。

氧合
　　目标——确保麻醉药物使用时,在血液中有足够的氧浓度。
　　血氧——在使用所有的麻醉剂期间,定量评估氧合情况时可使用脉搏氧饱和度(SPO_2)监测,是利用脉搏音调的变化和低阈值报警来提醒麻醉医师或麻醉护理团队人员。室内充足的光线和患者充分的暴露是观察面色、唇色的必要条件(图5-0-1)。

通气
　　目标——确保麻醉药物使用时,患者有足够的通气。
　　每位患者接受全身麻醉都应不断评估有无充足的通气。定性的临床指征如胸部的运动,有无鼾声。定量的指标为持续呼吸末二氧化碳($ETCO_2$)监测,这是实施口腔门诊深度镇静或全身麻醉的必备监测参数。
　　在区域麻醉(没有镇静)或局部麻醉(没有镇静),充足的通气应通过观察定性临床症状而不断地评估,很多口腔科医师尚未形成医疗习惯。在中度或深镇静时,充足的通气可通过定性的临床体征和监测呼出的二氧化碳来评估,除外无自主呼吸或设备通气无效的患者。

续表

循环

目标——确保在麻醉药物使用时,患者有充足的循环功能。

口腔专科中每位患者接受麻醉或者合并其他系统性疾病时应当有连续的心电图显示,从麻醉的开始直到麻醉结束。

每位患者接受麻醉时应当至少每间隔 5min 对其动脉血压和心率进行监测和评估。

每位患者接受全身麻醉时,除了上述评估循环功能的指标外,至少还应有以下之一:脉搏触诊、心音听诊或脉搏血氧饱和度。

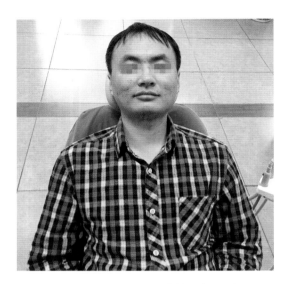

图 5-0-1　充分暴露患者的面色、唇色

第一节　口腔门诊麻醉期间患者监测的方法

具体来说,监测的目的是为了反馈麻醉/镇静下,口腔治疗时身体重要脏器的功能变化,识别麻醉水平(表 5-1-1)和快速、准确地预见或诊断有害的氧合变化,避免患者通气或循环受损,表 5-1-2 列出了在门诊麻醉时的心肺监测方法。无法通过视觉、听觉和触觉等感官获得的信息可以通过电子显示器来提供。体表温度监控对预警患者暴露在某些诱发药物比如挥发性气体麻醉药物和琥珀酰胆碱下出现恶性高热,以及长时间治疗的情况下有重要作用。

表 5-1-1　镇静/镇痛和全身麻醉水平的区别

	反应性	气道	自主呼吸	心血管功能
最小镇静(焦虑)	正常的语言刺激	不影响	不影响	不影响
中度镇静/镇痛(有意识的镇静)	有目的的口头或触觉刺激	不需要干预	保留	能够保持

续表

	反应性	气道	自主呼吸	心血管功能
深度镇静/镇痛	有目的的重复或疼痛刺激	可能需要干预	可能抑制	能够保持
全身麻醉	无反应	必须干预	不能保留	可能受损

* 镇静是一个连续性过程，由于个体差异，可能不完全遵循这些人为的分级
* 疼痛刺激引起的撤退反应不能被认为是有目的的响应

表 5-1-2　门诊麻醉的项目和基本监测方法

项目	基本监测方法
氧合——血液和组织中的氧含量	视觉观察血液、皮肤和黏膜的颜色 脉搏氧饱和度
通气——肺泡和环境之间的气体运动	目视检查胸廓活动度、呼吸梗阻的症状、呼吸皮囊的运动 听诊器听诊（鼾声、啰音或没有呼吸音） 呼吸末二氧化碳图
循环——氧气在血液中运输	颈动脉脉搏触诊 心电图——心率及心律 无创血压

一、直接观察法

（一）直接可视化证据

直接观察患者皮肤和血液的颜色、胸壁的运动、呼吸皮囊的动度是评估通气最直观的方法。呼吸的频率、协调性和节律等迹象是反映通气正常与否的重要指标，即使是宽松的衣服或口腔科治疗巾的遮挡也并不妨碍这些指标的观察。正常的呼吸是一个渐进的运动过程，包括胸壁扩张和腹肌牵拉，而这些都隐藏在膈肌的下降和腹部的膨隆所形成的胸腔负压之后。口腔门诊常见的麻醉/镇静治疗中或后最容易出现的呼吸问题就是呼吸道梗阻或者呼吸抑制，比如出现上呼吸道阻塞时尝试吸气，具体为胸壁的塌陷，胸骨收缩，腹部的突出。当吸气时胸骨上窝、锁骨上窝、肋间隙出现明显凹陷通常被称为"三凹征"，是由于上部气道部分梗阻所致吸气性呼吸困难。此时亦可伴有干咳及高调吸气性喉鸣。常见于喉部、气管、大支气管的狭窄和阻塞，此时应警惕口腔治疗时医源性用物吸入造成的呼吸道异物而引起的窒息。当实施麻醉/镇静时，如出现发绀、呼吸减弱等上呼吸道阻塞的症状，应密切观察患者的唇色和呼吸动度。判断麻醉深度，也可直接观察患者的面部和肢体运动，出现面部肌肉运动、流泪、四肢摆动或肌紧张均可提示麻醉不足和/或存在疼痛的刺激。浅镇静下，与患者交谈或听到其打嗝可表明通气顺畅。

低血糖是口腔门诊最常见局麻并发症之一，可直观地观察到患者面色苍白，大汗淋漓，较清醒的患者可诉心慌、头晕、四肢无力等，麻醉护理团队的人员应及时进行语言安慰和对症处理。而另一并发症局麻药过敏可在裸露的皮肤上观察到稍隆起于皮面的苍白色或红色的局限性水肿，称为荨麻疹。

（二）呼吸道听诊

听诊前应先检查听诊器是否完整，耳件弯曲方向是否适当以及管道是否通畅或有无破

裂漏气,听诊器前段应放置于气管前或两肺上部。当空气以足够快的速度移动或通过一个狭窄的腔,或两者兼而有之时,可在上呼吸道听到明显的噪声,类似于杂音。使用气管前听诊可听到空气的运动或上呼吸道分泌物的存在。

(三) 心脏听诊

临床医师通过听诊可获得心率、心律、心音变化和杂音等多种信息,从而可对患者的循环功能作出粗略的判断。

正常成人心率范围 60~100 次/min,<3 岁的儿童多在 100 次/min 以上。部分人群(诸如重体力劳动者和体育运动员)心率会低于正常的低值,但对循环功能和脏器灌注无明显影响。听诊主要是判断第一和第二心音,其所能发现的心律失常最常见的有期前收缩(其来源难以区分,可形成联律)和心房颤动(表现为绝对不规则的心音和第一心音的强弱及快慢不等),窦性心律不齐一般无临床意义。当听诊出现杂音则考虑存在器质性的改变,需进一步检查评估,门诊麻醉风险较大。

动脉触诊中浅表动脉(常用桡动脉)的触诊是评估循环最简单直接的一种方法。以示指、中指和无名指指腹平放于搏动最明显处,注意脉率、节律、紧张度和动脉壁的弹性及强弱,两侧均需触诊用以对比。

当患者有房颤时,可发现脉率明显慢于心率。口腔门诊麻醉手术时,由于受手术区域的影响,头面部无法触及。故还可通过桡动脉触诊时感受患者的皮温,及时发现麻醉中可能出现的发热或低体温。

二、脉搏血氧饱和度监测

氧气在血液中存在的三种形式:气态氧、液态氧(气态的和溶解的仍处于平衡状态)和氧合血红蛋白。在动脉血压张力下,气态氧能够通过跨细胞膜扩散来满足代谢需求,且能够立即被血红蛋白释放出来的氧气所取代。脉搏血氧计是根据血液中氧合血红蛋白(HbO_2)和还原血红蛋白(Hb)的吸收光谱特性,采用血液容积记录法设计,能够连续的显示容积,记录振幅,无创监测心率、血氧饱和度和评估动脉血氧饱和度(血液中的氧合血红蛋白和有功能的血红蛋白的比率,即 SaO_2),如图 5-1-1 所示。

完全凭借血液运输足够的气态氧或足够的液态氧来满足新陈代谢的需要是不可能的。红细胞中血红蛋白的作用就是可以临时储存大量的氧气。第一个氧分子和血红蛋白的结合是困难的,但是一旦结合成功,它就增加了后续其他分子的亲和力,以促进与其他分子的结合,直到四个氧分子均和血红蛋白结合。反过来也一样,很难完全解离血红蛋白分子释放第一个氧分子,但一旦释放,就可促进其他氧分子的释放。这种生化现象可产生经典的"类乙状结肠"形状的氧合血红蛋白解离曲线(图 5-1-2)。动脉血液中的氧分压(张力)可以通过氧合血红蛋白的解离曲线来评估。观察曲线可确定,曲线的快速下降点和严重的改变会发生在 90% 的饱和度时,其相应的 PaO_2 为 60mmHg,随后饱和度会迅速降低。

血氧仪的功能包括分光光度计和体积描记器。探针通常放在一个数置,反映两个不同波长的光:红色(660nm)和红外(940nm)。与还原血红蛋白相比,氧合血红蛋白吸收更多的红外和更少的红色光线。光电探测器可检测出在血液搏动(动脉)时所吸收的不同的光波,并将它用复杂的算法转换为百分比数。"正常"SPO_2 约是 95%,可推断出 PaO_2 为 80mmHg。常用的氧气浓度相关术语如 PaO_2、SaO_2 和 SPO_2。

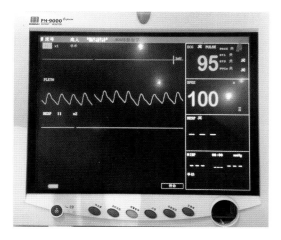

图 5-1-1　典型的血氧饱和度监测

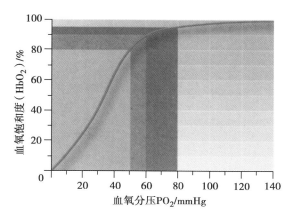

图 5-1-2　氧离曲线

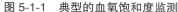

氧气浓度相关术语

PaO_2——动脉血液中的氧气分压

SaO_2——动脉血液中血红蛋白的氧饱和度,表示血液中的氧合血红蛋白和有功能的血红蛋白的比率

SPO_2——通过脉搏血氧计测量出的血红蛋白的氧饱和度

三、呼气末二氧化碳监测

呼气末二氧化碳（$ETCO_2$）监测是一种无创监测技术,其价值在于清晰的重复出现的波形显示,可确保二氧化碳的呼出和开放气道时通气的通畅。呼出气体中产生和测量的二氧化碳意味着机体中存在细胞持续的新陈代谢,流动血液中的二氧化碳扩散,循环运输到肺部进行的肺泡气体交换。目前采用的监测呼气末二氧化碳的仪器有红外线 CO_2 分析仪和质谱仪,口腔门诊常用的是第一种,其又可分为两种采样技术。一种是使用采样导管连接于呼吸回路中,连续抽取气样,送入红外线测定室进行分析,并在显示器上以数字和波形显示(图 5-1-3)。另一种是将传感器直接放置于气管导管和呼吸回路的 Y 形接头之间,每次呼吸时,气体从其中流过,分析仪经传感器除测定呼吸气中的 CO_2 含量外,还可测定潮气量、分钟通气量和呼吸频率(图 5-1-4)。

呼气末二氧化碳图提供了一个连续的呼气末 CO_2 分压的测量波形,并已成为正确的气管内导管位置验证的金标准,是目前最敏感的通气测量方法。为了使 CO_2 出现在呼气过程中,有三个重要的生理功能必须保持完好,即肺泡通气、呼吸膜有利于扩散和心血管系统功能良好。目前口腔门诊镇静方法大部分情况是保留自主呼吸的开放性气道,而样品气流在开放气道病例中容易出现误差,其原因包括房间空气或辅助供氧造成样品的稀释或鼻塞患者二氧化碳缺失或患者通过口呼吸。总的来说,测定的呼气末 CO_2 可以比正常的 $PaCO_2$（<40mmHg）少 5~10mmHg。在开放性气道中,一定要注意观察患者胸廓的起伏或呼吸皮囊的动度,深而快的呼吸存在比呼气末二氧化碳数值更有价值。

一个典型的二氧化碳描记图如图 5-1-5 所示。

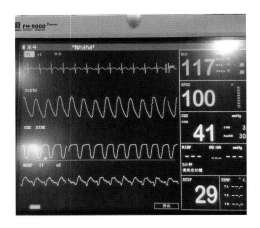

图 5-1-3 红外线测定 ETCO₂ 图 5-1-4 传感器测定 ETCO₂

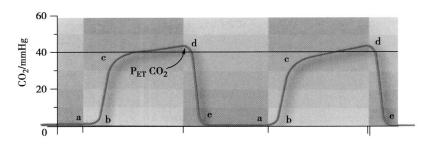

图 5-1-5 典型的二氧化碳描记图

AB——呼气开始,从解剖死腔来源的空气被呼出。

BC——呼出 CO₂ 的浓度快速上升,大量的二氧化碳气体从肺泡中转移到解剖死腔。

CD——肺泡的稳定时期,混合肺泡气体被呼出。

D 端 CO₂ 峰值——CO₂ 浓度最高,在潮气量的呼气末发生。此值反映了最准确的肺泡二氧化碳的量。

DE——吸气的开始,新鲜气体迅速取代二氧化碳。

在二氧化碳描记图中可以直观地看出呼吸变化的几种可能:

1. 波形突然丧失 呼吸暂停、喉痉挛、导管脱落或折断、心脏骤停(图 5-1-6)。

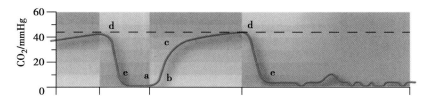

图 5-1-6 呼气末二氧化碳突然消失

2. 波形高度降低 呼气部分障碍,镇静导致的低通气(图 5-1-7)。

3. 波形高度的增加 长时间肺换气不足引起 CO₂ 蓄积,可能有气道阻塞(图 5-1-8)。

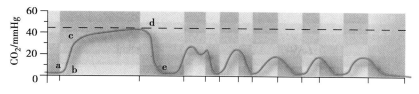

图 5-1-7　呼气末二氧化碳波形降低

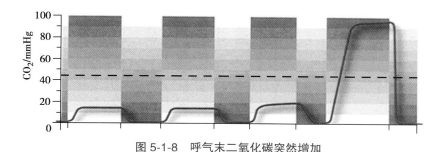

图 5-1-8　呼气末二氧化碳突然增加

4. 波形的频率增加　呼吸急促。
5. 波形的频率降低　呼吸过缓。
6. BC 倾斜度降低　支气管痉挛 -“鱼翅”现象的出现（图 5-1-9）。
7. DC 倾斜度降低　慢的潮式呼吸。

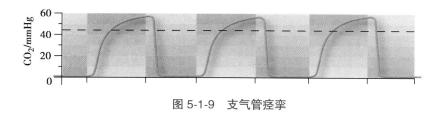

图 5-1-9　支气管痉挛

四、心电图监测

心电图是心脏每一个心动周期所产生的电活动变化在体表的标记,以波形显示。每一波段均有统一的名称,对应心电活动的各个时期,具体见图 5-1-10。正常的心电活动始于窦房结,兴奋循节间束、房室结、希氏束、左右束支和普肯耶纤维传递到心室。成人的正常心率范围 60~100 次 /min,最近研究表明正常心率的最小值可降至 55 次 /min,<55 次 /min 为窦性心动过缓,>100 次 /min 为心动过速。心电图对了解心脏的节律变化和传导情况有肯定价值,是临床最基本的监测手段之一。对于器质性心脏病患者心电图有较大的参考意义,当然也可通过其他的监测途径来佐证其真实性。如心肌缺血性收缩和泵血均可通过脉搏血氧饱和度监测,外周动脉触诊和二氧化碳监测来假定和验证。

心电图导联是将电极放置于人体的不同位置,并与心电图机的电流计的正负极相连来记录心电图,电极位置和连接方法不同可组成不同的导联。肢体导联电极通常放置在右手臂、左手臂和左腿上。Ⅱ导联（右臂负极、左腿正极）可在胸部最近似的模仿出心脏的正常方

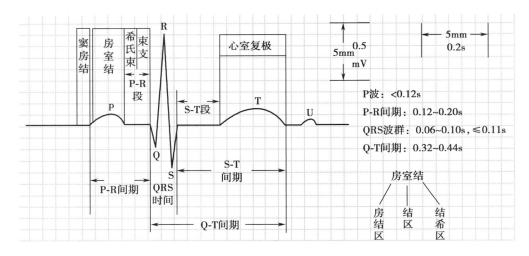

图 5-1-10 兴奋的传递及正常心电图各波段名称

向。手腕电极在口腔门诊比较常见,为Ⅰ导联的监测(左臂正极、右臂负极),无法监测Ⅱ导联。

口腔门诊麻醉时应密切注意两类患者:老年人和儿童。因其不同的生理情况,心电图有不同的表现。儿童心电图的特点(图 5-1-11)具体归纳如下:

(1) 儿童心率较快,P-R 间期较短;

(2) P 波时限稍短(<0.9s);

(3) 儿童 T 波变异较大,新生儿期 T 波常出现低平、倒置。

老年患者常合并高血压、冠心病及心律失常等器质性疾病,心电图各波段有不同的变化。高血压的心电图可见左心室肥大劳损的表现:QRS 波群电压增高,时间延长(0.10~0.11s,一般 <0.12s);额面心电轴左偏;ST-T 改变(R 波为主的导联 ST 可呈下斜形压低达 0.05mV 以上,T 波低平、双向或倒置;S 波为主的导联则可见直立的 T 波)。

Ⅱ导联的优点

- P 波有最大的振幅,因此很容易识别
- P 波的变化很容易注意到
- 上行的复合的 QRS 波、易识别的 T 波
- 心脏传导阻滞的最佳识别
- 心律失常的最佳识别(R-R 周期,QRS 波形态)

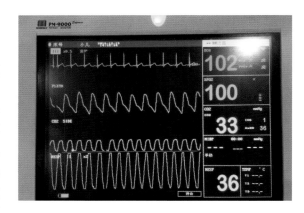

图 5-1-11 儿童心电图监测

冠心病又称缺血性心脏病,口腔门诊的冠心病患者常为无症状型或冠脉安置支架术后或陈旧期。无症状型患者心电图可表现为 ST 段压低,T 波减低、变平或倒置等;后两种患者静息时约半数的心电图在正常范围,也可能有陈旧性心肌梗死的改变或非特异性 ST 段和 T 波异常(ST 段和 T 波恢复正常或 T 波持续倒置、低平,趋于恒定不变,残留坏死的 Q 波),有时也出现房室或束支传导阻滞或室性、房性期前收缩等心律失常。麻醉中应密切观察,警惕无症状型患者心梗早期(发作数分钟)急性发作,其心电图改变为:高大的 T 波;迅速出现 ST

段斜形抬高,与高耸直立 T 波相连;QRS 振幅增高,并轻度增宽,但未出现异常 Q 波。特别值得一提的是,坏死型的 Q 波、损伤型的 ST 段抬高和缺血型的 T 波倒置可同时存在于心梗急性期(梗死后数小时或数日,可持续数周)。

门诊较常见的心律失常为房颤,其有较高的发生体循环栓塞的危险,心室率超过 150 次/min,患者可发生心绞痛与充血性心力衰竭。因此,门诊麻醉时心电图的监测尤为重要(图5-1-12)。其心电图特点为:P 波消失,代之以不规则的 f 波,频率约为 350~600 次/min;P-R间期绝对不规则,心室率通常在 100~160 次/min;QRS 波群形态基本正常,伴有室内差异性传导,其波群增宽变形,形似室性早搏。

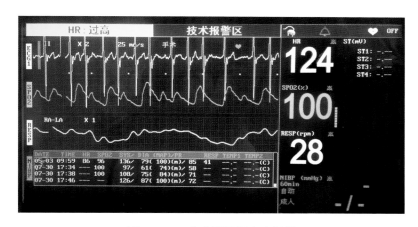

图 5-1-12　心电图显示心房纤颤

期前收缩的心电图特点如表 5-1-3 所示。

表 5-1-3　各种期前收缩的心电图特点

	P 波	波群形态	代偿间歇
室性早搏	无或无相关性	QRS 宽大畸形,时限 > 0.12s,T 波与 QRS 主波方向相反	完全
房性早搏	异位 P' 波,形态与正常不同	P'-R 间期 > 0.12s	不完全(小于)
交界性早搏	无	逆行 P' 波,可发生于 QRS 波群之前或之后,或与 QRS 重叠	完全

*完全性代偿间歇为期前收缩前后的两个窦性 P 波间距等于正常 P-P 间距的 2 倍

五、血压监测

动脉血压由收缩压(SBP)、舒张压(DBP)和脉压三部分组成,能较确切地反映患者的心血管功能。SBP 主要代表心肌收缩力和心排血量,是维持脏器血流供应的基础;DBP 主要与冠状动脉供血有关;脉压代表每搏量和血容量,正常值为 30~40mmHg。

口腔门诊患者多为 ASA Ⅱ~Ⅲ级,常采用的血压测量法是间接测量法,即用人工或自动充气加压袖带间接的测量血压。血压计有汞柱式、弹簧式和电子血压计,常用的是汞柱式(图 5-1-13),其黄金配置规格是听诊器和袖带连接在一个特定的可从底层升高到明确高度的圆柱形水银柱体下端,但多种因素尤其是周围动脉舒缩变化可限制它们的使用。通常袖带放置于手臂上端,其下缘在肘窝以上约 3cm,中央位于肱动脉表面,听诊器胸件置于搏动处,肘部接近心脏的水平(图 5-1-14)。袖带充气至听诊器不再明显听见肱动脉脉搏声时,再慢慢放气,当收缩压到适当数值时,可听见血液流动变成湍流时所产生的柯氏音。声音的出现预示着收缩压值,声音的逐渐消失提供了舒张压的近似值。袖带的宽度应包括上臂总长度的 2/3,或约 40% 的手臂的周长。电子血压计因其小巧携带方便,故在临床上应用也较普遍,其测量原理是利用传感器和电子线路把柯氏音检测出来,并自动测量出第一相和第四相的袖带压强即收缩压和舒张压(图 5-1-15)。血压测量前应要求被检

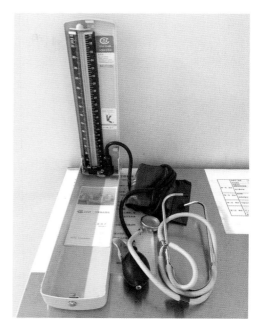

图 5-1-13 汞柱式血压计

者半小时内禁烟,并在安静的环境下休息 5~10min,取仰卧或坐位。迄今为止高血压的定义仍在参照 WHO/ISH 指南(1999)公布的中国高血压防治指南的新标准,规定如下(表 5-1-4)。

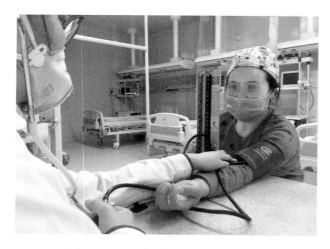

图 5-1-14 汞柱式血压计测量的体位

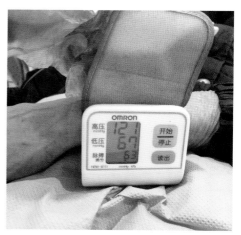

图 5-1-15 电子血压计

测量时间间隔常规设置为 5min。在镇静处理中由于压力的显著波动是罕见的,为了提高患者的舒适度,常可延长这一时间间隔。相反,在低血压或高血压的急救药物治疗过程中,5min 的时间间隔或许太长。

表 5-1-4　不同血压水平的收缩压和舒张压

类别	收缩压（mmHg）	舒张压（mmHg）
理想血压	<120	<80
正常血压	<130	<85
正常血压高值	130~139	85~89
1 级高血压（"轻度"）	140~159	90~99
亚组:临界高血压	140~149	90~94
2 级高血压（"中度"）	160~179	100~109
3 级高血压（"重度"）	≥180	≥110
单纯收缩期高血压	≥140	<90
亚组:临界收缩期高血压	140~149	<90

六、麻醉深度监测

麻醉深度的定义在不断的演变,其内涵的变化主要围绕着所用麻醉和药物对人体作用的知识体来改变。1987 年,Prys-Roberts 定义麻醉是一种药物诱导的无意识状态,一旦意识消失,患者既不能感觉也不能回忆伤害性刺激,且意识消失是阈值性的,即全或无现象。现今,全身麻醉多为几种药物的联合使用,麻醉深度是指全麻过程中使患者处于无意识和记忆的状态,且对伤害性刺激的反应降至最低的程度。麻醉过深可严重抑制心血管系统,甚至危及生命,而麻醉过浅,术中知晓的发生率相应增加,且还可能由于体动而影响手术的操作。因此,术中麻醉深度监测有利于控制麻醉质量,也可利用最少的麻醉药物达到最佳的麻醉效果,缩短术后苏醒时间,而其监测应包括镇静和镇痛两方面。

临床医师测定麻醉深度前必须理解有关麻醉药剂量、血药浓度和效应三者关系的药理学概念(图 5-1-16),同时,还应明确给药方式、测定药物浓度的部位及药物的药动学和药效学特征。麻醉深度的测定本质上是麻醉药物药理效应的测定,基本上决定于三个因素:血浆药物浓度、效应点药物浓度和测得的药物效应三者的平衡;药物效应和浓度关系的特征;有害刺激的影响。

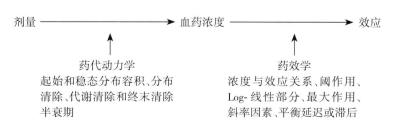

图 5-1-16　剂量 - 效应关系的药代动力学和药效学成分

（一）临床体征

临床体征的观察是判断麻醉深度的基本方法。常见的各系统具体表现总结如下:

1. 呼吸系统　呼吸量、呼吸模式和节律变化等因素对于在门诊未用肌松药的患者,可作为判断麻醉适当与否的指标,呃逆和支气管痉挛常为麻醉过浅。

2. 心血管系统　血压和心率一般随麻醉加深而下降(氯胺酮和环丙烷除外),其往往是麻醉药、手术刺激、原有疾病、其他用药、失血和输液等多因素综合作用的结果。

3. 眼征　麻醉深度适当时瞳孔中等偏小,麻醉过浅和过深均使瞳孔扩大。存在瞳孔对光反射说明麻醉过浅,吸入麻醉药过量可使瞳孔不规则。浅麻醉时,疼痛和呼吸道刺激可引起流泪反射且眼球运动,深麻醉时眼球固定。

4. 消化道体征　吸入麻醉较浅时可发生吞咽和呕吐,唾液和其他分泌亦随麻醉加深而进行性抑制。

（二）双频谱脑电图

临床上较常用的麻醉深度监测手段除上述体征外,还有双频谱脑电图(bispectral index,BIS)(图 5-1-17)。BIS 综合了脑电图频率、功率、位相及谐波等特性,能迅速反映大脑皮质功能状况,有效预测患者麻醉、意识、记忆状态,是唯一通过美国 FDA 批准的麻醉镇静深度监测指标,也是目前商业化麻醉深度监测仪中敏感度和特异度最好的仪器之一,数值范围为 0~100,数值越大越清醒,反之提示大脑皮质的抑制越严重。

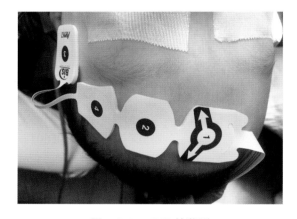

图 5-1-17　BIS 的监测

为了确定患者对麻醉中刺激或指令的反应和形成记忆的 BIS 域值进行了许多研究和评估,Glass 等对丙泊酚、咪达唑仑和异氟烷镇静的研究结果表明,50% 和 95% 自愿者意识消失的 BIS 值分别为 67 和 50,对语言无反应的 BIS 值为 40。Lubke 等发现对异氟烷和芬太尼麻醉时,BIS 值为 40~60 的部分患者有模糊记忆形成。一般认为 BIS 值在 85~100 为正常状态;65~85 为镇静状态;45~65 为麻醉状态;<40 可能呈现爆发抑制。目前,BIS 监测术中知晓的大规模研究表明,BIS 监测下术中知晓的发生率减少了 50% 左右,且为确保无术中知晓的麻醉深度宜维持在 50% 以下。

BIS 保持并量化可原始脑电的非线性关系,能更好地保留原始脑电的功能信息,观测简单,使用方便。BIS 不影响麻醉深度,可以较好地反映镇静药作用的程度、意识恢复程度和指导术中麻醉药量的控制,其与镇静 / 醒觉评分(OAA/S 评分)相关性较好,且比 OAA/S 更敏感。

（三）听觉诱发电位

听觉诱发电位(auditory evoked potentials,AEP)是指声音刺激听觉传导通路经脑干至听觉皮层到达联合皮层的生物电活动,共 11 个波形,包括脑干听觉诱发电位(BAEP)、中潜伏期痛觉诱发电位(MLAEP)、长潜伏期听觉诱发电位(LLAEP)3 个部分。丹麦 Danmeter 公司采用先进的外源输入自回归模型(ARX),将 AEP 进行量化,转换为一个与麻醉深度呈正比,有 0~100 分度的 ARX 联指数(A-LineARX-Index,AAI),更能实时、快速的监测麻醉深度。临床上清醒状态时 AAI 为 60~100；40~60 为睡眠状态；30~40 为浅麻醉状态；30 以下为临床麻醉；20±5 为记忆完全消失状态。AEP 指数比 BIS 更敏感，反应速度更快，尤其在诱导和苏醒期。

同时，听觉作为麻醉时最后消失和清醒时最快恢复的一个感觉，AEP 还可用于预测体动反应。在口腔门诊麻醉中，AAI 预测体动反应的概率，七氟醚为 0.91，丙泊酚为 0.92。AAI 可反映皮层和皮层下结构包括脊髓和脑干（涵盖了切皮和插管等伤害性刺激的上传径路）的兴奋程度，这一特性使其作为机体对伤害性刺激反应的指标更为可靠。

（四）Narcotrend 麻醉 / 脑电意识监护系统

Narcotrend 指数是一种以脑电分析为基础的麻醉深度检测方法，又称麻醉趋势，可指导个体化麻醉药 / 镇静药的用量调节，用于临床精准麻醉和催眠深度监测。该指数与原始脑电图视觉分级和自动分级的相关性可达 92% 以上，可信度较高。Narcotrend 麻醉 / 脑电意识监测系统，可通过普通心电极放在头部的任意位置采集分析即时的原始脑电信号，自动分析分级后在彩色显示屏上显示麻醉 / 意识深度状态（图 5-1-18）。Narcotrend 麻醉深度可分为 6 个阶段，用 A~F 表示，具体如表 5-1-5 所示，其中 A 表示清醒状态；F 表示麻醉过深导致突发抑制；D、E 阶段是最理想的麻醉深度。

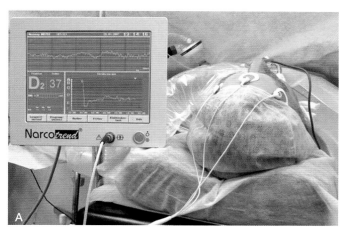

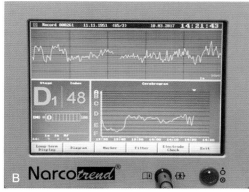
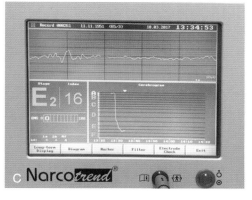

图 5-1-18 Narcotrend 麻醉 / 脑电意识监护系统

表 5-1-5　Narcotrend 麻醉深度

NT 阶段	NT 数值	脑电活动状态	主要的 EEG 特性	推荐麻醉深度	
A	100~95	清醒	α 波		
B0~B2	94~80	浅镇静	β 波、θ 波	可能会术中知晓	参考拔管
C0~C2	79~65	浅麻醉	θ 波数量增加		
D0	64~57		δ 波数量增加		
D1	56~47	常规麻醉			
D2	46~37			合适的麻醉区域 D2~E1	参考插管
E0~E1	36~20	深度麻醉	连续的高 δ 波		
E2	19~13		向爆发性抑制过渡		
F0	12~5	过度麻醉	爆发性抑制	爆发抑制,脑电活动逐渐消失	
F1	4~0		连续的 EEG 抑制		

（五）其他

随着脑电监测技术及多种数学分析方法的发展和应用,一些新的监测技术和方法也逐渐问世,包括患者状态指数、熵指数、脑电信号的复杂度分析法、功能近红外光谱分析技术、人工神经网络、脑状态指数等,下面分述其中几种:

功能近红外光谱分析技术(functional near-infrared spectroscopy,fNIR)是非侵入式、连续、实时的对脑血流量和脑血容量进行测量的脑功能监测技术。其通过监测不同波长的近红外光吸收谱来鉴别脱氧血红蛋白和氧合血红蛋白的吸收作用对总吸收谱的不同贡献,从而间接的以测量脑部组织的血氧浓度变化为脑部活动的生物标记来监测脑部血液动力学变化,以达到对脑神经功能活动进行监测的目的。常选用 730nm 左右的近红外光测量脱氧血红蛋白浓度,850nm 左右的近红外光测量氧合血红蛋白浓度,800nm 左右测量血红蛋白总浓度。该项技术的监测仪器系统体积小便于移动和临床应用。

患者状态指数(patient state index,PSI)是临床上新型的镇静监测方法,目前投入临床使用的 PSI 检测仪器是 PSI4000,通过收集 4 道 EEG 信息,实时诊断 EEG 波形,并提供量化值(0~100)。从现有的相关研究来说,PSI 比 BIS 更稳定。

熵指数是通过患者前额 3 个电极的传感器来采集原始 EEG 和肌电图(EMG)的信号,运用熵运算公式和频谱熵运算程序计算得出,主要包括反映熵(RE)和状态熵(SE)两个指标。SE 反映皮层活动,衡量 EEG 信号为 0~32Hz 的低频,其值为 0~99,用于催眠评估;RE 衡量低频加高频(0~47Hz),由 EMG 和 EEG 整合的信号,主要反映面部肌肉活动的敏感性,其值为 0~100。临床上最适宜的麻醉深度数值为 40~60,在全麻期间,如果麻醉适宜,RE 和 SE 是相等的。如果监测结果分离,可考虑是由疼痛刺激等引起的面部肌肉活动,RE 可快速监测到该变化。熵指数的优点除可量化麻醉深度,指导麻醉用药,达到用药个体化外,还可预测麻醉恢复,减少术中知晓的发生以及其抗电刀干扰能力也较强。

七、麻醉药物浓度监测

监测麻醉药物浓度也是麻醉深度监测的一种方式。门诊的全身麻醉常用药物为吸入麻醉药和静脉麻醉药,其相应的测定药物浓度最理想的身体部位为呼气末麻醉药浓度和血或血浆药物浓度。一方面口腔门诊全麻因手术部位的特殊性,术中应特别注意防止水和异物的误吸;另一方面,由于吸入麻醉药在体内代谢、分解少,大部分以原形从肺排出体外,具有较高的可控性、安全性及有效性。因此,插管或喉罩下常以吸入全麻为首选。

目前临床上提及的麻醉药物浓度监测,普遍是指吸入麻醉药物浓度的监测,吸入麻醉药浓度是反映麻醉效能最好的可测量指标。Eger 等和 Merkel 等提出了 MAC 概念,MAC 定义为50% 的实验对象对疼痛刺激无全身性有目的体动反应时的最低吸入麻醉药肺泡浓度。由于气体浓度是指一个大气压下的百分数,且吸入麻醉药的分压在平衡时,全身各部位浓度应该相似,故呼气末麻醉药浓度可代表肺泡气浓度,与脑内麻醉药浓度成直接比例,由于脑的血流灌注很大,当持续吸入稳定呼气末麻醉药浓度 15min 后,呼气末、肺泡、动脉和脑内麻醉药分压应能取得平衡。测量时将采样管连接至气管导管或喉罩与麻醉机通气环路的连接处,测定呼吸周期中的麻醉药浓度变化(图 5-1-19)。临床上常用的吸入麻醉药有七氟醚(SEV)、异氟醚(INF)、N₂O 等,由于七氟醚血气分配系数低(0.63),无味,不刺激气道,对循环抑制轻,常作为门诊全麻诱导和术中维持的首选药。

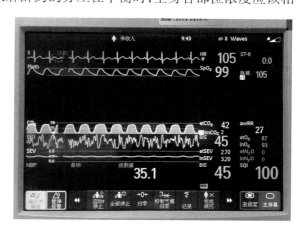

图 5-1-19　BIS 及吸入麻醉药浓度监测

八、体温监测

体温的恒定是维持机体各项生理功能的基本保证,是病情进展及预后判断的重要指标。机体通过产热和散热的方式维持中心温度在 (37 ± 0.2) ℃,如有较大的偏差将引起代谢功能的紊乱甚至死亡发生。门诊常用的吸入麻醉药七氟烷、N_2O,静脉麻醉药丙泊酚、芬太尼均可显著影响体温的自动调节机制,其特点为热反应阈值稍升高(如出汗),冷反应阈值显著降低(如血管收缩、寒战),最终是阈值间范围即热反应和冷反应阈值之间的中心温度增大,从正常的 0.2℃到 2~4℃;反之,低体温能增加丙泊酚的血浆浓度,降低吸入麻醉药的最低肺泡有效浓度(MAC)约 5%,药物的代谢变慢,患者苏醒出现延迟。尤其是老年人和婴幼儿的体温自身调节能力较差,相同环境下易发生体温的改变。因此,对体温的有效监测和调节是保证麻醉手术成功、降低术后并发症的重要措施之一。

由于口腔门诊麻醉的特殊性,体温监测常选择腋窝部。常用的体温监测仪如下:

(1) 水银体温计:临床上较常用,为一根贮囊内灌满水银的玻璃管,利用其受热膨胀的原理得出温度,其示值准确,稳定性高,但由于管理不便在麻醉中不宜使用。

(2) 电子体温计:有热敏电阻和热敏电偶两种,其准确度较高,可连接于监护仪,便于连续观察(图 5-1-20,图 5-1-21)。

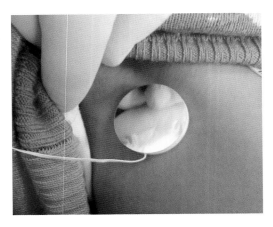

图 5-1-20　体温监测皮肤探头

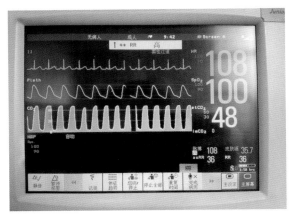

图 5-1-21　体温监测监护仪参数

（3）红外线体温计：可用于测前额和鼓膜的温度，其反应速度快，鼓膜温度更与中心温度有较好的相关性。但该种测温方式只能间断测定，不能连续观察，且位置安放不当及周围环境都会影响测定结果，故应用较少（图 5-1-22）。

（4）穿戴式体温监测系统：在口腔门诊患者中应用较少，包括头戴式、腕戴式、便携式和身穿式。头戴式是通过骨传导或耳机发送私密声音信号的方式测量体温，与患者的视野和头部运动密切相关，其测得的值显示在自然视野内；腕戴式可监测脉搏、血压的生理参数，一般使用低功耗

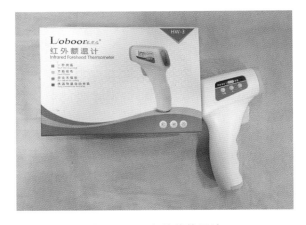

图 5-1-22　红外线体温计

信号传递技术与智能设备配合使用，可感知患者的运动状态；便携式不需直接佩戴，随身携带即可，往往作为智能设备的辅助工具；身穿式常与日常穿戴结合。

当全身麻醉超过 30min，手术时间大于 1h，均应做体温检测，在局麻时，一旦有低温趋势或有怀疑低温时同样应做体温监测，除非临床需要，手术中的中心体温不应低于 36℃。

第二节　口腔门诊麻醉监测方法的局限性

麻醉的监测是多样的，能尽可能全面的展现患者的生命体征，但每种监测方式都有其相应的局限性。在临床中，应充分了解各种监测的优缺点，综合分析所得数据，更好的评估患者的麻醉用药和全身情况。同时，麻醉医师也要警惕两种情况，一是视觉观察到的病理信号往往是滞后于显示器上所显示的异常指标；二是在工作中和集中精力给药时很难观察和了解一切情况。因此，在一个完整的麻醉团队中，麻醉助手是不可或缺的一个重要组成部分，应注意相互沟通，共同协作，才能更好地保障患者安全和手术进程。

一、听诊

外部环境的声音(钻探、谈话、机械房间空调、吸引的声音)可能会干扰听诊,很难通过听诊器来深度评估通气的充足率。而呼吸杂音更可来自于气道任一部位形成的气流阻抗(声门上的打鼾、声门的喘鸣或声门下喘息)的传播。因此,气管前听诊器很敏感,但不具体,不能重复用于通气监测,只是最快速检测呼吸暂停的一种方法,可结合二氧化碳图来评估呼吸状况。

通气监测的局限性

	旁流,鼻的抽样二氧化碳图	气管前听诊
嘴呼吸	无	有
低流量安静的鼻呼吸	有	无
低流量安静的嘴呼吸	无	无

二、脉搏氧饱和度

脉搏氧饱和度在临床上普遍使用,且有效,该参数反映机体是否缺氧,但无法反映呼吸道是否通畅,也存在以下几个方面的局限性。

当有辅助供氧时,不能检测出肺换气不足或早期的呼吸暂停。麻醉前和麻醉期间,可给予患者辅助通气,来延缓发生在呼吸暂停期间的血氧不足。在这一过程中,氧可取代肺的功能残气量(死腔)中的氮,并可在通风不畅的情况下提供一个连续的氧供应。通过氧合血红蛋白解离曲线也可显示出,在等离子体时,辅助供氧也会增加氧气的溶解。即使 PaO_2 值接近 600mmHg,氧合血红蛋白饱和度仍不能达到 100%。

血氧不足的延迟检测。脉搏氧饱和度信号同窗发生延迟,延迟是由于信号传递平均 5~8s,而循环的延迟是从肺部到探针的时间为 20~35s,延迟也加剧了心输出量减少和器官灌注不足。另一个延迟的原因是由于患者的运动(浅麻醉、颤抖、癫痫),使有些静脉出现搏动。目前,最新的技术已经能够克服这些局限性。

环境条件导致错误的饱和度测量。环境光可能错误地压低脉搏血氧计的读数。探头放置不当可以妨碍两个波长的光通过组织时的感知,从而改变显示。手机或电烙设备、电磁辐射也会影响血氧定量法。

患者的情况导致错误的饱和度测量。应特别警惕的是,在患者最需要的时候,脉搏血氧仪有可能会给出最不准确的测量值。低灌注往往会导致错误的低数值,这种情况包括不规则的节律和低脉冲幅度,可继发于低血压、低血容量、血管收缩剂的使用或冷的环境温度。深色的皮肤、异常血红蛋白均可虚假地降低准确度,如蓝色经常出现在这些患者的甲床。碳氧血红蛋白(可能发生于最近接触过香烟烟雾)吸收红光(660nm)与血红蛋白相同。因此,中重度吸烟者的血氧仪读数可能是虚假的提高,以致掩盖了危及生命的饱和度下降 5%~10%。高铁血红蛋白在红色和红外波段具有相同的吸附系数,当高铁血红蛋白达到足够的浓度时,1∶1 的吸收比例对应于 85% 的饱和度。由此看来,氧合血红蛋白的绝对百分比数可以虚假的提升或压低。

三、心电图

在显示器上看到的动态心电图描记提供了心率和心律的信息。仅用 Ⅱ 导联监测 ST 段的变化是不可靠的,因为这种配置导致只能"看到"有限的部分心肌。

移动左臂导致左侧第五肋间腋前线的位置,选择 Ⅰ 导联将近似胸导联 V5,可较敏感的监测心肌缺血,也可看到明显的 ST 段位置的改变。这是很好的教学信息,但很少会被用在口腔门诊。当患者需要 ST 段监测时,麻醉医师要在手术操作过程中再对患者增加相应的监护,有一定的难度。口腔门诊患者有心肌缺血时,在出现 ST 段改变以前会先有脉率、节律的紊乱和压力的变化。

肢体导联心电图室性心律监测的局限性包括:无法对术前、术中、术后的心电图进行分析或比较;无法持续监控 12 个导联;缺乏特异性的 ST 段和 T 波的变化;颤抖和电刀会有干扰。

四、血压监测

自动示波血压仪因小巧、易于携带而常用于口腔门诊。其压力传感器记录的压力,为振荡的开始和结束。患者的移动和高度紧张都可能导致测量的不准确。虽然制造商证明其准确性,但仍有研究表明在某些仪器上其精度变化大。袖带放置在前臂外周部分或手腕时往往高估收缩压和低估舒张压。当考虑为高血压或低血压需医疗急救处理时,这个值应该复查其准确性,最好通过听诊。

血压测量出现误差的原因见表 5-2-1。

表 5-2-1 血压测量出现误差的原因

	原因
血压被高估	近期吸烟或摄入咖啡因或其他兴奋剂
	焦虑
	使用太小或太松的袖口
血压被低估	当肢体水平高于心脏水平
	太大或太宽的袖口
	过快地袖口收缩

五、麻醉深度监测

临床体征除血压、心率可准确测量外,大多数都不易定量,故作为麻醉深度的判断指标是不理想的,其原因为:①麻醉效应和手术反应常是相反的,但并不总是相反。②临床体征通常是定性的,多数是全或无的。③患者的反应可出现滞后现象(内分泌反应的体征出现慢),且随时间延长可能出现衰减。④不同临床体征常相互作用,如心率和血压常互相影响。⑤个体的差异及临床体征的剂量 - 效应或刺激 - 反应曲线有易变性。不同患者对麻醉药物的敏感性差别很大,对相同刺激的反应和性质差异也很大。另一方面同种药对不同系统的剂量 - 效应关系也不同,如某剂量的药物对心脏的抑制作用可能比神经系统的作用大得多,或相反。⑥临床体征还受多种因素的限制，包括治疗用药和基础疾病。如麻醉药物剂量不小而临床体征表现为麻醉浅，应考虑抗胆碱药、抗高血压药、肾上腺素能药物以及低氧、高碳酸血症、甲亢等；如临床体征表现深麻醉应检查麻醉药量，并考虑手术刺激的反射（心动过缓）、低血容量或低温等。⑦Sleigh 等进行了一项条件比较理想的研究，使用丙泊酚、咪达唑仑和芬太尼诱导，异氟烷和氧化亚氮维持，观察 BIS、边缘频率和心率变异性的变化。结果表明 BIS 监测方法的敏感度和特异度较差。除此之外，BIS 最突出的缺陷就是其阈值受多种麻醉药联合应用的影响，即不同组合的麻醉药联合应用时虽得到相似的 BIS 值，但可能代表不同的麻醉深度，不同患者在不同麻醉阶段 BIS 值均会变化。故单独使用其来判断麻醉深度和预防术中知晓是不恰当的。⑧在 BIS 和 AEP 对比中发现，BIS 与麻醉中的镇静催眠程度有关，是一个监测镇静的良好指标，而 AEP 能提供手术刺激、镇痛、镇静催眠等多方面的信息，能更全面地反映麻醉深度，预测体动和术中知晓。但其监测仪使用对环境要求较高，易受诸如肌肉活动、人为移动、术中电刀干扰等影响，且与某些麻醉药的不相关性，很大程度地限制了其临床使用。在使用中需给予听觉刺激，不适合用于听力障碍患者。⑨一些其他的麻醉深度监测方法由于其稳定性、操作性和适用性等方面还存在不足，临床上未能广泛使用。例如，由于不同麻醉药物对脑部神经系统的作用机制不尽相同，fNIR 信号就存在一定的药剂相关性，还需建立客观可靠的在不同麻醉药物和麻醉手段下的 fNIR 信号与麻醉深度状态的变化关系。频繁的眼部运动、咳嗽和体动也会引起熵指数的假象和干扰测定，具有神经、精神作用的药物也可引起熵值不符的现象。故目前仍需要大量的临床和动物实验来验证某些参数作为麻醉深度判定的正确性和可行性。

（吴雨佳）

参 考 文 献

1. Jones DW，Appel LJ，Sheps SG，et al. Measuring blood pressure accurately：new and persistent challenges. JAMA，2003，286：1027-1030.

2. Matevosian，R. Nourmand，H. Monitpring，et al. Adult Perioperative Anesthesia. Philadelphia：Elsevier Mosby，2004.

3. Kaufmann MA，Pargger H，Drop LJ et al. Oscillometric blood pressure measurements by different devices are not interchangeable. Anesth Analg，1996，82（2）：377-381.

4. Myles PS，Daly D，Cert G，et al. Prediction of neurological outcome using bispectral index monitoring in patients with severe ischemic-hypoxic brain injury undergoing emergencysurgery. Aneathesiology，2009，110（4）：1106-1115.

5. Steinmetz J，Funder KS，Dahl BT. Depth of anesthesia and post-operative cognitive dysfunction. Rasmussen LS Acta Anaesthesiol Scand，2010，54（2）：162-168.

6. 庄心良，曾因明，陈伯銮，等 . 现代麻醉学 . 第 3 版 . 北京：人民卫生出版社，2004.

7. Yoshimura S，Fujita Y，Hirate H，et al. A short period of fasting before surgeryconserves basal metabolism and suppresses catabolism according to indirectcalorimetry performd under general anesthesia. J Anesth，2015，29（3）：453-456.

8. Lisa S，Jutte，Kenneth L，et al. The uncertainty（validityand reliability）of three electrothermomenters in therapeutic modalityresearch. Journal of Athletic Training，2005，40（3）：207-210.

9. Alessandro Colasanti，Gabriel Esquivel，Erik den boer，et al. Effects of tryptophandepletion and tryptophan

loading on the affective response to high-dose CO_2 challenge in healthy volunteers. Psychopharmacology (Berl), 2011, 215 (4): 739-748.

11. Yoseph Mebrate, Keith Willson, Charlotte H, et al. Dynamic CO_2 therapy in periodie breathing: a modeling study to determine optimal timing and dosage regimes. J Appl Physiol, 2009, 107 (3): 696-706.

12. Van Oud-Alblas H, Peters J, de Leeuw T G, et al. Comparison of bispectral index and composite auditory evoked potential index for monitoring depth of hypnosis in children. Anesthesiology, 2008, 108 (5): 851-857.

第六章

口腔门诊常用镇静镇痛治疗的技术

　　医师在对患者进行各种口腔治疗时,无论是医疗环境、各种器械及手术刺激常常不可避免地会加重患者紧张、焦虑及恐惧情绪,导致患者伴随疾病加重,满意度下降,治疗困难乃至失败,口腔科相关的紧张焦虑也被称为牙科恐惧症(dental phobia)、异位恐惧症(odontophobia)、牙医恐惧症(dentist phobia)或牙科焦虑症(dental anxiety),是一种对口腔科和接受口腔科护理的不良心理活动。对于患有牙科焦虑症的患者,我们常常可以采用多种技术结合来控制患者的恐惧和焦虑情绪,为手术安全顺利地进行提供良好的手术条件。根据美国儿童口腔科学会(AAPD)颁布的行为诱导指南,通常行为诱导技术包含药物治疗和非药物治疗两类,它们都能用于婴幼儿、成人及特殊患者,这些技术能安全有效的缓解口腔科焦虑,并引导患者树立正确的就医态度。这便是对使用该类技术目的的高度概括。本章将从医疗实践出发,结合国际同行的观点,阐述常用技术的原理及应用。

　　"联合国儿童权利公约"(the UN Convention on the Rights of the Child)中强调应该给所有的孩子最高的治疗和康复服务标准。对于患有身心疾病的儿童,经常会在镇静或全身麻醉下进行口腔科治疗;国际功能、残疾与健康分类(the International Classification of Functioning, Disability and Health)-儿童与青少年版(ICF-CY)中也描述到身心障碍的儿童应接受口腔科治疗。瑞典 Johanna Norderyd 教授撰文总结了影响镇静和全身麻醉下严重残疾儿童牙齿治疗的因素,包括龋病严重程度、儿童功能及口腔科服务机构,该研究比较了阿根廷、法国和瑞典三个国家,认为对于特殊儿童或无法正常交流儿童的口腔科治疗一般都会在镇静或全身麻醉下进行,龋病严重程度也与镇静或全身麻醉下相关,但在上述三国的情况差别很大,语言发育障碍是全身麻醉下治疗的绝对适应证;运动障碍也是全麻下口腔治疗的适应证,而长期卧床会增加麻醉相关的风险;医疗机构的综合服务能力是决定是否在镇静或全身麻醉下治疗的重要因素。与中国同为发展中国家的印度,在口腔镇静镇痛方面比我国发展早,大多数诊所均配置笑气吸入,以笑气、七氟烷吸入;口服镇静药物为主要手段,大多数印度口腔科医师认为上述手段提供了无痛苦的治疗方法,减轻了儿科患者的恐惧和焦虑,使患者在舒适无痛的条件下接受口腔治疗,且愿意返回诊所进行定期检查,而不会由于疼痛恐惧拒绝就诊。在执行口腔科手术时,镇静可以提高治疗的成功率,便于牙医操作,这点就是国内外差距的表现。

第一节 非药物口腔科行为管理技术

谈起"镇静",人们以及部分医护人员常理解为:对紧张、焦虑的医疗对象使用药物使其放松、平静甚至失去知觉。这种解释其实是正确的,但是不够精准。因为临床上存在着一些技术,可以使医疗对象在不使用药物情况下"镇静"。

一、基础行为诱导镇静技术

基础行为诱导镇静技术是指任何非药物的缓解焦虑及恐惧的技术。简单地说就是通过医师的行为来缓解患者的焦虑及恐惧,换而言之,是医患之间的深度交流,在建立了可靠的信任关系后,使治疗变得放松、舒适。

此技术的主要实施者是医师及患者,当然对于一些患儿,家长也是不可或缺的组成部分。医师治疗前及家长就诊前与患儿的沟通,都能不同程度地缓解患儿对于诊室、医师和治疗的焦虑及恐惧。基础行为诱导镇静技术是一切镇静镇痛技术的基础,在口腔诊疗或药物镇静前后的各个步骤中都非常关键。

(一)术前宣教

对未知事件的恐惧是牙科焦虑症患者惧怕口腔治疗的主要原因之一,患者张着嘴躺在牙椅上等待着医师把不知名的器械放进自己的嘴里,那是一种难以言喻的不愉快体验。任何年龄段的患者都存在着对于未知事物的恐惧,通过言语沟通、图片说明、视频演示等科普工作方式使患者了解治疗的大概过程,使患者做到心里有底,能降低牙科焦虑症的发生,提高患者的依从性。

1. 术前图片演示法

(1)技术描述:患者未进入诊室在候诊区等待时,助理或护士向患者展示一些口腔科设备及治疗过程相关的图片或照片。

(2)目的:通过视觉感知向患儿/患者介绍在口腔治疗过程中会遇到的情况,并通过展示的口腔科治疗环境向患儿/患者提出一些筛查问题。

(3)适应人群:所有年龄段的口腔科患者。

2. 直接观察法

(1)技术描述:患儿/患者通过观看口腔科治疗视频或者直接允许在诊室内直接观察一名配合度高的患者的治疗过程。

(2)目的:通过直接观察使患儿/患者熟悉口腔科诊室环境及治疗步骤,同时通过直观感受给予患者及家属就治疗过程中的疑惑提问并沟通。

(3)适应人群:所有口腔科患者。

3. "说-示-做"法(tell-show-do)

(1)技术描述:"说"即通过语言描述治疗的进程;"示"即示范患者可能体验到的视、听、嗅、触的感觉,同时展示对患者没有威胁的治疗环境;"做"伴随上述两种技术直到治疗完成。

(2)目的:教会患者了解关于看牙过程中各方面重要的事项并使患者熟悉就诊环境,通过脱敏作用及良好的体验形成患者较好的就诊反应。

(3)适应人群:所有口腔科患者。

4. 声音控制法

(1) 技术描述:医师通过改变声音的音量、语调、节奏来影响和指导患儿/患者的行为。

(2) 目的:通过语气的变化来获得患儿/患者的注意力及依从性,也可以避免患者的逃避行为,同时对于患儿也能建立成年人和儿童的角色关系。

(3) 适应人群:所有口腔科患者。

（二）使用委婉的语言代替敏感的词语

在日常的工作中应少用"疼痛"这样的词语,可以选择"有感觉","不适/不舒服"等替换;"注射/打针"可以选择"使用麻药"、"局麻"等替换;而对于我们最常用的"氧化亚氮吸入麻醉"、"麻醉气体"可选择"笑氧"、"笑气"等替换。

牙科焦虑症的患者进入诊室可能会无限放大对于他们的任何感官刺激,所以我们应该用一个更加专业而委婉的说话方式去对待他们。

（三）分散患者的注意力

这点主要是针对儿童,在重庆医科大学附属口腔医院儿童牙病诊疗中心里,医师介绍栏、医护人员的工作服上均佩戴了卡通贴画,牙椅上安放了可以播放卡通的屏幕,四周的墙面都贴了卡通壁画,其目的也都是分散患儿的注意力,缓解口腔治疗过程中的焦虑及恐惧。2016 年 Williams KA 教授发表了美国 Ohio 州口腔科医师针对牙科恐惧症患者的态度和临床实践经验中指出,Ohio 州的口腔科医师非常熟悉地利用分散患者注意力和使用笑气的手段去治疗有 DA 的患者,尤其是女性口腔科医师。

二、音乐镇静

音乐用于医学中,能通过刺激大脑皮质,降低患者疼痛的阈值,同时对中枢神经有直接抑制作用,使患者呼吸平稳,血压、心率稳定,通过内啡肽等物质的释放,有助于减轻疼痛,同时,经研究表明,音乐治疗可用于儿童口腔治疗的镇静镇痛起到镇静催眠的作用,并已应用于口腔医学专业。

三、穴位镇痛

传统中医如以针灸为主的穴位刺激疗法,通过于人体的特定部位如合谷穴等施加适度的物理性刺激,以发挥调节全身功能,尤其是诱导患者进入舒适状态的治疗效果,从而可缓解口腔科治疗过程中所致的疼痛及紧张心理。

四、经皮神经电刺激

基于经皮神经电刺激(TENS)原理的电子口腔科麻醉,在各种儿科临床手术中作为一种可行的疼痛控制模式。经皮的神经电刺激疗法(周围神经粗纤维电刺激疗法)是通过皮肤将特定的低频脉冲电流输入人体以治疗疼痛的电疗方法。这是 20 世纪 70 年代兴起的一种电疗法,在镇痛方面收到了较好的效果,因而在临床上(尤其在美国)得到了广泛的应用。在头痛、偏头痛、神经痛、关节痛、术后痛、产痛、癌痛等方面。总之,TENS 对急、慢性和神经性疼痛均有效,短期治疗的疗效较长期治疗的高些。近年来国外许多文献报道了口腔科用电子麻醉(electronic dental anesthesia,EDA)在窝洞预备、牙周手术、颞下颌关节疼痛及儿童口腔与局部麻醉方法比较均体现了 EDA 的优势。该方法在国内尚未深入研究,但就国外的报道也是一个局部麻醉较好的替代方法。

五、催眠

催眠技术是利用一些场景或手段诱导患者的注意力转向自己内在的体验,即进入浅意识状态,从而影响患者的感知、感觉以及行为。目前,催眠技术作为一种辅助治疗手段用于临床,涉及的方面如心理疾病、肿瘤治疗、口腔等专业。用于口腔治疗方面可辅助用于牙科焦虑症、笑气吸入镇静的治疗、口腔治疗中的疼痛管理,甚至在美国部分城市允许仅采用催眠技术进行外科拔牙而无需局部麻醉。在口腔治疗中使用催眠技术的优势在于:①安全性高;②不需要任何设备;③患者意识存在;④可与笑气吸入镇静联合使用。在我国并没有明确的医疗法规或指南指导催眠技术在口腔治疗中的使用,但可将催眠技术作为一种辅助手段与笑气吸入镇静联合使用来加强镇静效果(图6-1-1)。

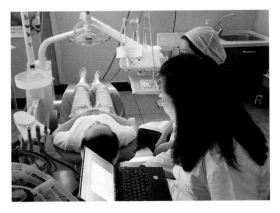

图 6-1-1　催眠下实施口腔治疗

六、虚拟现实在门诊儿童口腔治疗焦虑管理中的应用

在儿童口腔临床工作中,有相当一部分儿童由于对牙科焦虑症而不能很好地配合医师完成治疗,从而延误了病情,造成终身的遗憾,给患儿带来了长久的心理创伤,也给家庭带来了痛苦。固有的潜在医疗风险以及传统文化习惯的差异性限制了口腔医疗实践中利用药物实施镇静或全身麻醉下的治疗。目前在许多临床诊疗中,虚拟现实(VR)已用于帮助治疗焦虑症、控制疼痛、支持身体康复,并在伤口护理期间分散患者的注意力。例如,静脉管路放置和口腔科手术。

笔者所在单位 VR 技术于口腔诊疗中,提供了一个身临其境、多感官和三维(3D)的环境,使用户能够通过创造一种"在场感"来修改现实体验。研究表明,VR 技术有助于治疗慢性疼痛,如复杂的局部疼痛综合征和慢性颈痛。通过刺激视觉、听觉和本体感觉,VR 技术可使用户注意力分散,以限制其对伤害性刺激的反应。

VR 技术应用于儿童口腔科的行为管理刚刚起步。近期已有一些相关报道:VR 应用于牙科焦虑症的案例。我们测量了 3D 虚拟现实的非药物行为管理与 tell-show-do 常规引导的作用的比较。在门诊儿童口腔治疗中使用 VR 非药物行为管理明显减轻了儿童的焦虑,提升了儿童口腔治疗的依从性。

我们进行了一项为期 8 个月的比较研究,120 例进行口腔治疗的学龄前儿童(2~6 岁),比较在 VR 介入下与传统 tell-show-do 的常规引导下,儿童口腔牙齿治疗及护理效果。选择了多颗牙齿充填术、根管治疗、乳牙拔除术,在焦虑程度(CFSS—DS 儿科恐惧量表)和依从性(Frankl 量表)方面均得到了较传统的口腔行为诱导方法更显著的效果,表现为能更好地分散注意力和配合治疗(图 6-1-2)。

虽然 VR 技术已经在国外进行了各种其他围手术期情况下的研究,包括伤口护理、康复

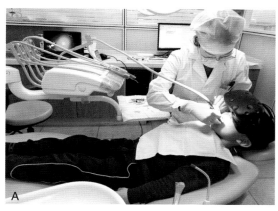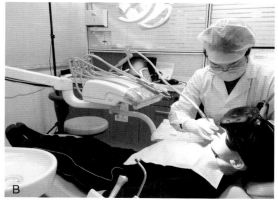

图 6-1-2　戴 VIVE 头盔进行口腔治疗

和疼痛,但是它对于儿童口腔治疗中焦虑与依从性影响的有效性方面尚没有得到充分的认可。有研究发现,在不同儿童口腔治疗中使用虚拟现实干预,对控制焦虑和提升依从性方面有显著的统计学意义和临床意义。这些结果提示 VR 技术是一种有效的对儿童口腔治疗行为管理方案的补充方法,必将大幅提高患者口腔治疗配合程度及患者满意度,也对口腔局部治疗的持久性和稳定性大有裨益,为众多的没有条件实施口腔科镇静的口腔诊所在处理严重口腔科焦虑症的患者时,提供了一种无创、舒适、安全的治疗手段。

（赵　楠　郁　葱）

七、镇静麻醉的不同程度分级

面对牙科焦虑症或者非药物镇静失败的患者,需要使用一些药物镇静技术来使患者进入到一个特殊的意识状态,在这种个性化的意识状态中,患者能更加放松、愉快,配合口腔科医师完成治疗。

镇静深度表现为从有意识直到完全无意识的连续性过程。镇静深度的明确定义是为了当患者从轻、中度镇静到深度镇静或全身麻醉时,监护和护理都应相应升级,以避免并发症的出现。

为了建构安全的医疗体系,美国麻醉医学会（American Society of Anesthesiologists,ASA）定义了镇静麻醉的临床表现（表 6-1-1）,并提出在医院所执行当日手术合并各式镇静麻醉的标准,以及非麻醉医师执行镇静镇痛的操作指南。

表 6-1-1　不同程度镇静麻醉的临床表现

	反应性 responsiveness	呼吸道 airway	自主呼吸 spontaneous ventilation	心血管功能 cardiovascular function
轻度镇静 minimal sedation	对口头刺激正常反应	不受影响	不受影响	不受影响
中度镇静 moderate sedation	对口头或触觉刺激自觉反应	无需干预	足以维持	通常可维持

	反应性 responsiveness	呼吸道 airway	自主呼吸 spontaneous ventilation	心血管功能 cardiovascular function
深度镇静 deep sedation	对反复或疼痛刺激自觉反应	可能需要干预	可能不足以维持	通常可维持
全麻 general anesthesia	即便施以疼痛刺激亦不足以唤醒	通常需要干预	经常不能维持	可能受影响

以下为关于各阶段镇静及全身麻醉的定义(镇静分级和痛觉评分见文末附录三和附录四;焦虑分级见文末附录五～附录七)。

(一)轻度镇静

意识有微弱的降低,保留患者自主呼吸,身体对刺激或口头语言有恰当的反应力。认知能力和协调能力有一定减弱,但呼吸、循环系统未受影响。此阶段,可通过非药物镇静或药物镇静方法达到镇静。

(二)中度镇静

在药物诱导下,意识减弱,保留患者自主呼吸,仅对指令性语言或身体有触碰才能反应。自主呼吸充分,不需要进行特殊气道管理、循环系统未受影响。

(三)深度镇静

在药物诱导下,意识减弱,患者不易被唤醒,但是对反复刺激或疼痛刺激有反应。独立的通气功能可能受抑制,自主呼吸不充分,需要进行气道管理。循环系统未受影响。

(四)全身麻醉

在药物诱导下,意识丧失,患者不能被唤醒,疼痛刺激也不能唤醒。独立的通气功能受抑制,患者通常需要进行气道管理,可能需要正压通气。循环系统可能受影响。

镇静麻醉的各阶段是没有明显界限的,从轻度镇静到中度镇静,中度镇静进入深度镇静等相邻阶段的过渡常常悄无声息,同时这个连续性的过程在每个个体上的表现往往存在差异。了解每个阶段的表现有助于大家在临床上鉴别及采取必要的措施保证镇静镇痛的安全实施。

(赵 楠)

第二节 经口服途径口腔科镇静技术

口服药物镇静技术是指通过口服途径给予镇静药物从而使患者产生轻度意识抑制,同时能够保持气道通畅,并对物理刺激及语言指令做出相应反应的技术。该技术适用于绝大部分口腔科焦虑症患者,可单独或联合其他镇静技术使用,但局部无痛注射及无刺激操作是基础与前提。

一、优点

(一)简便

通常来说,口服用药既简单又方便,对于较小的儿童,可以将片剂碾碎或注射剂与不含渣的果汁混合服用。最好在单独安静的房间内让孩子口服用药,在这样的环境中家长就可以诱导孩子进入镇静状态。

（二）经济

经口服途径用药无须购买或使用特殊的设备,医疗单位投入较小,患者花费同样相对低廉。但是,口服镇静时也应使用专门设备,由有经验的麻醉医师监测患者的生命指征和镇静水平（简单方便经济的监测设备——脉搏氧饱和度仪）。

（三）安全

毒副作用小,只要牢记用药的原则,合理用药,口服药物镇静是很安全的。但联合用药或者同时使用两种或两种以上镇静途径时,其副作用及风险会增加。

二、缺点

（一）个体差异

口服用药的最大缺点是个体差异较大。口服用药的剂量需根据患者的体重以及体表面积来确定。相同体重（或者体表面积）的不同患者,对相同剂量同一药物的反应又存在差异,这与身体的很多其他因素有关。药物在胃肠道内的吸收就会受到很多因素的影响,例如:有无食物、自主神经张力、恐惧、情绪变化、劳累、药物以及胃排空的时间等。

（二）起效时间长

口服用药途径是所有镇静用药途径中起效较慢的一种。基于药物的不同,从给药到可以治疗需要 15~60min 的时间。

三、适应证及禁忌证

（一）适应证

1. 轻度口腔科焦虑症的成人患者。
2. 需轻度镇静的儿童行简单口腔科治疗。
3. 需简单口腔科治疗的脑瘫智力障碍、孤独症等特殊患者。
4. 实施吸入全麻等其他麻醉前的预镇静。
5. 咽反射敏感者的口腔科治疗。

（二）禁忌证

1. 对各类镇静药物过敏的患者、重症肌无力患者、精神分裂症患者、严重抑郁状态患者、急性闭角型青光眼患者禁用。
2. 严重心肺功能不全者、肝肾功能不全者慎用,甲亢、血糖未控制好的糖尿病患者不能给予口服镇静。
3. 睡眠呼吸暂停综合征患者慎用。
4. 孕妇忌用。

四、常用口服镇静药物

常用的镇静药物包括苯二氮䓬类（benzodiazepines）、镇静 - 催眠类（sedative-hypnotics）、阿片类（opioids）、抗组胺类（antihistamines）、吩噻嗪类（phenothiazines）、巴比妥类（barbiturates）等。口腔镇静药种类繁多,恰当的药物选择取决于治疗时间的长短、疼痛的强弱和患者的焦虑程度。基于口腔门诊镇静的特点,国内临床较常用的口服镇静药物主要是咪达唑仑、水合氯醛等。

（一）咪达唑仑

咪达唑是苯二氮䓬类药物,特点为起效快而持续时间短。通过苯二氮䓬类受体、GABA受体和离子通道(氯离子)结合及产生膜过度去极化和神经元抑制两方面的作用而产生镇静、催眠、抗惊厥、抗焦虑,可产生短暂的顺行性记忆缺失,使患者不能回忆起在药物高峰期间所发生的事情,有利于淡化患者不愉快的记忆。目前国内常见剂型为片剂及注射剂。口服咪达唑仑后通常 10~15min 起效,儿童单独口服咪达唑仑镇静剂量一般 0.5~0.75mg/kg,最大剂量不能超过 15mg,半衰期为 30~45min。成人半衰期为 1.5~2.5h,剂量不能超过 20mg。常有较长时间再睡眠现象,应注意保持患者气道通畅。镇静后至少观察 3h,儿童监护人需加强监护。合理剂量下不良反应少见,主要是眩晕、复视等,过量的症状包括呼吸频率降低、血压升高、血氧饱和度下降、反应性降低、意识模糊、因镇静过度而出现幻觉、发音含糊等。建议将咪达唑仑的拮抗药——氟马西尼提前备好,以备不时之需。

（二）水合氯醛（chloral hydrate）

水合氯醛是一种中枢神经系统抑制剂,起效迅速,30min 至 1h 达高峰,药效维持 4~8h。催眠机制可能与巴比妥类相似,引起近似生理性睡眠,无明显后遗作用。此药在儿童口腔科已运用多年,但单独使用对重度焦虑的成人效果不佳。常见剂型 10% 水合氯醛溶液,其刺鼻的辛辣气味能引起恶心呕吐。用于儿童口腔科镇静时:每次按体重 25~60mg/kg,可加入无果肉的果汁或碳酸饮料以掩盖其不愉快的味道。成人患者剂量为 50~70mg/kg,在治疗前 1h给予。大剂量可引起昏迷和麻醉,抑制延髓呼吸及血管运动中枢,导致死亡。水合氯醛在美国因数例用药致死,且无有效拮抗药而暂时停用,但在欧亚及其他国家仍继续使用。

五、临床应用

咪达唑仑（midazolam）是笔者及同行目前最常使用的口服镇静药物,现主要阐述口服咪达唑仑在儿童口腔门诊的应用。

（一）基本配置

1. 脉搏血氧饱和度仪,有条件最好监测呼气末二氧化碳。

2. 备用氧气瓶、急救车及特异性拮抗药氟马西尼（flumazenil）等。

3. 麻醉医师或受过相关及急救技术培训的口腔科医师。

4. 单独的镇静诊疗区域及镇静后观察区。

（二）预约流程

1. 患儿于儿童口腔初诊,患儿家长要求或患儿需要在镇静下治疗,儿童口腔科医师最好完成口腔检查,实施镇静医师应询问患者病史及体格检查,排除在镇静中可能影响气道的许多因素(肥胖、脊柱疾病、外伤或气管偏移、面部不对称、Pierre Robin 综合征、门牙突出、牙齿松动、有牙齿矫正器、腭盖高拱、扁桃体肥大、咬合不正、缺牙等)。

2. 测身高,量体重,并将患儿病史、体格检查等信息进行记录。

3. 与患儿家长沟通交流,知情同意镇静下行口腔科治疗。

4. 预约镇静下的治疗时间,最好在上午。

5. 向患儿家长介绍镇静下治疗前的注意事项,特别是就诊前禁食水事宜。

ASA 禁饮食指南

摄入食物最短的消化时间 [1,2]			
清饮 [3]	2h	动物乳品 [4]	6h
母乳	4h	简餐 [5]	6h
婴幼儿配方奶	6h		

注:

1. 推荐意见适用于择期健康患者。对于临盆妇女并不适用。遵循指南并不能保证完全胃排空
2. 上述指南适用于所有年龄段
3. 清饮包括水、无果肉果汁、碳酸饮料、清茶和黑咖啡
4. 因为动物乳品类似于固体食物的排空时间,在考虑禁饮食时间是否合适时,进食的量也需要考虑在内
5. 简餐传统上包括土司和清饮。有油炸或脂肪或肉类的食物会延长胃排空时间。在考虑禁饮食时间时,食物的种类和进食的量都需要考虑入内

(三)准备工作

1. 镇静下口腔科治疗前一日,电话联系患儿家长确认镇静下口腔科的治疗时间,了解患儿身体状况,告知其令患儿镇静下治疗当日晨应禁食禁水。

2. 如发热及或处于呼吸道感染急性期暂缓治疗,痊愈后重新预约治疗时间。

3. 签署镇静知情同意书。

口服镇静知情同意书

姓名		性别		年龄		病历号	
医师已告知我患有			,需要接受口服药物镇静。				
口服镇静能够使您更好的接受口腔治疗。您不会睡着,但是会在治疗过程中平静并放松下来。如果您需要口服镇静,必须同意:							
1. 要有监护人陪同回家,最好开车。 2. 镇静后当天避免开车。 3. 镇静后当天要推迟复杂的工作或者做需要很好判断能力的决定。 4. 在镇静后两天内避免服用含酒精的饮料。 5. 因为不是全麻,所以在操作前 6 h 可以吃简餐。							
术后注意事项: 1. 镇静后当天可能会感觉疲惫,要注意休息。 2. 过敏反应在所使用的药物中是很少见的。尽管如此,如果你感觉到不适,如呼吸吞咽困难、全身皮疹或发痒严重,要及时给诊室打电话。							
我已经阅读并明白以上内容,麻醉医师已经告知我将要施行的镇静及镇静后可能发生的并发症和风险,我同意在治疗中医师可以根据我的病情对预定的麻醉方式做出调整。我并未得到治疗百分之百无风险的许诺。 患者签字＿＿＿＿＿＿＿＿＿　　医师签字＿＿＿＿＿＿＿ 监护人或授权人签字＿＿＿＿＿＿　　日期＿＿＿＿＿＿＿＿ 日期＿＿＿＿＿＿＿							

（四）镇静过程

1. 核对患儿,确认患儿身份及禁食水等情况,嘱患儿排空膀胱。

2. 根据治疗时间的长短、疼痛的强弱和患儿焦虑程度,个体化选择咪达唑仑剂量,一般初次接受口服药物镇静患儿自 0.5mg/kg 开始服用。复诊患儿可根据初诊剂量镇静效果进行相应调整。较大儿童自愿口服片剂的可以给予适当剂量片剂口服,较小的儿童,可将片剂碾碎或注射液与不含渣的果汁混合服用(由患儿家长辅助患儿口服药物)。

3. 宜在安静独立的治疗间进行,通常 10~15min 起效,患儿进入安静状态,视情况判断是否需加约束设施,开始口腔科治疗。

4. 治疗中,使用适当的监护设备监测患儿心率、呼吸次数及血氧饱和度,有条件者最好进行呼气末二氧化碳监测,至少 5min 记录一次。在治疗的过程中,在监护仪器报警、生命体征有改变、显示有缺氧时,儿童口腔科医师应立即停止治疗,纠正缺氧、开放气道、维持生命体征平稳后,再开始治疗。建议由助手在患儿身后托起下颌以保持呼吸道通畅。

口服镇静记录单（示例）

镇静下口腔科治疗记录单

日期:　　　　病历号:

姓名		性别		年龄		身高		体重	
疾病诊断:						治疗名称:			
镇静方式						药物名称与剂量			
时间	血压		心率	呼吸频率		SPO₂	镇静水平		特殊情况

镇静药物总量:＿＿＿＿＿＿＿mg

治疗医师:　　　　　　　　　镇静医师:

5. 口服咪达唑仑提供的口腔科治疗时间在 20~40min,最佳状态是起效后的 20min 内。建议将 4cm×4cm 的纱布放入口内以隔离工作区,防止任何东西进入喉咙。在治疗过程中使用强力吸引器去除杂物。

6. 口服镇静药不能达到镇静水平时,不建议再次口服给药,可以使用笑气复合氧气吸入镇静,能较好地加强镇静效果。此外,亦可用耳塞或棉球塞入耳朵消除高速手机的声响。

（五）治疗结束后

1. 切记取出隔湿纱布,检查并确定口腔及咽喉部没有口腔科残留物及没有呼吸道的梗阻,令患儿至观察区观察,直至达到离院标准方能离开。

镇静后离院标准

姓名		性别	年龄	病历号				
日期及时间								
活动度	能够根据语言或指令活动肢体数量 四肢 两个肢体 无肢体活动			2 1 0	2 1 0	2 1 0	2 1 0	2 1 0
呼吸	能够进行深呼吸、咳嗽自如 缺氧或呼吸受限 窒息			2 1 0	2 1 0	2 1 0	2 1 0	2 1 0
循环	镇静前血压_____ 血压较镇静前改变 20mm 以内 血压较镇静前改变 20~50mm 血压较镇静前改变 50mm			2 1 0	2 1 0	2 1 0	2 1 0	2 1 0
意识	完全清醒 能唤醒 无反应			2 1 0	2 1 0	2 1 0	2 1 0	2 1 0
皮肤颜色	正常 发白 发绀			2 1 0	2 1 0	2 1 0	2 1 0	2 1 0
离院标准:总分 8 分或更高总分								
医师签名:				患者或监护人签字:				

2. 详细向患儿监护人交代镇静下治疗的注意事项。特别是返回后的嗜睡要引起重视,与经治医疗机构保持通讯畅通,国外同行的不良事件很多发生在术后。

3. 患儿监护人最好开车带患儿返家,镇静后 24h 内加强看护。

4. 在治疗结束后的随访中,除询问有无不良反应外,注意询问恢复后的经历,愉快与否,如果下次治疗能否感到舒适。如果这次治疗经历不尽如人意,下次约诊时要选择其他药物,即便使用同一种药物也要调整剂量。从收集到的基线数据中,医师可以根据接下来诊疗的需要为每位患者调整个体化剂量。

（六）注意事项

1. 最好保持相对安静的周围环境,预约镇静下的治疗应在上午,禁食水,空腹就诊。

2. 由患儿家长将药物递于患儿服用,不要强行硬灌,易导致误吸窒息。确实无法口服者,可改用其他给药途径,如经鼻或经直肠给药。

3. 打鼾患儿需特别注意呼吸道管理。

4. 口腔科医师应对口服药物镇静深度有明确的认识,口服药物镇静属于清醒(不失知觉)的中、浅度镇静而不是全麻。如认为镇静深度不够,可考虑加笑气-氧气吸入,仍达不到预期效果,或者发生了不良反应,要观察一段时间后重新预约下一次再治疗,下次治疗要调整剂量或使用不同的药物或镇静方法。本次的用药剂量和反应的相关信息应记录下来。不推荐在口服药物镇静效果欠佳时额外给一次药。

5. 氟马西尼(flumazenil)是苯二氮䓬类药物特异的拮抗药,如镇静后出现镇静过深、呼吸抑制等严重不良反应,可给予本品以拮抗。

（七）小结

目前,口服给药方式有别于静脉或吸入镇静等可滴定技术,并不能十分精准的控制药物效果,且使用效果与医师的经验有关,安全的镇静深度只能达到轻、中度镇静水平来缓解患者的焦虑、恐惧。

（李　茜）

第三节　经黏膜途径口腔科镇静技术

一、经口腔黏膜给药

将穿透力强的局麻药用于黏膜表面,使其透过黏膜而阻滞位于黏膜下的神经末梢,产生麻醉效果。口腔黏膜这些组织因没有类似皮肤的角质层保护,表面麻醉起效时间短且效果较好,通常在局部麻药注射前使用可以降低患者的恐惧感、痛疼感,同时把药物用于软腭或咽后壁可降低咽反射敏感患者的恶心呕吐反射(图 6-3-1)。

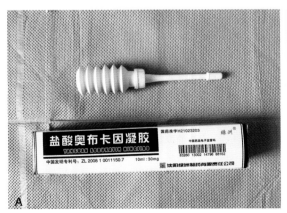
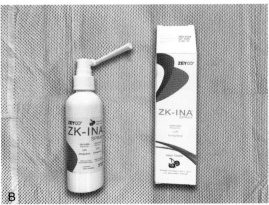

图 6-3-1　黏膜表面麻醉药物

二、经鼻黏膜给药

经鼻给药镇静技术是将药物经注射器连接喷雾器快速注入鼻腔到黏膜,因其鼻腔黏膜中富含毛细血管,药物可经过毛细血管床迅速吸收,直接进入血液,避免了肝脏的首过效应及胃肠道吸收不可靠的影响因素,是一种相对无创的给药镇静技术。只是如果给药速度过快,患者可能有短暂的鼻部不适。经鼻给药的方式早期主要针对儿童,因儿童比较难以接受有创注射或口服药物,同时婴儿及低龄儿童的癫痫发作治疗常采用经鼻给药。患儿若能接受口服给药的方式通常也能接受经鼻给药的方式,若患儿有抵触情绪,可让患儿家长怀抱患儿简单固定住头部就可以实施。一般给药由医师或家长通过加装了喷雾器的注射器给药。目前,进口喷雾器在国内比较少见且造价比较昂贵,建议可以采用国产的耳鼻喉科喷雾器(图 6-3-2)。

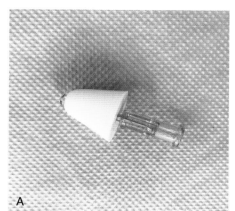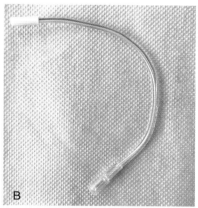

图 6-3-2　经鼻喷雾器
A. 进口　B. 国产

三、常用黏膜给药方法的优缺点

常用黏膜给药方法的优缺点比较见表 6-3-1。

表 6-3-1　常用黏膜给药方法的优缺点比较

优点	缺点
起效快	给药可能引发咳嗽
接受度高,特别适合儿童	药物从鼻腔漏出致镇静深度不足
无创给药	
口腔科领域适合	
不良反应较少	

四、药物的选择

（一）咪达唑仑

在进行七氟烷吸入麻醉或静脉镇静前,患儿往往表现出抗拒和哭闹。这时,可以在实施全身麻醉或开放静脉通道前通过经鼻给药的方式进行术前镇静。文献报道患儿麻醉前使用 0.2mg/kg 的咪达唑仑证实是有效的。但在笔者临床使用过程中发现,使用 0.2mg/kg 咪达唑仑经鼻给药后,患儿往往在候诊时较平静,一旦医护人员靠近,患儿仍表现为警觉、抗拒,笔者认为对于需要镇静下行麻醉诱导、家属分离时需加大药物用量,要想达到完全镇静的目的时,用药量应根据需要调整为 0.2~0.5mg/kg,此剂量适合于开放静脉及家属分离。

经鼻黏膜途径使用镇静药物也可以与其他途径联合应用,通常与笑气吸入联合使用,缩短镇静起效时间,增强镇静效果。印度学者研究认为:经鼻黏膜途径给予咪达唑仑起效快,恢复也快,与吸入笑气配合咪达唑仑通过鼻内途径与口服途径一样有效且用量更少。

（二）舒芬太尼

舒芬太尼也是常用于经鼻给药途径的镇静药物之一,通常给药剂量为 0.15~0.3μg/kg。但是值得注意的是,阿片类的药物若使用量较大,可能会产生术中呼吸抑制,术后恶心呕吐等不良反应,相比较咪达唑仑,因不良反应较多且药物属于管制药品,故目前临床使用较少。

（三）氯胺酮

属于非巴比妥类静脉麻醉剂,可先阻断大脑联络径路和丘脑向新皮层的投射,故意识还部分存在,痛觉消失明显而完全;随血药浓度升高而抑制整个中枢神经系统。作为中枢神经系统非特异性 N- 甲基 - 天门冬氨酸(NMDA)受体阻断剂,单独使用氯胺酮可引起麻醉后苏醒期躁动、噩梦等不良反应。故临床应用较少,常与咪达唑仑或右美托咪定混合使用。

（四）右美托咪定

美托咪定的活性右旋异构体,作用于蓝斑核,促进去甲肾上腺素释放,具有抗交感、镇静和镇痛的作用,对中枢 α_2- 肾上腺素受体激动的选择性更强,是可乐定的 8 倍。临床上常采用术前 30min 予以 2μg/kg 滴鼻,术中不易发生心动过缓及严重低血压。

（五）具体使用方法及流程

患者在经鼻途径镇静治疗前,需要进行镇静前的评估及预约。医师要评估患者的焦虑程度,回顾患者既往病史、药物史、过敏史,并进行口腔镇静下治疗时间的预约。在预约当天,患者应在治疗前半小时来到医院,医护人员用以连接喷雾器的注射器或普通注射器经鼻给药(图 6-3-3),给药后,患者半卧于牙椅上等待药物起效,并连接监护仪监测生命体征。在给药 10min 后对镇静效果进行评估,之后每 5min 评估一次,如果达到理想的镇静深度方可进行口腔治疗,若 30min 后仍无镇静效果或镇静效果不理想,10min 后再评估一次,若依旧效果不理想,应考虑改用其他镇静方式。

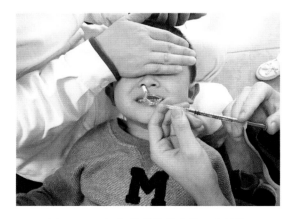

图 6-3-3　经鼻黏膜给药实施儿童镇静

在整个治疗过程中应该时刻进行生命体征的监测并记录。若治疗时间较长,患者需步行至厕所等,需人员陪同,防止跌倒。当经鼻途径给药镇静效果稍差时,有条件的医院或诊室可以复合笑氧吸入的方式,来弥补镇静深度不足的情况。

治疗结束后,应缓慢将患者由平卧位或半卧位调整至坐位,并记录生命体征及复苏后的评估,当患者达到离院标准后,方可让患者在家属的陪同下离院。离院前交代术后及镇静后的注意事项。离院后 6h,由医护人员进行电话回访,询问患者的恢复情况、术后医嘱执行情况及是否发生不良反应。

经鼻给药途径在实施时,可能因为大量的液体量或喷雾头开口贴近鼻腔组织导致药物未被雾化就进入鼻腔而引起喷嚏和呛咳,致使药物从鼻腔流出并减少药物吸收。有文献提出,咪达唑仑高浓度(5mg/mL)的剂型镇静效果优于 2mg/mL 的剂型。同时,未稀释的高浓度的剂型也可以减少给药剂量,经鼻给药的镇静方式仍需要持续的监护。

经鼻给药的方法在口腔科领域将会越来越有临床用价值。其无创给药、起效迅速的特点在成人和儿童群体都适用,特别是不配合的患儿在实施全身麻醉前的超前镇静或者与笑气吸入配合使用。

第四节　经静脉途径口腔科镇静技术

虽然静脉麻醉已有 100 多年的历史,但静脉镇静技术在口腔科领域的发展要晚于吸入镇静技术。20 世纪,随着大量短效的麻醉药物和先进给药方式及监测手段的出现,静脉镇静技术在以门诊为主的口腔科领域得到了一定的发展;而另一个不可或缺的因素则是无创的监测技术及设备提高了静脉镇静技术(中、深度镇静)的安全性。下面介绍常用的经静脉途径口腔治疗的镇静方法。

一、适应证

（一）中重度牙科焦虑症

任何镇静技术的首要适应证都应是与口腔治疗相关的焦虑和恐惧影响了原发疾病的治疗,包括吸入镇静、经鼻途径镇静等。然而对于大多数在门诊进行的口腔科治疗以及目前复杂的医疗环境,经静脉镇静技术不应作为医师的首选,应在其他镇静技术效果不佳时才考虑选择经静脉途径的镇静。

（二）镇痛

对于口腔科治疗疼痛的控制,经静脉途径的镇痛技术不是首选,良好的局部麻醉仍然是口腔科控制疼痛的最有效的方法。但在一些情况下如治疗过程中局麻效果不佳时,经静脉给予一些阿片类药物能有效的辅助控制疼痛。术后疼痛的控制仍首选口服非甾体类抗炎药物。

（三）控制唾液分泌

在开放静脉的同时,给予一些抗胆碱能药物如阿托品、东莨菪碱等,能有效地抑制唾液腺的分泌,患者干燥的口腔环境使口腔科医师治疗更便利,例如取模等。

（四）遗忘

在经静脉途径的镇静技术中,选择具有一定程度遗忘作用的药物(如咪达唑仑、右美托咪定)能给患者带来一些好处,特别是一些需要接受长时间治疗的患者。镇静能使患者放松,但长时间的张口或者治疗时器械发出的吱吱声,对于部分患者仍是一种不快的体验。这部分不快的体验可以在伴随静脉镇静时遗忘,而是否有益是主治医师和患者需要面对和选择的情况。

(五)伴随其他全身系统疾病

对于合并有全身系统疾病的患者如冠心病患者,开放的静脉通道是安全的保证。但值得注意的是处理这类合并系统疾病的患者,适当给予静脉镇静药物有助于降低心肌的氧耗,对患者是有益的,但镇静深度一定要注意,建议使用轻、中度镇静。

(六)咽反射敏感

咽反射(gag reflex,GR)是防止异物进入气管、咽喉或喉的保护性反射机制。很多患者在治疗口腔疾病时伴有严重的咽反射,使他们很难继续接受治疗或推迟治疗。GR 的病因分为躯体性和/或心因性。躯体性由于对软腭、舌根或喉部的物理刺激导致,而心因性大多由恐惧或严重焦虑引起。部分患者由于患有咽炎等原因导致张口过大或口腔科器械放入口内时出现了恶心甚至呕吐的情况,增加了医师治疗的难度和患者不愉快的体验。表面麻醉、笑氧吸入镇静技术都能不同程度的缓解轻、中度的咽反射导致的恶心,而对于一些特别严重的患者,静脉镇静技术能更好地解决此类状况,保证治疗顺利进行。

二、禁忌证

静脉镇静技术有一些相对的禁忌证,例如:困难气道、肝肾功障碍、重度肥胖患者等,需要做好完善的术前评估和准备,充分考虑药物代谢及镇静下患者的通气情况,在确保安全的提前下,选择合适的镇静深度。

三、静脉镇静的优缺点

静脉镇静的优缺点比较见表 6-4-1。

表 6-4-1 静脉镇静的优缺点比较

优点	缺点	优点	缺点
起效快	需要静脉穿刺	可给予拮抗剂和急救药物	工作人员需要定期培训
通过调整药量达到预期结果	静脉穿刺并发症	副作用少见(恶心呕吐)	
可以调控镇静深度	需要全程监测	减少分泌物	
恢复时间短	出院后需要看护	咽喉反射减弱	
设备要求不高	部分药物没有拮抗剂		

四、常用静脉镇静药物药理学特点

为了保证患者的舒适,通常将几种不同的麻醉药品和技术应用在口腔科静脉镇静中。口腔治疗中理想的镇静药物的特征为:遗忘/镇静功能;镇痛;抑制应激反应;稳定血流动力学波动;催眠;起效快和作用时间短,可控性佳。

最常用的静脉镇静药物为苯二氮䓬类,阿片类药物,超短效麻醉药品(丙泊酚或美索比妥)和氯胺酮,右美托咪定。以上药物均可以联合使用,也可以复合笑氧吸入镇静技术下局麻。以下介绍的是口腔门诊常用的几种静脉镇静药物及其相关特征。

（一）苯二氮䓬类（benzodiazepine）

苯二氮䓬类药物是最经典的常用的抗焦虑药物,具有肌肉松弛、抗惊厥和顺行性遗忘的作用,代表药物为咪达唑仑。

咪达唑仑是水溶性制剂,给药后不会出现静脉炎症,同时没有二次药物浓度高峰出现。β 半衰期为 1.7~2.4h；α 半衰期为 4~18min。咪达唑仑顺行性遗忘作用强,但其镇静效果不如地西泮。用量:初始剂量为 1~2.5mg,2mg 逐步增达到理想镇静深度；平均镇静剂量：2.5~7.5mg。

（二）阿片类药物（opioids）

阿片类药物在临床上的应用主要是镇痛作用,分为天然和人工合成两种。想要达到可靠地镇静效果均会有不同程度的呼吸抑制,苯二氮䓬类和超短效麻醉药都会产生呼吸抑制,所以呼吸道处理工具应作为常规备用。最常用的芬太尼为人工合成的强效麻醉性镇痛药,其镇痛强度为吗啡的 100 倍,起效迅速,维持时间短,不释放组胺,对心血管功能影响小,能抑制气管插管时的应激反应。用量:初次剂量为 $25\sim50\mu g$,以 $25\mu g$ 为单位滴定；平均镇静剂量为 $100\mu g$。纳布啡（nalbuphine）是新型人工合成的阿片受体激动拮抗剂,它对 κ 受体完全激动,镇痛效果强、起效快、镇痛时间较长,对 μ 受体具有部分拮抗作用,使依赖和呼吸抑制的发生率低,同时有封顶效应,并且纳布啡有一定的镇静作用。用量:静脉给药剂量为 0.1~0.2mg/kg。同时使用后较少引发术后恶心、呕吐,不良反应少。

（三）氯胺酮（ketamine）

氯胺酮是一具有镇痛作用的静脉全麻药,可选择性抑制丘脑内侧核,阻滞脊髓网状结构束的上行传导,兴奋边缘系统。氯胺酮可以产生一种分离麻醉状态,其特征是僵直状、浅镇静、遗忘与显著镇痛,并能进入梦境、出现幻觉。氯胺酮可以静脉输注也可以肌内注射。由于氯胺酮有分离麻醉作用,因为常推荐与苯二氮䓬类药物或者丙泊酚复合使用。最大剂量：2mg/kg,静脉注射；4mg/kg。

（四）右美托咪定（dexmethomidine）

右美托咪定是一种新型的高选择性的 α_2- 肾上腺能受体激动剂,具有催眠、镇静、镇痛、抗焦虑、抗应激的作用,同时对血流动力学影响较小,几乎不产生呼吸抑制。可以单独用于复合局部麻醉的短小手术。然而,药物作用于个体差异大,诱导相对缓慢,不良反应为嗜睡、眩晕。需留观时间较长,根据我们的医疗实践来看,不太适合口腔门诊"即做即走"的模式,建议有留观条件的单位使用。使用方法:配成 $4\mu g/mL$ 浓度,以 $0.5\mu g/kg$ 为初始剂量缓慢静脉泵注,输注时间为 10min,维持剂量为 $0.5\mu g/(kg\cdot h)$。

（五）丙泊酚（propofol）

门诊最常用的静脉镇静药物,是一种静脉麻醉药物,用于麻醉诱导和维持,同时也用于镇静。丙泊酚不溶于水,属于脂溶性药物。丙泊酚静脉推注时有强烈的静脉刺激作用,因此常用利多卡因预处理来预防注射痛。丙泊酚体内吸收迅速,起效快,作用时间短,呼吸抑制也较常见。镇静方案推荐剂量为 $50\sim100\mu g/(kg\cdot min)$,直至达到预期镇静效果,维持剂量为

25~75μg/(kg·min),用于口腔治疗的镇静通常采用微量注射方式。

为了降低注射痛和获得更满意的镇静效果,还可以采用丙泊酚中长链脂肪乳注射液,相比普通丙泊酚,其中长链制剂中大豆油、中链甘油三酯增加了丙泊酚的脂溶度,根据临床观察该药在药物起效、术毕清醒时间以及注射疼痛情况方面均明显优于普通丙泊酚。使用方法与普通丙泊酚相同。

五、经静脉途径口腔治疗镇静方案

(一)镇静前用药

1. 氧化亚氮/氧气吸入在口腔诊所应用广泛。可以减轻焦虑,甚至在开放静脉通道前使用,减轻患者静脉镇静的术前焦虑。

2. 皮质类固醇类药物(地塞米松、甲基泼尼松龙)减轻术后创伤性水肿,同时减少某些镇静药物释放的组胺。

3. 组胺阻滞剂(苯海拉明)减少某些镇静药物引起的组胺增加,同时增加镇静作用。

(二)抗焦虑/镇痛药物

1. 氧化亚氮/氧气吸入静脉镇静辅助药物可以减少镇静药物使用剂量且提供氧气。

2. 苯二氮䓬类药物(地西泮、咪达唑仑)是最有效的抗焦虑药物,通常和阿片类药物同时使用,可用于轻、中度镇静。

3. 右美托咪定同时具有镇静、镇痛作用,易唤醒,可用于中度镇静。

4. 阿片类药物(芬太尼、纳布啡等)主要用于镇痛。通常和苯二氮䓬类共同使用达到中度镇静。

5. 静脉麻醉药物(氯胺酮、丙泊酚)在特别疼痛或者复杂的手术时增加其镇静深度(如局麻药注射时),或者当镇静药物复合镇痛药物无法满足手术需要时使用麻醉药物,可用于深度镇静。丙泊酚血浆靶浓度控制输注法镇静深度可调控、灵活度大,能满足绝大多数口腔治疗镇静的要求。

(三)给药方式(以丙泊酚静脉镇静给药为例)

经静脉途径实施包括口腔科镇静/麻醉等各类型手术的历史悠久,报道的方案众多,适用于几乎所有手术及有创操作,主要依据药物的药物代谢动力学作为依据。我们的临床实践总结仍是以丙泊酚靶浓度控制输注最适合口腔科各类治疗的镇静。

1. 人工给药(手动推注) 人工给药是最常见的给药方式,简单、便捷,根据患者自身情况(年龄、体重等数据),通过计算给药,但可能因一次性注入大量药物造成一过性的高血药浓度而导致呼吸抑制、低血压等不良反应,并且与医师自身的临床经验有很大关系。同时,若手术时间过长或镇静效果不佳,可能需要反复多次推注药物而致不良反应增加及苏醒延迟。临床以单次或多次给予咪达唑仑为代表。

2. 恒速泵注 能解决人工给药重复给药的缺点,减少不良反应的发生,要达到稳定的血浆浓度时间长,且无法估计血药浓度以做到个体化镇静,随时间延长药物容易蓄积,镇静效果和麻醉医师的经验有关。临床以微量恒速给予右美托咪定为代表。

3. 靶浓度控制输注 简称靶控输注(target controlled infusion,TCI),是指在输注静脉麻醉药时,以药代动力学和药效动力学原理为基础,经计算机计算控制通过调节目标或靶位(血浆或效应室)的药物浓度来控制或维持适当的麻醉深度,以满足临床麻醉的一种静脉给药方法。靶控目标分血浆靶控输注和效应室靶控输注。与上述的输注方式相比,优点在于操作简便,易于控制血浆浓度,能达到理想的镇静深度,使镇静过程平稳,不良反应少(图 6-4-1)。

综上所述,丙泊酚靶控输注是门诊较优化的镇静方案。但需要强调,所有药物都有治疗效应和不良反应的对立统一两面性,不可一味强调某一药物的治疗(镇静)作用,为了避免不良反应常需要联合用药。

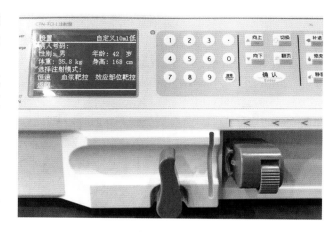

图 6-4-1　靶浓度控制静脉输注泵

六、经静脉途径口腔治疗镇静流程

(一)镇静前的评估

1. 评估要点

(1)当前诊所/科室的医疗情况以及与口腔治疗相关的问题;

(2)既往史(包含既往所有镇静/全麻的情况);

(3)药物史及过敏史;

(4)体格检查(包括气道的评估)。

2. 需麻醉医师会诊/协助的情况

(1)困难气道或者可能存在呼吸道问题;

(2)ASA Ⅲ级和 ASA Ⅳ级;

(3)特殊患者(智障、脑瘫等)。

3. 安全保障

(1)训练有素的麻醉医师及助手;

(2)完善的抢救实施及应急流程。

4. 通过以下条件来选择合适的镇静手段

(1)治疗所涉及的问题;

(2)治疗时想达到镇静的深度;

(3)排除禁忌证;

(4)可能产生的不良反应对围手术期的影响;

(5)患者的意愿。

5. 同意书签署前应告知

(1)推荐的镇静方案;

(2)备用的镇静方案;

(3)利弊及风险。

(二)禁食

1. 实施镇静之前,确认并记录最后一次进食水的时间。

2. 实施"2-4-6"禁食方案。

3. 实施急诊手术,是否禁食取决于手术的紧迫度及镇静深度。

（三）心理准备

1. 为患者进行术前宣教及心理疏导

（1）围麻醉期流程；

（2）患者了解应该做好什么准备,配合什么,医师要做什么；

（3）患者在治疗过程中可能会有的感觉。

2. 人员要求

（1）医护人员应掌握：①熟练掌握镇静药物的药理学特性；②门诊镇静适应证及禁忌证；③监测技术；④复苏及监护；⑤生命支持及并发症的管理。

（2）医护人员应掌握以下几种药物的管理：①七氟烷；②丙泊酚；③阿片类药物；④常规急救药品。

3. 离院标准

（1）生命体征恢复到正常水平（体温、心率、血压及呼吸频率）；

（2）意识恢复到清醒状态；

（3）管理并发症（恶心、呕吐及疼痛）；

（4）术后疼痛管理。

（四）镇静前准备

与儿童镇静前准备相同,术前访视及镇静前的准备仍然是安全实施镇静治疗的关键点。评估患者身体状况、口腔情况、心理状况及气道情况。患者初次就诊,应完成对患者进行初步评估。询问患者的年龄、身高和体重,是否患有牙科焦虑症及常见的伴发疾病,如高血压、糖尿病、心脏病和呼吸系统疾病,是否有过敏史,是否有长期服用镇静药物史和打鼾/睡眠憋气等问题。通过文字、多媒体、网络等途经来介绍麻醉方法、流程、可能出现的问题及应对措施,来消除或降低患者的术前焦虑。术前进行体格检查、病史回顾、讲解麻醉及手术可能持续时间、是否能接受静脉穿刺以及术中所有需要实施的监护项目。苏醒后的感觉及术后疼痛的处理。

1. 镇静的禁忌证　包括：①全身状况控制不佳的 ASA Ⅲ级或Ⅳ级患者；②困难气道/颌颌面严重畸形；③恶性高热患者；④合并严重呼吸/循环系统疾病；⑤合并严重糖尿病；⑥阻塞性睡眠呼吸暂停综合征（obstructive sleep apnea Syndrome,OSAS）；⑦病理性肥胖：体重指数（BMI）＝体重（kg）÷身高^2（m^2）；BMI>25 为体重超标,BMI>30 考虑为肥胖,当 BMI>40 时,考虑为病理性肥胖。

2. 镇静的适应证　包括：①无合并系统疾病、既往无过敏病史、健康状况良好的患者,即 ASA Ⅰ级、Ⅱ级患者；②经过系统治疗,全身状况稳定的 ASA Ⅲ级患者；③无法配合的特殊患者（脑瘫、智障等）。

3. 镇静前的恐惧、焦虑　对于术前严重恐惧、焦虑的患者,对焦虑的控制应在治疗前一晚就进行,患者常常因焦虑睡眠不佳或无法入睡,口服镇静药物可以缓解焦虑及帮助睡眠,避免因焦虑及睡眠不足致患者血压、心率等控制不佳。而对于静脉穿刺恐惧的患者也可使用术前药物,通过麻醉开始前口服、鼻喷镇静药物、吸入笑气等方法进行术前镇静并于穿刺点的皮肤涂抹表面麻醉膏。

4. 气道评估　成人门诊镇静过程中常见的并发症为呼吸道并发症。呼吸系统并发症的症状可有多种表现,包括呼吸抑制、通气不足、低氧血症、高碳酸血症等。这些表现通常是由过度镇静引起,尤其是一些因肥胖睡眠时打鼾或患有呼吸睡眠暂停综合征的患者,在术前评估时要考虑到气道的管理问题,避免通气不足及低氧血症的发生。通气不足和低氧血症是镇静(特别是深度镇静)过程中最常见的并发症。通气不足常由多种原因引起,如咽喉部组织、舌部肌肉松弛阻塞气道,阿片类药物和镇静药物所致的呼吸抑制。这种呼吸抑制作用可导致肺通气不足、低氧血症和高碳酸血症,同时也能导致 V/Q 比例失调,在评估时应谨慎。若在镇静时出现通气不足的情况可采用体位调整为半卧位,双手抬颌或镇静达到一定深度后放置鼻咽通气道维持。

5. 实验室检查　门诊手术患者在麻醉前需进行必要的实验室检查,如血常规、肝肾功、凝血功能、血糖。对于合并各系统疾病的患者,还需进一步针对性的检查胸片、心电图等。

6. 禁食水　禁食水时间:①液体:禁水 2h;②牛奶:4h;③固体食物:禁食 6h。

围手术期应避免进食辛辣、刺激的食物,戒烟戒酒。对于部分需药物控制血压、心率的患者应常规在术前 1~2h 服用,而对于使用胰岛素的糖尿病患者,则需在医师的指导下,调整胰岛素的用量,特别是使用长中效胰岛素的患者。

7. 术前用药　门诊镇静治疗,术前是否用药取决于目标镇静程度、病情严重程度、手术时间、镇静手段等。术前用药可经口服、舌下、鼻喷、静脉、吸入等途径给予,对于牙科焦虑症评分低及不恐惧静脉穿刺的患者也可不使用术前药物,仅给予阿托品控制唾液分泌。

8. 麻醉诱导　对于一些极其不配合患者(主要是儿童),通常可采用面罩 + 七氟烷吸入诱导,接受程度高,诱导速度较快,如果静脉镇静失败可迅速在镇静维持阶段转化为深度镇静 / 全麻,并采用气管导管 / 喉罩进行气道管理。对于依从性及配合度高的普通患者,常先建立静脉通道,待静脉通道建立完成后,再通过静脉给药进行诱导。

9. 镇静深度的维持　静脉麻醉:待开放静脉通道后,在靶控泵控制板面上输入注射器型号、患者年龄、体重等基本数据后,选择丙泊酚注输模式,设定丙泊酚靶浓度,可从 1μg/mL 开始,逐渐缓慢上升调高剂量,并根据其生命体征变化及手术刺激的强度综合考虑调整靶控浓度的剂量。可在局部麻醉开始前及治疗发生体动时,适当静推镇痛药物(图 6-4-2,图 6-4-3)。

10. 麻醉复苏　治疗完成后,需仔细检查软组织有无出血,口腔内是否有残留物,牙齿治疗是否达到预期效果及补料是否脱落,残留液体是否清理干净,并取出填塞的纱布。靶控输注泵在停药后,有设备模拟的血药浓度残留值计算显示,可帮助预测苏醒时间,建议患者停药后在牙椅上休息至 0.5μg/mL 以下时方可起身离开牙椅。

11. 离院指征　在复苏室监测其生命体征,0.5h 后,若患者达到离院标准,可经麻醉医师同意后离院。离院6h 及术后第一天,由医护人员电话随访并记录。

口腔治疗时的舒适度更是患者和医师关注的重点,丰富镇静的手段给了医师和患者多种选择来实现治疗的

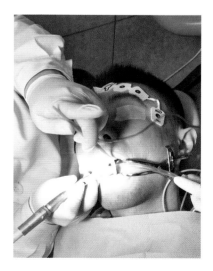

图 6-4-2　成人静脉中度镇静下实施成人牙体牙髓治疗

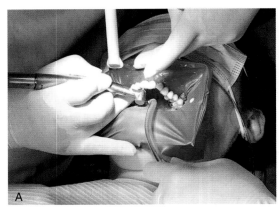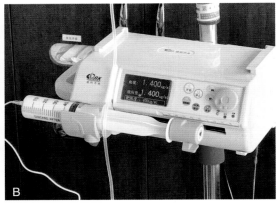

图 6-4-3 成人静脉中度镇静下实施美学修复

舒适化。笑气是口腔科治疗镇静的首选,静脉镇静技术则是一个很好的补充。而对于笑气效果不佳,时间较长的治疗如多颗牙种植、复杂牙体牙髓治疗、特殊患者口腔治疗等,静脉镇静技术则是更优选择。

第五节 经呼吸道途径口腔科镇静技术

清醒镇静是指对意识水平产生轻微的抑制,同时患者能够保持连续自主的呼吸及对物理刺激和语言指令做出相应反应的能力。整个过程中,患者保持清醒,没有丧失意识,保护性反射活跃,并能配合治疗。口腔治疗运用清醒镇静技术可减轻或消除口腔科焦虑症;对无口腔科焦虑的患者则能预防牙科焦虑症的发生。

笑气/氧气吸入清醒镇静是采用笑气氧气的混合气体(其中笑气浓度不高于70%,而氧气浓度不低于30%),应用于口腔科、产科、急诊、儿科等的检查治疗,国外已广泛应用于口腔科治疗,是最安全的口腔科用麻醉方式之一。据统计,在美国,有76.5%的口腔医院都配套有口腔笑气镇痛系统,超过50%的全科牙医和接近90%的儿童牙医都为患者使用笑气来减轻治疗过程的焦虑和疼痛。2016年AAPD对美国笑气的使用进行了一项回顾性调查研究,依托美国俄亥俄州辛辛那提儿童医院展开,对AAPD的6 366名成员展开回顾了1996—2016年包括笑气的使用情况、安全性和镇静方案的调查,其中反映出在美国儿童口腔科医师和全科医师是使用笑气的主要医师群体,每周约施行50~100例患者,最常用的笑气浓度30%~50%,20~80岁是主要患者年龄阶段,单独使用 N_2O 的成功率保持不变,大多数报告超过75%的成功率;但由于父母对患儿就诊时的传统的行为指导模式,偏向更多使用药物技术而不是单纯行为诱导,88%的医师认为患儿父母的育儿习惯由于其工作原因发生了变化,导致儿童行为恶化,导致复合镇静的比例增加,儿童使用笑气成功的比例在下降,导致全麻下治疗的比例上升,特别要指出在美国笑气使用时生命体征监测和病历记录比例不高,中华口腔医学会则在《口腔治疗中笑气/氧气吸入镇静技术应用操作指南》明确提出了必须进行监测和记录的要求。

一、笑气作用及其原理

"笑气"学名氧化亚氮,是无色有甜味的气体,对呼吸道无刺激,通过呼吸道进入人体内作用于神经系统抑制中枢神经兴奋性和神经冲动的传导而发挥麻醉作用,属于非竞争性 NMDA 受体(N-甲基-D-天冬氨酸受体)拮抗剂。氧化亚氮镇痛作用强而麻醉作用弱。短时间内吸入即产生作用,停止吸入后几分钟作用消失,且大部分以原形经肺伴随呼吸排出体外。由于笑气最低肺泡有效浓度 MAC 为 104%,所以麻醉作用相对弱而镇痛作用相对强。

通过笑气和氧气混合装置吸入一定比例的笑气对意识水平产生轻微的抑制,同时患者能够保持连续自主的呼吸及对物理刺激和语言指令作出相应反应的能力。整个治疗过程中,患者意识存在,保护性反射活跃,并能配合治疗。

二、笑氧混合气体

笑气含量为:① 30% 以下只能达到镇静作用;② 30%~50% 时产生镇痛作用(临床常用浓度);③ 80% 以上才能达到麻醉作用。

三、笑气在口腔治疗中的镇静特点

1. 镇痛　吸入笑气可提高痛阈,减轻疼痛但不阻断疼痛;根据治疗需要联合应用局麻药物。

2. 抗焦虑　减轻或消除有口腔科焦虑患者的焦虑程度,对无口腔科焦虑的患者可预防口腔科焦虑,使患者放松、舒适、合作。

3. 遗忘　患者在完成治疗后不能完全、确切地回忆当时的情况,并且对于时间的长短有一个错误的判断,往往意识不到时间的消耗,认为在很短的时间内配合完成了一个实际上很长时间的治疗操作。

4. 降低口腔科治疗的不自主活动,提高长时间治疗的耐受度。

5. 操作简便,易于控制　起效和恢复迅速,镇静的程度可通过流量计浓度进行调节。对组织无刺激,常规治疗浓度对呼吸循环影响小,过敏极为罕见。一般在应用后 30s 可产生效果,5min 可达到最佳效果,停用笑气吸入纯氧 5min 后可达到完全复苏。

四、笑气氧气吸入镇静技术的适应证

1. 对口腔科治疗感到非常紧张害怕;
2. 曾经有恐怖的口腔科治疗经历;
3. 局部麻醉难以达到效果;
4. 治疗时咽反射较明显;
5. 难以合作的儿童(学龄前儿童个体差异大)。

五、笑气氧气吸入镇静技术的禁忌证

1. 严重慢性阻塞性肺部疾病;
2. 急性上呼吸道感染;
3. 不能用鼻呼吸;
4. 孕期(前 3 个月最好避免);

5. 严重低血压；

6. 药物成瘾者。

六、笑气口腔科镇静镇痛的不良反应

（一）循环系统

1. 血压　氧化亚氮可以轻度的升高血压。

2. 心率　氧化亚氮对心率变化的影响甚微。

3. 心脏功能　氧化亚氮有拟交感神经作用，可增加心排量。大剂量时也可引起心肌抑制。对心脏无直接抑制作用且都是可逆的。

（二）中枢神经系统

吸入 30%~50% 的氧化亚氮有镇痛作用，对 80% 患者有麻醉作用，但作用较弱，患者大多会产生轻微的头晕。氧化亚氮会使颅内压升高，所以有可能出现术后恶心，甚至呕吐。

（三）呼吸系统

味甜，对呼吸道无刺激，单纯使用不产生呼吸抑制。在使用高浓度时易产生缺氧。麻醉医师或经培训的口腔科医师在完备的监护条件下行笑气口腔镇静治疗，可有效地防止氧化亚氮不良反应的发生，把氧化亚氮的优势最大化。

七、笑气镇静操作流程

1. 治疗前访视，ASA 分级，评估患者全身情况，制订镇静镇痛计划，签署知情同意书（见文末附录十一）。

2. 治疗前和患者充分交流，教会患者如何使用鼻罩，如何表达对治疗的反应及要求。

3. 检查笑气装置　检查气体压力情况及余气量，管路及负压吸引等。

4. 调节笑气氧气浓度　从初始浓度笑气 10%~20% 开始，根据患者反应增加 5%~10% 笑气浓度，大多数患者在笑气 30% 即可出现镇静反应。表现为之前的恐惧感减轻或消失，有欣快感；患者自觉口唇及手脚，甚至全身发麻；有飘忽感，患者感觉肢体变轻或发沉；反应迟钝，呼之回应缓慢，目光游离；面部潮红等。在治疗过程中根据患者反应随时对笑气浓度做调整，镇静程度维持在轻度到中度，以达到最佳镇静镇痛状态（图 6-5-1~ 图 6-5-5）。

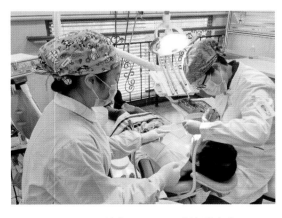

图 6-5-1　笑气吸入下口腔外科治疗

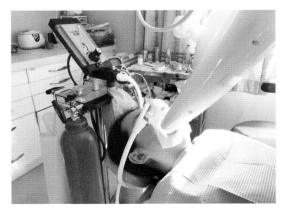

图 6-5-2　笑气吸入下实施冷光美白

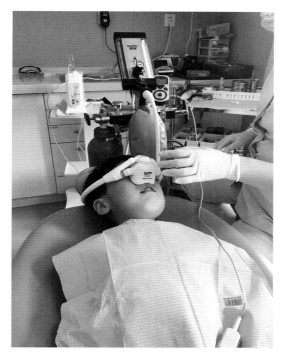

图 6-5-3　笑气吸入下实施儿童乳牙拔除术

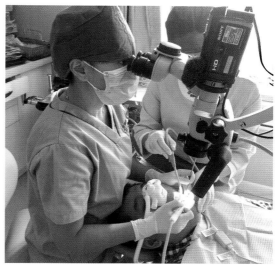

图 6-5-4　笑气吸入下实施牙体牙髓治疗

5. 治疗结束后吸入纯氧,帮助残余笑气迅速排出体内,待患者完全苏醒后离开。

八、使用笑气氧气吸入清醒镇静注意问题

1. 应充分了解笑气氧气混合气体清醒镇静的知识;熟练掌握操作过程,操作者应接受过专业培训。

2. 通过良好沟通,取得患者信任并增强自信心;使用笑气前要做好宣教工作,并获得患者书面签署的知情同意书。

3. 采用逐步增加笑气浓度的方法(滴定)来达到理想的镇静状况;笑气使用前和结束后要给予充足的纯氧吸入。笑气主要是解决紧张焦虑问题,成功的前提是提供良好的局部麻醉,笑气所需浓度因人而异,不同患者对于笑气的需要量是不同的;同一患者不同时间对于笑气的需要量也可能是不同的。

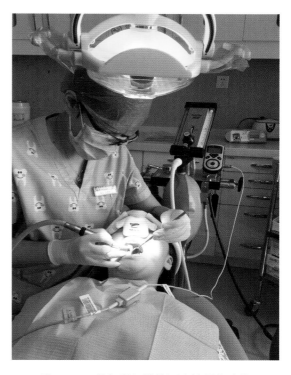

图 6-5-5　笑气吸入镇静下实施龈上洁治

4. 笑气浓度在整个清醒镇静过程中需要根据操作刺激的强弱进行调整；镇静要在工作人员的监测下进行，不能让患者独处；避免患者过度镇静；要有准确可靠的病历记录(见文末附录十二)。

5. 笑气使用时的劳动保护和废气回收(或排除)装置，避免医务人员长期低浓度吸入。

(赵 楠)

第六节 全身麻醉下儿童口腔治疗技术

面对儿童这一特殊群体，尤其是学龄前的患儿和特殊儿童(自闭症、脑瘫、智障)的口腔治疗，一旦行为诱导等非药物性行为管理方法失败，家长和医师将面临一个艰难的选择：约束治疗或者深度镇静/全身麻醉下治疗。强制治疗如恐吓、束缚等方式会带来心理阴影，不利于儿童的心理健康成长，近年来国内外因强制治疗导致患儿意外致伤甚至死亡的报道屡见不鲜。美国儿童口腔科学会(AAPD)对在麻醉或者深度镇静下实施口腔治疗的指南中指出，儿童口腔治疗使用镇静或者麻醉的目的是提供良好的治疗条件及对治疗的积极态度，并指出在设备、监测与纪录、术前评估、团队建设、应急状况处理、离院标准等6个方面是相对的风险点，在本节会讨论该方面内容。一项针对AAPD924名成员对口腔科治疗中静脉镇静方法的问卷调查在美国加州、佛罗里达州和纽约州展开，从侧面提供了外国同行的经验，研究者认为在儿童实施深度镇静下治疗的主要的优点是：提高了治疗效率及治疗安全，提高了家长的满意度和接受度，降低了等待时间；主要缺点有：价格偏高，仍有部分病例不适合采用等。平均每月1~6天会开放镇静日，每天平均3例，平均治疗时间101min，复苏时间33min，98%均未发生并发症。从而得出结论：不同镇静药物使用途径提供了差异化的服务；静脉镇静可以降低占用手术室或医院医疗资源；静脉镇静费用高是主要不足，并且该调查提出由于家长工作性质及节奏的改变导致儿童性格改变及口腔健康状况恶化，从而导致在全身麻醉下儿童口腔治疗的比例增加，这些变化的趋势也为我国该领域的发展提供了借鉴，在2017年公布的第四次全国口腔健康流行病学调查中发现，我国儿童龋病流行处于低水平，12岁儿童的平均龋齿率为0.86颗，但12岁恒牙患龋率为34.5%，比十年前上升了7.8个百分点，5岁儿童乳牙患龋率为70.9%，比十年前上升了5.8个百分点，结合巨大的人口基数，表明今后的全麻下儿童复杂龋齿治疗的比例将增加。

目前，需要在镇静/全身麻醉下进行儿童口腔治疗的专业主要涵盖儿童口腔科及口腔外科的范畴。其中，儿童口腔治疗通常分两类：浅龋及中、深龋。浅龋对儿童的刺激伤害相对较小且治疗时间较短；然而，中、深龋的治疗一般包括根管治疗和装套预成牙冠，通常需同时处理多颗龋齿，整个治疗时间较长，对患儿局部刺激较大。对于颌面外科而言，由于其手术种类多样如颌面部外伤、埋伏多生牙、系带过短、黏液腺囊肿等，手术困难度不一，相对于龋损牙治疗手术时间较短，另外还有一部分情况为麻醉下同时接受内科和外科的联合治疗(图6-6-1~图6-6-3)。

对于儿童，就镇静/全身麻醉下口腔治疗的对象而言，一般分为正常患儿及特殊患儿。正常患儿通常指没有合并全身系统疾病，这类患儿主要是单纯因为对口腔治疗恐惧无法配合治疗以及部分患儿可以在行为诱导下进行口腔治疗，但口腔疾病情况严重致治疗计划复杂或治疗周期过长，情况严重者可能需要在行为诱导下就诊十几次才能完成治疗计划，而在

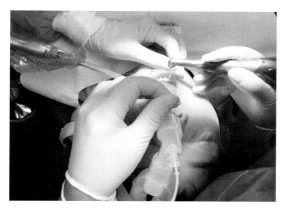

图 6-6-1　喉罩通气道深度镇静下实施水激光矫正舌系带过短

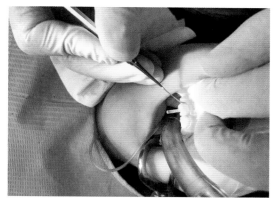

图 6-6-2　喉罩深度镇静下实施前牙修复

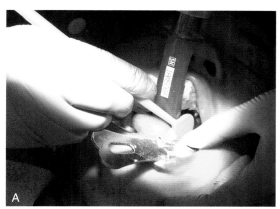

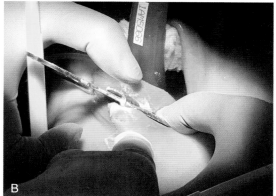

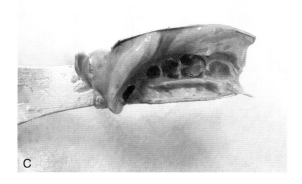

图 6-6-3　喉罩深度镇静下制作间隙保持器
A. 放入模具　B. 取模　C. 取下的模型

这么长的治疗周期中一旦患儿因疼痛或恐惧导致牙科恐惧症则会前功尽弃,无法完成治疗;另一类为特殊患儿,患儿本身患有一些特殊疾病致完全无法配合进行口腔治疗,例如患有孤独症、脑瘫、智障等特殊疾病,这类患儿往往因为口腔健康状况较差且龋病严重,通常是因为口腔疾病致剧烈疼痛无法进食被发现才到医院就诊。以前对于面对这类患者,口腔科医师往往束手无策,而镇静/全身麻醉下口腔治疗技术的发展使这部分儿童获得了诊治的机会。值得注意的是,这类患儿由于患有特殊疾病可能导致生长发育缓慢或异常,在术前评估、麻醉计划及实施、术后观察等治疗方案的各方面都应该更加小心、完善。

上述部分与其他医学专业有明显的差别,所以本节专门介绍儿童口腔镇静或麻醉下治疗的特点,接受口腔治疗的儿童,由于口腔疾患严重、治疗复杂、时间长,以及儿童对看牙的恐惧和不配合让医师们意识到提供镇痛和抗焦虑治疗的重要性,因此口腔门诊需要提供更多镇静/麻醉下治疗。在镇静和全麻下完成儿童口腔治疗能减少患儿的创伤性心理刺激,配合医师的各项治疗,也让医师更专注于治疗本身,从而获得更好的效果。但儿童患者诊疗时镇静也有很大风险,通过术前仔细访视患者并制订好镇静计划,镇静期间的不良反应可以很小,但不能完全消除。比如发育障碍的儿童比正常儿童氧饱和度下降的可能性高 3 倍。选择合适的药物、熟知药物的药代动力学和药效动力学以及药物间的相互作用、掌握抢救患者的技能非常重要。严密监测生命体征能快速、精确地诊断并发症并指导治疗及抢救。积极性高、经验丰富的医师更能使患者安全得到保障。但是潜在的导致危及生命的事件仍客观存在,比如窒息、气道梗阻、喉痉挛、误吸、氧饱和度下降等情况。

一、口腔科镇静/麻醉前的评估及准备

为了保证儿童患者诊疗时的镇静安全,应当在有监护的情况下使用镇静药,整个诊疗镇静期间进行生命体征监测;对于那些给予镇静药后会增加危险的潜在的药物或手术,镇静前应仔细评估;择期手术进行合适的禁食,而急诊手术不能禁食的患者要平衡镇静深度和风险;扁桃体大或气道结构异常可能增加气道梗阻风险的患者应仔细检查;熟知药物的药代动力学和药效动力学及药物间的相互作用;得到过足够的训练和具备经验的医师来进行气道管理;准备年龄、尺寸相符的气道管理设备和静脉通道;合适的药物和拮抗药;配备足够的医护人员;设置复苏室,患者离院前意识恢复到镇静前水平并有相应的离院标准。实施镇静下口腔科治疗是一项团队性工作,常规开展对人员、器械、设备、药品等管理要求较高,我们多年的运行经验更多偏向于良好的术前评估和准备,不能完全依靠应急预案和补救。

（一）评估要点

1. 实施诊所/科室的综合医疗能力以及与口腔治疗相关的问题;

2. 儿童体重间接反映了患儿的生长发育情况,一般采用:体重(kg) = 年龄 ×2+8(kg)估算;

3. 既往史及家族史(包含既往所有镇静/全麻的情况);

4. 服用药物史及过敏史;

5. 体格检查(着重对重要脏器的评估)。

（二）需麻醉医师会诊/协助的情况

1. 困难气道或者存在呼吸道问题;

2. ASA Ⅲ级和 ASA Ⅳ级;

3. 新生儿或早产儿。

（三）安全保障措施

1. 训练有素的麻醉医师及助手；

2. 完善的抢救实施及应急流程；

3. 完备并良好运行的相关设备及器械。

（四）通过以下条件选择合适的镇静手段

1. 治疗所涉及的可能风险；

2. 治疗时需要的镇静深度；

3. 排除禁忌证；

4. 不良反应对围手术期的影响；

5. 患儿 / 家属的意愿；

6. 医疗机构的综合能力。

（五）同意书签署前应告知

1. 推荐的镇静方案；

2. 备用的镇静方案；

3. 镇静或麻醉的利弊及风险。

（六）术前禁食

1. 实施镇静之前，确认并记录最后一次进食水的时间；

2. 实施"2-4-6"禁食方案；

3. 实施急诊手术，是否禁食取决于手术的紧迫度及镇静深度。

（七）心理准备

1. 告知围麻醉期流程；

2. 患儿 / 家属了解应该做好什么准备，配合什么，医师要做什么；

3. 患儿在治疗过程中可能会有的感觉；

4. 选择儿童容易理解的言语。

（八）人员要求

1. 医护人员应掌握以下几点：

（1）熟练掌握镇静药物的药理学特性；

（2）儿童的综合评估；

（3）镇静 / 麻醉期间监测技术；

（4）后备的复苏及监护方法；

（5）生命支持及并发症的管理。

2. 医护人员应掌握以下几种常用药物的管理：

（1）吸入麻醉药物：笑气、七氟烷；

（2）静脉麻醉药物：丙泊酚、咪达唑仑；

（3）阿片类药物：芬太尼类；

（4）常规急救药品。

（九）离院标准

1. 生命体征恢复到正常或术前水平（体温、心率、血压及呼吸频率）；

2. 意识恢复到清醒状态；

3. 管理可能的并发症(恶心、呕吐及疼痛)。

相关医疗文书见文末附录十三~附录二十。

二、儿童深度镇静/全身麻醉下口腔治疗流程

儿童在镇静或麻醉下的治疗通常是为了缓解疼痛和焦虑,控制他们不自主的行为,提供良好的手术条件,帮助特殊儿童安全顺利完成口腔治疗。儿童控制自己的行为,合作完成诊疗的能力依赖于他们的年龄、认知和情感发育。许多小操作,比如缝合轻微的撕裂伤,可能需要局麻和轻度镇静。但是,年龄小于 6 岁和发育迟缓的儿童,当操作时间稍长并且需要患儿保持不动时,通常需要增加镇静深度来控制他们的行为。其他方面,例如父母陪伴、催眠、分散注意力、局麻、玩游戏或看电影等,都可能会减少镇静药物的使用。

"儿童麻醉不是成人的缩影",儿童镇静不同于成人。儿童器官发育不完善、功能不健全、身体代偿功能较成人差,发生意外的可能性和耐受力弱于成人。儿童具有心率依赖性,镇静镇痛时管理好心率比血压更重要。患儿年龄越小,麻醉风险越高。年龄小于 6 岁的儿童发生不良事件的风险最高,这种年龄阶段儿童的呼吸、气道开放和气道保护反射都特别易受镇静药的影响,其中新生儿及 1 岁以下婴幼儿的麻醉风险远高于年龄较大儿童,新生儿和早产儿因为肝肾功能发育不成熟可能改变镇静药的分解代谢,导致镇静时间延长,需要特别关注。

呼吸问题是儿童麻醉相关并发症最主要的危险因素。儿童舌大、颈短,呼吸道相对狭窄,呼吸系统易感染,且儿童代谢率高,氧耗高,对缺氧的耐受差,一旦发生通气障碍,可立刻表现出缺氧的症状和体征,出现发绀、心动过速,很快心率减慢,甚至心脏骤停。因此,儿童的呼吸道管理尤为重要。上呼吸道感染为儿童常见疾病,一般婴儿及学龄前儿童每年平均发生 6~8 次,且年龄越小,发生次数越多。发病期间,气道由于炎症反应激惹,围术期憋气、喉痉挛、支气管痉挛、低氧血症等发生率明显增加。并存上呼吸道感染的患儿是否推迟手术,目前尚无定论。应根据上呼吸道感染的严重程度和发生的频繁程度以及外科病情综合决定。相关研究建议,上呼吸道感染累及支气管且分泌物较多(咳嗽且痰多)或者体温 38 ℃以上时,最好推迟手术;对反复上呼吸道感染的患儿,应避开其发烧和肺炎时期,选择相对安全的时机实施手术。上呼吸道感染患儿麻醉时应尽量避免对气道的干扰,避免使用具有气道刺激性的麻醉药物如地氟醚。研究显示,对于上呼吸道感染患儿,声门上气道管理方式(面罩或喉罩通气)在预防围术期不良反应方面优于气管插管。因此,术前评估应特别注意患儿是否患有上呼吸道感染,并根据其严重程度及患者的病情决定是否需要推迟手术到 2~4 周以后(图 6-6-4)。

常见的呼吸道疾病还包括哮喘和肺炎。择期手术应在哮喘和肺炎得到良好控制后进行,急诊手术麻醉处理原则与合并上呼吸道感染的患儿相同。对这类患儿,早期识别、及时处理支气管痉挛对预防严重低氧血症非常重要,一旦出现支气管痉挛,应立即停止刺激气道、加深麻醉、使用支气管扩张剂及肾上腺素等。

原则上实施镇静可以在任何地方执行,如医院、外科中心、口腔门诊、私人诊所。在非医院的地方(如私人口腔诊所)镇静和麻醉发生不良事件时抢救失败的发生率更高,因为这些地方可能缺乏立刻有效的支持。可能需要立刻开始 EMS,但医师在等待 EMS 到来时应开始

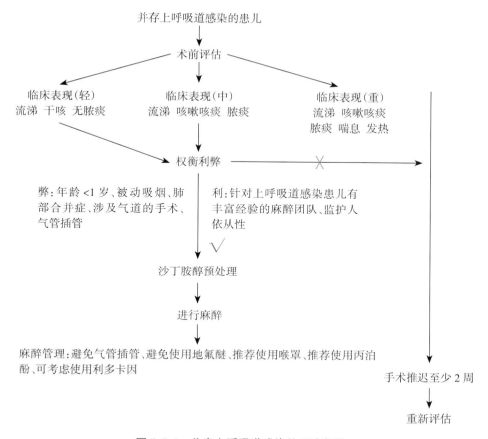

图 6-6-4 儿童上呼吸道感染处理流程图

生命支持。熟练掌握各种技能包括抢救窒息、喉痉挛或气道梗阻的儿童,有能力开放气道、吸引分泌物、提供持续正压通气、熟练使用简易呼吸器,有能力插入口咽通气道、鼻咽通气道或喉罩通气道,甚至气管插管。这些技能熟练掌握的最好方法是针对偶发事件经常练习、团队训练。对于安全镇静和成功抢救患者来说,有能力管理气道是预防不良事件发生的根本。

(一)深度镇静/全身麻醉前准备

访视及镇静前的准备是安全实施镇静治疗的第一步。评估患儿身体状况、口腔情况、患儿及家属的心理状况。通过阐述麻醉方法、流程、可能出现的问题及应对措施,来消除或降低患儿及家属的顾虑。同时可通过文字、多媒体、网络等途径来缓解手术/麻醉带来的压力,家属获得的信息越多、途径越广,越容易缓解焦虑及恐惧。

常规体格检查、系统回顾、麻醉及手术时间、术中待患儿"熟睡"后开放静脉通道以及术中所有进行的监护项目。"麻醉是否对患儿远期造成影响""睡觉醒来后我会变笨吗"是患儿及家长最关心的问题之一,需耐心解释打消顾虑才能赢得患儿及家属的配合。苏醒后的感觉及术后疼痛同样是家长的担心问题,解释我们会积极采用一系列的措施对疼痛进行管理,尽可能降低/消除疼痛并阐述疼痛的处理方式,如局部麻醉、药物镇疼等。最后,麻醉复苏室也应一并介绍,避免苏醒后患儿对陌生环境的恐惧、焦虑。

（二）术前恐惧焦虑的处理

围术期儿科患者焦虑和恐惧的发病率高达 65%，许多患儿在镇静前尚能保持平静，直到要躺上牙椅时，家长的陪伴常能使患儿配合。但当使用面罩准备实施吸入诱导时，部分患儿开始抗拒、逃避，此时可以通过数数、聊天等方法分散患儿的注意力。然而有些儿童劝解无效，无法沟通，只能使用术前药物，通过口服、鼻喷镇静药物进行诱导前镇静。同时，术前的焦虑恐惧程度又与术后的一些不良反应相关，比如：苏醒期躁动，睡眠节律改变等。经鼻使用右美托咪定或舒芬太尼诱导前镇静均证明是有益的。

（三）上呼吸道感染（URI）

上呼吸道感染是对儿童镇静麻醉的挑战，再加上口腔治疗与麻醉气道管理共用一个通道，更是对麻醉医师的巨大考验。艰难的抉择从评估开始，对于患有或可疑上呼吸道感染的儿童是否实施镇静下的口腔治疗取决于许多因素。患上呼吸道感染的儿童气道处于高反应，甚至轻微刺激就会增加呕吐、喉痉挛、气道痉挛及置管后哮鸣的发生率。文献表明，上呼吸道感染导致的气道高反应性常持续 2~4 周，建议将治疗推迟 2~4 周，从而降低风险的发生。同时，避免使用喉罩或气管导管可降低其发生率。对于可疑上呼吸道感染患儿的镇静方案改用轻、中度镇静较为安全。根据临床经验，门诊镇静麻醉的患儿伴有流鼻涕或上呼吸道感染的迹象（体温 >38℃、肺部啰音、脓痰或脓鼻涕、全身乏力等）是镇静 / 麻醉的禁忌，应选择延期待症状缓解后进行手术。然而，若患儿患上呼吸道感染数日，病情平稳，无发烧、无痰液，白细胞升高不明显，仍会继续实施手术。当然，这需要麻醉医师具备处理应急状况的素质，包括处理缺氧、气道痉挛等的能力。所以，对于已进入预约流程的患儿，麻醉医师及护士应在手术前一日，再次进行电话访视，询问患儿近期的健康状况，避免耽误患儿及家属或其他预约患儿的治疗时间。

（四）实验室检查

血常规及全血 C 反应蛋白（CRP）是儿童术前评估的重要组成，主要用于排除患儿上呼吸道感染等风险因素及感染类型。然而，健康儿童的贫血发生率极低，通常不会对麻醉管理产生影响。术前血红蛋白和血细胞比容水平轻度降低并不是风险因素，除非患儿有既往相关病史或明显的贫血存在。尿常规检查并不会影响普通患儿的术前评估，通常可省略。当然，对于特殊的患儿，针对性的检验及检查手段是保证围手术期安全的必不可少的一环。一般并不赞成尽量完整的术前实验室检查，因为能真正提供患儿有价值或具备决策意义的信息并不多。

（五）禁食方案

禁食方案根据 2017 年美国麻醉医师学会（ASA）《健康患者择期手术前禁食及降低误吸风险的药物使用实践指南》确定。

在术前 2h，儿童可以使用清饮料（不含蛋白质、脂肪、甜味素等）来代替进食（儿童不超过 5mL/kg，总量不超过 300mL）。清饮料种类很多，主要包括清水、糖水、碳酸饮料、各种无渣果汁、术能等。新的禁食指南的好处在于可以使患儿在等待手术期间不出现因口渴、饥饿等而产生的急躁的负面情绪，同时预防低血压、无症状低血糖的发生。尽管患儿误吸的发病率是成年人的 3 倍，但是以上措施对患儿及家属而言更能体现人性化的管理，且不会增加误吸的发病率。

（六）术前用药

对于门诊镇静治疗,术前是否用药取决于目标镇静程度、病情严重程度、手术时间、镇静手段等。术前用药可经口服、舌下、鼻喷、静脉等途径给予起效,同时各种方式也有其不足之处,例如口服和舌下途径主要在于患儿的配合程度及药物的口感;经鼻给药配合度高但易流出导致镇静程度不够;直肠给药的方式在国内少有应用;其他途径为有创给药,相对不易实施(表6-6-1)。推荐经鼻给予术前药物。

通过回顾文献,Maha A. AlSarheed 教授研究了咪达唑仑、氯胺酮、舒芬太尼、右美托咪定、可乐定、氟哌啶醇和氯硝西泮的经鼻途径的口腔镇静方法。最常用的药物是咪达唑仑,其次是氯胺酮和舒芬太尼;咪达唑仑的作用开始时间为 5~15min,但氯胺酮较快(平均5.74min),而舒芬太尼(平均20min)和右美托咪定(平均25min)则较慢。咪达唑仑对于轻度至中度急性儿童的行为改变有效,但是对于更多的侵入性或延长手术,推荐使用更强的镇静剂,如经鼻氯胺酮、舒芬太尼。此外,总体成功率氯胺酮的(89%)相比咪达唑仑(69%)更好;鼻内右美托咪定可以用于儿童麻醉前,与咪达唑仑相比,其作用时间更长,但在与母亲分离时和麻醉诱导时,其可产生更深的镇静作用。

表 6-6-1　常用麻醉前药物的剂量及给药途径

药物名称	药物剂量	给药途径	药物名称	药物剂量	给药途径
咪达唑仑	0.5mg/kg	口服	氯胺酮	6mg/kg	口服
咪达唑仑	0.2~0.5mg/kg	鼻腔	右美托咪定	1~2μg/kg	鼻腔

（七）麻醉诱导

对于学龄前的儿童,通常采用全凭七氟烷吸入诱导,患儿接受程度高。患儿经面罩吸入 8% 七氟烷混合氧流量 5L/min,密切关注其生命体征,待患儿下颌松弛,睫毛反射消失,双频脑电图(BIS)值维持在 40~60 左右,为理想的吸入诱导成功体征。对于 1 岁以下及 4 岁以上的小孩,诱导较为容易。1 岁以下的小孩易于与父母分离,4 岁以上的儿童往往易于沟通,依从性及配合度高,而对于 1~4 岁的患儿采用一些术前用药则会事半功倍。面罩诱导的方式简单,首先将面罩置于患儿脸部上方并逐渐增加七氟烷浓度,当患儿失去意识以后,随即紧扣面罩并上提下颌。在患儿清醒期间,家属或麻醉医师应与患儿保持交流,待患儿每呼吸 4~5 次后升高部分七氟烷浓度,使患儿平稳过渡至"睡眠状态"。当达到麻醉深度时,建立静脉通道,待静脉通道建立完成后,再通过吸入或静脉的方式维持镇静深度。部分年长儿童可以在笑氧吸入镇静下直接完成静脉通道。

（八）气道管理

近年,全国各地大型医疗机构都逐渐开展了全身麻醉下儿童口腔治疗的医疗项目,采用的麻醉方式多为以下三种:静脉吸入复合麻醉下经鼻气管插管的全身麻醉,全凭七氟烷吸入麻醉下喉罩的深度镇静 / 全身麻醉,全凭丙泊酚靶控输注下的深度镇静。通过对几种镇静 / 全身麻醉气道管理方式的比较,下面对这三种方式的优劣势进行分析。

1. 麻醉准备阶段　气管插管全麻及喉罩的镇静 / 全麻麻醉对于设备要求较高,需要麻醉机等大型设备,这样治疗场地就会受到一定限制,而丙泊酚靶控镇静则仅需要一台靶控输注泵,便于携带。对于监护设备而言,较靶控输注技术,前两者对一些特殊检测指标要求更高,例如呼末二氧化碳等。

2. 麻醉诱导阶段　前两者可使用七氟烷吸入进行无创的麻醉诱导,而避免在患儿清醒下行静脉穿刺开放静脉通道,这对于不配合的儿童尤为重要。靶控输注必须采用静脉诱导,对于配合度低的儿童则需采用术前镇静如口服、滴鼻、局部涂抹表麻膏等方式减缓恐惧及疼痛,耗费一定的准备时间。

3. 气道保护　经鼻气管插管需配合喉镜在明视下操作,同时也可联合橡皮障保护气道。喉罩气道管理只需徒手盲视下操作,相对气管插管简便。而靶控输注则通过橡皮障保护气道,术中若因镇静过深则需结合手法托下颌等开放气道。

4. 麻醉维持期

(1) 麻醉深度方面:气管插管方式为全身麻醉,靶控输注为深度镇静,而喉罩方式麻醉深度介于深度镇静与全身麻醉之间。

(2) 通气方面:气管插管采用机械辅助通气,喉罩及靶控输注则保留患儿自主呼吸,喉罩在手术过程中有发生移位的可能。

(3) 手术视野方面:气管插管及靶控输注方式下,对口腔科医师操作没有任何干扰,而喉罩与手术野有一定重叠,对于口腔科医师操作要求更高。

(4) 镇痛方面:由于丙泊酚靶控输注只具有镇静作用,所以术中患儿可能发生体动,需对进行根管治疗的复合牙齿行局部麻醉及束缚带约束患儿,必要时可静推阿片类药物进行镇痛。

5. 麻醉复苏期　气管插管方式因使用药物种类相对较多如阿片类及肌肉松弛药物致患儿留院观察时间至少为 2h,全凭七氟烷吸入喉罩通气道方法,术后患儿恢复较快,通常30min 至 1h 可达离院评分标准。

6. 术后不良反应　气管插管方式最常见的不良反应为咽痛及鼻出血,与插管方式有关;喉罩方式最常见的不良反应为苏醒期躁动,大多因吸入麻醉药物所致,少部分是由于疼痛;丙泊酚靶控输注方式不良反应为嗜睡、乏力。

上述三种麻醉方式各有其利弊,麻醉医师因根据自身情况选择自己最熟悉的麻醉方式才是最安全、最舒适化的选择。以下将喉罩通气道和气管导管进行气道管理的一些经验分享给大家。

(九)喉罩通气道深度镇静下口腔治疗

1. 喉罩通气道的优点　①建立气道迅速,使用简单,对麻醉深度要求低;②不需借用工具,徒手放置,且成功率高;③损伤小,通气可靠,术后并发症低于气管插管;④可用于急诊建立气道。

2. 喉罩通气道的缺点　①喉罩移位导致通气障碍;②对手术视野有一定干扰;③放置橡皮障比较困难,调殆需要凭经验。所以如何克服上述 3 项困难便成了能否安全顺利使用的关键。

3. 喉罩置入　先将喉罩背侧均匀涂抹润滑剂或表麻膏,操作者左手轻推患儿头部使其处于仰头抬颏位后,拇指探入口腔并向外、向上牵引下颌,右手执笔式握住喉罩,沿正中线由硬腭、软腭咽后壁向下轻柔插入喉罩,直至不能推动,待喉罩与咽喉部贴合紧密,气流通畅,将气囊充气,置入喉罩。

4. 各种喉罩的分析　喉罩研制于 20 世纪 80 年代中期,我国在 20 世纪 90 年代就应用于临床且应用范围越来越广。喉罩作为一种声门上气道管理工具,具有操作简单、置管成功率高、置管时血流动力学稳定、诱导期用药少和并发症少等优点,有效性和安全性高。将喉罩应用于儿童口腔治疗的气道管理是为了减少麻醉中用药,加快患儿麻醉后的苏醒及减少术后不良反应。随着喉罩的推陈出新,第三、第四代喉罩继承了传统第一、第二代喉罩的上述优点,同时更具有新的优势包括:①主管呈90°弯曲,有通气管和引流管的设计,引流管可插入胃管引流胃液,防止胃胀气和反流误吸;②双气囊设计,通气罩与咽喉部解剖更匹配,密封性更好;③喉罩远端位于食管开口,固定好,不易移位。但是喉罩体积相对增大,用于口腔治疗中可能会造成手术视野的干扰和重叠,目前重庆医科大学附属口腔医院口腔无痛治疗中心仍然常规使用传统的第一、第二代喉罩,虽然第一、第二代喉罩存在一些劣势包括:①与呼吸道密封不完全,口腔分泌物增加,易移位;②无法有效隔离呼吸道和消化道,可引起胃胀气,严重时并发反流或误吸。但主要采用七氟烷吸入麻醉,抑制了腺体分泌,确保了口腔干燥;七氟烷吸入维持保留自主呼吸的麻醉方式,未使用机控通气模式,所以不会引起胀气、反流及误吸;同时第一、第二代喉罩小巧的体积也为口腔科医师提供了更大的手术视野。

　　(1)经典喉罩(图6-6-5):经典喉罩通气囊较为坚固,能在口腔治疗时因下颌向下受力,一定程度上保护气道免受压迫,保证气道畅通。但喉罩放置成功后,因通气管为垂直设计,对于放置开口器撑开口腔以后声门口位置会有一定的变化,致使喉罩容易移位,可使用纱布在通气囊上方填塞起到加强喉罩固定的作用,减小移位的发生。

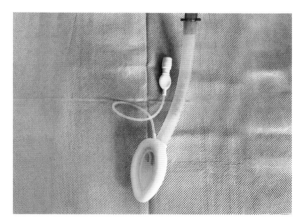

图 6-6-5　经典喉罩

　　(2)钢丝加固喉罩(图6-6-6):钢丝加固喉罩通气囊较小而柔软,在口腔治疗中下颌向下受力,一定程度上会压迫气道,导致通气量减少,有时需麻醉医师上托下颌恢复气道通畅。钢丝喉罩通气管十分柔软,其直径是所有喉罩种类中最小的,可以为口腔科医师提供最佳的手术视野,比较适合短时间的手术治疗。

　　(3)预成形喉罩(图6-6-7):此类喉罩因通气管呈90°弯曲,外观像第三、四代喉罩,但没有双气囊,通气管直径与第一代喉罩相同而小于第三、四代喉罩。因弯曲的设计,可以更贴合放置开口器撑开口腔以后声门口的位置,不易移位。通气囊坚固,能保护气道免受压迫。目前,我们认为是最适合口腔治疗的喉罩类型。

　　各喉罩型号对照表见表6-6-2。

　　5. 镇静深度的维持

　　(1)吸入麻醉维持:喉罩置入成功后,将氧流量降至2L/min,七氟烷浓度根据双频脑电图值进行控制于50~60,一般七氟烷浓度为3%~4%。在儿童龋齿治疗中,镇静深度在开髓时,更换开口器左右位置时,应提前加大七氟烷的浓度,防止因疼痛加大或体位变动时镇静深度过浅所致的不良反应的发生(图6-6-8~图6-6-10)。

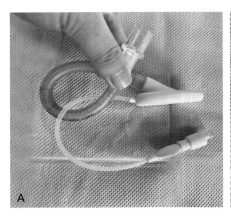
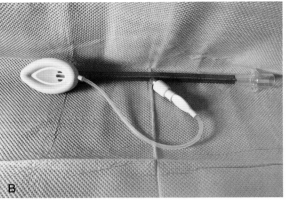

图 6-6-6 预成形喉罩

A. 钢丝加固喉罩弯曲时 B. 钢丝加固喉罩打开时

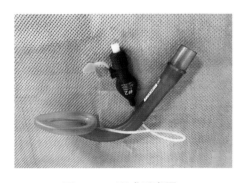

图 6-6-7 预成形喉罩

表 6-6-2 喉罩型号对照表

喉罩型号	患儿体重（单位:kg）
1	<5
1.5	5~10
2	10~20
2.5	20~30
3	30~50
4	50~70

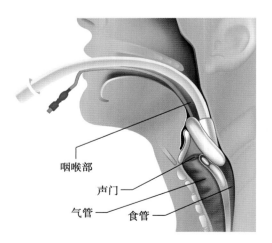

图 6-6-8 喉罩插入位置示意图

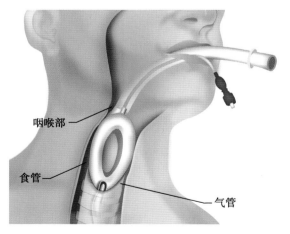

图 6-6-9 喉罩与咽喉部关系示意图

（2）静脉麻醉维持：待患儿开放静脉通道后，在靶控泵控制板面上输入注射器型号、患儿年龄、体重等基本数据后，选择丙泊酚注输模式，设定丙泊酚靶浓度，可从 2μg/mL 开始，逐渐缓慢上升调高剂量，并根据患儿的生命体征变化及手术刺激的强度综合考虑调整靶控浓度的剂量，防止因诱导时七氟烷未完全代谢时麻醉深度过深导致的患儿呼吸抑制。通常丙泊酚靶浓度为 3~5μg/mL 治疗开始前，可根据牙齿情况对需行根管治疗的牙齿进行局部麻醉，若患儿治疗时发生体动，可适当静推镇痛药物。术中麻醉医师

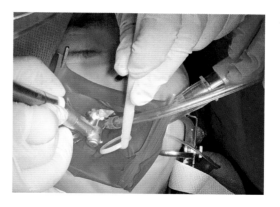

图 6-6-10　喉罩通气道下儿童全麻实施口腔治疗

应时刻监测患儿胸廓的呼吸幅度以及生命体征因疼痛刺激的变化，防止镇静程度过深或过浅。

6. 术中补液　儿童在长时间禁食和体内糖原储备不足时容易出现低血糖，因此术中补充含糖的液体是必要的。儿童体重在 10kg 以内时，所需补液量为 4mL/（kg·h）；若儿童体重在 10~20kg 以内时，所需补液量为 4mL/（kg·h）以及额外增加液体量 2mL/（kg·h）；若儿童体重在 20kg 以上时，所需补液量为 4mL/（kg·h）、额外增加液体量 2mL/（kg·h）以及还需增加补液量为 1mL/（kg·h）。

术中补液量表

体重	每小时补液量	额外补液量
<10kg	4mL/kg	0
10~20kg	40mL/kg	2mL/kg×（体重 −10kg）
>20kg	（4×10+2×10）mL	1mL/kg×（体重 −20kg）

（十）经鼻气管插管全身麻醉下口腔治疗

该方法是国内大多数医院常采用的全身麻醉下口腔治疗的方法（图 6-6-11）。

1. 经鼻气管插管优点　①口内空间非常适合口腔科医师操作；②气道稳定，术中几乎没有误吸、窒息的可能；③放置橡皮障，调𬌗等相比喉罩通气道容易。

2. 经鼻气管插管缺点　①为了顺利完成插管，使用的麻醉药物多于放置喉罩通气道；②对鼻腔、咽喉部黏膜有损伤，术后的不良反应多于喉罩通气道；③术后医院停留时间长于使用喉罩通气道。

3. 一般流程　①麻醉前用药：阿托品 0.01~0.03mg/kg，麻醉前用药应根据患儿具体情况作适当增减；咪达唑仑

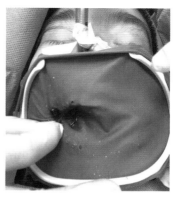

图 6-6-11　自闭症儿童气管插管全身麻醉下实施口腔治疗

0.5~2mg,可根据手术预计时间调整。②麻醉诱导可根据麻醉医师的习惯选择静脉诱导、静脉吸入复合诱导的方法,通过镇静催眠药-全麻药-肌松药进行诱导,使患儿短时间内达到气管内插管所要求的麻醉深度。待药物起效后,BIS 值 40~50 左右,可选择大小适宜的气道导管经鼻腔插入。③麻醉维持:静脉-吸入复合麻醉以静脉麻醉为主,辅助吸入七氟醚维持麻醉,七氟烷浓度根据生命体征调整,一般在 1%~2% 左右。麻醉维持中密切关注患儿生命体征,确保患儿的生命安全和血流动力学稳定(表 6-6-3)。④拔管后监测及出手术室指征,口腔治疗完成后,麻醉医师会根据患儿的情况拔除气管导管。气管拔管方式包括清醒拔管和深麻醉拔管。前者指意识完全恢复后拔管;后者指通气量足够,意识尚未恢复即拔管。有研究显示,深麻醉拔管可减少呛咳和憋气的发生。而对小于 1 岁、困难气道、反流误吸高风险、非呼吸道高激惹的患儿尽量不采用此种拔管方式。值得注意的是,切忌将患儿无意识的动作视为清醒;深麻醉拔管时一定要通过 SPO_2 和 $P_{ET}CO_2$ 监测确认通气量及换气量已足够,对强疼痛刺激有轻微反应。导管拔出后的一段时间内,喉头反射仍迟钝,故应继续吸尽口咽腔内的分泌物,并将头部转向一侧,防止呕吐误吸。也可能出现短暂的喉痉挛,应予吸氧,同时要密切观察呼吸道是否通畅,皮肤、黏膜色泽是否红润,通气量是否足够,脉搏氧饱和度是否正常,血压、脉搏是否平稳等,拔管后必须观察 10min 以上。口腔治疗的完成并不是麻醉的结束,全麻患者必须清醒且呼吸、循环稳定,才可离开医院。为了防止患者在苏醒期间发生意外事件,有必要加强对苏醒期的观察,门诊全麻患儿需送入麻醉复苏室(PACU)。一般观察 2~4h,在麻醉医师评估后,若已达离院评分标准(见文末附录二),方可离院。

表 6-6-3　常用药物及剂量

药物名称	药物剂量	药物名称	药物剂量
丙泊酚	2.5~3.5mg/kg	芬太尼	2 岁以上 0.5~1μg/kg
阿曲库铵	0.5mg/kg	瑞芬太尼	每分钟 0.25~2μg/kg
维库溴铵	0.1mg/kg	胃复安	6 岁以下每次 0.1mg/kg,
顺式阿曲库铵	2 岁以上 0.1mg/kg		6~14 岁每次 2.5~5mg/kg

(十一)麻醉复苏

治疗完成后,需仔细检查软组织有无出血,清点口腔内是否有残留物,牙齿治疗是否达到预期效果及补料是否脱落,残留液体是否清理干净,取出填塞的纱布再停止七氟烷吸入或静脉维持丙泊酚 TCI 浓度维持在 2μg/mL 以上,避免镇静过浅引起喉痉挛等不良反应,待喉罩拔出后方可停用维持药物。喉罩拔除后,患儿面罩吸氧加速七氟烷的排出,在患儿监护人陪同下由医护人员送入麻醉监护室。患儿在监护室应观察至意识恢复,并且基础生命体征恢复同镇静之前的状态。期间,每 15min 需为患儿做一次评估,是否达到离院评分标准(通常至少评估两次)。

(十二)离院指征

患儿由监护人陪同,在复苏室监测其生命体征,0.5h 后,若患儿达到离院标准,可经麻醉医师同意后离院。离院 6h 及术后第一天,由医护人员电话随访并记录。

三、儿童深度镇静 / 全身麻醉下口腔治疗的常见并发症

以下部分是在第七章基础上的扩展,主要是儿童镇静镇痛下口腔治疗常见的一些并发症,儿童的储备能力较差,相关并发症也有其特点:

（一）误吸

即便在清醒状态下进行儿童口腔治疗也要注意意外的情况(比如突然说话、体动或疼痛)导致牙齿、治疗相关器械等脱落形成气道、食管异物。使用镇静药可能会损害气道保护性反射,特别是深度镇静时。虽然发生概率低,但如果儿童发生反流并且不能保护气道时可能会导致误吸。因此,医师在镇静前应当评估之前的食物和液体的摄入量。镇静时的误吸风险与全麻时气管插管或其他气道干预的风险不同。但是,择期手术镇静时误吸的绝对风险尚不明确。故镇静的禁食标准通常与全麻相同,需要特别注意固体食物,因为误吸干净的胃内容物比颗粒性胃内容物对肺的损伤要小。

急诊全麻误吸的发生率为 1：373,相比,择期麻醉为 1：4 544。儿童误吸的发生率高于成人,而新生儿和婴幼儿麻醉相关反流误吸的发生率是儿童的 10 倍。指导医师镇静期间处理误吸的资料很少,因此尚不明确气道干预后误吸的风险是否减少。但是,如果深度镇静的儿童因为气道梗阻、窒息或喉痉挛需要干预,这些抢救措施可能会增加误吸的风险。接受深度镇静和全麻的患儿禁食时间为:脂肪类固体食物 8h,淀粉类固体食物 6h,牛奶和配方奶 6h,母乳 4h,清饮料 2h。对于需要急诊镇静不能满足择期禁食标准的患儿,镇静风险和误吸风险尚不明确,必须平衡利弊。尽管禁食时间各异,一些研究报道误吸的发生率很低,前提是要平衡手术的紧急情况和需要的镇静深度。急救药物和实践指南对于健康儿童小操作禁食的限制降低,进一步的大量本研究希望能够更好地定义各种禁食时间和镇静并发症的关系。择期诊疗镇静儿童的禁食标准应与全麻相同,允许在诊疗当天喝一小口水服用必要的药物,如抗癫痫类药物。

医师必须时刻平衡未禁食患者镇静的风险和完成手术的利弊。特别是特殊患者,比如创伤、意识降低、非常肥胖和肠道运动功能障碍的患者,需要镇静前仔细评估。当禁食足够,仔细评估镇静的风险和利弊,选用最轻度有效的镇静。在这种情况下,可考虑使用额外的技术来镇痛并使患儿合作,比如分散注意力、局麻、神经阻滞、玩游戏或看电影。

（二）喉痉挛

喉痉挛是儿童麻醉中最常见的并发症之一,如果不能快速判断并处理,会在很短时间内发展成为完全性气道梗阻,进而发生缺氧、高碳酸血症、心动过缓和心脏骤停。因此,门诊儿童镇静的医师必须有能力识别和处理喉痉挛。

1. 危险因素　喉痉挛发生的危险因素包括近期上呼吸道感染、年龄小、浅麻醉状态、哮喘和过敏性疾病家族史、浅麻醉下喉罩使用等。

2. 诊断　喉痉挛的诊断主要是依据患儿的临床症状以及体格检查。临床症状有:①部分喉痉挛:吸

喉痉挛的危险因素
低龄儿童
近期发生的上呼吸道感染(2 周)
父母吸烟史
气道手术,有气道出血的相关操作
扁桃体、腺样体手术,鼻部手术
未使用肌松药的深麻醉下气管插管
浅麻醉状态实施气道操作
剧烈的哮喘和过敏性疾病的家族史
胃食管反流

气性呼吸困难、胸骨上回缩、锁骨上回缩、胸壁呼吸运动和腹式呼吸浅而快,可闻及典型的吸气性喉鸣音;②完全性喉痉挛:胸骨上窝凹陷、锁骨上窝凹陷和腹部凹陷,无呼吸音、无呼吸运动。

3. 治疗及预防措施　发生喉痉挛时,静脉注射丙泊酚0.25~0.80mg/kg;如没有静脉通道,可使用吸入麻醉药;如果喉痉挛仍未缓解,SPO$_2$继续下降至85%以下,可给予司可林,并面罩通气,通常不需要再次气管插管。有报道在深麻醉拔管后放置喉罩,患儿对喉罩的耐受更好,且拔出喉罩的刺激低于气管拔管。

四、儿童治疗不同镇静程度的方法选择原则

一般根据不同的手术要求来选择不同的镇静镇痛的方法,纵然不同地区和不同教育背景的医师有自己的方法,结合中国目前的医疗环境和我们的医疗实践,针对儿童的口腔内有创诊疗,我们仍然推荐有呼吸道保护的全身麻醉方法为儿童门诊口腔治疗的首选;没有有创操作的检查(比如影像学检查)可以采用中度镇静。

（一）轻度镇静

轻度镇静是使用药物让患者对指令能够正常回答。虽然认知功能和协调性可能受影响,但通气和心血管功能不受影响。接受轻度镇静的患儿通常不需要观察和监测。某些患儿虽然预期是轻度镇静,但可能转为中度镇静。如果发生,使用中度镇静指南。

（二）中度镇静

中度镇静是使用药物达到意识抑制水平,患者对指令(可轻度刺激)有目的地反应。气道无需干预,自主呼吸足够。心血管功能通常能维持。中度镇静意味着不能失去意识,对预料之外的意识丧失应准备好药物和设备。医师必须警惕中度镇静进展为深度镇静。

中度镇静时应有医师和协助人员。医师能给予镇静药,提供监护,管理并发症。因为镇静水平可能过深,医师必须有处理窒息、喉痉挛或气道梗阻,开放气道、吸引分泌物、利用简易呼吸器提供面罩正压通气的基本能力。具备儿童高级生命支持技能(PALS)。除了医师,协助人员有责任监测生命体征,帮助抢救患者。协助人员有责任提供相应设备,有能力提供高级气道支持。医师和协助人员都应经常复习、训练急救技能,确保急救设备功能正常。

给予镇静药前,记录基础生命体征。对于不合作的患儿可能不能记录,应写明这种情况。医师记录各种基本信息,持续监测氧饱和度和心率。当能够与患者进行交流时,建议通过呼气末二氧化碳、气管前或心前区听诊监测通气;如果不能与患者进行交流,需要通过呼气末二氧化碳、气管前或心前区听诊监测通气。记录心率、呼吸频率、血压、氧饱和度和呼气末二氧化碳,至少每10min 1次。呼气末二氧化碳值不能准确反映呼吸的气体交换,当患儿躁动或不配合时,呼气末二氧化碳可能不适用。对于不合作的患儿,最好等患儿镇静后再观察呼气末二氧化碳。同样,在测量血压时血压带膨胀可能引起苏醒或躁动,此时血压监测可能不准确,最好能够延长测量周期。如果使用约束的设备,应暴露手脚。经常检查患儿头部位置以确保气道通畅。

中度镇静的患儿必须在适当的复苏区域进行观察,该区域必须配有吸引装置,提供氧浓度>90%的氧气和持续正压通气装置,以及年龄尺寸相符的抢救设备。每隔10~15min记

录一次生命体征。如果患儿未完全清醒,持续监测氧饱和度和心率直到患儿达到离院标准。半衰期长的镇静药可能延长患者复苏时间或有再镇静的风险,一些患儿离院前应在普通观察区域观察更长时间。简单的评估方法是置患儿于安静的环境中保持苏醒至少20min。患儿若使用拮抗药,比如氟马西尼或纳洛酮,需要观察更长时间,因为镇静药的作用时间可能大于拮抗药的作用时间,以免引起再镇静。

（三）深度镇静、全身麻醉

深度镇静是使用药物致意识抑制,患者不能轻易唤醒,但在重复的语言或疼痛刺激后能有目的地反应。患者对疼痛刺激的退避反射不是有目的的反应,与全身麻醉的状态更相似。自主呼吸可能受影响,自主通气可能不够,患者可能需要帮助来维持气道开放。心血管功能通常能维持。深度镇静时可能伴有部分或完全的气道保护反射消失。患者可能由深度镇静转化为全麻。

全身麻醉是使用药物导致意识丧失,即使疼痛刺激,患者也不能唤醒。自主呼吸通常受影响,患者需要帮助来维持气道开放。对于口腔门诊的全麻患儿,可根据情况使用喉罩或气管插管维持呼吸,保留或不保留自主呼吸,可供选择的药物有七氟烷、丙泊酚、阿片类药物和神经肌肉阻滞剂。心血管功能可能受影响。

深度镇静和全身麻醉期间,必须有专人负责观察患者的生命体征、气道和通气,并负责给药。其必须熟练掌握PALS,并能够处理紧急情况。必要的技能包括开放气道、吸引分泌物、利用简易呼吸器提供面罩正压通气的基本能力、置入声门上气道（鼻咽通气道或者喉罩通气道）、皮囊面罩通气、气管插管、心肺复苏。设备方面除了中度镇静需要的设备,还应有心电监测和除颤仪。患者接受深度镇静和全身麻醉应有静脉通道,必要时立即给药。深度镇静和全麻患者应持续监测,监测内容包括中度镇静的所有方面。重要的生命体征,包括心率、呼吸频率、血压、氧饱和度和呼气末二氧化碳,必须至少每5min监测一次。所有患儿都应监测呼气末二氧化碳。镇静开始或某些诊疗时患儿可能躁动或不合作,此时监测呼气末二氧化碳可能不适用。对于不合作的患儿,应在镇静后进行呼气末二氧化碳监测。如果给予辅助供氧,呼气末二氧化碳值可能低于真实值。医师应记录药品名、给药途径、部位、时间、剂量。吸入性镇静药和氧气的浓度及持续时间也应记录。

（汪砚 郁葱）

第七节 ERAS 理念在门诊儿童围麻醉期的应用

一、ERAS 的概念

加速康复外科（enhanced recovery after surgery, ERAS）指为使患者加快康复,在围手术期采用一系列经循证医学证据证实有效的优化处理措施,以减轻患者心理和生理的创伤应激反应,从而减少并发症,缩短住院时间,降低再入院风险及死亡风险,同时降低医疗费用。

ERAS 理念是由丹麦外科医师 H.Kehlet 于 1997 年提出的围手术期管理新理念。近年来,ERAS 理念的应用已拓展至骨科、心胸外科、妇产科、泌尿外科等领域,同时麻醉科也在逐步结合本专业的特色开展,制订专家共识,以进一步的规范并促进多学科综合诊疗、管理模式下 ERAS 理念在围麻醉期的应用。

ERAS 的主要内容根据手术进程分为三个方面,即实施手术前、手术中及手术结束后的综合措施。实施手术前包括:术前宣教,优化患者身体状况,术前肠道准备,术前禁食要求改变,抗焦虑,预防深静脉血栓,预防性抗生素;手术中的措施包括:改进麻醉方法,手术切口及术式设计,体温管理,引流管使用,体液管理,短效麻醉药物,微创;手术后的措施包括:良好的镇痛,促进早期活动,防止恶心呕吐(PONV),控制血糖,改善营养状况及术后胃肠道并发症,以期采用上述综合措施降低各类手术的并发症。

二、ERAS 在口腔门诊治疗的应用

在麻醉科向围手术期医学科转型升级的大背景下,倡导由以往手术前一天和患者见面变为早期就介入其中,从门诊开始麻醉医师就应进行术前评估、管理患者直至患者康复离院。重庆医科大学附属口腔医院口腔无痛治疗中心率先在 2015 年把 ERAS 理念逐步应用并发展到门诊儿童全麻口腔治疗的围麻醉期管理中,在确保安全的前提下,加快患儿的康复。

以患者作为各诊疗环节的核心,ERAS 突破传统理念,需要麻醉科和手术室之间协调配合,包括术前禁食时间、补液、麻醉方式的实施、术后镇痛模式的选择及用药等,具体针对每一个门诊儿童全麻口腔治疗病例,特别是比较复杂的,伴随有特殊疾病的患儿进行了多学科(口腔颌面外科医师、儿童口腔科医师、麻醉科医师及护理人员)共同合作,形成了多学科联合诊治模式(multi disciplinary team,MDT),保障了患者安全,降低了医疗费用,提高了服务质量,同时顺应国家新医改政策,满足了科室发展的需求。我们在以下方面做了有益的探索。

(一)术前宣教

当患儿于门诊进行全身麻醉下治疗的预约时,麻醉医师就应对患者进行全麻的术前评估、病史采集、确定是否需要针对性的检查或检验项目以及制订麻醉方案(镇静治疗/全身麻醉),并进行术前宣教。此时,患儿以及家长充满了焦虑、恐惧,甚至有的家长比患儿更担心、疑虑的问题更多。通过实地参观、纸质以及多媒体资料的宣教方式来解答术前疑虑、缓解焦虑,利用现代互联网技术用于告知麻醉注意事项、相关并发症及解决方案等详细流程来减少焦虑。

(二)实验室检查的优化

通常在术前一天,患儿会来到诊室进行术前检查,不推荐做筛查式的术前检查,对于既往患有其他系统疾病的患儿在预约时需完成并随访。尽量采用针对性的检查,减少不必要的筛查或干预是 ERAS 所倡导的。

(三)麻醉前禁食观念的改变

将传统的 8~10h 禁食水时间改为"6-4-2"模式,同时建议家长在手术开始前两小时给予一些清饮料,来减少术前低血糖的发生以及患儿苏醒后因口渴、饥饿感而产生的苏醒期躁动。

(四)麻醉方法的改进

针对儿童复杂口腔科诊疗,全身麻醉下实施是针对长时间的、特殊儿童及各种严重口

腔科恐惧孩子的最有效方法，是否进行经鼻气管插管一直是争论的焦点，我们依据 ERAS 的理念放弃常规进行经鼻气管插管的方法，而改用以喉罩通气道作为代表的声门上气道实施全身麻醉，以期达到精简术前检查，减少麻醉药物使用及术后并发症，缩短留院时间，提高手术流转效率。相比经鼻气管插管下的治疗，家长满意度及治疗效率得到了很大的提高。

针对成人复杂口腔科治疗，我们大量采用全凭静脉中度镇静的方法，术前准备少、对手术干扰小、术后苏醒迅速，解决了重度牙科恐惧症合并各系统疾病的中老年人，长时间手术严重咽反射等患者的要求。

（五）体温管理

术中低体温会造成诸多不良反应发生的同时还影响麻醉苏醒。术中体温管理也是 ERAS 理念中麻醉管理的重点之一，强调麻醉开始前的预保暖，术中对诊室温度、输液加温装置、加温毯以及体温探测器等都是需要配备的。同时可以预警严重并发症恶性高热的发生。

（六）预防术后恶心呕吐（PONV）

恶心呕吐是麻醉最常见并发症，而恶心呕吐风险因素包括：女性、非吸烟者、运动不良的历史、曾有术后恶心呕吐、使用阿片类药物。以上有 2 个或以上风险因素的手术患者应当采用多模式方式预防 PONV。减少术后恶心呕吐的方法包括：①制订适合的麻醉方案；②选择不易引起恶心呕吐的麻醉药物；③术后使用预防恶心呕吐的药物。如果出现 PONV，应通过多模式方式进行治疗。

（七）手术后疼痛控制

ERAS 成功的关键在于最小化术后疼痛，成功实施快速康复计划必须通过适当的麻醉和镇痛技术提供最佳的手术条件和最小化术后疼痛，从而出现最小化手术应激反应和促进术后康复。多模式镇痛就是联合应用不同镇痛机制的多种镇痛药物或采用机制不同的多种镇痛措施，以达到更好的镇痛效果，同时减少阿片类药物的用量，将不良反应降至最低。我们通常推荐使用非甾体类抗炎药物和弱阿片药物作为常用的全身麻醉下儿童复杂口腔科治疗术后疼痛控制的药物，为了减少术后疼痛的发生推荐以下多模式镇痛方案，手术中常规使用局部麻醉药物行组织浸润，术中可追加使用弱阿片药物盐酸纳布啡，术后可使用非甾体类抗炎药物（对乙酰氨基酚或者布洛芬）控制疼痛及发热。

（八）ERAS 的未来

建立符合手术创伤应激的方案，自快速康复外科理论提出以来，不同研究中心针对不同手术及医疗条件提出了各自的 ERAS 方案且呈现增加趋势。今后，需要根据循证医学要求，针对不同手术创伤应激程度提出有差异的 ERAS 方案，同时从医疗为中心转变为以患者为中心评估。

ERAS 理念的核心在于减少患者在围手术期因伤害性刺激造成的应激反应，个性化的舒适治疗方案以及多镇痛管理理念是我们的出发点。口腔治疗 ERAS 的管理不是单单依靠口腔科医师或者麻醉医师一己之力所能完成的，多学科以及舒适化团队的协作，以安全为底线的 ERAS 探索，最终受益者是广大的患者。

（赵　楠）

参 考 文 献

1. Norderyd J，Faulks D，Molina G，et al. Which factors most influence referral for restorative dental treatment under sedation and general anaesthesia in children with complex disabilities：caries severity，child functioning，or dental service organisation？ International Journal of Paediatric Dentistry，2017.

2. Abijeth B，Roy A.Conscious sedation in pediatric dentistry-a questionnaire survey.International Journal of Current Advanced Research，2017，6（4）：3329-3332.

3. Williams K.A，Lambaria S，Askounes S. Assessing the Attitudes and Clinical Practices of Ohio Dentists Treating Patients with Dental Anxiety.Dent J，2016，4（4）：33.

4. Ozkalayci O，Araz C，Cehreli S B，et al. Effects of music on sedation depth and sedative use during pediatric dental procedures.Journal of Clinical Anesthesia，2016，34：647-653.

5. Bekhuis T.Music Therapy May Reduce Pain and Anxiety in Children Undergoing Medical and Dental Procedures. The journal of evidence-based dental practice，2009，9（4）：213-214.

6. 于璟玲．以针灸为主的穴位刺激疗法在口腔科临床的应用．国际中医中药杂志，1999（4）：31-32.

7. Dhindsa A.Comparative evaluation of the effectiveness of electronic dental anesthesia with 2% lignocaine in various minor pediatric dental procedures：A clinical study.Contemporary Clinical Dentistry，2011，2（1）：27-30.

8. Castleden C M，Allen J G，Altman J，et al. A comparison of oral midazolam，nitrazepam and placebo in young and elderly subjects. European Journal of Clinical Pharmacology，1987，32（3）：253-257.

9. Huang A，Tanbonliong T.Oral Sedation Postdischarge Adverse Events in Pediatric Dental Patients. Anesthesia Progress，2015，62（3）：91-99.

10. Ashraf M.Ghali，Abdul Kader Mahfouz，Maher Al-Bahrani.Preanesthetic medication in children：A comparison of intranasal dexmedetomidine versus oral midazolam.Saudi Journal of Anaesthesia，2011，5(4)：387-391.

11. Tyagi P，Tyagi S，Jain A.Sedative effects of oral midazolam，intravenous midazolam and oral diazepam in the dental treatment of children. Journal of Clinical Pediatric Dentistry，2013，37（3）：301-305.

12. Kyrkou M，Harbord M，Kyrkou N，et al.Community use of intranasal midazolam for managing prolonged seizures. Journal of Intellectual & Developmental Disability，2006，31（3）：131-138.

13. Mathai A，Nazareth M，Raju R S.Preanesthetic sedation of preschool children：Comparison of intranasal midazolam versus oral promethazine.Anesthsia，2011，5（1）：67-71.

14. Stephen Wilson，Elizabeth S.Gosnell. Survey of American Academy of Pediatric Dentistry on Nitrous Oxide and Sedation：20 Years Later.Pediatric Dentistry，2016，38（5）：385-392.

15. Michael Tarver.Impact of Office-Based Intravenous Deep Sedation Providers Upon Traditional Sedation Practices Employed in Pediatric Dentistry.Pediatr Dent，2012，34（3）：62-68.

16. Iida Y，Matayoshi Y，Shimizu K，et al. The Effect of General Anesthesia on Upper Respiratory Tract Infections in Children.Journal of Japan Society for Clinical Anesthesia，1994，14（2）：103-108.

17. Rolf N，Coté C J. Frequency and severity of desaturation events during general anesthesia in children with and without upper respiratory infections. Journal of Clinical Anesthesia，1992，4（3）：200-203.

18. Steward DJ.Screening tests before surgery in children-Editorial.Can J Anaesth，1991，38（6）：693-695.

19. Castillo-Zamora C，Castillo-Peralta LA，Nava-Ocampo AA.Randomized trial comparing overnight preoperative fasting period vs oral administration of apple juice at 06：00-06：30 am in pediatric orthopedic surgical patients.

Paediatr Anaesth, 2005, 15(8): 638-642.

20. Phillips S, Daborn AK, Hatch DJ. Preoperative fasting for paediatric anaesthesia. Br J Anaesth, 1994, 73(4): 529-536.

21. Côté CJ.NPO after midnight for children-a reappraisal. Anesthesiology, 1990, 72(4): 589-592.

22. Alsarheed MA.Intranasal sedatives in pediatric dentistry.Saudi Medical Journal, 2016, 37(9): 948.

23. Joshi G P, Ankichetty S P, Gan T J, et al. Society for Ambulatory anesthesia consensus statement on preoperative selection of adult patients with obstructive sleep apnea scheduled for ambulatory surgery.Anesthesia & Analgesia, 2012, 115(5): 1060-1068.

24. 中国加速康复外科专家组.中国加速康复外科围手术期管理专家共识.中华外科杂志, 2016, 54(6): 413-416.

25. Donaldson M, Donaldson D, Quarnstrom F C.Nitrous oxide-oxygen administration: when safety features no longer are safe.Journal of the American Dental Association, 2012, 143(2): 134-143.

26. Varughese A M, Nick T G, Gunter J, et al. Factors predictive of poor behavioral compliance during inhaled induction in children. Anesthesia & Analgesia, 2008, 107(2): 413-421.

27. Dentistry A A O P.Guideline on use of nitrous oxide for pediatric dental patients.Pediatric Dentistry, 2013, 35(5): E174.

28. Buhrew W, Cemy V, Here SD, et al. The current place of nitrous oxide in clinical practice. An expert opinion-based task force consensus statement of the European Society of Anaesthesiology. European Journal of Anaesthesiology, 2015, 32(8): 517-520.

29. Papineni A, Lourenço-Matharu L, Ashley P F. Safety of oral midazolam sedation use in paediatric dentistry: a review.International Journal of Paediatric Dentistry, 2014, 24(1): 2-13.

30. Musani I E, Chandan N V.A comparison of the sedative effect of oral versus nasal midazolam combined with nitrous oxide in uncooperative children. European Archives of Paediatric Dentistry, 2015, 16(5): 417-424.

31. Papineni M A, Ashley P F, Lourençomatharu L.Reported side effects of intravenous midazolam sedation when used in paediatric dentistry: a review. International Journal of Paediatric Dentistry, 2015, 25(3): 153-164.

32. Shin S, Kim S.Dental treatment in patients with severe gag reflex using propofol-remifentanil intravenous sedation.Journal of Dental Anesthesia & Pain Medicine, 2017, 17(1): 65-69.

33. Mayeda C, Wilson S. Complications within the first 24 hours after dental rehabilitation under general anesthesia. Pediatric Dentistry, 2009, 31(7): 513.

34. American Academy of Pediatric Dentistry Council on Clinical Affairs. Guideline on Use of Antibiotic Therapy for Pediatric Dental Patients. Pediatric Dentistry, 2012, 31(6): 225-227.

35. Cantekin K, Yildirim, Delikan E, et al. Postoperative discomfort of dental rehabilitation under general anesthesia.Pakistan Journal of Medical Sciences, 2014, 30(4): 784.

36. 邓锋,郁葱."舒适化口腔医疗"理念与规范化管理.重庆医学, 2012, 41(26): 2681-2682.

37. Voepel-Lewis T, MalviyaS, Tait AR.A prospective cohort study of emergence agitation in the pediatric postanesthesia care unit Anesth Analg, 2003, 96(6): 1625-1630.

38. Malloy K M, Milling L S. The effectiveness of virtual reality distraction for pain reduction: A systematic review. Clinical Psychology Review, 2010, 30(8): 0-1018.

39. Li A, Monta O Z, Chen V J, et al. Virtual reality and pain management: current trends and future directions.Pain Management, 2011, 1(2): 147-157.

40. Carrougher G J, Hoffman H G, Nakamura D, et al. The Effect of Virtual Reality on Pain and Range of Motion in

Adults With Burn Injuries. Journal of Burn Care & Research,2009,30(5):785-791.

41. Furman E,Jasinevicius T R,Bissada N F,et al. Virtual Reality Distraction for Pain Control During Periodontal Scaling and Root Planing Procedures. The Journal of the American Dental Association,2009,140(12):1508-1516.

第七章

口腔门诊常见镇静镇痛治疗并发症及处理

第一节 镇静镇痛治疗失败的处理

近 10 年来,随着医学技术和社会进步,患者在诊疗时对于舒适度的要求日益提高,其在接受各种类型口腔门诊治疗时,要求使用镇静镇痛手段达到舒适化的目的。在绝大多数情况下,实施镇静镇痛安全有效,但也会出现镇静镇痛失败,甚至出现各种并发症,危及患者生命安全。因此,口腔门诊实施镇静镇痛的医技人员应当充分了解并且有能力处理可能出现的各种并发症。

口腔门诊实施镇静镇痛治疗的目标是通过多种方法阻断疼痛信号传导从而减少或消除疼痛感知,减少患者对疼痛刺激的身体和心理反应,提高患者满意度。通过肠内或肠外途径给予镇痛、遗忘、抗焦虑、行为控制和局部麻醉的药物,达到上述目标。但造成镇静镇痛治疗失败或者未达到设定的目标通常由于镇静镇痛方法选择不恰当、给药途径选择不合理、患者个体差异等因素。

镇静镇痛治疗失败很难准确定义,包括对患者的镇痛镇静方式选择不当和准备不充分,以及麻醉技术的限制。并且手术类型、手术时间也影响镇静镇痛效果。例如多颗牙拔除或者复杂阻生牙拔除更容易出现镇静镇痛效果差或者发生镇静镇痛相关并发症。此外,镇静镇痛诊疗也与医师的经验水平有关,药物剂量不足的镇痛效果不佳会导致患者的不满意。由于医师不能或不愿给予追加药物,药物剂量不足的情况经常发生,特别是当面临患者存在气道、通气风险时。因为药物过量易导致镇静镇痛治疗时间延长、呼吸道梗阻、心血管和呼吸系统不良事件的发生(见表 6-1-1)。

门诊患者选择镇静镇痛治疗方式应综合考虑以下几个方面,首先是患者因素:ASA 分级、肥胖指数 BMI、气道评分(Mallampati 评分)、口腔治疗的难易程度、患者对医嘱的遵从程度。比如高度焦虑、自制力弱及慢性药物滥用者(包括酒精)可能需要更多的药物剂量。年龄越小、收入越高、教育程度越高、女性和有心理压力者更容易对镇静镇痛效果不满意;其次是镇静镇痛方法与口腔治疗的匹配程度,比如儿童口腔治疗倾向于行为诱导与药物镇静镇痛相结合。口腔种植更适合静脉途径的镇静镇痛方法。口腔外科由于治疗时间短、患者多,选择笑气吸入镇静镇痛治疗更为恰当;最后是医疗队伍的综合能力,包括治疗医师、配合护士、麻醉医师的分工、职责明确,工作流程明晰等各方面。

一、口服药物镇静镇痛治疗的局限性

（一）牙科焦虑症患者口服镇静药是一项非常简便实用的技术

对于焦虑的口腔科患者来说，单独口服镇静药或与吸入 N_2O 相结合是相对安全的。然而，本方法导致的患者死亡或发生严重的并发症病例国外仍有报道，特别是儿童，严重的不良事件与患者潜在的呼吸道并发症有关。目前的方法与流程在患者术前评估、术中监测、镇静记录、设备和人员配备方面仍有需要改进的地方。两种或多种药物联合使用或者一种药物多次使用的叠加效应是主要的风险因素。

（二）口服镇静的典型药物包括苯二氮䓬类药物

三唑仑、阿普唑仑、地西泮、咪达唑仑和洛拉酮；非苯二氮䓬类镇静药物：唑吡坦、右旋佐匹克隆和扎来普隆；抗组胺药：苯海拉明、羟嗪和异丙嗪。

口服镇静对于焦虑的口腔科患者来说仍然是最常用的镇静技术之一，熟练地运用推荐药物的剂量及用法会很安全。尽管口服镇静药物简便易行、接受度高，但药物的个体差异性也存在某些不足，例如有身心行为问题和性格倔强的患儿，口腔治疗时单纯术前口服咪达唑仑可能效果不佳，医师应当仔细评估患儿的行为问题和性格特征，选择适合患儿的镇静方法，从而提高镇静的成功率。

（三）口服药物镇静镇痛治疗的影响因素

1. 口服药物的潜伏期是指从给药到临床起效的时间　苯二氮䓬类药物潜伏期从 15~90min 不等，静脉给药的潜伏期以秒到分钟计算，其主要取决于药物的脂溶性。不同于静脉给药，口服给药由于患者的各种因素会导致药物以不同的速度吸收和分布，药物起效过程难以监测和控制，潜在增加了口服药物的风险。这些因素包括食物在胃或小肠内的量和种类、其他酶的吸收干预、患者焦虑、某些药物（如阿片类镇痛药）、肥胖、糖尿病和其他原因可能单独或共同引起胃排空延迟，从而导致口服镇静药的起效和血浆浓度峰值时间延长。

2. 在口腔手术开始前要使口服药物有足够的时间吸收、分布和出现临床效果　为此，国外有医师让患者在家服用镇静药的情况，该方法虽然缩短就诊等待时间，但是这样做会增加镇静潜在的风险，即并没有在医务人员的监管下实施。该类缺乏专业人员监管的方法，我们认为并不适合中国目前国情及医疗环境，所以口服药物镇静在国内开展不佳。

3. 单独口服镇静药的合适剂量难以掌握，联合笑气和氧气吸入可能是较好的选择　给予口服镇静药后选择使用笑气，减少口服药物的剂量。患者有苯二氮䓬类药物的基础镇静，增加使用笑气和氧气会让镇静效果更佳。一旦手术结束笑气停止吸入，患者镇静水平可以快速恢复，缩短留院观察时间。笑气和氧气吸入联合单次的口服镇静剂可以成为可控性的技术，提高患者的安全度。

4. 残留效应个体差异大　在口腔手术期间大多数镇静药物口服给药相比静脉给药有更长的作用时间。这需要选择恰当的镇静药物去匹配口腔手术可能需要的时间（表 7-1-1）。在口腔门诊给予口服镇静药后离开医务人员监控，患者发生不良事件的可能性增加。因此，口腔手术应在预期时间前完成，患者必须待在口腔门诊直到他们满足离院标准才能安全离开。更低剂量镇静药联合笑气和氧气吸入减少了这种风险。

表 7-1-1　常用苯二氮䓬类药物的特征

	口服起效时间	持续时间	最大推荐治疗剂量
咪达唑仑	15~30min	0.5~0.75h	20mg
三唑仑	30~60min	1~2h	0.25mg
地西泮	60~90min	2~4h	10mg
阿普唑仑	45~60min	4~6h	0.5mg
劳拉西泮	90~120min	3~6h	4mg

二、肠外中度镇静的局限性

相比口服镇静,肠外中度镇静有更高的成功率。相比口服给药,静脉、肌肉或皮下途径给药拥有许多优点,包括起效更快、生物利用度更高、能够安全达到更深的镇静水平、能够控制药物浓度到理想的镇静水平。但是,与任何技术一样,这种镇静方法也有局限性。

(一)经静脉药物镇静镇痛治疗给药

对于肠外中度镇静的成人口腔患者,静脉途经给药是使用最频繁的技术。这种方法直接将镇静药注射到患者体循环中,无肝脏的"首过效应"并达到更高的生物利用度。给药后几秒到几分钟便能观察到临床效果。药物的镇静效果可以快速有效地达到设定的水平,该类方法对患者实施监测的水平与保障能力要求远远高于口服药物。

静脉中度镇静局限性表现在:①需要静脉通道。这对儿童、老人、肥胖者或针头恐惧患者,以及发育障碍患者等不能配合静脉通道建立的患者有困难。对于此类患者,术前口服苯二氮䓬类药物、或给予笑气镇静、或两者联合应用,都可以减轻静脉穿刺相关的创伤。在计划穿刺的区域提前应用局麻乳膏将减轻静脉穿刺的不适感(图 7-1-1)。在静脉穿刺期间不能保持静止的神经肌肉疾病患者,在不可控运动最不显著的水平时进行静脉穿刺;对于智力发育障碍患者,如果在建立静脉通道期间缺乏配合,不能保持不

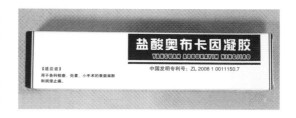

图 7-1-1　盐酸奥布卡因

动,那么静脉中度镇静并不是恰当的选择,对于这些患者,可能有必要通过吸入或肌内注射的方法进行全麻诱导,在没有抵抗的环境下建立静脉通道。肥胖患者、老年患者、静脉药物滥用等静脉通道不良的患者,在实施静脉镇静均可能存在困难现象。②由于机体对药物敏感性、疼痛敏感性差异、手术刺激的程度差异,导致静脉途径镇静程度不易精确控制,镇静效果不容易保持稳定。过深则呼吸抑制或气道梗阻;过浅则容易出现体动或无法配合治疗等情况。③呼吸道始终处于不稳定状态,过深则呼吸抑制或气道梗阻,口内操作的器械材料等均有成为气道或食管异物的可能性。④需要患者不断张闭口的手术相对要繁琐一些。

（二）经肌肉和皮下药物镇静镇痛治疗给药

肌肉和皮下镇静是最常用于儿童或患者静脉通道不易建立的肠外镇静镇痛技术。此技术将镇静药物直接注射到肌肉或皮下，然后通过在肌肉或皮下的血管吸收。股外侧肌，臀大肌的外上缘和三角肌是最常用来进行肌内注射的部位；口腔手术时，也可选择上颌骨，下颌骨的颊部或牙槽黏膜进行注射。如同静脉通路，肌肉和皮下注射也需要针刺，但是不同于静脉通路，这并不需要患者完全合作。

肌肉和皮下镇静主要的局限性是手术时不能控制安全有效的剂量，也不能精确调节镇静水平。从潜伏期到起效的时间，比口服途径的更短，但比静脉途径的更长。这种缓慢起效也有肌内注射镇静的另一种情况 - 由于肌肉组织的逐步吸收可能导致更长的持续作用时间。因此，同样的药物相似的治疗剂量，肌肉和皮下镇静相比静脉给药，离院时间将延长。所以依据我们的经验，更推荐使用经静脉途径给药。

不能配合的儿童患者在不适合中度镇静方案时，通常需要全麻达到上述目的。受过中度镇静水平训练的医师为了完成想要的手术可能冒险加深镇静程度，但增加了患者的气道、通气和心血管风险，回顾 2016—2017 年在美国发生的几例镇静下儿童口腔的死亡病例大多使用了该类方法，值得警惕。

三、深度镇静的局限

深度镇静通常被认为是让患者无意识的持续镇静，但是对剧烈的疼痛仍有反应。镇静药物通常由咪达唑仑和芬太尼组成，丙泊酚、右旋美托咪定、纳布啡等配伍也有报道。自从 ADA 指南（2012）要求医师有能力抢救比预期更深镇静的患者，所有深度镇静的医师必须做好准备去处理全身麻醉期间发生的危险情况，包括窒息、上呼吸道梗阻和心血管不良事件。

由于深度镇静不是全身麻醉，因此足够的局部麻醉镇痛是非常必要的。局麻有困难的患者可能会导致深度镇静失败，从而需要全麻来完成手术。在气道不能维持、医师不愿开展全麻或无法实施高级气道的情况下，深度镇静手术也可能失败。Cote CJ 回顾性调查了各类镇静镇痛治疗严重的并发症包括：死亡、严重大脑功能受损、住院时间延长等，95 例中死亡有 60 例（63%）、神经功能受损 35 例（37%）、住院时间延长，最主要原因是药物的相互作用或过量，并常应用多种给药途径。最严重不良事件是呼吸抑制后的心脏骤停，与口腔科治疗镇静相关的有 29 例（31%），其次是影像学检查时镇静 11 例（11.5%）。所以，治疗时的监测手段和发生问题后的复苏技能非常重要，手术中或者手术后使用脉搏氧饱和度和呼吸末二氧化碳监测是必不可少的，对监测呼吸功能不全有预警作用。

如果不可能或不愿意实施全身麻醉，最好通过停止给药或给予麻醉拮抗药来预防这些不良情况的发生。口腔门诊任何水平的镇静、镇痛，患者安全必须放在首位。总体来说，实施中深度镇静行口腔内操作呼吸道处于不稳定状态，容易发生不良事件，结合目前国情，更推荐选择全身麻醉下治疗。

四、全身麻醉治疗的局限

当浅、中、深度镇静失败时，全身麻醉下治疗便成为最后一道防线。但术前检查与准备较繁琐、使用药物较多、手术后期投入大量人力物力，社会认知度偏低等，均是全身麻醉的局限性。

五、口服镇静有困难的患者的策略

口服镇静药对口腔手术轻度恐惧的患者非常有效。但是,很多有重度焦虑乃至牙科恐惧症、发育障碍的患者或使用其他精神药品的患者不适合口服镇静。这些患者采取口服镇静的失败率非常高。对于管理一个非常恐惧的患者来说口服镇静药物通常难以达到需要的镇静水平。因此,冒然实施更深的镇静需要的药物剂量可能超过了平时熟悉的剂量,增加了患者气道风险。发育障碍的患者通常不适合口服镇静,因为他们完全没有能力配合手术,口服药物镇静可能使他们的配合程度比预期更差。很多发育障碍患者常合并有异常解剖结构或困难气道,当使用大剂量的镇静药物时易引起呼吸道的不良事件。使用精神药品的患者需要相当多的时间让他们的医师评估他们的药物水平,使得他们的心理问题得到控制。这些精神药品可能干扰实施的镇静,使患者无法配合。

当我们遇到口服药物镇静效果不佳或者不适合使用口服药物途径但又不得不面临口腔治疗的患者,每家医疗机构或者每位医师都有自己的经验,但根据我们的临床实践,总结了以下方法及流程:

总原则:从满足口腔治疗的要求出发,兼顾医疗机构的设备条件、人员结构和应急处理能力综合考虑。

1. 牙体牙髓专业在安置橡皮障的条件下,选择静脉中度镇静;对特别恐惧或无法耐受治疗者可采用全身麻醉,但必须安置保护气道的器具(喉罩通气道或气管导管)。

2. 口腔外科专业或口腔种植专业手术较短小,出血风险较小者选择静脉中度镇静;无法预估时间或不确定因素较多者建议采用全身麻醉,但必须安置喉罩通气道或气管导管;出血风险高,术区范围较大,术后需要看护的情况建议住院治疗。

3. 儿童口腔专业学龄前儿童、心理或生理障碍无法配合治疗者、经过多次行为诱导仍无法配合治疗者,口腔问题又必须通过手术治疗的情况下则建议采用全身麻醉,但必须安置喉罩通气道或气管导管保证呼吸道通畅。

第二节　心血管系统相关并发症及处理

一、概述

门诊实施镇静镇痛治疗与心血管系统影响相辅相成、互为因果,高血压患者血压可以通过镇静药物达到平稳,过度或不足的镇静镇痛程度又可能造成血流动力学波动。多数患者平均动脉压为 60~120mmHg,窦性心律为 45~120bpm(正常 60~100bpm),心脏处于“正常容量”状态即没有胸痛、头晕、气短或直立性低血压的症状。因此,在门诊麻醉期间需要干预的心血管问题通常表明其原有病情的变化。治疗或者抢救的主要目标都是维持重要脏器(如大脑、心脏和肾脏)的足够灌注。治疗方法随着医护人员的临床经验、有无静脉通道和想要达到的镇静/麻醉深度的不同而变化。本章会提供各种可供选择的处理,以及能帮助做决定的理念,来应对可能发生的疾病。

血压用于维持许多重要器官的血流灌注,对这些器官灌注的充分理解会影响治疗的决策。当一个或多个参数发生和 / 或持续异常，会导致低血压。当低血压足够严重和持续时，需要进行治疗或开始急救。幸运的是，心血管系统有强大的补偿机制用于维持足够的灌注压。当正常的补偿不能维持内环境稳定时考虑治疗介入。

当前负荷(静脉回流)不足时，在没有通过增加收缩力、心率或血管阻力来补偿的情况下，每搏量、心输出量和血压会下降。由于患者体位和重力因素导致一部分血容量汇集于扩张的血管中产生功能性血容量减少，或长时间禁食时，总血容量降低会发生静脉回流不足。可以通过 Trendlenberg 位，给予晶体液(乳酸林格液或生理盐水)和缩血管药物(麻黄碱或去氧肾上腺素)等血管加压药来增加前负荷。

增加的后负荷(系统性高血压、主动脉狭窄)或降低的心肌收缩力(心肌缺血)可降低每搏量和心输出量。对于这些情况，特别是当有明显症状的时候，应当避免在口腔门诊实施麻醉。必要时，可用 β 受体阻滞剂或其他药物降低血压。

心率太快或太慢均可降低心输出量和血压。心动过速减少舒张期充盈时间引起前负荷降低。而心动过缓时，当血管阻力的代偿增加不足时会导致低血压。频繁的室性早搏因为充盈时间减少，不协调、无效的心脏收缩也会降低心输出量。病理性的心率以及由此导致的低血压可引起眩晕、心悸、胸痛等症状。丙泊酚、阿片类药物(哌替啶除外)和苯二氮䓬类药物有降低心率的作用。氯胺酮、阿托品和巴比妥类药物则有增加心率的作用。β 受体阻滞剂可通过降低心率和心脏收缩力而引起低血压。当心率的代偿增加不充分时，全身血管阻力降低，血压降低。当使用丙泊酚、巴比妥类药物、阿片类药物和苯二氮䓬类药物以及发生昏厥时，伴有血管阻力下降。

二、常用治疗方案

围麻醉期心血管问题的重点是预防，很多情况不需要任何治疗。医师根据训练和经验指导心血管问题发生时用药的种类和剂量。局麻或口服镇静药期间突然出现心血管问题，在静脉通道还没有建立之前，让任何口腔科医师给予静脉抢救药是不太可能的。给予中度静脉镇静的临床医师对于使用静脉血管活性药或强心药也可能不熟悉。综上所述，对于治疗心血管问题时的所有病例，我们主张"小剂量缓慢给药"的原则。

尽管围麻醉期心血管问题有各种临床表现，但大多数情况下有相似的触发因素(诱因)，并有相似的早期治疗方案。临床医师要能够识别典型的触发因素，并在使用血管或强心抢救药前进行补救，包括低氧血症、低血压、疼痛、焦虑、血管内无意地注射肾上腺素、麻醉水平太浅或太深。

时刻警惕一些异常参数可能是在代偿其他异常参数。例如在低血压时期，心率增快是生理性的反应以便维持灌注，而反射性的心动过缓可能降低血压。用肾上腺素受体激动剂或 β 受体阻滞剂在上述情况中治疗心率异常并不合适。患者耐受损害的能力和补偿能力有以下方面：

患者耐受损害的能力和补偿能力

在失代偿前耐受损害的能力	功能性需求增加的补偿能力
窒息 / 不能通气：预充氧的程度、功能残气量的多少	低氧血症的补偿能力：增加通气频率和深度的能力、上呼吸道开放

在失代偿前耐受损害的能力	功能性需求增加的补偿能力
低血压,心律失常:容量情况、电解质情况(特别是K^+)、舒张期的充盈、患者体位	低血压的补偿能力: 阿片类药物或 β 受体阻滞剂可减少:增加心率 /收缩力的能力、血管收缩的能力 流出道梗阻(狭窄的心脏瓣膜)
高血压、心动过速:冠脉血管的通畅率	

在口腔门诊,初步评估的优先顺序是气道、呼吸、循环(心率、血压)和氧合(A-B-C-O),通气问题是引起心血管紧急事件最常见原因。这与现在美国心脏协会对无意识的患者的初步管理 C-A-B 的建议是有区别的。注意事项包括再检查异常数据排除错误的测量,再次测量血压、检查 ECG 导联、脉氧饱和度探头、检查呼吸末二氧化碳的位置和通畅度。通过观察皮肤颜色(苍白、发绀)、胸壁运动和呼吸音可不借助仪器对患者进行评估;通过询问患者判断意识恢复情况(图 7-2-1)。

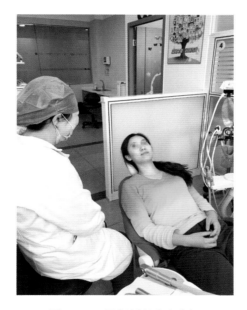

图 7-2-1　医师判断患者意识

表 7-2-1 总结了所选药物的药理学和临床使用方法,可用来管理临床心血管系统的显著变化。除了硝酸甘油,这些药物均通过静脉给药。虽然一些可以肌肉给药,但要注意其使用适应证。

三、晕厥

晕厥是因各种原因导致一过性脑供血不足引起的意识障碍,是突然的、短暂的意识丧失,继发于不充分的脑氧代谢。患者突然感到头昏、恍惚、视物模糊或两眼发黑、四肢无力,随之意识丧失,摔倒在地,数秒钟至数分钟内恢复正常。晕厥包括低血压、眩晕、苍白、出汗、皮肤湿

表 7-2-1　心血管管理药物的药理学和临床使用方法

药物 / 浓度	适应证	作用	单位剂量	起效	持续时间	注意事项
阿托品,0.4mg/mL	心动过缓合并低血压	消除迷走神经作用	静推 0.5mg,5min,成人最大剂量 3mg	1~2min	30~60min	低剂量引起反常的心动过缓
麻黄碱,50mg/mL	心动过缓和 / 或低血压	直接和间接 α 和 β 受体激动剂	静脉稀释到 5mg/mL	1~2min	60min	避免与 MAOI 合用,可能有晨颤,心动过速
去氧肾上腺素,10mg/mL	低血压	直接的 α 受体激动剂	静脉稀释到 0.1mg/mL	1min	25min	警惕反射性心动过缓
硝酸甘油,0.4mg/ 片	高血压或心绞痛	静脉 > 小动脉舒张,冠脉舒张	每片 0.4mg,舌下含服	1min	10~15min	反常的心动过缓,西地拉非或他达非引起低血压
艾司洛尔,10mg/mL	高血压,PSVT,PVCs	选择性 β1 受体拮抗剂,抗心律失常	静脉 10mg/mL,滴定到 1mg/kg	1min	10~20min	避免与 CCB 合用,大于 I° 的心脏传导阻滞
拉贝洛尔,5mg/mL	高血压,心动过速	α1 和非选择性 β 受体拮抗剂	静脉 5mg/mL	2~5min	2~4h	注意 COPD,CCB
腺苷,6mg/2mL	PSVT	抗心律失常,类迷走神经	静脉 6mg 伴随快速的 20mL 生理盐水推入	立即	<1min	短暂的心搏停止,支气管痉挛
胺碘酮,150mg/3mL	室颤或心动过速	抗心律失常	静脉 150~300mg	几分钟		快速给药引起低血压
利多卡因,100mg/5mL	室性心动过速	抗心律失常	静脉 1~1.5mg/kg	几分钟		二线药物

冷、意识丧失性晕厥。常见的原因有:①自主神经调节失常,血管舒张收缩功能障碍;②心源性脑缺血;③脑血管疾病;④其他:晕厥也可见于低血糖、重度贫血及过度换气者。根据其原因分为从最良性的血管迷走神经性晕厥到潜在的心血管病理表现:循环障碍、心律失常或心脏骤停。据统计,在一生中每三个人里面就有一个会经历一次晕厥事件。晕厥事件随年龄增加而增加,在70岁后开始陡增。潜在的病理学概述、相关的出现频率和临床实例记录(表7-2-2)。

表 7-2-2 各种晕厥出现频率的原因

出现频率		原因	
60%	神经反射		血管迷走性晕厥、颈动脉窦晕厥、环境造成的(咳嗽、瘾症)
15%	直立性低血压		药物引起的、低血容量、自主神经功能紊乱
10%	心血管原因	心律失常(电损害)	心动过缓(房室传导阻滞)、心动过速(室性、室上性)
5%		心脏结构受损、流出道梗阻	瓣膜狭窄、肥厚型心肌病
10%	原因未知		

血管迷走神经性(神经心源性)晕厥是口腔诊室中发生意识丧失最常见的原因,通常发生在易受刺激影响的患者中,由疼痛、见血等原因引起。血管迷走神经性晕厥的两种病理生理学过程通常同时发生。"Vaso"指的是血管降压药,降低血管张力和血压;"vagal"指的是提高心脏抑制型迷走神经反应,引起心率降低。

典型的血管迷走神经性晕厥以下列方式发生在易受刺激影响的患者中。持久的直立的姿势(跪坐、站着不动)或感知到威胁,如见血、见针、预感到不适等,触发交感神经反应,引起心率增加,血液释放到更大的肌肉群(腿)。患者可能有恶心或腹部绞痛(vagal),随后出现听力减退和

血管迷走神经性晕厥的特点

可识别的刺激因素:

焦虑、害怕、见血、静脉穿刺

长时间的直立体位、腿部固定

年轻、健康患者

没有心脏疾病

没有血容量不足、电解质紊乱

恶心、激动、焦虑、苍白、轻度头痛和/或出汗的前驱症状

初始的心动过速恶化为心动过缓和短暂的心搏停止

前面没有的气短和心绞痛

通常完全意识丧失

丧失肌力

失禁罕见

阵挛性的癫痫很短暂,没有发作后的抑制

快速(不突然)开始、短暂持续、完全恢复至晕厥前的状态

视力模糊。静脉回心血量在半坐卧位没有下肢运动的患者中进一步减少。此类事件在补偿性的心动过速和没有血液泵出的情况下达到极点。心输出量下降,导致脑血流量减少。在易受刺激影响的患者中,迷走神经反应(Bezold-Jarisch 反应)增强和交感神经功能减退引起心动过缓,Bezold-Jarisch 反射系心室壁感受器受化学性或机械性刺激诱发的血管-迷走神经反射,是机体的保护性机制。在低血容量、椎管内或神经丛阻滞下,有可能诱发该反射过度的反应而导致不良的后果,进而减少心输出量。当大脑缺少足够的氧气,患者会失去意识和对气道的控制。患者的恢复应当是自发的、迅速的、完全的,没有潜在的心血管或神经病

学病理表现。偶尔会伴随一种短暂的阵挛性的(屈曲-伸展)癫痫活动发作。这种有力的肌肉活动有效增加静脉回流,恢复脑灌注。晕厥时的心电图变化很大,心动过缓在几秒内进展为心脏骤停,通常与窦性停搏相关。

（一）血管迷走神经性晕厥的鉴别诊断

直立位低血压、代谢性疾病、心律失常、脑卒中或癫痫等均容易与血管迷走神经性晕厥混淆。

1. 直立位低血压　在直立的姿势或持久的站立或跪坐后收缩压立即下降至少20mmHg,舒张压下降至少10mmHg。可能是由于年长、服用降压药、自主神经功能障碍或血容量不足而引起。

晕厥相关的临床表现
晕厥 + 任何的心脏疾病 / 异常 ECG/ 心脏结构受损
前驱的胸痛、心悸
仰卧位晕厥
劳力性晕厥:流出道梗阻
非常突然的跌下或倒下(没有前驱症状或警告)
大、小便的失禁
癫痫活动时间延长和 / 或恢复时间延长
任何有发绀的意识丧失

2. 可以导致晕厥的代谢紊乱　包括过度换气(低碳酸血症引起脑血管收缩)或低血糖,其发病和恢复均较缓慢。

3. 心血管原因　包括突然发作的心动过速(PSVT),当心悸发作或器质性心脏损害导致流出障碍(主动脉狭窄或肥厚型心肌病),在心脏负荷增大时引起脑低灌注。

经历血管迷走神经性晕厥的患者面色苍白,但不会发绀。若有发绀表明患者可能有严重的心脏病或肺部疾病。

4. 癫痫　当癫痫导致晕厥,必须明确是否有神经病学癫痫:与昏厥相关的癫痫活动持续时间短、很少引起损伤,通常不伴有尿失禁,以快速恢复至正常结束;神经病学起源的癫痫通常在意识丧失前毫无征兆地发作,持续时间更长,可能引起损伤和尿失禁,伴有明显的发作后抑郁、思维混乱和定向障碍。

（二）昏厥的治疗方案

1. 维持气道,辅助供氧。

2. 终止手术,从口内移除没有固定的物品。

3. 如果发生痉挛,防止患者受伤。

4. Trendlenberg 体位,患者仰卧腿高于心脏。如果半清醒,鼓励患者做重复的腿部运动增加静脉回流。

5. 鼻下使用含氨的吸入用安瓿。

6. 前额使用冰袋。

7. 查找病因。

如果这些方案没有改善,应当开始 EMS。考虑其他可能性,如原发的癫痫发作、卒中、过敏、低血糖或心肌梗死。

四、麻醉期间血压异常

（一）低血压

低血压是指体循环动脉压力低于正常的状态。一般认为成年人上肢动脉血压低于90/60mmHg 即为低血压。根据病因可分为生理性低血压和病理性低血压,根据起病形式可分为急性低血压和慢性低血压。血压下降影响器官灌注,引起缺血和梗死。在静脉穿刺或其他有创操作前测量血压,其值也会异常升高,并不能代表真实值。通常来说,平均动脉压明显下降 20%~30%,应当进行进一步分析。控制不佳的高血压患者发生低血压会更加严重,相较其他人,高血压患者在正常血压值时也可能发生器官低灌注。脑灌注正常的自身调节发生在平均动脉压 50~150mmHg。血压急性下降的常见原因不同,而治疗则随着病情严重程度、持续时间和患者耐受低血压的能力变化。

在门诊实施镇静镇痛时发生血压明显下降,首先应暂停手术,考虑暂停给予麻醉药物。确保气道、呼吸和氧合,重新测量血压。患者可以采用 Trendlenberg 位(腿高于心脏),加快补液速度,此时,暂停手术并考虑引起血压下降的各种可能。

当患者对上述的初始治疗措施没有反应时,有三种静脉药物可供选择:①当低血压伴有心动过缓时使用阿托品,阿托品通过增加心率升高血压,但不改变血管阻力;②麻黄碱可以用来治疗不伴有心动过速的低血压,麻黄碱刺激 α 和 β 受体(通过刺激肾上腺素终端去甲肾上腺素的释放直接和间接作用),会增加心率和全身血管阻力,起效迅速,持续约 1h,不良反应是震颤和心动过速;③去氧肾上腺素是 α 受体激动剂,增加全身血管阻力,不增加心率,当低血压伴心动过速时使用,去氧肾上腺素稀释至 0.1mg/mL,可作为初始剂量,起效迅速,30min 失效,去氧肾上腺素可能引起反射性的心动过缓。

低血压的原因
晕厥
低氧、高碳酸血症
容量不足:长时间禁食、过多出汗、使用利尿剂
焦虑 / 害怕 / 血管迷走性晕厥
既往有高血压
麻醉药(预期的副作用或药物过量)
丙泊酚 - 血管舒张没有反射性的心动过速
阿片类药物 - 减少交感神经张力
吸入性药物 - 心脏和血管张力下降
药物的相互作用
低血糖
过敏反应
心律失常
瓣膜狭窄
心肌缺血
降压药使用过量
肺栓塞

(二)高血压

高血压是指以体循环动脉血压增高为主要特征,可伴有心、脑、肾等器官的功能或器质性损害的临床综合征。高血压是最常见的慢性病,也是心脑血管病最主要的危险因素。正常人的血压随内外环境变化在一定范围内波动。在整体人群,血压水平随年龄逐渐升高,以收缩压更为明显,但 50 岁后舒张压呈现下降趋势,脉压也随之加大。高血压增加后负荷和心肌壁张力,从而增加心脏需氧,减少氧供。此时,缺血通常引起心动过速,使氧气供需不平衡更加严重。理论上,严重的血压升高刺激血管,易导致血管破裂,特别是薄弱区域(如早已存在的动脉瘤)。

高血压急症是指原发性或继发性高血压患者疾病发展过程中,在一些诱因的作用下血压突然和显著升高,病情急剧恶化,并伴随症状(胸痛、头痛、视力障碍)或靶器官损害(脑、肾脏、眼或心脏)。在口腔门诊仔细筛查患者能尽量避免出现高血压急症。高血压亚急症是指血压升高但不伴有症状或靶器官损害。绝对的参考上限约为 180/110mmHg。通常经重复测量的收缩压、舒张压或平均动脉压超过基础值 20%~25%,应进一步分析,并认识到口腔治疗前的即刻血压可异常升高。既往有高血压的患者急性的血压下降可引起低灌注,因为其自

身调节已"重置"到更高值。未治疗的高
血压患者血压波动更加频繁、严重,难以
控制。因此,术前应仔细询问病史,对老年
患者和肥胖患者常规测量血压,筛选合适
的患者,若术前血压高于绝对的参考上限
180/110mmHg,最好择期再行手术治疗。

麻醉期间血压明显升高的患者应首
先暂停手术。确保气道、呼吸和氧合,同
时重新测量血压。术前经过仔细评估的患
者大多因为某些刺激导致血压明显升高,
去除原因通常可使血压下降。

当使用药物治疗原发性高血压和终
末器官损害的高血压患者时,某些因素必
须考虑。这些因素包括麻醉医师的学识
和经验、患者的年龄、血压升高的速度,以
及任何继发于高血压的器官损害,包括中

高血压的原因
低氧、高碳酸血症
神经内分泌应激反应:疼痛/焦虑、局麻不充分、镇静/全麻不充分
静脉注射肾上腺素
不良的药物相互作用
既往高血压控制欠佳
高血压反弹:β受体阻滞剂或α2受体激动剂(可乐定)的急性戒断
麻醉药物的影响:氯胺酮
液体过量
膀胱充盈
出现谵妄
心肌缺血
不正当的药物滥用

风、冠心病或肾脏疾病。相关药物或治疗阈值的共识尚缺乏。对于所有病例,药物应从小剂
量开始缓慢滴定,患者应处于仰卧位,每5min测量1次血压。

硝酸甘油或艾司洛尔可迅速降低血压。硝酸甘油可放置于半清醒患者舌下,10min血压
将下降10~20mmHg。硝酸甘油扩张静脉作用比动脉更强,通过减少静脉回流降低血压。它也
是冠脉血管扩张剂,起效和失效迅速。艾司洛尔在小剂量时是β1受体阻滞剂,可以以5~10mg
的增量来快速降低心率和减少心肌收缩力。因为其非特异性酯酶快速的水解作用,起效和失效
迅速,贫血可延长艾司洛尔的作用。β受体阻滞剂不能用于服用钙通道阻滞剂的患者。

拉贝洛尔可以缓慢降低血压,是α1和非选择性β受体阻滞剂。拉贝洛尔的浓度为
5mg/mL,2~5min起效,持续2~4h。这种药物的β受体非选择性可在敏感患者中引起支气管
收缩(不同于艾司洛尔,在小剂量时阻滞β1受体),因此不作为一线药物。

五、心律失常

(一)窦性心动过速

窦性心动过速是窦性来源的心率大于100次/min。窦性心动过速在口腔门诊经常遇到,
常见于情绪紧张、血管收缩剂药物的使用、疼痛以及合并基础疾病或其他危急情况,如心肌
缺血、休克、低氧血症、发热、甲亢等。患者常由于害怕和焦虑引起交感神经过度活动。窦房
结接受强大的自主神经支配,增加心排量,满足新陈代谢和日常活动需要。同样的,某些刺
激引起窦性心动过速,显示出逐渐增加的心率和狭窄的QRS波。心率加快和足够的静脉回
流会升高血压。根据收缩期全或无的现象,心率增快使舒张期变短,减少心室充盈和舒张期
冠脉灌注。正如预期那样,当心率进一步增加,充盈时间变短导致静脉回流减少,血压下降,
心肌氧耗增加,氧供减少。并存的高血压增加后负荷,进而需氧量增加。当患者坐在牙椅上
不动时,缺乏下肢深静脉的肌肉泵血作用,静脉回流进一步下降。窦性心动过速在低血压
和高血压时均可发生。治疗方法是识别和纠正刺激因素,包括:①明确是否为窦速,特别

应与阵发性室上性心动过速和房性心动过速相鉴别；②寻找并去除引起窦速的根本原因，不要一味地降低心率至正常；③无明显原因的窦速，当出现明显症状时，可适当应用 β 受体阻滞剂控制心率；④少数病例考虑心内科专科治疗，如射频消融。

心动过速的原因

低氧、高碳酸血症
低血压
低血糖
神经内分泌应激反应：疼痛 / 焦虑、局麻不充分、镇静 / 全麻不充分
静脉注射肾上腺素
药物影响：氯胺酮、阿托品、沙丁胺醇、β 受体阻滞剂突然停药引起的反弹
膀胱充盈
出现谵妄
心肌缺血
肺栓塞
支气管痉挛
甲状腺功能亢进

（二）阵发性室上性心动过速（PSVT）

阵发性室上性心动过速（图 7-2-2）是指起源于心房或房室交界区的心动过速，大多数是由于折返激动所致，少数由自律性增加和触发活动引起。心电图连续 3 次以上室上性早搏称为阵发性室上性心动过速，包括房性和交界区性心动过速，有时两者在心电图上难以鉴别，则统称为阵发性室上性心动过速。其心率比平常的窦性心动过速更快，通常呈现狭窄的 QRS 波，心率 170~180 次 /min。因为隐藏在前一个 T 波里，导致 P 波很难被识别，所以称为室上性。环形通路，通常合并房室结解剖或病理生理学传导障碍，由两种电生理学不同的双向通路组成。PSVT 的触发原因可能是偶然发现的比预期更早的心房收缩，暂停了最初的传导通路，让替代的通路传导，最初的通路逆行引起重复的环路电流。

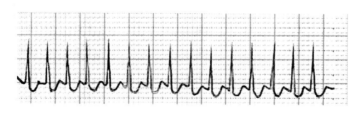

图 7-2-2　阵发性室上速

麻醉期间，当突然发作持久的心动过速而又缺乏明确原因时，应引起重视。在许多病例中，PSVT 未予治疗可自发终止。如需治疗，应通过房室结减慢传导，在严重的血流动力学紊乱期间增加不应期或环形通路的电中断。根据医师的经验以及血流动力学紊乱的严重性和持续性，可以尝试刺激迷走神经（Valvalsa 动作、颈动脉窦按摩、冷毛巾敷脸）、快速的腺苷输注或同步电复律。对于顽固病例和医师不能处理的病例，应考虑立即转诊。

当 PSVT 规律发作时,可按摩颈动脉窦、给予腺苷或艾司洛尔,使平均动脉压大于50~60mmHg。颈动脉窦按摩引起强烈的迷走神经反射,减慢房室结传导,有望终止 PSVT。平稳按压 5~10s,等待 2min 后起效。持续的节律障碍可尝试另一侧按摩,同时等待 EMS 到来。

腺苷引起短暂的房室结传导阻滞,能够终止往复的节律障碍。腺苷需静脉快速给药,让药物在降解前到达心脏。给药方案为 6mg-12mg-12mg,每次给药需要间隔 2min,可能发生短暂的心脏骤停。钙通道阻滞剂、艾司洛尔或胺碘酮也可使用。所有抗心律失常药都可能会引起新的心律失常,特别是在联合使用时,因此每种临床病例应尽可能只使用一种抗心律失常药。

在极少的时候,持续的心率增快在某些血压正常的患者中最终导致平均动脉压小于50~60mmHg,医师应通过电复律来控制节律。患者应在此期间保持仰卧,这种体位在低血压时可提高脑循环。

(三)室性早搏

在窦房结冲动尚未抵达心室之前,由心室中的任何一个部位或室间隔的异位节律点提前发出电冲动引起心室的除极,称为室性期前收缩,简称室早。临床症状有很大的变异性,从无症状,轻微心悸不适,到早搏触发恶性室性心律失常致晕厥或黑蒙。

室性早搏在一般人群中很常见,在没有器质性心脏疾病的情况下,通常预后良好。麻醉期间室性早搏(图 7-2-3)通常由交感神经刺激引起,其次是焦虑、缺氧、疼痛、低血压或缺血。大多数室性早搏没有症状,只需观察和随访患者,而有反应的患者可能有胸痛、头晕、气短、心悸或心衰的相关症状,需要药物或其他治疗。

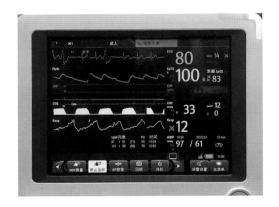

图 7-2-3 室性早搏

在没有原因比如缺氧或交感神经刺激的情况下,单纯的室早在正常心脏结构和射血分数的患者中被认为是正常的变异。相反心率增加(大于 20%)、复杂的或血流动力学明显变化的室早,特别是原发性的和潜在心脏疾病存在的室早,需密切关注并准备好紧急治疗。

当需要治疗时,首先寻找和纠正潜在的原因,比如缺氧、低钾、交感神经刺激、疼痛和焦虑。停止麻醉和手术,准备好除颤仪。

一线治疗药物包括 β 受体阻滞剂(如艾司洛尔)和非二氢吡啶类钙拮抗剂。胺碘酮 50mg 静注或利多卡因 0.5~1mg/kg 静注也可能有效。药物治疗欠佳者可考虑射频消融。

(四)窦性心动过缓

窦性心动过缓是指窦性起源的心率每分钟小于 60 次。常见的是睡眠期间生理性的心动过缓或训练有素的运动员休息时因心脏适应了副交感神经占优势而导致的心动过缓。当心动过缓与头晕、疲劳、心绞痛或气短联系时通常是病理性的。

心动过缓的原因

低氧、高碳酸血症

老年人

药物影响：β受体阻滞剂、钙离子通道阻滞剂、地高辛、锂、α2受体激动剂，阿片类药物，麻醉药过量，重复给予琥珀胆碱

传导异常：交界性心率、心脏传导阻滞

迷走神经刺激

甲状腺功能减退

　　麻醉/镇静期间大多数窦性心动过缓无重要的临床意义，不必治疗。当血压明显下降时，应积极处理窦性心动过缓。与其他所有血流动力学受影响一样，应当暂停手术，暂停麻醉。保证气道、呼吸和氧合，同时重新测量血压。如果存在诱因，应当及时识别和治疗诱因：①在器质性心脏病（尤其是急性心肌梗死）患者，由于心率很慢可使心排血量明显下降而影响心、脑、肾等重要脏器的血液供应，症状明显，此时应使用阿托品，静脉给予阿托品0.5mg，3~5min可重复给予，直到最大剂量3mg，也可使用麻黄碱，甚至可用异丙肾上腺素静脉滴注，以提高心率；②对窦房结功能受损所致的严重窦性心动过缓的患者，心率很慢、症状明显，甚至有晕厥发生、药物治疗效果欠佳者，需要安装永久性人工心脏起搏器，以防突然出现窦性停搏；③由颅内压增高、药物、胆管阻塞等所致的窦性心动过缓应首先治疗病因，结合心率缓慢程度以及是否引起心排血量的减少等情况，适当采用提高心率的药物。口腔门诊术前仔细询问病史、筛查患者非常重要。当药物治疗无效或医师不能处理时，考虑EMS。

　　（五）心脏骤停

　　心律失常最严重致命的结果是室性心动过速或室颤。医师必须尽快开始EMS。一旦发生心脏骤停，立即开始CPR。相比2010版心肺复苏指南，2015版美国心脏学会（AHA）CPR和ECC指南有7大更新要点：①急救者应同时进行几个步骤，如同时检查呼吸和脉搏，以缩短开始首次按压的时间，由多名急救者组成综合小组，同时完成多个步骤和评估；②成人生存体系分为院内急救体系和院外急救体系；③当急救者可以立即取得AED时，对于成人心脏骤停患者，应尽快使用除颤器，若不能立刻取得AED，应该在他人前往获取AED的时候开始心肺复苏，在设备提供后尽快进行除颤；④新的指南要求按压速率为100~120次/min，幅度至少是5cm，不超过6cm；⑤若患者有与阿片类药物相关的紧急情况，应给予纳洛酮；⑥胸外按压需有效，每次按压后胸廓充分回弹，避免在按压间隙倚靠在患者胸上，提高按压效率，减少按压中断，胸外按压在整个心肺复苏中的比例至少为60%；⑦避免使用血管加压素，研究表明联合使用加压素和肾上腺素，相比使用标准剂量的肾上腺素在治疗心脏骤停时没有优势。

六、缺血性心脏病

　　心绞痛是指由于冠状动脉粥样硬化狭窄导致冠状动脉供血不足，心肌暂时缺血与缺氧所引起的以心前区疼痛为主要临床表现的一组综合征。其特点为阵发性的前胸压榨性疼痛感觉，可伴有其他症状，疼痛主要位于胸骨后部，可放射至心前区与左上肢，常发生于劳动或情绪激动时，持续数分钟，休息或用硝酸酯制剂后缓解。

　　心肌缺血是指心脏的血液灌注减少，导致心脏的供氧减少，心肌能量代谢不正常，不能支持心脏正常工作的一种病理状态。冠心病是引起心肌缺血最主要、最常见的病因。

心肌梗死是冠状动脉闭塞,血流中断,使部分心肌因严重的持久性缺血而发生局部坏死。在中国,心肌梗死主要表现为 ST 段抬高型心肌梗死,ST 段抬高型心肌梗死与非 ST 段抬高型心肌梗死的比例为 85.09%∶14.91%。

心肌氧需随心动过速、高血压和收缩力增加而增加,当实施口腔操作和麻醉不充分时引起神经内分泌应激反应,使心肌氧需增加。心肌氧供随心动过速、舒张压下降、冠状动脉疾病、暂时或永久的冠脉闭塞和低氧血症而减少(表 7-2-3)。虽然有差异,但心肌缺血通常会疼痛,患者自述为胸痛。根据其严重性,心肌缺血可表现出许多其他的体征和症状,在某些病例中,发展为心肌梗死,甚至可能猝死。

表 7-2-3　心肌氧供平衡

氧供↓	氧需↑
冠脉血流(血管半径)↓	后负荷↑(收缩压、瓣膜狭窄)
心率↑	前负荷↑(心室容量、灌注压)
舒张压↓	心率↑
氧气的输送(氧饱和度、血红蛋白)↓	收缩力↑

镇静的患者可能不表现出急性冠脉缺血或急性心肌梗死的症状。根据镇静水平患者可能表现出与口腔刺激不相关的不适,如躁动、出汗、心动过速、高血压或低血压。

心室缺血导致心肌顺应性和收缩力下降,影响舒张期充盈和血流输送。结果导致每搏量减少,血压下降。低血压触发补偿性的心动过速,进而破坏心肌氧供需平衡。心房或心室异位起搏在心肌缺血时很常见,如果不能及时治疗可能引起更恶性的心律失常。

常见的心电图变化在 II 导联并不明显,包括 ST 段压低或抬高大于 2mm、T 波畸形(扁平或倒置)或心电异常,比如室早的频率增加或发展为新的传导阻滞。

并非所有新发生的胸痛都来源于心脏。惊恐发作、食管反流、胃炎患者也可能有胸痛症状。任何胸痛都应该认真对待。

根据当前美国心脏协会建议以及患者的临床表现、麻醉深度、是否存在静脉通道和医师的临床经验来处理此类疾病。当有心绞痛病史的患者出现胸痛时,口腔科医师应进行初步评估并注意减少心肌需氧量。让患者感到舒适可减少紧张引起的心率增快、血压增高。舌下含服硝酸甘油可舒张静脉,减少静脉回流,降低前负荷。舒张期心室壁张力下降也能改善冠脉灌注,特别是心内膜下区域。硝酸甘油可每 5min 重复给予 1 次,连续 3 次,直到症状改善或出现低血压、反射性心动过速的副作用。收缩压低于 90mmHg 时禁止使用硝酸甘油。如果患者在 24h 内服用过西地那非、伏地那非,或在 48h 内服用过他达拉非,禁止使用硝酸甘油。低血压危害很大,因为舒张压降低减少冠脉血流,进一步影响心肌灌注。低血压引起反射性心动过速也可增加心肌氧需。给予硝酸甘油前应评估血压、心率。

如果在 15~20min 的时间里给予 3 次硝酸甘油仍不能缓解心绞痛的症状,医师应高度怀疑发生心肌梗死,开始 EMS 转运。如果患者既往没有心绞痛病史,必须立即开始 EMS,因为此时心肌梗死被认为是最可能的原因。等待 EMS 的同时给予阿司匹林。吞服之前,最好让患者咀嚼 1 片(325mg)或 1/4 片(81mg)来增强吸收。除了咀嚼,肠溶的阿司匹林起效时间通常较长。血小板聚集是冠脉血栓形成的关键因素,阿司匹林在给药后 1h 达到抗血小板的最大作用。硝酸甘油可每 5min 给予 1 次，但要求收缩压至少 90mmHg，心率在正常范围。另外，如果疼痛和焦虑持续存在，可给予阿片类药物。阿片类药物不仅可以缓解疼痛和焦虑，也可以减少外周阻力、增加静脉容量，减少心肌氧耗。如果已经给予硝酸甘油，阿片类药物更易引起低血压，医师应在给药期间监测血压。

第三节　呼吸系统相关并发症及处理

一、概述

呼吸系统主要功能是依靠气体浓度梯度扩散实现氧气和二氧化碳的持续交换。呼吸这个名词包含了三种生理学功能：通气（通过胸廓和肺周期性的运动，使外界环境与肺泡间的空气发生交互运动），弥散（气体跨过肺泡膜转移）和灌注（肺泡持续的血流灌注）。氧合不足或者这三个过程中的任何一个环节妨碍氧气的运输，都将导致低氧血症和高碳酸血症及伴随的交感神经刺激。许多已知的疾病都能改变呼吸系统的功能，大多数集中于通气功能的改变。呼吸系统的独特性在于疾病通常进展隐匿，没有体征、症状或正规诊断。这强调了准确的病史采集和体格检查的重要性。掌握生理学和病理学知识能促进医师在麻醉实施前有效地评估和管理患者，使医疗风险降低到最小。

无论镇静和麻醉的深浅，任何患者都可能发生气道梗阻。发生上呼吸道或下呼吸道问题时，恰当的评估、管理和治疗气道梗阻在麻醉过程中尤为重要。在美国，约 28% 引起死亡或脑损害的纠纷都与呼吸道事件有关。麻醉前深入的评估，能使气道风险降至最小。随着门诊外科和麻醉数量呈指数增长，发生气道危险患者的数量也增加。这种危机与门诊麻醉的风险评估和医师的临床经验有关，若给予的支持和帮助不足，则易发生并发症。此外，即使有深入的术前气道评估，困难气道也可能难以预计。约只有 17% 的面罩通气困难可以准确预测。因此我们应时常进行门诊气道模拟训练，备有与镇静或麻醉水平相当的紧急气道工具。

气道管理工作

气道管理工作包括以下内容：

1. 可正压通气的带活瓣和呼吸袋的呼吸皮囊（图 7-3-1）。

2. 口和鼻咽通气道（图 7-3-2）。

3. 喉镜和喉镜片（图 7-3-3）。

4. 气管导管（图 7-3-4）。

5. 琥珀胆碱和注射器（图 7-3-5）。

6. McGill 钳（图 7-3-6）。

7. 有穿刺针的环甲膜穿刺套管（图 7-3-7）。

8. 吸引管（图 7-3-8）。

9. 易弯曲的导管丝（图 7-3-9）。

10. CO_2 监测装置（图 7-3-10）。

11. 喉罩（图 7-3-11）。

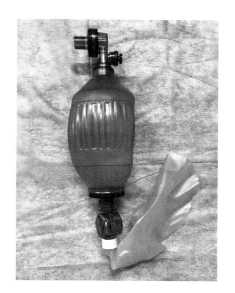

图 7-3-1　可正压通气的带活瓣和呼吸袋的呼吸皮囊

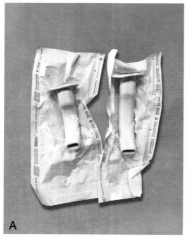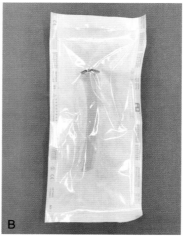

图 7-3-2 口和鼻咽通气道

A. 口咽通气道 B. 鼻咽通气道

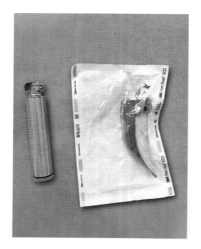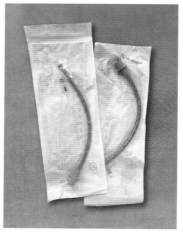

图 7-3-3 喉镜和喉镜片 图 7-3-4 气管导管

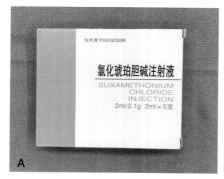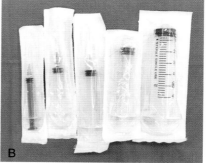

图 7-3-5

A. 琥珀胆碱 B. 注射器

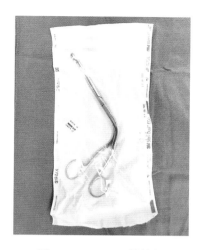

图 7-3-6 McGill 持管钳

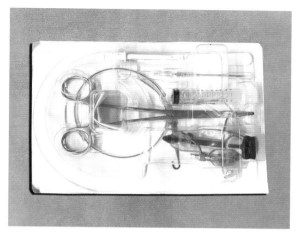

图 7-3-7 有穿刺针的环甲膜穿刺套管

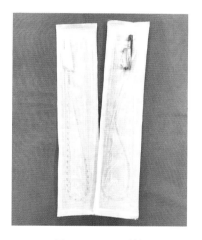

图 7-3-8 吸引管

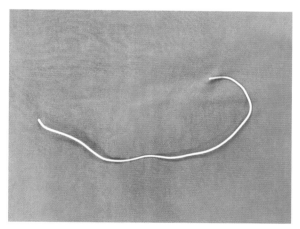

图 7-3-9 易弯曲的导管丝

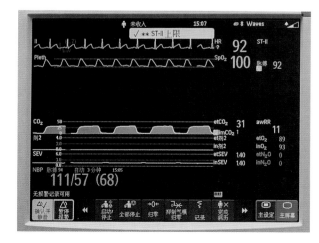

图 7-3-10 CO_2 监测装置

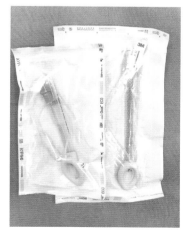

图 7-3-11 喉罩

遇到呼吸问题应立刻识别是病理生理性的(通气过度、通气不足、窒息、胸壁僵硬),还是阻塞性的(声门上的、声门的或声门下的)。也有可能是其他原因,如意外拔管、导管弯折、导管脱落等。

发生呼吸问题的原因

病理生理:过度通气、通气不足、药物引起的窒息、胸壁僵硬

梗阻:

    声门上:舌头掉落至咽后壁

    声门:喉痉挛、喉头水肿

    声门下:支气管痉挛、肺水肿、吸入性肺炎

    异物梗阻可发生在任何水平

二、生理性的呼吸问题

(一) 通气过度

通气过度是指呼吸频率、深度或容量增加,大于新陈代谢需求,导致 $PaCO_2$(动脉血二氧化碳分压)下降。通气过度的病因很多,癔症、焦虑和某些"麻醉后谵妄"患者可引起有意识或半意识的通气过度,而皮质下传入的无意识的控制则是由于外周化学感受器探测到的低氧血症(颈动脉体)和中枢化学感受器探测到的高碳酸血症引起的 H^+ 增加。呼吸急促的结果是增加肺容量,让癔症患者更难"深呼吸并安静下来"。不能做深呼吸会引起更多的焦虑,使问题恶化。理论上,浅快的呼吸可逆转。

呼吸性碱中毒增加氧气与血红蛋白亲和力,导致组织摄氧增加而循环释放氧减少。碱中毒引起血管收缩,尤其是冠脉和脑血管。它同样会引起电解质紊乱,包括钾离子和钙离子减少,因为碱中毒时钙离子与血浆白蛋白的结合增加。这种化学改变导致通气过度相关的临床表现,包括头晕、视力损害、晕厥、惊厥和外周感觉异常(特别是嘴唇、手指、脚趾)、手足痉挛、手足抽搐、肌无力、胸痛和心悸。这些突发症状可能进一步影响清醒的患者,加重其临床表现。$PaCO_2$ 每减少 1mmHg,脑血流会减少 2%,但是这种反应在 $PaCO_2$ 低于 25mmHg 时减少。

过度换气综合征的治疗关键是控制呼吸,可通过平静呼吸减少 CO_2 呼出,或通过辅助设备增加吸入气体的 CO_2 浓度。具体方法有:

1. 取舒适的卧位,进行缓慢的腹式呼吸或有意识的减慢呼吸频率和屏气,以减少 CO_2 的呼出纠正过度换气。

2. 利用不接气囊的面罩扣住患者的口鼻,或双手呈杯状捂住口鼻(图 7-3-12),或用纸围成漏斗形倒扣于患者口鼻,增加呼吸无效腔,让呼出的 CO_2 再次回吸入体内从而缓解症状。面罩吸氧能更迅速的纠正呼吸性碱中毒的症状,消除患者紧张情绪。国内学者曾有过类似的研究,临床上可选取部分患者,随机分

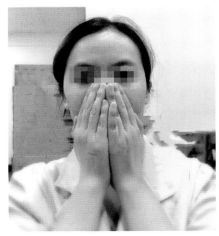

图 7-3-12 过度换气的处理

为两组,对照组鼻导管给氧,实验组面罩给氧,比较治疗前和治疗后症状、生命体征、二氧化碳分压等的变化,以观察面罩吸氧治疗过度换气综合征的效果。

3. 症状严重的患者可辅以药物治疗　①镇静剂:苯二氮䓬类药物(常用的药物有咪达唑仑、地西泮等)或异丙嗪肌注,具有镇静、抗焦虑、抗惊厥的作用,去除过度换气的诱因;②电解质:少数患者发病时可出现血钾、血钙的轻度降低。静脉推注葡萄糖酸钙,可降低神经肌肉兴奋性,缓解手足抽搐;钾离子的补充,可以改善心肌缺血的症状,两者都对紧张情绪的消除有积极作用。

过度换气综合征的发生与心因性诱因密不可分,在实施治疗时应注意心身同治原则,采用心理疏导暗示疗法,密切观察生命体征,尽可能地完善各项实验室检查,包括血常规、肝肾功及电解质、血糖等,同时尽快建立静脉通道,低流量吸氧。通过医护人员的各项积极举措,取得患者及家属的信任,转移患者注意力,稳定患者情绪,以达到更理想的疗效。

麻醉期间或麻醉后的谵妄(继发于不充分的镇静或氯胺酮产生的谵妄)也可引起通气过度。各种镇静、抗焦虑药可降低通气过度,但也有一定风险。

(二) 通气不足、窒息

正常成年人平静时每分钟呼吸 12~15 次,潮气量 500mL,每分钟 6~8L。平静时,身体正常消耗 O_2 约为 3~4mL/(kg·min),排出 CO_2 2~3mL/(kg·min)。正常 $PaCO_2$ 为 35~45mmHg,pH 为 7.35~7.45。

窒息是指完全不能通气,而通气不足是指不充足的通气,呼吸深度或频率减少,导致高碳酸血症和低氧血症。通气频率减慢或没有通气大多首先通过肺部听诊和缺乏胸廓运动发现,随后是通过二氧化碳图,最后是通过血氧饱和度发现。随着氧合下降,发绀加重,皮肤颜色从粉红到发白再到发灰,最后变成深蓝色。高碳酸血症首先引起患者焦虑,如果持续并恶化,焦虑会变成谵妄和深度镇静。

呼吸抑制是麻醉药、巴比妥类药物、丙泊酚和苯二氮䓬类药物的不良反应,特别是大剂量快速给药或联合用药时。麻醉药的峰值效应(表 7-3-1)通常延迟,此时用其他药物快速达到镇静水平可能加重呼吸抑制。通气不足时吸入性麻醉药如七氟烷和异氟烷使正常颈动脉体对 H^+ 浓度变化反应减弱。此外,医师必须留意患者服用的其他药物,如麻醉药、苯二氮䓬类药物、抗组胺药和抗精神病药,所有药物都可能加重通气不足。

表 7-3-1　麻醉药物到达峰值的时间

药物	到达峰值的时间	药物	到达峰值的时间
吗啡	20min	芬太尼	3~5min
哌替啶	5~7min	纳布啡	30min

呼吸抑制的最初治疗依赖于想要达到的镇静水平、医师的技能水平、患者的机体代偿能力和当时的 SPO_2。插管前给予患者足够剂量的丙泊酚诱导麻醉会导致窒息,患者常规给氧直到达到足够的麻醉深度。当医师只想达到中度镇静时,可以使用拮抗药,但通常需要几分钟才起效,并且会拮抗麻醉诱导药物的药效。带活瓣和呼吸袋的面罩正压通气、口咽或鼻咽通气道将提高 SPO_2 直到患者开始自主通气。语言、触摸或疼痛刺激可促进患者呼吸。

(三) 胸壁僵硬

胸壁僵硬是指肌张力变僵硬,表现为各种临床症状,包括声门、胸壁或腹壁僵硬,使自主呼吸或正压通气变得困难。具体原因尚不明确。胸壁僵硬通常见于快速或大剂量使用芬太尼后,但在小剂量使用时也可能发生。胸壁僵硬的危险因素包括老人或儿童、药物剂量和快速给予阿片类药物。鉴别诊断包括喉痉挛、支气管痉挛和完全的气道梗阻。

通常来说,呼吸暂停或胸壁僵硬的患者在气道开放时,通过鼻导管使用高流量的100%的氧气,通常能够维持患者的SPO$_2$。氧气根据"整体流"法则运动和扩散,氧分子从高压部分向低压部分被动运动。通常能够在气道开放插管时间延长时或患者呼吸暂停时维持SPO$_2$。

胸壁僵硬有三种治疗方法:麻醉拮抗剂-纳洛酮,肌松药-琥珀胆碱或不治疗直到自主呼吸恢复,某些情况下胸壁僵硬由短效阿片类药物引起,例如瑞芬太尼。胸壁僵硬患者积极的正压通气会增加胸内压力,减少静脉回流,导致低血压。根据问题的严重性、SPO$_2$和患者的代偿能力选择拮抗药。对于预充氧气将要插管的患者,可以考虑插管剂量的琥珀胆碱(0.5~1.5mg/kg)。或者可以使用麻醉拮抗剂纳洛酮,成人静脉推注0.4mg,儿童10~100μg/kg。纳洛酮更适用于不插管的SPO$_2$高于90%的门诊患者。纳洛酮会引起高血压和心动过速。在极少的情况下,会发展为心律失常和肺水肿。

三、气道梗阻问题

声门上气道(SGA)梗阻是指声带以上的梗阻。部分上气道梗阻通常伴有可听见的费力呼吸,表现为胸骨凹陷、鼻翼煽动,随着膈肌下降增多腹壁明显向外运动。通气通常受阻,但仍旧足够维持麻醉前SPO$_2$。当完全梗阻时,呈矛盾呼吸运动,吸气时胸壁下陷,而腹部却隆起;呼气时则相反。

最常见的声门上气道梗阻原因是舌后坠,被动地压向口咽壁。在这些病例中,简单的压额抬颏、仰头抬颏或抬下颌的方法通过拉舌头向前和从咽底抬高会厌,通常能重新打开气道。当这些方法失败时,医师可向右或向左旋转患者的头部30°,可以解决上述三种气道操作后的持续梗阻。利用钳子、手指或缝线拉舌头向前也可缓解梗阻。

屈曲下颈部、伸展上颈部、突出下颌骨和直接喉镜可促进气道开放。这种姿势的目的是调整口、咽、喉轴线对齐成一条直线。具体的操作方法为:压额抬颏-上颈部伸展;仰头抬颏-下颈部屈曲;抬下颌;旋转头部。

其他辅助方法,如给清醒患者放置鼻咽通气道或给不清醒患者放置口咽通气道可让气流通过舌头梗阻部位,获得足够的通气。

如果上述操作后上呼吸道仍梗阻,应根据医师的经验和预期的镇静水平选择其他方法。当患者镇静麻醉深度足够时,可放置声门上设备,比如喉罩通气道(LMA)、iGel™喉罩或声门上导管。也可考虑气管插管。注意可能发生喉痉挛、支气管痉挛和异物梗阻的情况。

没有插管的镇静患者气道梗阻的常见原因是下牙弓的口腔治疗,操作者压低下颌骨,导致颏下移和舌梗阻。在下颌后牙放置橡皮障也可以推回舌头使梗阻缓解。

全麻下没有插管的患者气道梗阻不太常见的原因是咽部填塞物移位到喉部或更远处。

医护人员应当仔细核对填充物的数量、位置,防止这种事情的发生。当怀疑有异物,可以用喉镜检查咽喉部。

(一) 声门梗阻

1. 喉痉挛　是指喉部肌肉反射性痉挛收缩,使声带内收,声门部分或完全关闭而导致患者出现不同程度的呼吸困难甚至完全性的呼吸道梗阻。痉挛持续时间和强度随刺激的持续时间和强度以及麻醉深度变化而变化。喉痉挛分为部分的(不完全的声带内收,与高调的"喘鸣"有关)或完全的(完全的声带内收,杓状肌和杓会厌襞内折并被会厌覆盖,与完全丧失气流运动或气道音相关)。完全的喉痉挛必须与窒息、声门上梗阻、胸壁僵硬或支气管痉挛区分。当轻柔地推胸骨时伴有可听见的气流呼出,可以确认是上呼吸道梗阻导致的窒息。通过麻醉医师的各种气道操作,声门上气道梗阻通常能够缓解。在有哮喘或过敏病史的患者中,支气管痉挛通常在喘鸣之前。

相关的危险因素与患者本身和实施的麻醉有关(表 7-3-2)。避免这些危险因素可以让喉痉挛的发生率降至最小。丙泊酚和阿片类药物在合适的剂量时可减轻气道反应。

表 7-3-2　喉痉挛的危险因素

患者相关的因素	年龄小
	吸烟
	近期上呼吸道感染
	近 6 周发生支气管痉挛
	上气道畸形
麻醉相关的因素	麻醉过浅、疼痛刺激、迷走神经张力增加
	直接声带刺激:血液、分泌物、冲洗液、呕吐物、麻醉过浅下置入喉罩
	刺激性的麻醉气体 - 地氟烷
	氯胺酮 - 导致分泌物过多
	巴比妥类药物

喉痉挛的结果包括误吸、负压性肺水肿、低氧血症、心动过缓和心跳骤停。此时应立刻停止手术,接着快速有序地进行咽部吸引、压额抬腭、仰头抬颏、抬下颌和头部旋转,通常可缓解喉痉挛。这种操作通过抬高舌骨,延伸会厌和杓状会厌带,促进喉头打开。轻柔的正压通气(使用面罩在 100% 氧气下进行持续正压通气)可扩张咽腔,促进声带打开。如果有呼吸,尝试配合吸气。如果希望开放气道时麻醉深度为 3 期,认为患者麻醉深度为 2 期时麻醉过浅(麻醉的兴奋程度),那么丙泊酚通常用来加深麻醉;如果患者打算清醒下镇静,认为患者达到 2 期麻醉过深,使用苯二氮䓬类药物合并纳洛酮、氟马西尼可能减轻麻醉深度,喉痉挛可能自行缓解。很多医师担心加深麻醉可能加重病情,导致致命的结果。但是,声门关闭时吸气产生的胸内负压通常加重上气道梗阻,让不利的气道反射持续存在。因此,当患者在镇静或麻醉状态下发生喉痉挛但又不能马上清醒时,考虑使用丙泊酚 0.5~2mg/kg 或吸入性麻醉气体加深麻醉,缓解痉挛。当出现明显氧饱和度降低和心率减慢时,考虑使用肾上腺素。

如果痉挛不能缓解,或者缓解后又马上出现,根据每位医师的用药经验,静脉给予琥珀胆碱 0.1~1mg/kg（10~20mg）。如果需要再次给药，琥珀胆碱应当增加到完全的插管剂量 1~2mg/kg。代谢产物琥珀酰单胆碱紧张迷走神经，可能引起儿童心动过缓。阿托品 0.02mg/kg 静注可减轻这种反应。短期的麻痹能松弛声带、获得通气。声门上梗阻会使病情恶化，患者通常需要人工通气，直到琥珀胆碱作用消失。也可使用 1% 的利多卡因 2mL 注入气管或行双侧喉上神经阻滞。琥珀胆碱能改善面罩通气，但是它也可以加重上气道梗阻，特别是不适当地使用面罩通气时。

喉痉挛也可能发生在建立静脉通道前，比如在儿童氧气和七氟烷面罩诱导期间。在这些病例中，可以考虑琥珀胆碱或罗库溴铵肌内注射。曾有人研究儿童肌注罗库溴铵的插管条件，认为 1.8mg/kg 的罗库溴铵在 3min 时能使所有儿童达到足够的插管条件，这与肌注琥珀胆碱相似。在儿童中，当剂量 4mg/kg 时，3.5min 达到最大神经肌肉阻滞效果，声带松弛可能更快发生。虽然肌肉途径（三角肌、颏下、舌内）没有静脉途径效果快，但在建立静脉通道困难时，必要情况下可以考虑肌内注射。对于琥珀胆碱有禁忌的患者，比如有恶性高热病史，可考虑使用罗库溴铵。静脉给予罗库溴铵 0.6mg/kg，1~2min 起效，而琥珀胆碱为 30~60s。琥珀胆碱是目前起效最快的非去极化肌松药，在喉痉挛这种紧急情况下可考虑使用。非药物治疗可能也会解决部分性喉痉挛，但肌松药经常用来解决完全性喉痉挛。

2. 喉头水肿　喉头水肿是指喉部松弛处的黏膜下有组织液浸润。麻醉期间喉头水肿通常由于药物或不适当的操作引起，喉头水肿时气道支持和插管非常困难，喉头水肿在多次创伤性插管后也可能出现。

喉头水肿是少见的、完全不可预料的严重的过敏反应，极易突发窒息而死亡，易被误诊为喉痉挛或支气管痉挛，通常也合并有其中之一。患者出现荨麻疹、血管神经性水肿提示此诊断，主要症状为呼吸困难、声音嘶哑、呼吸急促、胸闷、心率增快、口唇发绀、血压降低等，可通过喉镜观察确诊。当发生喉头水肿时，患者立即取卧位吸氧，静脉注射地塞米松、肾上腺素、异丙嗪等抗过敏药物，其中肾上腺素是治疗过敏反应最有效的药物。

（二）声门下梗阻

1. 支气管痉挛　是支气管平滑肌可逆的收缩。由于慢性炎症持续存在，支气管高反应性导致气道梗阻。阻力增加导致呼吸做功增加，减弱呼气能力，增加呼气时间。CO_2 潴留伴随肺过度膨胀导致呼吸急促，进而干扰呼气。增加的胸内压减少静脉回流、阻塞右心室流出道，导致低血压。口腔门诊这种问题的常见原因包括哮喘（主要危险因素）、过敏反应、误吸、异物和上呼吸道生理性的刺激，包括喉痉挛。肺水肿时也可能引起支气管痉挛。气道开放的镇静患者，表现包括 SPO_2 下降、呼气性哮鸣音、原因不明的心动过速，严重者有低血压。当有支气管痉挛时，通气严重减少，二氧化碳数值也会显示持续的上升，表明呼气阻力增加。围手术期支气管痉挛的发生在哮喘患者中可高达 9%。

通过深入了解病史、识别危险因素和麻醉前肺部听诊可最大化进行预防。如果患者吸入性短效 β 受体激动剂（SABAs）近期需求增加，可能意味着 β 受体减少、药效失效。在这种情况下，增加 SABA 用量会加重它的副作用：震颤、心动过速、节律障碍和低钾血症。重要的是，部分患者仅有轻度哮喘，但经历突然、严重的支气管痉挛，可以迅速致命。

增加支气管痉挛风险的肺部问题	支气管痉挛的危险因素
长时间的哮喘控制欠佳	应激
近期为了控制症状增加药量,特别是过量的糖皮质激素	肥胖
	近期暴露于诱因(吸烟、天气、抗原、活动)
最近(6周)有住院治疗	近期上呼吸道感染
需要大于2罐的SABA吸入剂	社会经济状态低下
未按时服药	胃食管反流疾病
	物理性的气道刺激-咳嗽、喉痉挛、气管插管

可逆的呼吸系统疾病应当在麻醉前经过治疗。麻醉前预防性的SABAs用药是常用的做法,不会引起β受体急性减少。无论何时都推荐戒烟。

麻醉药和麻醉操作的选择可诱发支气管痉挛的发生。麻醉药例如苯二氮䓬类药物和阿片类药物可降低通气、喉反射、咳嗽的能力,以及口咽部肌张力。这些因素可加重支气管痉挛。除外地氟烷,吸入性麻醉药通常是支气管舒张剂,可以减弱术中支气管痉挛。相比丙泊酚这种轻度支气管舒张剂,哮喘患者暴露于巴比妥类药物时更易喘息。避免使用引起组胺明显释放的药物,例如吗啡、哌替啶,应谨慎使用肌松药。氯胺酮使气道阻力减小。足够的麻醉深度非常必要,因为麻醉过浅也可促进痉挛。气管插管也是一种危险因素,但吸入性药物加丙泊酚的诱导和足够的麻醉深度可使支气管痉挛风险最小化。由于气管插管是很强的刺激,能够引起支气管收缩,因此应当选择在深麻醉下插管。

患者清醒时,诊断未预见的支气管痉挛较困难,患者出现焦虑、可听到喘鸣、通气费力、说话费力,通常可见胸骨上凹时,应警惕支气管痉挛。尽管有辅助供氧,患者仍有心动过速、呼吸急促和SPO_2下降时为晚期表现,预示完全的梗阻和心脏骤停。"鱼翅样"的二氧化碳图提示呼气困难、延长。

支气管痉挛的鉴别诊断
喉痉挛
胸壁僵硬
过敏反应
气管插管患者呼吸循环的梗阻
误吸
肺水肿

麻醉期间支气管痉挛的治疗包括快速鉴别诊断和松弛支气管平滑肌、给予足够的通气。氧浓度应升至100%,开始手动皮囊通气。对于插管患者,可以使用SABAs,也可以给予丙泊酚或氯胺酮或增加吸入药的浓度。如果重复的SABA治疗不成功,应立即转为EMS。必要时给予肾上腺素,0.15~0.3mg深部肌注或50~100μg静注。如果有IgE介导的过敏反应相关的心血管衰竭,应当静脉缓慢给予0.1mg(1∶10 000溶液1mL)肾上腺素,时间超过5min。也可静脉给予1mg/kg氢化可的松,尽管起效时间较长。

2. 负压性肺水肿(NPPE)　是严重上呼吸道梗阻过程中或梗阻解除后发生的急性肺水肿,间质腔内液体量增多,最终通过呼吸膜扩散积聚在肺泡。液体积聚是各种疾病进展的结果,导致肺毛细血管静水压增加、肺毛细血管渗透性增加或肺泡压减少。液体的积聚能够降低肺的顺应性,影响气体扩散,使肺扩张困难,功能残气量降低。病理性的分流发生时,血流会灌注到肺的非通气部分,导致低氧血症。

健康患者接受口腔治疗时,肺水肿的鉴别诊断有限,包括医源性的液体过量、过敏反应(支气管痉挛)、严重或持续的气道负压。其发展的两种机制是静水压增加(NPPE)和毛细血管渗透性增加(过敏反应和误吸)。

负压性肺水肿快速(几分钟)或延迟(几小时)发生气道梗阻(喉痉挛、支气管痉挛、误吸、气管导管打折),导致有力的或延长的吸气(特别是健康强壮的患者)产生胸内高负压。这样增加肺血管容量和压力,而减少间质静水压和肺泡压,液体从毛细血管床流出的速度比淋巴管回流的速度更快。在动物实验中已证实,严重者会破坏脆弱的呼吸膜。接着发生的缺氧导致交感神经放电,进一步增加肺血管床的容量和压力。缺氧刺激肺血管收缩,增加右心后负荷,减少左心前负荷。交感神经放电也增加全身血管阻力,导致左心后负荷增加。心输出量下降,血液氧合受阻,组织氧供受影响。

明显的诱因包括喉痉挛、持续打鼾、过量补液或过敏反应。过敏反应通常快速发生并伴有荨麻疹、血管神经性水肿、分泌过多和低血压,患者暴露于已知或未知的过敏原,例如乳胶、抗生素或肌松药。确诊负压性肺水肿包括患者出现浅快费力的呼吸、原因不明的心动过速和低氧血症。胸部听诊可闻及喘鸣和爆裂音。咳嗽可产生粉红样泡沫痰。发生率约为1∶1 000。患者呼吸急促,有明显的胸骨上凹、矛盾的胸腹壁运动。

肺水肿的治疗包括矫正诱因、改善通气和等待肺间质液体吸收。对于负压性肺水肿病例,发生原因若为喉痉挛,必须立刻矫正。门诊治疗包括通过面罩或正压通气提供 100% 的氧气维持氧饱和度。给予 SABA 喷雾帮助扩张支气管,增加液体清除的速度。当患者 SPO_2 不能维持在 90% 以上时,考虑紧急转移到有更完善医疗设备的地方,必要时可以开始利尿和持续正压通气。对于大多数病例,急性负压性术后肺水肿通常进行保守治疗。早期识别和治疗下 12~48h 通常完全恢复。

3. 误吸　是口、咽污染物或胃内容物对下气道的污染。必要条件包括足够量污染物或颗粒物靠近喉部,以及咳嗽、吞咽和呕吐的保护反射受抑制或丧失。误吸的物体有来自口腔的血液、冲洗液、牙齿或牙齿的颗粒、口腔材料(冠、充填物、螺钉等)和浸透血液的纱布,特别是没有有效的口咽分隔时;也有来自胃的固体食物或酸性胃液,特别是禁食不够或胃压高的患者,胃排空延迟,改变食管下端括约肌张力。对于易受影响的患者,误吸固体可导致物理性的气道梗阻或支气管痉挛,而误吸酸性胃液引起化学性的气道黏膜刺激,导致哮喘样的吸入性肺炎表现,以及相关的呼吸急促、呼吸困难、喘鸣、心动过速和低氧血症。症状的开始和

误吸的危险因素	禁示指南
病态肥胖 胃食管反流疾病 减肥手术后 饮食不规律,特别是暴食 困难气道 糖尿病胃轻瘫 给予阿片类药物 年龄小 麻醉过浅 气道反射受损 胃运动紊乱 未按要求禁食	清饮料:2h,包括水、无果肉的果汁、碳酸饮料、清茶和黑咖啡,不包括酒精 母乳:4h 婴幼儿配方奶:6h 轻食和非人奶:6h 油炸的或多脂的食物:8h

严重性取决于几种因素,包括吸入的类型和量,患者的易感性和早期干预。既往病例显示,吸入液体 pH<2.5 和容量大于 25mL 可致更严重的后果。

最好的预防是保证足够的术前禁食、限制麻醉深度。对于误吸风险没有明显增加的患者,胃酸分泌阻滞剂、抑酸剂、术前止吐药或术前抗胆碱能药物不推荐常规使用。有效的口咽覆盖能阻止颗粒物从口腔进入咽喉。

常见的误解是误吸必须要看到才确诊。其实,当喉痉挛、支气管痉挛、原因不明的氧饱和度下降或生命体征变化时,都应怀疑误吸。症状可能从没有到完全的气道梗阻。对于异物消失的病例,必须马上评估物体是否已经进入喉部或食管。误吸的体征和症状包括咳嗽、喉痉挛、喘鸣、呼吸困难、发绀、心动过速和低氧血症。在麻醉的患者中异物移位到食管可能没有临床症状。

酸性液体对呼吸黏膜损害明显。这种化学性烧伤会立刻(20s 内)导致支气管痉挛、血管的炎症反应和毛细血管渗透性增加,肺泡基底膜的渗出物增加,进入毛细血管内皮细胞。随着表面活性剂失活、肺不张和随后发生的肺水肿,肺顺应性受到影响。肺泡缺氧和动脉低氧血症是吸入性肺炎的标志。

当怀疑或确诊胃液、呕吐物误吸时,治疗目标是防止下端气道受累和控制当前的临床症状。应立即暂停外科手术,置患者于特伦德伦伯卧位,右侧位置偏低。右侧主支气管更易先被污染,因为右侧主支气管更大而且与主气管更趋于一条直线。这种姿势意味着保持吸入物在右侧,防止进一步扩散至支气管树,而使左主支气管少受累。医护人员应当快速、多次地进行口咽部吸引。100% 氧气下温和地进行正压通气,目的是增加功能残气量和促进气体交换。类固醇和预防性的抗生素通常没有作用。

麻醉期间准确判断误吸非常困难,因为临床上轻度误吸没有临床体征或症状。麻醉相关死亡的 10%~30% 病例与麻醉相关误吸导致的急性肺损伤有关。

当怀疑误吸时,如果咳嗽或喘鸣在 2h 内没有加重,SPO_2 在术前吸入空气水平的 10% 以内变动且大于 92%~93%,可允许出院回家。使用支气管镜或深部气管灌洗没有意义,除非颗粒物可以取出。

4. 异物吸入　任何物体掉入喉咽部,无论能否确定最后的位置,都需要立即评估、吸引、取出。患者置于右侧向下,这样异物可能位于右主支气管。虽然这种体位可让正压通气更加困难,但倾向于让异物位于头侧和右侧,从而更易取出。

异物吸入到食管在麻醉的患者中通常没有症状。对于仍留在咽部的物体,喉镜和使用麦氏钳可帮助取出。进入气管的物体如果有一部分在声带外并且仍可见,可能可以取出。温和地压迫环状软骨可以让滑入声带下的牙齿向上推至咽部,并用麦氏钳取出。如果发生完全的气道梗阻,应立即开放气道并查看口咽部,找到可疑异物并取出。对于不能通过声带取出的物体,需要紧急使用支气管镜进行治疗。对于已经进入食管的物体,如果物体不透射线(例如牙齿),患者需要拍腹部 X 线片。锋利的物体或细长的物体易引起食管损伤,需要做内镜检查。直径 2cm、长 5~7cm、偏心的和易于穿孔或嵌顿的物体也需要使用内镜。物体通过胃肠道的症状包括腹胀、发热、呕吐和直肠出血。对于小而圆的、宽度小于 2cm、长度小于 6cm 的物体,可以允许患者回家,但应严格说明如果有任何嵌顿或穿孔的症状要立即返回。食管穿孔可引起急性纵隔炎。症状包括胸痛、呼吸困难和吞咽疼痛。食管以下穿孔会引起急性腹膜炎的症状,包括腹痛、发热、窦性心动过速、弥漫性腹膜炎,随后进展为麻痹性肠梗阻,引起恶心呕吐。腹部 CT 扫描在定位嵌顿物体时很有用,如果怀疑穿孔或脓肿也有参考价值。

5. 既不能插管又不能有效面罩通气(CVCI) 此种情况危及患者生命,医师需要迅速进行一连串的评估和治疗。虽然患者因素和临床环境有一定作用,但 CVCI 时通常依靠医师来解决。这强调病例选择、知识、经验、技能和气道管理准备的重要性。既不能插管又不能有效面罩通气可能的原因是上气道梗阻、喉痉挛、胸壁僵硬、误吸、支气管痉挛或呼吸回路机械问题。

所有预测困难气道的方法都缺乏特异性和敏感性。严重异常的除外,例如颞下颌关节僵硬、气管狭窄、舌或口咽部迅速出血肿胀、喉部血管神经性水肿和受压迫的肿瘤。当遭遇困难气道时应考虑拒绝手术、限制麻醉深度或转诊到有麻醉医师的地方。医师的知识、准备、经验、使用设备的能力以及是否有先进气道设备都影响着困难气道的处理。由于患者可以快速、意外地达到各种镇静水平,医师应当有能力抢救比预期麻醉更深的丧失气道的患者。因此,当口腔科医师计划中度镇静时应当有能力抢救意外达到深度镇静的患者。

各种困难气道的定义不同。在门诊,镇静、催眠和麻醉药通常通过滴定维持,提供遗忘、麻醉、抗焦虑和行为控制。近 20 年来,最明显的变化是加入喉罩通气道为困难气道紧急通气设备,可视喉镜推荐作为气管插管的首选方式。

困难气道的定义

困难气道:正规训练的麻醉医师上气道面罩通气困难、气管插管困难,或两者均有
面罩或声门上气道通气困难:麻醉医师不能提供足够的通气,因为以下问题:不充分的面罩或 SGA 密封,或进气、出气阻力过大。表现包括没有胸壁运动、没有呼吸音、喘鸣、发绀、胃扩张、SPO_2 下降、不能探测到失效的 CO_2、低氧、心动过速或心律失常
SGA 置入困难:SGA 置入需要多次尝试
喉镜困难:传统喉镜多次尝试后仍不能看见声带的任何部分
气管插管困难:气管插管需要多次尝试
插管失败:多次尝试后气管导管置入失败

源自 ASA 困难气道管理实践指南(2013)

四、门诊镇静和麻醉患者的气道评估

在给予能够减弱上呼吸道张力或抑制通气的药物前,应有序地反复追问病史和进行体格检查。肥胖、男性、年龄 >50 岁、面部多毛或下颌骨缺陷的患者可能存在气道危险。睡眠呼吸暂停、打鼾、高血压或白天过多瞌睡的病史更支持这种推测。

有五个问题需要在实施口腔科镇静前思考:①镇静药、阿片类药物和催眠药引起气道塌陷的可能性;②面罩通气困难的可能性;③声门上气道设备置入和通气困难的可能性;④直接喉镜使用困难的可能性;⑤插管困难的可能性。

(一)镇静药、阿片类药物和催眠药引起气道塌陷的可能性

给予这些药物后,不论剂量如何,所有的肌肉结构会松弛到不同程度。通过马氏评分能够评估患者舌的大小和位置特征(图 7-3-13)。收缩的上颌骨和后移的下颌骨使舌让正常大小的舌头看起来大且易阻塞。口咽的深度和宽度也应该检查。浅而狭窄的口咽更易梗阻。扁桃体也占据气道空间。黏膜肿胀促进气道塌陷,因为在部分上呼吸道梗阻相关的吸气负压增加期间,松弛、肿胀的组织更易被牵拉。

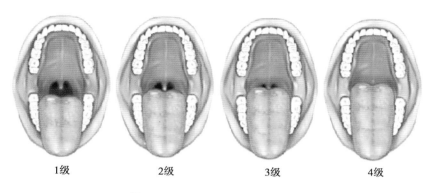

1级　　　　　2级　　　　　3级　　　　　4级

图 7-3-13　Mallampati 评分

1级：可以看到软腭，咽腭弓，悬雍垂，硬腭。

2级：可以看到软腭，悬雍垂，硬腭。

3级：可以看到软腭，硬腭。

4级：仅见硬腭。

（二）面罩通气困难的可能性

面罩正压通气的效果依赖于面罩对患者口鼻的密封性、气道的大小和肺膨胀的弹性。"C"和"E"手势维持面罩密封，同时让患者头部处于"吸气位"。当有胡子、平鼻梁或上下颌骨间前后差异明显时，达到和维持密封很困难。无牙伴侧脸支撑缺失和不适合的面罩尺寸也不利于密封（图 7-3-14），维持气道开放取决于有效的面罩通气。有利于面罩通气的情况包括颈部可自由活动和下颌骨前突，舌易于伸到口咽前壁。

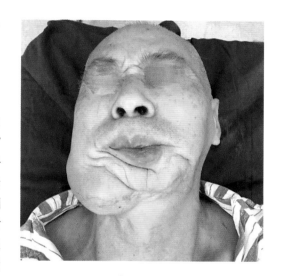

图 7-3-14　肿瘤患者的下颌骨缺失

其他关注点包括口腔的大小和喉部、气管、支气管的开放程度。约 20mmHg 的正压通气胀大口腔，向旁边推移组织。大量的气道旁脂肪组织或大舌头不易移位，迫使压力大于 20mmHg，膨胀胃并影响肺容量。同样的，喉部梗阻、支气管痉挛、肺水肿、胸部僵硬、肥胖、高龄和怀孕都可影响肺膨胀，特别是无效的面罩密封。

模拟训练的价值有限，在人体模特上可以充分实施正压通气却不能保证对患者一定能够成功；但是，频繁的练习能保证医师熟悉操作流程，立刻获得所有需要的设备。

（三）声门上气道（SGA）置入和通气困难的可能性

声门上气道的装置需要通过润滑来有效置入，以及气道连接后足够的通气来建立。下颌骨打开必须足够通过切牙放入喉罩，约 20mm。当有梗阻在喉部或以下，例如血管神经性水肿或支气管痉挛，会造成 SGA 通气困难。SGA 只有在气道压力约 20mmHg 时能维持喉部密封，超过的话可能引起胃胀。SGA 充气的问题包括置入过浅或前端折叠，都影响有效的密封。iGel®SGA 在非充气喉罩中起重要作用，完全通过胃通道吸引，其形状可降低发生旋转的可能性（图 7-3-15）。King LT(S)-D™ 是供替换的 SGA，它可盲探置入食管（图 7-3-16）。

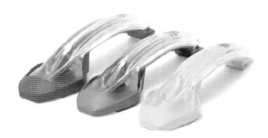

图 7-3-15　iGel 喉罩

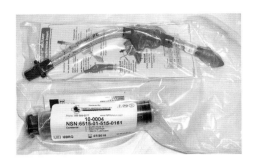

图 7-3-16　King LT 气管导管

单充气孔密封食管和口咽部,允许更高的压力下通气。也有胃吸引孔,帮助之前通气时充气的胃减压,胃胀气会导致呕吐或干扰隔肌下降,限制肺扩张。

（四）直接喉镜显露困难的可能性

当喉部视野呈一条直线时可用直接喉镜,需要口、咽、喉部轴线对齐。上颌骨前牙突出、舌大、嘴小和下颌骨打开受限都影响视野。喉镜片向前移动使舌向前向旁边移位,开放视野。撬起镜片使喉部向前移动,当舌小空间足够时能提供理想的移位。下颌活动困难、前后轴有缺陷、小下颌或下颌不能伸出限制了舌移位的潜在空间。

可视喉镜减少了很多直视喉镜面临的困难。只要患者有相对足够的张口度,可视喉镜显示的范围更广。舌的大小和位置不太重要,不需要颈部过度伸展,声门部牵引更少,可视喉镜的刺激更小,在口腔门诊开放气道麻醉或镇静中常见。虽然可视喉镜能够改善喉部视野,但气管插管困难仍可能存在。无论可视喉镜还是普通喉镜操作时,必须注意防止舌后坠或损伤咽壁。镜片必须保持不动来维持视野,限制了喉部操作。目前有很多类型可视化设备,一些低价、一次性和多用途的可视喉镜正在进入市场(图 7-3-17)。

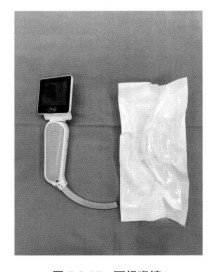

图 7-3-17　可视喉镜

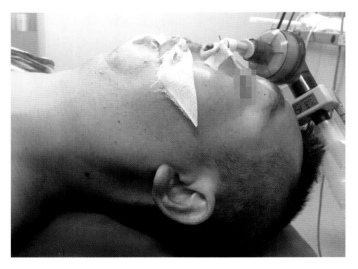

图 7-3-18　小下颌、短颈的困难气道

（五）插管困难的可能性

喉部的可视不能确保气管导管通过声门。因为感染、过敏反应、气管病理改变或气管狭窄导致的喉部肿胀可能阻碍气管导管通过声门。在有些病例中，使用可视喉镜通过声门定位气管插管可能很困难（图 7-3-18）。

2015 年，英国困难气道指南提出遭遇困难气道时的处理流程，重点是术前评估、准备、定位、预充氧、维持氧合和使创伤最小。指南建议尽量减少气道干预次数，气管插管时使用探条盲探和声门上气道设备已经被可视的或纤支镜的设备取代。当遭遇插管失败，推荐使用声门上气道设备供氧，同时想办法进行下一步操作。当气管插管和声门上气道设备置入均失败时，考虑唤醒患者。如果在这种情况下，由于肌松药的作用导致面罩无法通气，应当立刻进行环甲膜切开术，环甲膜切开术是首选的抢救措施，所有麻醉医师都应当熟练掌握（图 7-3-19）。

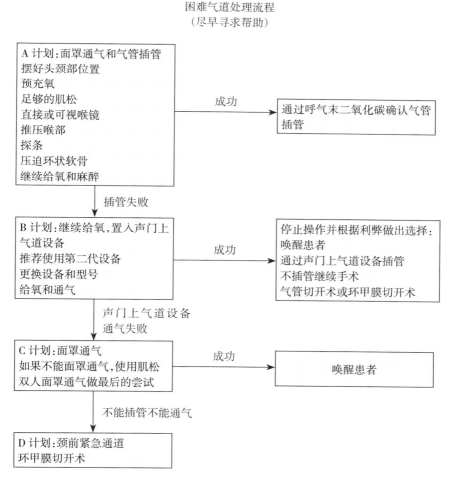

图 7-3-19 困难气道的处理流程图

第四节 神经系统相关并发症及处理

一、癫痫

癫痫是大脑神经元突发性异常放电,导致短暂的大脑功能障碍的一种慢性疾病。由于异常放电的起始部位和传递方式的不同,癫痫发作的临床表现复杂多样,可表现为发作性运动、感觉、自主神经、意识及精神障碍。癫痫的分类有很多,具体见表 7-4-1。癫痫具有复发性、自发性倾向,而癫痫持续状态是指持续大于 5min 的发作。癫痫的治疗目标包括降低癫痫发作的频率和最小化抗癫痫药的副作用。

表 7-4-1 癫痫的分类

按病因学分类	有症状的	脑卒中,病变,感染或创伤
	先天的	没有潜在的可识别的
	癫痫阈值的改变	畸形,遗传,短暂的代谢,失调,药物,抗癫痫药剂量不足
按治疗分类	普遍的	左右半球 EEG 异常
	部位相关的	局部 - 皮层的部分 EEG 异常 局灶性 - 来自病理性的病变
	复杂的	发作时意识丧失
	简单的	发作时没有意识丧失

麻醉或复苏期间新发作的癫痫,是由于癫痫发作阈值的改变而诱发的。短暂的代谢紊乱,例如睡眠剥夺、缺氧、低血糖、过度通气、血容量不足或发热可降低发作阈值。阵挛性的肌肉活动短时间一同发生可伴随晕厥。药物治疗,特别是使用新药或近期药物剂量的改变,尤其是三环抗抑郁药和抗精神病药,以及成分未知的不正规的药物,都可引起癫痫发作。局麻的毒性反应亦可引起癫痫发作。继发于 CYP 诱导物的同时摄入、蛋白结合增加或药物漏服,未达治疗剂量的抗癫痫药也可能引起发作。很多患者服药的依从性不高,特别是当癫痫频率减少、药物治疗看起来没有必要的时候。另外则是患者不接受、不耐受这些药物的不良反应。

大多数麻醉药物既有促癫痫也有抗癫痫的作用。通常小剂量时倾向于促癫痫,阿片类药物除外。盐酸哌替啶和它的代谢产物去甲哌替啶可引起紧张的、阵挛性的活动。曾有报道称,即使小剂量使用芬太尼,也可引起全身发作。七氟烷可引起癫痫,特别是儿童在高浓度使用七氟烷和低碳酸血症时。异氟烷和地氟烷有抗癫痫的作用,而 N_2O 被认为有轻微的抑制作用。美索比妥和丙泊酚被用来治疗难治性的癫痫持续状态,但他们也可引起兴奋活动,特别是美索比妥,可诱发肌阵挛。所有的苯二氮䓬类药物都具有抗癫痫作用。氯胺酮在小剂量应用时可能促进发作,但在麻醉剂量时被认为抗癫痫。

(一)麻醉前评估

曾有报道对 641 名患者进行 6 年的回顾性研究记录癫痫发作,只有 3.4% 的患者经历了围术期癫痫,其中大多与抗癫痫药的摄入量密切相关。他推断大多数预先存在的癫痫围术期发作可能与患者潜在的状态有关,而不是手术类型或麻醉方法。这些结果强调深入了解病史的重要性。

如何识别癫痫患者的病史特点

描述习惯性发作 - 诱因、发生了什么、持续时间、恢复情况
列举药物和依从程度
识别自控水平 - 开车的能力（通常需要 6 个月癫痫未发作）
识别癫痫的频率和最后一次发作癫痫的时间
识别影响癫痫频率或特征的积极和消极因素

（二）诊断

常见的口腔门诊运动障碍包括含肾上腺素的局麻或麻黄碱注射后的震颤。肌阵挛可在使用美索比妥和偶尔使用阿片类药物时发生。低碳酸血症手足抽搐可在过度通气期间发生。抗胆碱能药毒性反应和抗精神病药剂量不足也可触发运动障碍。

癫痫的临床表现范围很广，但最严重的是全身强直 - 阵挛性发作（癫痫大发作）。这种癫痫以先兆期感觉异常开始，接着是骨骼肌持续收缩的强直期。这种状态随后由阵挛期替代，以快速重复的屈曲和伸展运动为特点。在这种"阵挛期"期间，患者膀胱比肠道更易失禁，可能出现发绀。患者可能咬到舌头，引起明显出血。发作后期患者疲惫、记忆缺失，主诉肌肉疲劳和头痛。

（三）管理

对于所有时间持续 2min 或发作时间超过患者习惯性发作的痉挛性发作都有必要干预（图 7-4-1）。对于发作活跃的患者，医护人员应避免锋利的物体，不要盲目地把物体强制放入口内，只要保证呼吸道通畅即可。苯二氮䓬类药物是一线治疗药，但发作持续的时间越长，药物治疗的效果越差。一旦确定发作是非自限性的，就应给予苯二氮䓬类药物。对于持续的或异常的发作有必要开始 EMS。

保护患者免受伤害
↓
保护患者的气道
↓
评估气道、呼吸和循环，如果可以供应 100% 的氧气
↓
查血糖，如果是低血糖，静脉给予 50% 的葡萄糖 50mL，如果没有开放静脉通路，可肌注 1mg 胰高血糖素
↓
如果癫痫时间 >2~3min，静推或肌注 2.5mg 咪达唑仑，儿童 0.1mg/kg 静推或 0.15mg/kg 肌注
↓
进入 EMS

图 7-4-1 发生癫痫的处理流程图

二、脑卒中

脑卒中是脑供血中断后急性神经系统损害，由血凝块阻塞（缺血）或血管破裂（出血）

引起。87% 的脑卒中是缺血性的,原因是病变血管的血栓事件或栓塞事件,当动脉系统中的部分外周血凝块从源头脱落,向头侧游走到达比血凝块直径小的正常血管时发生。组织纤溶酶原激活物(再灌注治疗)适用于缺血性脑卒中,但对出血性脑卒中是绝对禁忌。短暂性脑缺血发作(TIA)是局灶性的神经功能缺损,在 1h 内能完全地、自发地恢复。

危险因素包括高血压、糖尿病、吸烟、高凝状态、房颤、近期 TIA、颈动脉狭窄和红细胞增多症。

(一)诊断

尽早识别症状和体征能迅速开始 EMS。症状发生的时间最为重要。如果患者处于镇静状态,症状发生的时间定义为患者最后一次正常状态的时间。

有必要进行进一步的评估排除类似脑卒中的疾病,尤其是癫痫和低血糖,可在进行口腔治疗的正常患者中发生。

辛辛那提院前卒中评分(Cincinnati Pre-hospital stroke scale,CPSS)以体格检查为基础。单个异常的存在敏感性为 59%,特异性为 89%。但是,以上 3 种状态任何一项异常,脑卒中的可能性为 72%。洛杉矶院前卒中评分(LAPSS)敏感性为 93%,特异性为 97%。检查者排除导致意识水平

脑卒中的临床表现
面部、手臂或腿突然无力或麻痹,特别是身体的一侧
突然开始意识不清,难以评估患者是否镇静
说话或理解困难
眼睛看东西突然有困难
走路突然困难、眩晕、失去平衡或协调性
无诱因突然、剧烈的头痛

辛辛那提院前卒中评分
面部下垂(让患者露出牙齿和笑)
正常:两侧运动相同
异常:一侧运动不如另一侧
手臂飘动(患者闭眼,举直双臂 10s)
正常:双臂运动相同或均不动
异常:一只手臂不运动,或一只手臂相比另一只飘落
说话异常
正常:患者使用正确的词语,没有口齿不清
异常:患者口齿不清,使用错误的词语或不能说话

改变的其他原因,例如癫痫病史、严重的高血糖或低血糖,然后在以下 3 种检查的任意一种中识别到不对称:面部笑容或扮鬼脸、握力和臂力。

(二)管理

脑卒中治疗的目标是通过充分认识到脑卒中治疗的时效性,最小化急性脑损伤及促进患者的快速恢复。当表明有脑卒中时,对于症状发生后可以在 3~4.5h 治疗的患者,应给予静脉纤溶。急性脑卒中患者可能有误吸、上气道梗阻或通气不足的呼吸风险。因此,应密切评估和进行"ABCs",按需辅助供氧,尽快开始 EMS 和转运。除非患者是低血压(收缩压 <90mmHg),否则不推荐异常血压的院前干预。

三、其他认知、行为和神经肌肉改变

口腔专科医师给予肠内和肠外镇静、麻醉药至少有 3 种原因:①帮助和加快疼痛或复杂的操作;②人为地减轻身体和心理对疼痛刺激的反应;③提高患者满意度。这些技术在绝大多数情况下能成功,患者对给予的药物反应良好,安全恢复。但是,由于气道、呼吸和循环的不良变化或患者的不良反应,这些技术也有不足之处。

在口腔门诊,给予的镇静、麻醉药的患者总有预料之外的反应。患者的各种不良反应可能出现进展,包括谵妄、兴奋、躁动、暴力、活动障碍和发热。这种临床不良反应

的原因可能是缺氧、低血糖、低血容量、潜在疾病的表现、药物作用和过度的机体应激反应。

麻醉期间不良认知、行为或神经肌肉的急性改变对镇静医师来说是种挑战,也影响日间门诊的秩序。许多医师并不想或不能转镇静为全麻从而消除或延缓不良反应。另外,很多门诊没有立刻可用的血糖仪或药物,例如氟哌啶醇或毒扁豆碱。

不论原因如何,这些情况最初的治疗方法包括维持气道、呼吸、循环和氧合,保证患者、工作人员和自身的安全。轻微的改变也应当严密监控,直到患者在安全、无刺激的环境中平稳恢复。建议尽早进入 EMS,因为明确了诊断和治疗通常还需要进一步的药物治疗,包括口腔门诊没有的诊断性和支持性的治疗。可以选择使用拮抗药,如纳洛酮和氟马西尼。但是,对于不合作的患者无法建立静脉通道时拮抗药可能不能使用,也可能没有效果,因为潜在的病理生理一旦触发,可能诱发因素持续存在。

本章探讨在门诊给予镇静、麻醉期间可能存在的不良情况和表现。包括羟色胺综合征、抗胆碱能综合征、苯二氮䓬类药物兴奋、躁动、暴力和恶性高热。这些综合征当中的几种有临床特点,当评估和管理这些情况时,强调深入了解病史和评估病情的重要性。

（一）定义

不良认知和行为的波动范围从极度活跃到活动减弱。

感知是通过身体感觉和知晓环境(看见、听见、本体感受)。

各种认知行为
活动减弱 活动增强
谵妄 去抑制 困惑 躁动 侵略 暴力

认知是运用知识和客观世界信息处理感知的能力。包括推理、记忆、解决问题、计划和执行。

意识错乱是各种程度的理解缺乏,不能正确地感知或处理信息。

谵妄是急性的、不愉快的情绪改变,特点是意识水平多变的、波动的紊乱,通常伴有注意力不集中和认知功能损害,不能用之前的疾病解释。意识水平紊乱包括对周围环境的知晓减少,关注、维持或转移注意力的能力改变。定向力、思考力、感知、记忆、情绪和行为可受到影响。谵妄的潜在危险因素和原因见表 7-4-2。

表 7-4-2　谵妄的潜在危险因素和原因

潜在危险因素	原因
年龄	麻醉药,特别是哌替啶和有抗胆碱性能的药物(TCAs、阿托品、抗组胺药和抗精神病药)
男性	低氧
精神病病史	疼痛
脱水	精神压力
多重用药	代谢紊乱
精神药物	

续表

潜在危险因素	原因
抗胆碱能药物	
近期用药改变	
药物滥用 / 戒断	
并存疾病	
代谢紊乱(低氧、低血糖)	

谵妄在老年住院患者中多见,通常在手术后 24h 到 7d 内发生。虽然发病机理未知,但原因可能很多,谵妄的发生认为是多巴胺能活性增强和胆碱能、GABA 活性减少的结果。多巴胺能药物如左旋多巴可促进谵妄,而多巴胺拮抗剂通常用来治疗此类症状。炎性细胞因子、神经内分泌应激反应和 5- 羟色胺的改变也是可能的诱因。谵妄可伴随疾病典型或非典型的症状。有研究指出发生谵妄依赖于易感因素和触发因素,易感的患者更易触发谵妄;反之亦然。

麻醉期间谵妄的表现是出现躁动,常见于使用挥发性麻醉药的儿童和给予氯胺酮或苯二氮䓬类药物的患者。谵妄包括去抑制行为,患者通常不能按指令回应。身体的运动难以控制,行为有典型的自限性。麻醉后出现躁动与术后谵妄没有关系。

焦虑是情绪或情感不愉快的改变,不伴有认知功能障碍。老年患者中焦虑和术后谵妄的发生没有关系。

躁动是非特异性的、过度的、无效的、重复的活动,可由疼痛或焦虑引起。RASS 镇静评分用来量化躁动和镇静水平。躁动增加攻击或暴力的风险。

RASS 镇静评分

分数	术语	说明
+4	好斗	好斗、暴力、立刻进入危险状态
+3	非常激动	侵略性、拉出或移动气管导管或静脉导管
+2	激动	频繁地没有目的地运动
+1	焦躁	焦虑,但运动没有侵略性或精力充沛
0	警戒、平静	清醒自然状态
−1	瞌睡	保持清醒(>10s),眼神对声音有交流
−2	轻度镇静	短暂清醒(<10s),眼神对声音有交流
−3	中度镇静	对声音有运动或睁眼,但没有眼神交流
−4	深度镇静	对声音没有反应,对物理刺激有反应
−5	昏迷	对声音或物理刺激没有反应

攻击是有力的、充满敌意的行为或对其他东西的态度,通常准备就绪,想要进攻和引起伤害。

暴力是非理性的、身体上的、强制性的使用蛮力伤害自己或他人。它与活跃的内脏神经和交感神经的反应有关。它通常与精神疾病(如人格障碍、双相情感障碍、药物滥用)或药物戒断有关。暴力患者通常有暴力行为史。

(二)5- 羟色胺综合征

羟色胺综合征是中枢和外周神经系统 5- 羟色胺受体过度激活的结果,具有多种临床表现,症状可维持数小时。原因包括:5- 羟色胺药物过量、影响 5- 羟色胺活动的药物联合使用、5- 羟色胺合成或释放增加、5- 羟色胺吸收(SSRIs)或代谢(MAO)减少。其中,MAOIs 和 SSRIs 的结合非常致命,它被称为精神改变、自主神经失调和神经肌肉功能亢进三联征。浓度相关毒性引起的症状分为轻、中和重度。

5- 羟色胺活动增加的药物

安非他命	亚甲二氧基甲基苯丙胺、甲基苯丙胺、西布曲明
镇痛药	芬太尼、哌替啶、曲马多、喷他佐辛
精神类药物	丁螺环酮、锂、MAOI、SSRI、金丝桃素、TCA
止吐药	胃复安、昂丹司琼
其他	丙戊酸、可卡因、右美沙芬、L- 色氨酸、5- 羟色胺酸

5- 羟色胺相关的毒性症状

反应的严重程度	精神状态变化	自主神经失调	神经肌肉活动
轻度	焦躁(静坐不能)、焦虑	心动过速、瞳孔散大、寒战、出汗	间歇性、震颤、反射亢进
中度	躁动、容易受到惊吓	高血压、体温 <40℃	可诱导的阵挛、肌阵挛、持续阵挛
重度	谵妄、昏迷	体温 >40℃	腿僵硬

其他综合征也可能有 5- 羟色胺毒性反应的症状和体征,但缺乏特异性,限制了它们作为诊断性的指标。5- 羟色胺毒性反应、抗胆碱能药物过量和拟交感神经药毒性反应会引起瞳孔散大、心动过速和高血压。5- 羟色胺毒性反应时皮肤湿润,而抗胆碱能药物毒性反应时皮肤干燥。神经肌肉张力在 5- 羟色胺毒性反应时增加,抗胆碱能药物毒性反应时正常(表7-4-3)。没有特异性的实验室检查诊断 5- 羟色胺毒性反应。

表 7-4-3 三种综合征的区别

	用药史	起效	生命体征	皮肤	肌肉张力
5- 羟色胺毒性	5- 羟色胺药物	0.5~24h	心动过速、高血压、中度发热	湿润	增加
抗胆碱能毒性	抗胆碱能药物	<12h	心动过速、高血压、轻度发热	干燥、发热、发红	正常
恶性高热	挥发性气体 +/ 或琥珀胆碱	0.5~24h	心动过速、高血压、高热、高碳酸血症	湿润、花斑	僵硬

口腔门诊 5- 羟色胺毒性反应大多偶然发现,随着近期有 5- 羟色胺药物或剂量的改变而

发生。麻醉药尤其是哌替啶,在易受影响的患者中促进毒性反应。

毒性反应的严重程度指导分级治疗。应立刻停止使用 5-羟色胺药物。在大多数轻微的病例中使用支持治疗和 EMS。赛庚啶是最常用的解毒药,初始计量 12mg 口服,接着每 2h 2mg 直到症状消失。

（三）抗胆碱能综合征

乙酰胆碱(ACh)是在中枢和外周神经系统的胆碱能神经递质。胆碱能突触进一步分为烟碱样(神经肌肉接头、神经节和中枢神经系统)和毒蕈碱样(唾液腺和汗腺、心脏、平滑肌和中枢神经系统)。在中枢神经系统,ACh 控制许多功能,包括睡眠觉醒周期、记忆、定向和镇痛。

麻醉后胆碱能活动减少的外周症状和体征易诊断,如干燥的皮肤和黏膜、心动过速、震颤、视力模糊和瞳孔散大,但单独的中枢症状难以诊断,易与苏醒延迟混淆。

乙酰胆碱的中枢和外周作用
D-腹泻
U-排尿
M-瞳孔缩小,适应近视力
B-支气管收缩,心动过缓
E-兴奋中枢神经系统和骨骼肌(震颤、焦虑、癫痫)
L-流泪
S-流涎和出汗

ACh 受体广泛分布,阻滞可导致多种体征,包括兴奋作用和抑制作用。中枢兴奋症状包括躁动、谵妄、惊厥、发热和共济失调;中枢抑制症状包括嗜睡、镇静和精神损害。除了心动过速和便秘,胆碱能阻滞可引起相关的症状和体征。

抗胆碱能药物的毒性反应表现	
发红	皮肤血管舒张消耗热量补偿汗液流失
干燥	口腔干燥、无汗-皮肤干燥,因为出汗减少
发热	无汗性高热-因为出汗减少
看不见	瞳孔扩大,不能适应
精神改变	CNS 毒蕈碱受体阻滞导致焦虑、躁动、谵妄、昏迷和癫痫
充盈	膀胱逼尿肌张力减少,尿意减少,阻止尿道括约肌的正常开放

抗胆碱能药物的毒性反应存在于任何镇静或麻醉后精神状态改变的患者。阿托品和东莨菪碱是抗毒蕈碱药物,能穿过血脑屏障,其他药物如抗精神病药物、糖皮质激素、抗生素也有抗胆碱能作用,引起毒性反应。老年患者由于年龄相关的胆碱能递质减少,更易发生毒性反应。

当怀疑近期使用抗胆碱能药物的患者有抗胆碱能药物毒性反应,密切监测患者生命体征、保护患者免受伤害、建立静脉通道。当非常怀疑抗胆碱能药物毒性反应时给予毒扁豆碱。毒扁豆碱是叔胺,能透过血脑屏障。静脉缓慢给药 1~3mg(0.01~0.04mg/kg),避免心动过缓和支气管收缩,特别是心脏传导阻滞和哮喘的患者。5~10min 起效,持续 1~2h。给予毒扁豆碱后可发生惊厥、唾液分泌过多、恶心、眼部疼痛和视力模糊,这些外周的体征可被格隆溴铵逆转。季胺不能透过血脑屏障。

（四）苯二氮䓬类药物去抑制作用

苯二氮䓬类药物常用来抗焦虑、遗忘和镇静，帮助完成口腔手术。虽然其安全、可预见，但给予苯二氮䓬类药物后仍有少数反常的情绪发生。报道的异常反应包括躁动、攻击、暴力、运动行为、敌对、发怒、拔出静脉导管、尖叫和哭泣。肠外给药有更短的半衰期，可增加其不良事件的风险。

苯二氮䓬类药物去抑制作用的准确机理尚不明确。所有苯二氮䓬类药物肠外或肠内给药均可发生去抑制作用。易感患者包括老人和儿童，以及有攻击病史、反社会人格、酗酒或冲动控制欠佳的患者。

初步治疗为支持治疗，维持气道和静脉通道，保护患者免受伤害。治疗方法包括使用氟马西尼拮抗苯二氮䓬类药物，改变镇静深度，或使用其他苯二氮䓬类药物、氯胺酮、催眠药、吸入药增加麻醉深度。增加苯二氮䓬类药物的剂量可有不可预知的结果，使病情恶化。当达到更深的麻醉程度时，可能仍伴有去抑制反应出现。氟马西尼是竞争性的苯二氮䓬类药物拮抗剂，静脉给药后 1~2min 起效，持续 1h。成人剂量为 0.3~0.5mg，通常能够维持足够的镇静和遗忘，直到手术完成。儿童剂量为 0.01mg/kg。可能需要重复给药，因为大多数苯二氮䓬类药物半衰期比氟马西尼长。

（五）躁动

在口腔门诊，躁动、攻击和暴力虽然很少发生，但可在镇静药、麻醉药给予前后出现。各自的病因和治疗方法都不相同。应该说没有 100% 成功的方案来预防或治疗，自身和他人的安全是首要任务。尽早寻求帮助（EMS 或警方）。

在口腔门诊，患者出现躁动可能有很多原因，甚至在最轻微的刺激下可加重，如等待时间延长、疼痛、财务问题等。除了有破坏的行为，任何人接近都有受害的风险。鉴别诊断包括低血糖、缺氧、药物使用不当、精神障碍、近期精神药的剂量或类型改变。暴力的发病诱因不同。精神疾病、药物滥用和既往暴力病史增加暴力的可能性。

暴力的发病诱因

年龄小

男性

缺乏教育：更低的社会经济状态

失业

精神疾病：人格障碍、冲动控制障碍、爆发性的或不可预测的生气/愤怒、创伤后应激障碍

恐吓行为

身体的躁动：身体或言语虐待他人

冲动：有暴力行为病史

药物滥用

虽然不可预知，但暴力有三个阶段。焦虑和愤怒通常伴有大声说话和身体运动，目的似乎只是消耗能量，如紧张的姿势、频繁换位置、踱步、紧握拳头，攻击性的动作包括打自己或无生命的物体。身体攻击是第三阶段。

身体攻击开始前，医护人员可试图用言语防止事态扩大。尽早寻求帮助。注意平静、沉稳的举止和没有攻击性的姿势。不应触碰患者，减少双目对视，不要大声说话。认真对待所

有威胁,治疗时尊重患者,处理他们关心的事。口头同意但限制需求(例如"对,尽快……"或"但首先我们需要……")。保持主导地位,不要暴露弱点。如果成功防止事态扩大,患者应立刻离开门诊,择期再来治疗。

当给予亚麻醉剂量的镇静、镇痛或催眠药后发生暴力或攻击行为,可以尝试不同的方法来处理。适当的筛选患者和保守的病例选择可避免不必要的麻烦。既往麻醉史、精神病史、用药史和"高度怀疑"可作为基础,拒绝接收病例或转移治疗场所到非门诊的地方。

当患者失控,医师不想或不能加深麻醉,可尝试快速给予拮抗药,适当监测气道和生命体征。氯胺酮、琥珀胆碱或抗精神病药物(例如氟哌啶醇)的效果难以预测,可使情况恶化。有必要进行身体约束防止患者、自己和工作人员受伤。尽早开始 EMS 或联系警方。

(六)约束

麻醉期间不良认知、行为或神经肌肉功能的改变,行为可能不受控制,有必要进行身体约束保护患者和他人。有效的约束包括开口器或让输液导管稳定的臂夹板。

医护人员偶尔可能需要更多的约束方法。例如患者之前可能对麻醉有不良的身体反应,可能需要约束。建议这些患者在给予麻醉前预防性的进行手臂和腿的约束。

但是,临床上更常见的是不受控制和约束的身体反应意外地发生。因此,对于第三方责任人比如儿童的父母,理解约束的必要性也非常重要。

重要的是,治疗区域包括手术室和复苏室应有非门诊工作人员的积极保护,直到患者与其家属做好准备。最后,如前所述,当情况不能控制时,考虑呼叫安保人员、执法机关或急救人员。

(七)恶性高热(MH)

恶性高热是一种罕见的药物遗传紊乱,当接触吸入麻醉药或琥珀胆碱时,引起骨骼肌高代谢,产生大量能量,导致体温持续快速增高,在没有特异性治疗药物的情况下,一般的临床降温措施难以控制体温的增高,最终可导致患者死亡。恶性高热是目前所知的唯一可由常规麻醉用药引起围手术期死亡的遗传性疾病。在美国使用丹曲林后恶性高热死亡率已降至11.7%。每年美国 MH 协会(MHAUS)报道 MH 疑似病例 400~1 000 例,这些病例中约 500例为真正的 MH。儿童和青少年更常见,发病率为 1:15 000,成人发病率为 1:50 000,男性发病率更高,而女性死亡率更高。儿童 MH 风险过去几年有所下降,这可能与琥珀胆碱使用减少有关。

1. 恶性高热的临床表现　MH 的临床表现是尽管有有创的正压通气,$ETCO_2$ 仍持续增高(>55mmHg)。虽然心动过速通常在高碳酸血症之前发生,但 CO_2 蓄积是 MH 最敏感的表现。

MH 最早的表现包括所有患者产生肌肉僵硬、体温过高、酸中毒和高死亡率。目前的数据表明肌肉僵硬不总是出现,体温过高通常是晚期的临床表现。除了 $ETCO_2$ 增加,大多数患者会有心动过速、高血压和 SPO_2 下降的早期表现。继发于高钾血症的心律失常提示病情进展。初始体温通常每 5min 升高 1~2℃,但体温升高可能延迟。高温超过 41.5℃会导致凝血功能障碍,威胁生命。

过多的肌肉代谢和破坏导致高钾血症、高钙血症、酸中毒和肌红蛋白尿。前 24h 肌酸激酶通常增加≥20 000单位。一旦发现,能帮助确定MH的诊断。

2. **核心体温监测**　体温监测,特别是核心体温监测,应当在所有接触触发药物的全麻中使用。核心体温监测比外周体温监测更准确,包括监测食管末端、直肠、鼻咽和鼓膜的温度(图7-4-2)。在门诊,患者可接受使用鼻咽和鼓膜监测。门诊的外周体温监测包括口内、腋下和前额。虽然这些没有核心的数值准确,但它们对于门诊的基本体温监测来说也可接受。二氧化碳监测仍是关键的监测,因为体温升高通常是MH的晚期表现。

3. **肌肉活检**　咖啡因氟烷骨骼肌收缩试验(CHCT)。

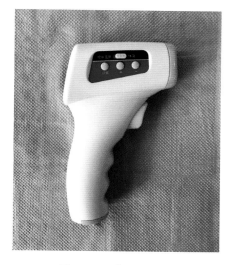

图7-4-2　体温检测仪

开始于20世纪70年代,肌肉试验(CHCT)目前仍是MHAUS诊断MHS的金标准。选择一条肌肉(通常是股外侧肌)并接触氟烷和咖啡因5h。测量肌肉收缩,对比正常值,提供风险分级信息。同时接触氟烷和咖啡因后出现异常的收缩认为患者MH易感(MHS);接触氟烷或咖啡因后出现异常的收缩认为患者MH可疑(MHE);两种药物都无收缩认为患者MH正常(MHN)。美国的大多数试验中心对被试验的人群有相应的指南:ASA Ⅰ级和Ⅱ级的患者、年龄大于10岁、体重大于40kg。据报道敏感性为100%(倾向是MH的患者被这样识别),特异性为80%~93%(大约10%~20%不倾向是MH的患者被这样识别)。

4. **基因检测和MH**　MH是常染色体显性遗传的疾病。目前为止,至少有2种基因影响MH遗传。RyR1基因(MHS1)位于染色体19q13.1-13.2,由106个能多点突变的外显子组成。它占所有MH突变的50%~80%,引起高敏感性的RyR1通道。第二种基因是CACNA1(MHS5),占MH基因突变的1%。基因检测不能替代肌肉活检。

5. **门诊MH危象的管理**　MH最早的表现是心动过速和$ETCO_2$增加,对于给予了MH触发药物的患者除了标准的镇静监测(ECG、NIBP、SPO_2),也必须使用二氧化碳分析仪。如果使用有CO_2吸收器的麻醉机,吸收器会因CO_2吸收增加产生的放热反应而变热。

MH的诊断标准没有特异性。心动过速可能是因为麻醉深度不够,而CO_2增高的原因也有很多,特别是在开放的气道中。在对284份病例的回顾中,一旦MH被医师识别,需要平均耗时30min才开始使用丹曲林。丹曲林治疗的等待时间越长,严重并发症的可能性越大。一旦MH诊断确定,多种工作必须同时开始。

(1)立刻开始紧急医疗服务:通知医务科紧急情况是MH危象,需要丹曲林,麻醉医师防止治疗延误。如果正在使用麻醉机吸入麻醉药,这些药物必须停止,最好使用新的来源的新鲜气体和新的呼吸回路。应当给予100%的氧气。在口腔门诊,口腔笑氧传输设备可以用来提供100%的氧气。如果这没有效果也没有另一台"干净的"麻醉机,应仍更换呼吸回路,提供100%的氧气10L/min或更多。如果人员足够,考虑更换CO_2吸收装置。应当持续过度通气来控制高碳酸血症。麻醉医师可静脉使用丙泊酚联合或不联合阿片类药物,患者应使用非去极化肌松药使肌肉松弛,有助于正压通气。

（2）尽快重新配制和给予丹曲林：如果可以应建立更粗的静脉通道。新的丹曲林可以在30s内重新配制，但必须用灭菌水稀释。每瓶丹曲林包括丹曲林20mg和甘露醇3g，用60mL灭菌水稀释。甘露醇是渗透性利尿药，帮助肾的肌红蛋白排出。重新配制的丹曲林必须在6h内使用。初始剂量为2.5mg/kg。MH可能在一次用药后终止，但某些病例需要高达10mg/kg的剂量才能停止反应。实际上，患者可能在丹曲林足量给予前已转危为安。当丹曲林足量给予时，一位70kg的患者需要175mg或9瓶丹曲林，一位20kg的儿童需要50mg或2.5瓶丹曲林。丹曲林的不良反应包括肌无力。静脉炎的发生率为9%~11%，因为其基础pH为9.5。

（3）积极补液：选择静脉输注生理盐水，最好是冷冻的。乳酸林格液加入了钾和钙，应避免使用。应当有更粗的额外的静脉通道。门诊可考虑使用小剂量的呋塞米，在插尿管前增加利尿。

（4）在门诊，如果没有血气分析，应给予碳酸氢钠1~2mg/kg治疗代谢性酸中毒。

（5）接下来的工作包括在腋窝、腹股沟和腿部周围放置冰袋：可用胃管进行冷盐水冲洗。持续降温只要患者处于高温。一旦到达急诊室，按需要考虑进一步的降温措施。当体温降至38℃时停止降温。

（6）密切监测ECG，观察高钾血症或其他心律失常。P波变小、T波高尖是最初的表现。宽大的QRS波提示严重的高钾血症。准备好标准的应急方案和ACLS药物。高钾血症来自肌肉的破坏，K^+>6mmol/L不常见。初步治疗是过度通气、给予胰岛素和葡萄糖，使钾离子向细胞内转移：

成人10U胰岛素+50%的葡萄糖50mL；

儿童0.1U/kg胰岛素+50%的葡萄糖1mL/kg；

监测30min内血糖水平。

（7）沙丁胺醇也可以给予：可以静脉额外给予碳酸氢钠，但根据实验室检查给予会更理想。注意钙离子通道拮抗剂不应与丹曲林合用，因为可能会进一步增加肌肉内钾离子的释放，导致严重的心律失常。

（8）入院后检查动脉血气、电解质、肌酐、肌酸激酶和凝血功能。病情平稳后可考虑口服丹曲林。

6. 与MH相似的疾病　肌营养不良，特别是杜氏肌营养不良和贝克肌营养不良，被认为与MH的风险增加有关。在这些疾病中，患者缺乏抗肌萎缩蛋白平稳肌肉细胞膜。如果给予这些患者琥珀胆碱或挥发性麻醉药，肌细胞会释放钾离子引起心脏骤停。他们不需要丹曲林，但需要紧急治疗高钾血症。他们对MH不易感。中央轴突症和金-德综合征是两种罕见的肌肉疾病，增加MH易感性。低钾和高钾周期性麻痹也与MH有关。

第五节　变态反应和过敏反应

一、概述

过敏反应是暴露于特殊抗原的高敏免疫状态，随后再暴露于相同的抗原引起强烈的机体反应。严重过敏反应是组织肥大细胞和嗜碱性粒细胞产生的生物活性介质突然、持续地释放入循环引起的急性多系统综合征。罕见的病例（1∶20 000~2∶20 000 的麻醉）中,无论年龄、种族或性别,麻醉或镇静期间都可发生免疫或非免疫的生物活性介质释放。常见诱因包括神经肌肉阻滞、乳胶和抗生素。不常见的诱因包括巴比妥类药物、阿片类药物和NSAIDs 药物。围术期使用的大多数麻醉药物都曾报道过引起严重过敏反应的事件。其中琥珀胆碱占 22.6%,罗库溴铵占 41.3%。口腔门诊报道的最常引起严重过敏反应的药物是抗生素（15.1%）、乳胶（16.7%）和肌松药（58.2%）。

危险因素包括既往有严重过敏反应的病史、女性和哮喘。合并心血管和呼吸系统疾病,并且同时服用 β 受体阻滞剂和 ACEI 的患者,发生严重过敏反应易引起不良后果。

二、病理生理学

首次暴露于抗原时,抗原特异性 IgE 抗体形成,抗体随循环运输至全身,连接到组织肥大细胞和嗜碱性粒细胞的细胞膜受体上。

再暴露于相同抗原（即使很小的剂量）通过与致敏的肥大细胞和嗜碱性粒细胞表面抗体特异性结合,使这种细胞释放生物活性介质,包括组胺、类胰蛋白酶、一氧化氮和花生四烯酸代谢产物。这些介质作用于靶器官（表 7-5-1）,也可聚集于其他炎症细胞,例如嗜酸细胞。聚集的细胞释放介质,引起逐渐增强的连锁反应。

表 7-5-1 各种炎症介质及其作用模式

介质	作用模式
组胺	激活组胺 H1 和 H2 受体 如果释放入组织,引起荨麻疹、瘙痒、发红和鼻漏 如果释放入循环,引起剂量依赖性低血压,增加血管通透性,支气管收缩
类胰蛋白酶	活化补体,引起低血压和血管神经性水肿
一氧化氮	血管舒张,增加血管通透性
花生四烯酸代谢产物	加强肥大细胞脱颗粒,增加血管通透性,血管舒张,支气管收缩

当抗原引起介质释放但缺乏 IgE 时发生非特异性免疫反应。这些反应可能在首次暴露时发生,例如阿片制剂和万古霉素。吗啡和哌替啶可直接刺激肥大细胞释放组胺,引起局限性的皮肤表现。ACEI 可能通过刺激释放缓激肽引起单纯性血管神经性水肿。

三、临床特点

目前我们对严重的过敏反应的认识和治疗尚不足,特别是缺乏皮肤表现时,无论既往是否发生过过敏反应,再次发生过敏反应的症状、体征和过敏的严重程度多样、不可预测。在麻醉或镇静期间,患者不能说明瘙痒症状,并且患者穿着衣物,可能掩盖荨麻疹的表现。与严重过敏反应相关的早期生命体征变化没有特异性,通常与麻醉或手术期间正常的生命体征变化难以区分。

过敏反应的临床特点

系统	症状	体征	病理生理学	过敏期间发生的频率
皮肤	瘙痒、灼热、麻刺感	气道梗阻 荨麻疹、发红、眶周水肿、结膜肿胀、流泪、血管神经性水肿(唇部、舌头、悬雍垂、喉部)、音质改变、竖毛	液体外渗、上气道水肿	80%~90%
呼吸	呼吸困难、气短、喉咙堵闭的感觉或窒息的感觉、胸闷	支气管痉挛 哮鸣音、喘鸣、咳嗽、鼻漏、打喷嚏、鼻充血、低氧血症、肺水肿、$ETCO_2$ 增加、SPO_2 下降	支气管收缩	70%
心血管	眩晕、不适、头晕	低血压 低血压、晕厥、尿失禁、心动过速、意识丧失、节律障碍、意识丧失、高达 35% 的静脉液体可在 10min 内渗出	血管舒张、毛细血管通透性增加	45%
胃肠道	痉挛、腹痛、恶心	呕吐、腹泻		45%
神经系统	焦虑、头痛			15%

皮肤表现包括荨麻疹和血管神经性水肿。荨麻疹基本损害为皮肤出现风团。常先有皮肤瘙痒,随即出现风团,呈鲜红色或苍白色、皮肤色,少数患者有水肿性红斑。风团的大小和形态不一,发作时间不定。血管神经性水肿是可扩张的深层软组织非局限性的、柔软的、不对称的、不痒的肿胀,例如嘴唇、舌头、悬雍垂或喉部。血管神经性水肿是深层组织的液体渗出。尤其需要注意的是,皮肤的症状和体征会在近期服用抗组胺药的患者中被掩盖。

严重过敏反应有 3 种诊断标准。当满足其中任意之一时,可能有严重过敏反应:

标准Ⅰ:皮肤或黏膜、呼吸症状、低血压的急性发病。

标准Ⅱ:暴露于可能的抗原后至少以下 2 个反应迅速发生

    皮肤或黏膜损害

    呼吸受损

    低血压

    持续的胃肠道症状

标准Ⅲ:暴露于已知过敏原后的低血压

    收缩压 <90mmHg 或从基础值下降 30%(>10 岁)

    收缩压 <70mmHg+ 年龄 ×2(<10 岁)

    过敏反应的严重程度可被分为以下几级:

Ⅰ级:皮肤、黏膜表现

    红斑、荨麻疹,有或没有血管神经性水肿

Ⅱ级:中度多器官表现和皮肤黏膜表现

    低血压、心动过速、呼吸困难和胃肠道症状

Ⅲ级:威胁生命的单个或多个器官表现

心血管衰竭,心动过速或心动过缓。心律失常、支气管痉挛、胃肠道和皮肤、黏膜表现

Ⅳ级:心脏骤停

四、诊断

任何患者突然出现荨麻疹或血管神经性水肿都要假设有急性过敏反应,因为导致这些临床表现的其他原因很少。但是,皮肤表现可能没有或者不是最初的表现,比如患者先有不能解释的心动过速或低血压。严重的低血压和外周循环减少掩盖了组织肿胀的典型表现。在某些病例中,心脏骤停是严重过敏反应的预兆。一旦给予肾上腺素和进行复苏改善循环,就会出现皮肤表现。多数药物反应在给药 10min 内发生。

过敏反应早期的临床表现有很多,可干扰诊断,误认为是继发于麻药过量、低血容量或恶性高热的哮喘、误吸、肺水肿、血管迷走神经晕厥、低血压和心动过速。

五、预防

口腔门诊使用频繁地易引起过敏的药物包括青霉素、可待因、碘酒和乳胶。许多时候,患者报道的过敏反应实际上是常见的药物不良反应,例如麻醉药引起的恶心或瘙痒、苯二氮䓬类药物引起的眩晕、丙泊酚引起的低血压。经历晕厥或因肾上腺素引起心动过速的患者可能被错误地认为他们对局麻过敏。

局麻过敏问题偶尔出现。酰胺类麻醉药的过敏反应非常罕见,而酯类的过敏反应更常见,因为这些药物的代谢产物 PABA(对氨基苯甲酸)易引起过敏反应。当患者出现皮疹、瘙痒和鼻炎时,可能发生过敏反应。不应让患者接受"试验剂量",因为即使少量的过敏原,在易感患者中也会引起严重的过敏反应。

没有数据表明既往有过敏史、特异性反应或哮喘病史的患者在接受抗组胺药和糖皮质激素预处理后能有效预防过敏反应。实际上,即使给予大量糖皮质激素,过敏反应仍会发生。

六、管理

过敏反应的管理落实在安全实施镇静和麻醉上,包括患者的密切监护;持续的静脉输注、可用的紧急药物和气道工具;训练有素的医疗团队。患者出现任何不良反应,气道、呼吸、循环和氧合应优先考虑。在任何情况下都应尽早开始 EMS。

当开始治疗过敏反应时识别症状最为重要。轻度过敏反应可能通过内源性肾上腺素或血管紧张素 Ⅱ 的分泌自行恢复;重度过敏反应通常因为呼吸问题可迅速进展至心血管衰竭和死亡。单纯性荨麻疹使用苯海拉明 25~50mg,每 6~8h 1 次,通常能解决问题。

如果不确定疾病的严重性和可能的进展程度,最好高估过敏反应的严重性并进行正式治疗,危险征象包括病情发展迅速、呼吸体征(哮鸣音)、腹痛、心律失常和低血压。喉头水肿可因窒息导致死亡,需要尽早气管插管。

怀疑过敏反应时给予肾上腺素是最重要和最有效的治疗。肾上腺素利用不足和延迟给予超过 30min 会出现不良后果。通常皮下途径为给药的首选途径,但肾上腺素会导致皮肤血管收缩从而影响吸收,所以肾上腺素通过肌肉途径给药常为首选。中间外侧大腿肌肉给药 0.3~0.5mg(0.01mg/kg,1∶1 000 稀释)已证实血药浓度高于皮下给药。当在三角肌注射时,肌内注射和皮下注射几乎没有区别,适合在口腔门诊进行。由于药量不足、低血容量,有必

要每 5~15min 重复注射。肾上腺素增加外周血管阻力,减少黏膜水肿、干扰肥大细胞和嗜碱细胞释放介质。肾上腺素也增加心输出量、松弛支气管平滑肌。副作用包括震颤、心悸和头痛。服用 β 受体阻滞剂的患者肾上腺素可能失效。早期给予吸入性沙丁胺醇能在小气道闭塞前提高它到终末支气管的深层渗透。

过敏反应治疗的二线药包括抗组胺药,其中最多的是苯海拉明。苯海拉明是 H1 受体阻滞剂。它可与组织释放出来的组胺竞争效应细胞上的 H1 受体,从而制止过敏发作。但静脉给药时,起效缓慢,可能加重低血压。不同于肾上腺素可以改善现有的情况,抗组胺只能限制病情进展。糖皮质激素起效缓慢、减少长期反应或双相反应。双相反应包括在没有额外诱因下伴有明显缓解的周期性的症状和体征,在首发症状后持续 8~12h。这种情况下要求医师在成功处理过敏反应后再观察一个周期。

综上所属:过敏反应的管理包括:①停止给予所有药物,消除抗原的接触;②寻求帮助;③气道:给予 100% 氧气,准备正压通气,按需使用气道工具,可能需要气管插管;④建立或维持开放的静脉通道,给予等张晶体液,患者可能需要多达 7L 液体,患者平卧,抬高双腿;⑤中间外侧大腿或三角肌肌注肾上腺素(0.3~0.5mg,1∶1 000),必要时重复;⑥给予沙丁胺醇或其他快速作用的吸入性 β2 受体激动剂;⑦二线药物苯海拉明 50mg 静推和地塞米松 10mg 静推或等效药物;⑧准备 EMS。

第六节　其他麻醉相关并发症及处理

一、脉管系统的麻醉期间的问题

门诊口腔麻醉建立静脉通道是最常见的操作。一旦有了静脉通道,可给予试探剂量的药物,在密切观察患者的情况下,可以观察到过敏或者其他不常见反应。更重要的是,如果病情恶化,拥有静脉通道可以给予拮抗药或抢救药。最后,拥有静脉通道可以在围术期给予额外的液体。这种液体补充对于禁食的患者来说能降低围术期心率和减少术后恶心。

使用导管和针的装置能获得连续静脉通道。18G~20G 导管对 70kg 成人来说已足够,因为在门诊无需更粗的导管。大一点的导管(14G~16G)用于快速输液和血液制品。某些练习依旧选择使用钢针(蝴蝶针),因为其廉价(图 7-6-1)。但是,麻醉期间蝴蝶钢针的移位(渗出)在

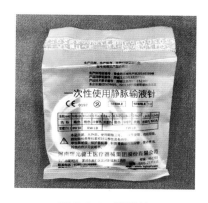

图 7-6-1　蝴蝶针

易发生静脉导管移位的原因

易发生静脉导管移位的原因
小、易脆的静脉
在活动的区域置管
困难穿刺的患者不稳定的导管位置(肥胖、色素沉着的皮肤)
不适当的固定
患者活动
相同的静脉反复穿刺
有静脉通道的手臂上用血压套快速循环量血压

患者活动时常见,导致手术终止,重新建立静脉通道。

（一）渗出和外漏

静脉通道最常见的并发症是渗出和外漏。当导管或针的尖端不完全在血管内时发生渗出和外漏。当导管或针腐蚀或刺破血管的另一面时也发生此类事件。在口腔麻醉中,患者活动会引起导管或针移位,穿过血管壁或退出血管。这些情况会让输入的液体渗漏进周围组织。

渗出是指疏忽造成的非腐蚀性的液体渗漏进周围组织,有些药物渗出至血管外组织可能导致组织损伤。外漏是指疏忽造成的腐蚀性的液体(抗生素、地西泮等)因为直接的神经损伤引起局部红肿和潜在的功能障碍。由于相关研究结果较少,属于回顾性的且缺乏临床试验,以及临床表现轻微通常能缓解,没有严重后果,因此会低估此类事件发生的风险。

静脉通道破坏通常表现为液体输注速度突然减慢或输注停止。因此,连续输注的速度变化能确保输注的通畅。把有问题的针头注射器连接在不通畅的静脉液体上时易发生渗出和外漏。降低输液袋到静脉水平以下并检查血液回流可以更有预见性地确保输注的连续性。

静脉滴流受阻的原因

导管部分阻塞、打折或近端血栓

导管贴在静脉或静脉瓣的壁上(位置阻塞)

有静脉导管的血管近端打折

松止血带失败,静脉输液的近端包裹过紧

如果发生渗出,希望损伤降至最小。应当重新建立静脉通道,虽然这样做会耽误手术和麻醉。如果大量液体渗出,尝试在移除导管前吸引。一旦导管移除,抬高手臂,压住伤口,在手术结束后冷敷伤口。冷敷应在家持续24h。检查局部区域,特别是末梢位置,确认没有破坏或明显的组织苍白,排除大多数明显的组织损害。24h后回访患者确保仍在恢复。

如果外漏发生,在替换后导管内给予拮抗药,大多数药物不会引起明显的组织损害。通常疼痛预示药物外漏,但镇静的患者可能没有完全的反应让医护人员产生警觉。如果缩血管药物(肾上腺素、去氧肾上腺素)外漏发生,可以考虑给予酚妥拉明逆转。

（二）动脉内注射

静脉通道最严重的并发症之一是药物注入动脉。在注入动脉的药物中,咪达唑仑常引起并发症。临床表现包括疼痛、手部感觉丧失,以及皮肤的水肿、发绀和大理石样花纹,甚至组织坏死和远端坏疽。因此,医师需要确保通道确实是静脉,仔细观察任何动脉内注射的表现。以下情况可能是动脉内注射的表现:①"静脉穿刺"后鲜红的管内回流;②管内液体随脉搏移动;③即使输液袋比穿刺点高也有回流;④疼痛放射到手臂,远离穿刺点。

术前镇静药的使用可能让患者对动脉内注射的疼痛反应变弱。众所周知丙泊酚有注射痛,很多患者不明确定位。但是丙泊酚动脉内注射还没有显示有特别的损伤。因此,在新建立的通道中不要使用丙泊酚作为初始用药对于麻醉医师来说可能更有诊断意义。

当动脉内注射药物后需要治疗时,医师可给予额外的治疗药物直接入血,以及用先进的设备提供特别的血管造影决定受损程度。如果肝素无效,给予0.9%的生理盐水和额外的压力,克服更高的动脉压。注射普鲁卡因或利多卡因可以减少血管痉挛、改善末梢血流。但动物实验表明注射后血管舒张只持续 10min,在兔子耳朵模型上注射硫喷妥钠后普鲁卡因组和安慰剂组在组织损伤程度上没有区别。

早期识别和预防是避免动脉穿刺是最好的方法。提高警惕对于所有静脉穿刺都有必要,特别是个别定位深或困难的静脉。肥胖患者和致密或深色皮肤的患者误入动脉的发生率更高。应密切观察患者,观察他们的疼痛,特别是远端部位。

（三）血栓性静脉炎

血栓性静脉炎是指静脉血管的急性无菌性炎症,根据病变部位不同,静脉炎可分为浅静脉炎和深静脉炎。少数患者可有发热、白细胞总数增高等,患者常诉疼痛肿胀。血栓性静脉炎在口腔麻醉中是罕见的并发症,因为导管留置的时间相比住院患者来说很短。但是,有病例报道血栓性静脉炎的发生,医护人员应充分评估术后静脉输注处疼痛、发红或有可触及的条索。某些药物经常引起这些症状,特别是地西泮。地西泮通常复合丙二醇作为载体。这种药物麻醉后血栓性静脉炎的发生率为 7.9%,目前更倾向使用咪达唑仑。

如果发生血栓性静脉炎,患者通常有末梢水肿。如果发生末梢水肿,应立刻告知患者移动所有手指预防坏死。可能需要温水浸泡、阿司匹林和止痛药来解决问题。如果症状持续或静脉呈条索样,推荐去看血管专科医师,考虑抗凝。

二、体位及邻近组织保护

1. 为了满足治疗需要,患儿通常会采用半卧位,无论是口服药物还是静脉药物均会有导致舌后坠的可能,在实施口服药物及未插管的静脉深度镇静时,一定要警惕,可以通过垫高肩部或托下颌的方法保证最大限度呼吸通畅,但并不可靠。

2. 橡皮障在镇静 / 麻醉下儿童口腔中使用是有争议的,如果采用气管插管的麻醉方法对患儿通气没有影响,还可以保证治疗术野清晰;但如果对口服药物镇静下治疗时要警惕对患儿通气的干扰,可以通过增加生命体征监测的方法预防。

3. 头面部重要器官较多,注意保护眼睛,嘴唇,尖锐器械不要划伤面部,腐蚀性治疗药物应格外小心,避免医源性的伤害。

三、其他口腔科治疗相关的并发症

（一）术后发热

1. 复杂龋齿长时间治疗后一般合并发热,我中心的经验超过 60% 的患儿术后会有不同程度的发热;原因多颗龋齿的治疗后的菌血症;潜伏期的上感发作;体温中枢发育不成熟。

2. 在手术当天或 24h 发生,持续 24~72h 不等。

3. 体温可达 38~40℃。

4. 处理 物理和药物降温,术前即和家长沟通。以物理降温为首选:温水浴。当超过 38.5℃,考虑退热药物,药物及剂量:对乙酰氨基酚 10~15mg/kg;间隔 4h,最多 4 次 /d,不超过 3 天或者布洛芬 5~10mg/kg;间隔 6h,最多 4 次 /d。

5. 治疗情况比较复杂的提前使用抗菌药物至术后。

（二）术后疼痛及不适

1. 对语言表达能力尚不完善及麻醉药物作用未完全消除时,患儿会表现出各种不适的现象（比如躁动，恶心，呕吐等），只要生命体征稳定，并不会有什么特别危害，但术前最好与家长沟通取得理解。

2. 最多的反馈是治疗区域疼痛或不适，因为多颗牙的牙髓治疗，除了在手术当中在治疗区域给予局部麻醉药物和适量的中枢性镇痛药物，术后的非甾体类抗炎药物（对乙酰氨基酚或布洛芬）兼顾解热和镇痛两方面作用。

3. 金属冠修复是患儿最常见的局部不适的原因，随着治疗后适应会逐渐消失，但需要和家长先沟通。

（三）口腔治疗相关药物的影响

1. 在镇静/麻醉下实施口腔治疗，患者的主观感受由于麻醉药物的影响常被掩盖，只有通过客观生命体征变化反应。

2. 很多口腔治疗相关药物有可能产生影响，比如局部麻醉药物、充填材料、消毒剂等，如发生镇静镇痛相关药物不能解释的现象时，应对上述药品进行排查留取证据，我们曾经发现在儿童全麻下治疗时碘仿氢氧化钙糊剂潜在的过敏反应的个案。

（汪砚　郁葱）

参 考 文 献

1. Practice Guidelines for Sedation and Analgesia by Non-Anesthesiologists.Anesthesiol,2002,96(4):1004-1017.

2. Isik B,Baygin O,Kapci EG,et al. The effects of temperament and behaviour problems on sedation failure in anxious children after midazolam premedication.Eur J Anaesthesiol,2010,27(4):336-340.

3. Jackson DL. Pharmacokinetics and clinical effects of multidose sublingual triazolam in healthy volunteers. J Clin Psychopharmacol,2006,26(1):4-8.

4. Hall DL. Oral clondine pretreatment prior to venous cannulation.Anesth Prog,2006,53(2):34-42.

5. Bhanji F.2010 American Heart Association Guidelines Update for Cardiopulmonary Resuscitation and Emergency Cardiovascular Care.Circulation,2010,122(18 Suppl 3):S876.

6. Cantillon DJ.Evaluation and management of premature ventricular complexes.Cleveland Clin J Med,2013,80(6):377-387.

7. Daniel E,Becker,Daniel A,et al. Management of complications During Moderate and Deep Sedation:Respiratory and Cardiovascular Considerations.Anesthesia Progress,2007,54(2):59-68.

8. Benditt DG,Adkisson WO.Approach to the patient with syncope:venues,presentations,diagnoses. Cardiol Clin,2013,31(1):9-25.

9. Varon J,Marik PE. Perioperative hypertension management.Vasc Health Risk Manage,2008,4(3):615-627.

10. Sheldon SH,Gard JJ,Asirvatham SJ. Premature Ventricular Contractions and Non-sustained Ventricular Tachycardia:Association with Sudden Cardiac Death,Risk Stratification,and Management Strategies.Indian Pacing Electrophysiol J,2010,10(8):357-371.

11. Wang L,Zhou Y,Qian C,et al. Clinical characteristics and improvement of the guideline-based management of acute myocardial infarction in China:a national retrospective analysis.Oncotarget,2017,8(28):46540-46548.

12. Lee GK,Klarich KW,Grogan M,et al. Premature ventricular contraction-induced cardiomyopathy:a treatable condition.Circ Arrhythm Electrophysiol,2012,5(1):229-236.

13. American Society of Anesthesiologists:Practice guidelines for the management of the difficult airway:An updated report.Anesthesiol,2013,118(2):251-270.

14. Neyrinck A.Management of the anticipated and unanticipated difficult airway in anesthesia outside the operating room.Current Opinion in Anaesthesiology,2013,26(4):481-488.

15. Cheney FW,Posner KL,Lee LA,et al. Trends in anesthesia-related death and brain damage:A closed claims analysis.Anesthesiol,2006,105(6):1081-1086.

16. Coruh B,Tonelli MR,Park DR. Fentanuyl-induced chest wall rigidity.Chest,2013,143(4):1145-1146.

17. 王艺,万朝敏.中国0至5岁儿童病因不明的急性发热诊断处理指南(标准版).中国循证儿科杂志,2008,3(6):449-457.

18. Bosack RC,Stuare L.Anesthesia Complications in the Dental Office. New York:Wiley-Black well,2015.

第八章

口腔常用局部麻醉方法及并发症处理

第一节　口腔门诊常用局部麻醉药物

一、概述

在麻醉药发现之前,医师给患者做手术是相当痛苦的事情,通常采用的镇痛方法包括:用冰水浸泡或淋洗欲进行手术的部位,用力压患处使之麻木,让患者饮酒至大醉或在威士忌酒中加入鸦片等。但是这些方法都不能有效地减轻患者的痛苦。麻醉药的发现与化学的发展有着密不可分的关系,麻醉药的发现是化学家与医师密切合作的结果。1884 年人们发现印第安人咀嚼古柯树的叶子可以解除疲劳的问题。在 1860 年尼曼从古柯树叶中成功地分离出纯的可卡因结晶。可卡因是一种碱性有机化合物,即生物碱。人们把从植物中分离出的碱性有机化合物统称为生物碱。心理学奠基人匈牙利医师西格蒙德·弗洛伊德(Sigmund Freud)1884 年尝试治疗吗啡成瘾时发现可卡因的麻醉作用,他的同事眼科医师卡尔·科勒(Karl Koller)则将该药成功用于眼科手术,第一次发现了其局部麻醉作用,其后又在美国外科医师 William Stewart Halsted 帮助下发展和改良了神经阻滞方法。由于可卡因不可避免的不良反应,1905 年德国化学家 Alfred Einhorn 合成了酯类局麻药物普鲁卡因,推广并大量应用在包括口腔治疗在内的局部麻醉领域。1943 年,瑞典化学家 Nils Löfgren 合成了使用更广泛和便捷的酰胺类局麻药物利多卡因。酰胺类局麻药物阿替卡因首先由德国科学家 Rusching 于 1969 年合成,目前已成为口腔治疗中最广泛使用的局部麻醉药物。纵观麻醉药发展历程道路曲折,各种麻醉药来之不易。而正是由于麻醉和抗菌药物的出现改变了外科治疗的结果,促进了手术科室技术的发展。然而直到今天还没有一种令医师和患者都非常满意的麻醉药。真正理想麻醉药的出现还需要几代人甚至几十代人的共同努力和奋斗。

局麻药发展的时间进程

酯类												
可卡因	普鲁卡因		丁卡因		氯普鲁卡因							
1884	1905	1932	1933	1948	1955	1956	1960	1963	1971	1975	1997	1999
		地布卡因		利多卡因		甲哌卡因	丙胺卡因	布比卡因	依替卡因	阿替卡因	罗哌卡因	左旋布比卡因
酰胺类												

二、局麻药的定义

局部麻醉药(local anaesthetics,简称局麻药),是一类能在用药局部可逆性的阻断感觉神经冲动发生与传递的药品,简称"局麻药"。在保持意识清醒的情况下,可逆的引起局部组织痛觉消失。一般的,局麻药的作用局限于给药部位并随药物从给药部位扩散而迅速消失。

局麻药的作用机制:

可逆性的阻断 Na^+ 通道,通过阻碍 Na^+ 的内流从而抑制细胞的去极化,阻碍冲动的传递。这些药物并不会特异性的作用于三叉神经,而可以作用于全身的 Na^+ 通道,包括心脏和大脑。一旦血药浓度达到一定的水平,将会在这些器官产生一系列的临床效应。因此临床医师必须掌握总的麻药剂量、麻药浓度以及可能加入的血管收缩剂的类型及剂量。

常用局麻药在化学结构上由三部分组成,即芳香族环、中间链和胺基团,中间链可为酯链或酰胺链(图 8-1-1)。根据中间链的结构,可将常用局麻药分为两类:第一类为酯类,结构中具有—COO—基团,属于这一类的药物有普鲁卡因、丁卡因、丙氧卡因、苯佐卡因等;第二类为酰胺类,结构中具有—CONH—基团,属于这一类的药物有利多卡因、布比卡因、阿替卡因、卡波卡因(甲哌卡因)、丙胺卡因等。

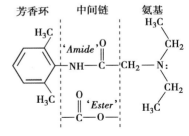

图 8-1-1　局麻药的化学结构

三、血管收缩剂在局麻药中的使用

所有的局麻药都有一定程度的血管扩张作用,这种血管扩张作用可以使局麻药进入循环系统的吸收速度加快。伴随局麻药的血药浓度的升高,局麻药中毒的风险也将增加。同时局麻药在注射局部的扩散加速,使其作用的持续时间缩短,麻醉深度减弱。由于局部的血流量增加,使手术中的出血量增加。

血管收缩剂的作用:①通过收缩血管,减少了注射部位的血流,麻醉剂吸收到心血管系统的速度减慢,从而使麻醉剂血中含量减少;②麻醉剂在血液中的低含量减少了麻醉剂毒性产生的可能;③麻醉剂在神经内或周围保留时间增长,从而延长了麻醉剂的麻醉时间;④血管收缩剂减少了注射部位的出血,此点在手术过程中很有意义。

因此在局麻药中添加一定剂量的血管收缩剂能改善局麻药本身的一些不利影响。

而血管收缩剂能达到以上效果的主要机制是激活了 α1 肾上腺素受体,从而造成用药局部的外周血管的收缩。同时血管收缩剂也会激活 β1 和 β2 受体,引起心排血量及心率的增加(β1 效应)和支气管平滑肌的舒张以及骨骼肌血管的扩张(β2 效应)。

常用的血管收缩剂有:肾上腺素,去甲肾上腺素,左旋异肾上腺素,去氧肾上腺素,苯赖加压素。在国内使用的局麻药中加入的血管收缩剂主要是肾上腺素。

肾上腺素的基本药理

心肌	β1 受体。正性肌力作用,心排血量和心率都增加
心脏起搏细胞	β1 受体。增加起搏细胞的兴奋性,导致心脏节律障碍的发生率增加。常发生心动过速和室性期前收缩
冠状动脉	β2 受体。冠状动脉扩张,增加冠状动脉的血流量
血压	收缩压增加。小剂量肾上腺素时,兴奋 β2 受体,舒张压下降。较大剂量肾上腺素时,兴奋 α 受体,舒张压增加
止血	肾上腺素直接注射到手术部位,高浓度的肾上腺素主要刺激 α 受体达到止血的目的。然后肾上腺素的浓度降低,产生血管舒张的作用,从而发生术后出血的现象
呼吸系统	β2 受体。扩张支气管平滑肌,可用于急性哮喘发作
新陈代谢	增加所有组织的氧消耗,刺激肝脏和骨骼肌的糖原分解,血糖水平上升
排泄	通过肾上腺素能神经的再摄取而被终止。剩下的被血液中的 COMT(儿茶酚 -O- 甲基转移酶)和 MAO(单胺氧化酶)灭活

在口腔领域使用血管收缩剂,使用局部可能会存在组织缺血坏死的风险,对于全身系统来说,可能出现心律失常、心悸、心梗以及血压上升的风险。但这种全身作用由于药物的代谢,通常不会持续很久。

血管收缩剂的稀释普遍被称为比值(如 1 : 1 000)。

1 : 1 000 的浓度是指在 1 000mL 溶液中包含有 1g(1 000mg)的药物。也就是 1mg/mL。

不同比值血管收缩剂的浓度

浓度	mg/mL	浓度	mg/mL
1 : 1 000	1.0	1 : 100 000	0.01
1 : 10 000	0.1	1 : 200 000	0.005
1 : 50 000	0.02		

据美国纽约心脏病学会建议,当肾上腺素应用于局部麻醉剂时,健康体质的人肾上腺素的最大用量一次 0.2mg,而心脏病患者则是 0.04mg。故对高血压患者和老年人要慎用,但不是禁用。

使用血管收缩剂的禁忌如下:①患者的收缩压大于 200mmHg,舒张压大于 115mmHg;②患者有未控制的甲状腺机能亢进;③有以下严重的心血管疾病的患者:有心肌梗塞病史少于 6 个月,有脑血管意外病史少于 6 个月,每日有心绞痛史,冠状动脉搭桥术史少于 6 个月;④患者正采用卤素剂做全身麻醉,那么患者的心肌细胞将对肾上腺素特别的敏感;⑤患者正

在进行非特定的 β 受体阻断剂,单胺氧化酶抑制剂或三环类的抗抑郁药(可引起心律失常)等药物治疗。

四、口腔常用各类局麻药的特点

常用局麻药的药理特点

	血管舒张性	pKa	起效	解离度 %(pH7.4)	蛋白结合率 %	持续时间	脂溶性	效能
布比卡因	最强	8.1	慢	83	95	最长	高	最强
利多卡因	中等	7.9	快	76	64	中等	低	中等
甲哌卡因	最弱	7.6	较快	61	77	中等	最低	最弱
丙胺卡因	中等	7.9	较快	76	55	中等	最低	中等
阿替卡因	中等	7.8	最快	70	95	最短	最高	中等

影响局麻药起效及持续时间的因素:①组织的 pH:当局部组织有感染时,pH 将会下降。而酸性的 pH 将会延后局麻药的效能或造成其无效;②药物脂溶性:一种局麻药的效能、起效时间及持续时间是由该药物的水溶性 - 脂溶性之间的平衡决定的。局麻药的亲脂部分可以与细胞膜的脂质结合。因此脂溶性越高的药物其蛋白结合率越高,因此药物的清除率将降低;③局麻药的构成浓度:浓度越高,其效能将越大。但对于儿童患者,应使用低浓度配方的局麻药;④血管收缩剂:就局麻药本身来说,可以引起血管的扩张,造成药物的快速扩散,从而使其持续时间变短。因此血管收缩剂可以延长局麻药的作用时间及效能,从而减少单次就诊所需要的局麻药的剂量;⑤浸润与阻滞麻醉:局部浸润麻醉较阻滞麻醉相比其起效快,但持续时间短。

下面详细介绍目前在国内口腔医学领域使用的主要局麻药。

(一)盐酸利多卡因

分类:酰胺类。

化学分子式:盐酸 -2- 二乙胺 -2',6- 二甲苯胺(图 8-1-2)。

效能:如普鲁卡因的效能为 1,那么盐酸利多卡因就是 2(现在将利多卡因作为所有局部麻醉药的标准进行比较,利多卡因 =1)。

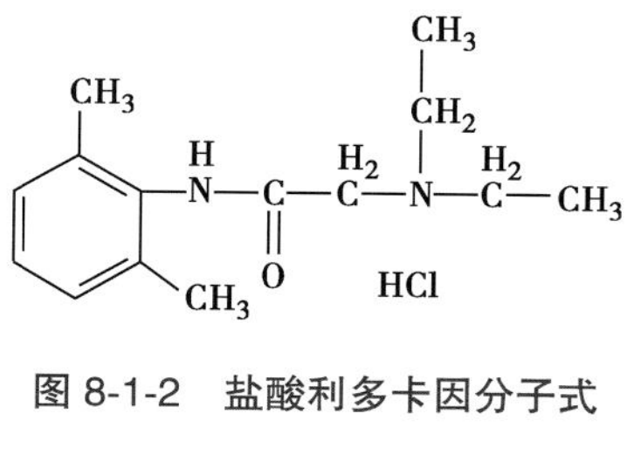

毒性:2(与普鲁卡因相比较)。

新陈代谢:在肝脏中,氧化水解为 monoethylglyceine 和二甲苯胺,二甲苯胺是一种局部麻醉药并有潜在毒性。

排泄:经肾脏,约 10% 以原形排出,约 80% 以上以各种不同的代谢产物形式排出。

图 8-1-2　盐酸利多卡因分子式

血管扩张的特性:利多卡因使血管扩张的作用比普鲁卡因要小得多,但比丙胺卡因或甲哌卡因要强。

pKa:7.9。

一般溶液 pH:6.5。

含血管收缩药溶液的 pH:5.0~5.5。

作用起始时间:迅速(2~3min)。

有效的口腔科治疗浓度:2%。

半衰期:1.6h(约 90min)。

麻醉效果持续时间:2% 利多卡因:牙髓麻醉时间小于 10min,软组织麻醉时间 30~45min。

2% 利多卡因 +1:50 000/100 000 肾上腺素:牙髓麻醉时间约 60min,软组织麻醉时间 3~5h。

最大推荐剂量:不含肾上腺素的利多卡因的最大剂量是 4.4mg/kg,一次使用不得超过 300mg。含肾上腺素的利多卡因的成人最大剂量是 6.6mg/kg,一次使用剂量不得超过 500mg。对于儿童,推荐的剂量是 4.4mg/kg,一次使用不得超过 300mg。

表面麻醉作用:有(临床可接受的浓度是 5%)。

妊娠分类:B。

哺乳期间的安全性:S。

（二）盐酸阿替卡因

分类:酰胺类。

化学分子式:盐酸 3-N- 丙胺 -proprionylamino-2- 甲酯基 -4- 甲基噻吩(图 8-1-3)。

效能:是利多卡因的 1.5 倍,普鲁卡因的 1.9 倍。

毒性:与利多卡因和普鲁卡因相类似。

新陈代谢:阿替卡因虽然归属于酰胺类,但其化学结构包含有脂类及酰胺类两种中间链。90%~95% 的阿替卡因在进入血液后即开始生物转化,首先通过羧酸酯酶的作用将脂链水解为初级代谢产物 - 阿替卡因酸。剩下的 5%~10% 在肝脏进行代谢。

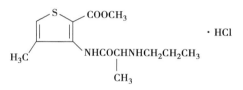

图 8-1-3 盐酸阿替卡因分子式

排泄:经肾脏排泄。约 5%~10% 以原形,约 90% 是代谢产物。

血管舒张特性:与利多卡因的作用相同。

pKa:7.8。

含血管收缩药溶液 pH:1:100 000 是 4.4~5.2,1:200 000 是 4.6~5.4。

麻醉起效时间:浸润麻醉是 1~2min,下颌神经阻滞是 2~3min。

有效的口腔科治疗浓度:4% 阿替卡因含 1:100 000 或 1:200 000 肾上腺素。

半衰期:0.5h。

麻醉效果持续时间:4% 阿替卡因 +1:100 000 肾上腺素:牙髓麻醉时间 60~75min,软组织麻醉神经 3~5h。

4% 阿替卡因 +1:200 000 肾上腺素:牙髓麻醉时间 45~60min,软组织麻醉神经 3~4h。

最大推荐剂量:成年患者 7.0mg/kg,4 岁以上儿童患者 5.0mg/kg。

妊娠分级:C。

哺乳期间的安全性:S*。

（三）盐酸甲哌卡因

分类:酰胺类。

化学分子式:盐酸 1- 甲基 2',6'-pipecoloxylidide（图 8-1-4）。

效能:与利多卡因相同,是普鲁卡因的 2 倍。

毒性:是普鲁卡因的 1.5~2 倍。

新陈代谢:在肝脏,由微粒体特定功能氧化酶羟化。

排泄:1%~16% 以原形经肾脏排泄。

血管舒张的特性:甲哌卡因只产生轻微的血管舒张

作用。

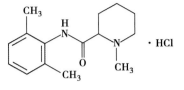

图 8-1-4 盐酸甲哌卡因分子式

Pka:7.6。

一般溶液 pH:4.5。

含血管收缩剂溶液的 pH:3.0~3.5。

麻醉起效时间:1.5~2min。

口腔科治疗的有效浓度:3% 不含血管收缩药;2% 含血管收缩药。

半衰期:1.9 小时。

麻醉效果持续时间:3% 甲哌卡因:牙髓麻醉时间 20~40min,软组织麻醉神经 1.5~2h。

2% 甲哌卡因 +1 : 200 000 肾上腺素:牙髓麻醉时间 45~60min,软组织麻醉神经 2~4h。

最大推荐剂量:6.6mg/kg,不能超过 400mg。

妊娠分级:C。

哺乳期间的安全性:S？。

五、各类局麻药的最大推荐剂量

口腔用局麻药的最大推荐剂量如下表（表 8-1-1~ 表 8-1-6）。

表 8-1-1 各类局麻药的最大推荐剂量

局部麻醉药		最大推荐剂量（mg/kg）
利多卡因	无血管收缩剂	4.4
	有血管收缩剂	6.6
阿替卡因	有血管收缩剂	成人:7.0 4 岁以上儿童:5.0
甲哌卡因	无血管收缩剂	6.6
	有血管收缩剂	6.6
丁哌卡因	有血管收缩剂	1.3
丙胺卡因	无血管收缩剂	6.0
	有血管收缩剂	6.0

表 8-1-2　不含血管收缩剂的利多卡因各体重的最大使用剂量

浓度：2% 利多卡因 5mL/ 支　最大剂量：4.4mg/kg					
体重 /kg	mg	安瓿数量	体重 /kg	mg	安瓿数量
10	44	0.4	60	264	2.6
20	88	0.8	70	300	3
30	132	1.3	80	300	3
40	176	1.7	90	300	3
50	220	2.2	100	300	3

表 8-1-3　2% 盐酸利多卡因 +1：100 000 肾上腺素各体重的最大使用剂量

浓度：2% 利多卡因 +1：100 000 肾上腺素 5mL/ 支　最大剂量：6.6mg/kg					
健康患者（肾上腺素最大剂量 0.2mg）			心血管疾病患者（肾上腺素最大剂量 0.04mg）		
体重 /kg	mg	安瓿数量	体重 /kg	mg	安瓿数量
10	66	0.6	10	66	0.6
20	132	1.3	20	132	0.8
30	198	1.9	30	198	0.8
40	264	2.6	40	264	0.8
50	330	3.3	50	330	0.8
60	396	3.9	60	396	0.8
70	462	4	70	462	0.8
80	500	4	80	500	0.8
90	500	4	90	500	0.8
100	500	4	100	500	0.8

表 8-1-4　4% 盐酸阿替卡因 +1：100 000 肾上腺素（碧蓝麻）各体重的最大使用剂量

浓度：4% 阿替卡因 +1：100 000 肾上腺素 1.7mL/ 支　最大剂量：7mg/kg（成人）					
健康患者（肾上腺素最大剂量 0.2mg）			心血管疾病患者（肾上腺素最大剂量 0.04mg）		
体重 /kg	mg	安瓿数量	体重 /kg	mg	安瓿数量
10	70	1	10	70	1
20	140	2	20	140	2
30	210	3	30	210	2.3
40	280	4.1	40	280	2.3
50	350	5.1	50	350	2.3
60	420	6.1	60	420	2.3
70	490	7.2	70	490	2.3
80	560	8.2	80	560	2.3
90	630	9.2	90	630	2.3
100	700	10.2	100	700	2.3

表 8-1-5　3% 盐酸甲哌卡因（斯康杜尼）各体重的最大使用剂量

浓度：3% 甲哌卡因 1.8mL/ 支　　最大剂量：6.6mg/kg					
体重 /kg	mg	安瓿数量	体重 /kg	mg	安瓿数量
10	66	1.2	60	396	7.3
20	132	2.4	70	462	8.5
30	198	3.6	80	528	9.7
40	264	4.8	90	594	11
50	330	6.1	100	660	12.2

表 8-1-6　2% 盐酸甲哌卡因 +1：100 000 肾上腺素（斯康杜尼）各体重的最大使用剂量

浓度：2% 甲哌卡因 +1：100 000 肾上腺素 1.8mL/ 支　　最大剂量：6.6mg/kg					
健康患者（肾上腺素最大剂量 0.2mg）			心血管疾病患者（肾上腺素最大剂量 0.04mg）		
体重 /kg	mg	安瓿数量	体重 /kg	mg	安瓿数量
10	66	1.8	10	66	1.8
20	132	3.6	20	132	2.2
30	198	5.5	30	198	2.2
40	264	7.3	40	264	2.2
50	330	9.1	50	330	2.2
60	396	11	60	396	2.2
70	462	11.1	70	462	2.2
80	528	11.1	80	528	2.2
90	594	11.1	90	594	2.2
100	660	11.1	100	660	2.2

六、孕妇的局麻药使用指南

怀孕虽然不是一种疾病状态，但仍可妨碍口腔相关的治疗。在对孕妇进行口腔治疗时，口腔科医师应当清楚孕妇可能出现的生理变化及治疗对胎儿的潜在影响。口腔治疗的首要考虑是避免对胎儿造成基因的破坏。主要有两个方面可能造成胎儿的基因变化：放射性检查，药物的使用。

那么对于需要进行局部麻醉的孕妇，其局麻药的选择应当注意些什么呢？

首先，来了解一下 FDA 妊娠用药分类（表 8-1-7）。

表 8-1-7　FDA 妊娠用药分类及定义

分类	定义
A	妊娠期患者可安全使用。在设对照组的药物研究中,在妊娠首 3 个月的妇女未见到药物对胎儿产生危害的迹象(并且也没有在其后的 6 个月具有危害性的证据),该类药物对胎儿的影响甚微
B	有明确指征时慎用。在动物繁殖研究中(未进行孕妇的对照研究),未见到药物对胎儿的不良影响。或在动物繁殖性研究中发现药物有副作用,但这些副作用并未在设对照组的、妊娠首 3 个月的妇女中得到证实(也没有在其后的 6 个月具有危害性的证据)
C	在确有应用指征时,充分权衡利弊决定是否选用。动物研究证明药物对胎儿有危害性(致畸或胎儿死亡等),或尚无设对照的妊娠妇女研究,或尚无对妊娠妇女及动物进行研究。只有在权衡对孕妇的益处大于对胎儿的危害之后,方可使用
D	避免应用,但在确有应用指征、且患者受益大于可能的风险时严密观察下慎用。已有明确证据显示,药物对人类胎儿有危害性,但尽管如此,孕妇用药后绝对有益(如该类药物用于挽救孕妇的生命,或治疗用其他较安全的药物无效的严重疾病)
X	禁用。对动物和人类的药物研究或人类的用药经验表明,药物对胎儿有危害,而且孕妇应用这类药物无益,因此禁用于妊娠和可能怀孕的患者

就诊过程中除了妊娠期患者,也有可能会遇到哺乳期患者,同时也来了解一下 FDA 哺乳期的用药分类(表 8-1-8)。

表 8-1-8　FDA 哺乳期用药分类及定义

分类	定义
S	对婴儿安全;用药和母乳喂养不冲突
S?	在婴儿的安全性不清除;文献不足
S*	对婴儿可能有明显的影响;应该谨慎地用药
NS	对婴儿不安全;禁止用药或需要终止母乳喂养

了解了 FDA 关于妊娠期及哺乳期用药的分类意义,再来看一下口腔常用局麻药的等级分类表 8-1-9,以帮助我们在日常的临床工作中选择正确的局麻药。

表 8-1-9　各类局麻药的孕妇用药分级

	LAs	FDA 孕妇药物分级	哺乳期间安全性
酰胺类	利多卡因	B 级	S
	丙胺卡因	B 级	S*
	布比卡因(丁哌卡因)	C 级	S?
	阿替卡因	C 级	S*
	罗哌卡因	B 级	S*
	甲哌卡因	C 级	S?
脂类	普鲁卡因	C 级	S*
	苯佐卡因(常用作表面麻醉)	C 级	S*
	肾上腺素	C 级	NS

从上表可以看出对于妊娠期妇女可以安全使用的局麻药包括:利多卡因,丙胺卡因以及罗哌卡因。而目前在中国市场上可以普遍获得的局麻药就是利多卡因。同样对于哺乳期的妇女来说,利多卡因也是对母亲和婴儿安全的局麻药。

七、儿童的局麻药使用指南

恐惧以及疼痛仍然是儿童患者在进行口腔治疗时的最大障碍,因此疼痛的控制在儿童口腔治疗方面是相当重要。可以建立起患者对医师的信任,巩固医患之间的关系,减轻患者的焦虑及恐惧,建立起积极的口腔治疗态度。对于儿童口腔科医师来说,应当掌握合适的局麻药剂量,以最大限度的减少中毒的可能性以及麻醉时间的延长(可导致唇、舌及软组织的损伤)。对头颈部的神经解剖的熟悉程度也会对有效的局部麻醉提供帮助,对患者既往史的了解可减少局麻相关的风险性。

首先,在为儿童患者提供局部麻醉时,表面麻醉剂的使用可以为患者提供更为舒适的感受。表面麻醉剂能深达组织的 2~3mm,能减轻针穿刺黏膜时的疼痛。表面麻醉剂的存在形式有:凝胶,液体,片剂,膏状,气溶胶等。美国食品药品监督局(FDA)提示在使用表面麻醉剂时应警惕高铁血红蛋白血症的发生。

高铁血红蛋白血症是指血红蛋白中的亚铁离子被氧化为铁离子,而这种血红蛋白就丧失了携带氧气的能力(可能出现嘴唇、黏膜及甲床发灰,发绀,呼吸及循环受到抑制)。常见的引起高铁血红蛋白血症的局麻药主要为:丙胺卡因和苯佐卡因。而其他的局麻药并未发现这种并发症。

当使用表面麻醉剂时,我们应当注意的是:①通常在注射局麻药之前使用,以减少穿刺时的不适感;②应当了解表麻剂的药理学特点;③如果选择喷雾剂型,应当使用可以计算用量的喷雾剂;④当计算总的局麻药使用剂量时,表麻剂的全身吸收也应当考虑。

其次,在选择注射针头方面,我们应当考虑的是:①口腔局麻药的注射,必须选择能回吸的针头;②针头越细,回吸越困难;③注射深度超过 5mm 时,不要将针头预弯,以免针头的折断。

最后,关于局麻药方面的选择时,麻醉持续时间长的局麻药(如布比卡因)不推荐在儿童上使用,这可能增加软组织损伤的风险。另外,4% 阿替卡因不推荐在 4 岁以下的儿童身上使用。局麻药中加入 1:50 000 的肾上腺素可以少量用于手术局部,以减少出血,但该浓度的肾上腺素不推荐使用在儿童上。

丙胺卡因的最后一个代谢产物能诱发高铁血红蛋白的形成,从而降低血液的携氧能力。如果患者本身就有亚临床的高铁血红蛋白血症或使用了超剂量的丙胺卡因(>6mg/kg),就可能使患者表现出高铁血红蛋白血症的症状。对于患有高铁血红蛋白血症,镰状细胞贫血,有缺氧表现或服用了对乙酰氨基酚或非那西丁(可增加血液中高铁血红蛋白的浓度)的患者,禁止使用丙胺卡因。

因此,在为儿童患者选择局麻药时,我们应当注意的是:①局麻药的选择应当根据:患者的既往史及身体状态;口腔治疗所需要的时间;是否需要控制出血;是否会给予其他药物(如笑气,镇静剂或全麻等);口腔科医师对局麻药的了解。②为减少局麻药的毒性反应,可以在其中加入血管收缩剂。特别是在单次就诊需要进行 2~3 个象限的口腔治疗时。③如果患者亚硫酸盐过敏,则推荐使用不含血管收缩剂的局麻药。不含血管收缩剂的局麻药适用于治疗时间短的情况,但应注意其毒性反应的风险。④局麻药的使用剂量应该根据患者的体重相关指数(BMI),不应超过其推荐最大剂量。

如果这个患者不仅仅是使用了局麻药,而是同时配合使用了镇静,笑气或全麻等手段时,过程中,我们应当注意:①局麻药和镇静药都可以抑制中枢神经系统,因此配合使用时应当将局麻药减量。应当严格掌握体重相关的最大推荐剂量,并且整个过程中应当进行心电监护。②口腔科医师在治疗过程中通常是第一个发现并发症的人,因此口腔科医师及其助手护士应该仔细观察,并在出现问题后及时救治。③如果只是采用了笑氧镇静,那么局麻药的剂量可以不用改变。④如果采取的是全身麻醉,可能出现为了减少麻醉药物的用量而使用局部麻醉药,那么应当告知麻醉医师局麻药的类型和剂量。复苏室的工作人员也应当知晓。

第二节　口腔门诊局部麻醉技术

一、上颌麻醉技术

骨膜上注射:通常被称为局部浸润麻醉。

方法:在牙根尖上方颊黏膜皱折处进针(图 8-2-1),针尖斜面朝向骨面,回吸阴性后注射约 0.6mL 局麻药,3~5min 即可进行口腔操作。

麻醉区域:目标牙齿的牙髓,牙根区,颊侧骨膜,结缔组织和黏膜(图 8-2-2)。

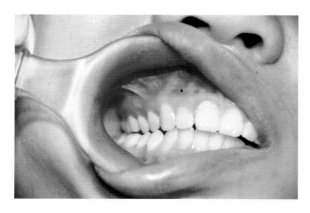 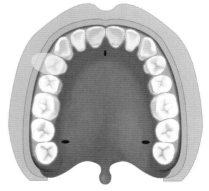

图 8-2-1　骨膜上注射进针点　　　　　　图 8-2-2　骨膜上注射麻醉区域

注意事项:此方法不应用于较大区域。因多次对组织的穿刺会增加注射时和注射后疼痛的可能性,并且大剂量局部麻醉药的使用增加了药物过量的可能性。

（一）上牙槽后神经阻滞(PSA)

方法:在上颌第二磨牙上方的颊黏膜皱褶处进针(图 8-2-3),针尖斜面朝向骨面,向上,向内,向后进针(向上与咬合平面呈 45°角,向内朝向中线,与咬合平面呈 45°角,向后与第二磨牙的长轴呈 45°角)。进针深度约 16mm(普通成年人),或 10~14mm(儿童或头颅较小的成年人)。2 次回吸阴性后,缓慢注射局麻药 0.9~1.8mL,3~5min 即可进行口腔操作(图 8-2-4)。

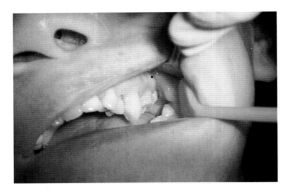

图 8-2-3　上牙槽后神经阻滞麻醉进针点

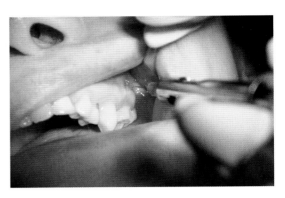

图 8-2-4　上牙槽后神经阻滞麻醉

麻醉区域：上颌第三、第二、第一磨牙的牙髓（72% 的整个牙，28% 的上颌第一磨牙近中颊根不被麻醉）。以及覆盖这些牙颊侧的牙周组织和骨组织（图 8-2-5）。

注意事项：应该检查穿刺的深度：过度（过深）穿刺会增加血肿的危险。

（二）上牙槽中神经阻滞（MSA）

方法：在上颌第二前磨牙上方颊黏膜皱褶处进针（图 8-2-6），针尖斜面朝向骨面，缓慢进针直到针尖位于第二前磨牙根尖的上方，回吸阴性后，注射局麻药 0.9~1.2mL，3~5min 即可进行口腔操作（图 8-2-7）。

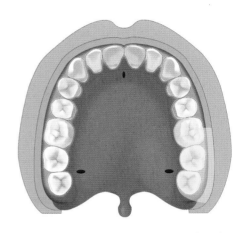

图 8-2-5　上牙槽后神经阻滞麻醉区域

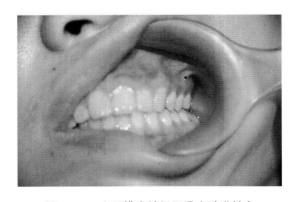

图 8-2-6　上牙槽中神经阻滞麻醉进针点

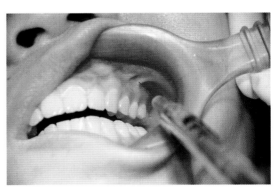

图 8-2-7　上牙槽中神经阻滞麻醉

麻醉区域：上颌第一和第二前磨牙、第一磨牙的近中颊根，以及这些牙颊侧的牙周组织和骨组织（图 8-2-8）。

注意事项：进针时不要太靠近骨膜以避免注射时的疼痛。

（三）上牙槽前神经（眶下神经）阻滞（ASA）

方法：找到眶下孔后，从第一前磨牙的颊黏膜皱褶处进针（图 8-2-9），使注射器与牙的长轴平行，针尖尽量靠近眶下孔，回吸阴性后，注射局麻药 0.9~1.2mL（图 8-2-10）。然后用手指在注射部位按压 1~2min，再等待 3~5min 即可进行口腔操作。

寻找眶下孔（图 8-2-11）：感觉到眶下切迹。手指从眶下切迹向下移动，向组织施加轻微的压力。紧挨着切迹下方是凸起（感觉像一个向外的突起）。这代表眼眶的下界和眶下孔的顶。手指继续向下，能感觉到一个凹陷，这就是眶下孔。施加压力，能感觉到在此部位眶下孔的外形。

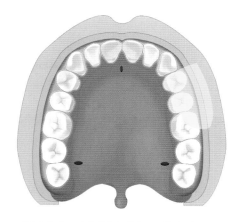

图 8-2-8 上牙槽中神经阻滞麻醉区域

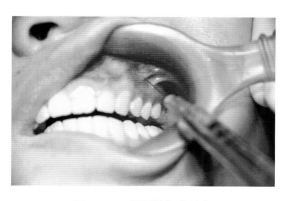

图 8-2-9 眶下神经进针点

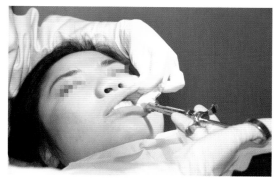

图 8-2-10 眶下神经麻醉

麻醉区域：从注射侧尖牙到中切牙的牙髓。约 72% 的患者，上颌前磨牙的牙髓和第一磨牙的近中颊根。这些牙的颊（唇）侧牙周膜和骨组织。下眼睑，鼻外侧，上唇（图 8-2-12）。

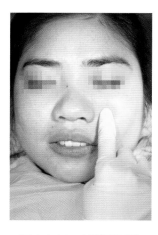

图 8-2-11 寻找眶下孔

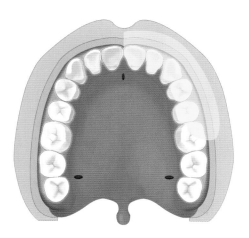

图 8-2-12 眶下神经麻醉区域

注意事项:避免进针过深。

（四）腭大神经阻滞麻醉

方法:注射器从口腔对侧进入口内,在腭大孔略前方的软组织处进针(图 8-2-13),回吸阴性后,缓慢注射麻药 0.45~0.6mL,2~3min 后即可进行口腔操作(图 8-2-14)。

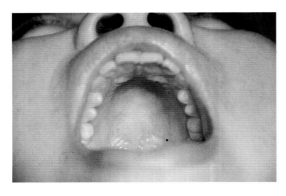

图 8-2-13　腭大孔

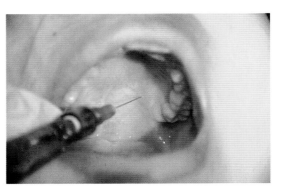

图 8-2-14　腭大神经阻滞麻醉

确定腭大孔的方法:在上颌牙槽突和硬腭的交界处放一个棉签。用力把棉签紧压在组织上,从上颌第一前磨牙区域开始向后滑动感。棉签"滑"进由腭大孔形成的凹陷中。腭大孔多位于上颌第二磨牙远侧,但也可能比通常的位置靠前或靠后。

麻醉区域:硬腭的后部和所覆盖的软组织,向前到第一前磨牙,向内到中线(图 8-2-15)。

注意事项:避免进针过深进入腭大管。

（五）鼻腭神经阻滞

方法:①一针穿刺:注射器以 45° 角在切牙孔外侧的腭部黏膜进针(图 8-2-16),进针深度约 5mm,回吸阴性后,缓慢注射麻药 0.45mL,2~3min 后即可进行口腔操作。②多针穿刺:因切牙乳头处组织较致密,直接进针时疼痛感较为明显,因此可以考虑采用多针穿刺的方法。

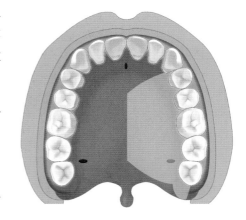

图 8-2-15　腭大神经麻醉区域

第一针:唇系带的局部浸润(图 8-2-17)。

第二针:以直角进入牙间乳头(图 8-2-18)。

第三针:以 45° 角朝向切牙乳头(图 8-2-19)。

麻醉区域:硬腭前部(软组织和硬组织),从右侧第一前磨牙近中到左侧第一前磨牙(图 8-2-20)。

注意事项:操作过程中应尽量减少患者的疼痛,首先针头不要直接刺入切牙乳头,同时注药的速度也不要过快。

（六）腭部的局部浸润麻醉

方法:在距离游离龈边缘 5~10mm 的附着龈处进针(图 8-2-21),触及骨面后注入麻药

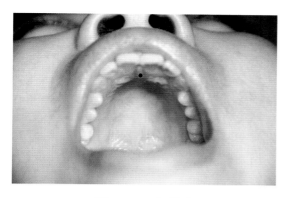

图 8-2-16　切牙孔

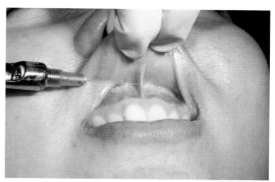

图 8-2-17　第一针:唇系带处进针

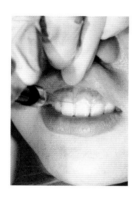

图 8-2-18　第二针:牙间乳头处进针

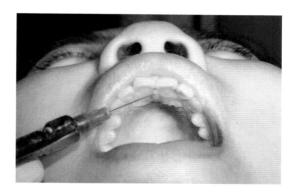

图 8-2-19　第三针:切牙乳头处进针

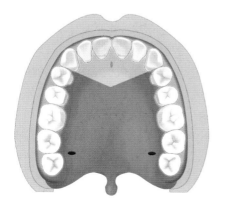

图 8-2-20　鼻腭神经阻滞麻醉区域

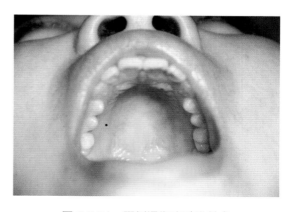

图 8-2-21　腭侧浸润麻醉进针点

0.2~0.3mL。

麻醉区域：注射部位的软组织（图 8-2-22）。

（七）上颌神经阻滞麻醉

上颌神经阻滞麻醉是一种获得半侧上颌麻醉的有效方法。

方法：①上颌结节入路：患者部分张开口，用示指牵拉注射部位颊组织以利视野。在上颌第二磨牙远端上方的颊黏膜皱褶处进针，如上牙槽后神经阻滞所述，缓慢向上，向内，向后进针，推进针到 30mm 的深度。针穿刺时不应感到阻力。2 次回吸阴性后，缓慢（60s 以上）注入 1.8mL 麻醉药。3~5min 后可进行口腔治疗（图 8-2-23）。②翼腭管入路：让患者大张口，寻找腭大孔（如前所述）。注射器从口腔对侧进入口内，刺入腭大孔表面黏膜后注射少量麻药，这就完成了腭大神经阻滞麻醉，然后缓慢将针刺入翼腭管，到 30mm 的深度。2 次回吸阴性后，缓慢（60s 以上）注入 1.8mL 麻醉药。3~5min 后可进行口腔治疗（图 8-2-24）。

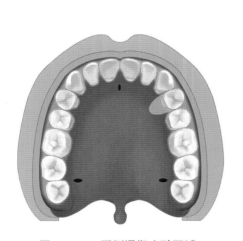

图 8-2-22　腭侧浸润麻醉区域

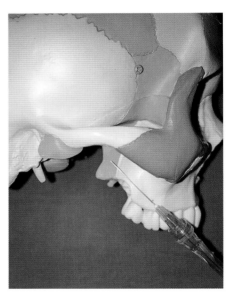

图 8-2-23　上颌神经阻滞麻醉（上颌结节入路）

麻醉区域：阻滞一侧上颌牙的牙髓麻醉，覆盖这些牙颊侧的牙周组织和骨，到中线的硬腭骨，软组织和部分软腭，下睑，鼻侧，面颊和上唇的皮肤（图 8-2-25）。

注意事项：

结节上入路，如果进针过深，可能刺破上颌动脉，形成血肿。

在翼腭管入路中，如果进针过深，可能刺到眼窝。

因此在进行上颌神经阻滞麻醉过程中应当避免进针过深。

（八）经腭侧入路的上牙槽前中神经阻滞（AMSA）

这是一种新的上颌神经阻滞方法。它是在计算机控制下局部麻醉药注射系统（computer-controlled local anesthesia delivery system，CCLADs）的发展中，由 Friedman 和 Hochman 在 1997 年首先报道。这种技术由一个进针点能提供多个上颌牙齿（切牙，尖牙和前磨牙）的牙

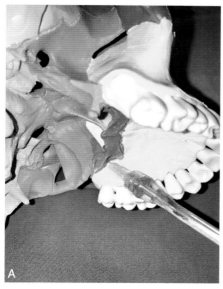
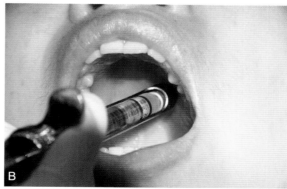

图 8-2-24　上颌神经阻滞麻醉

髓麻醉。这种技术的解剖可能性是由于鼻腔和上颌窦的解剖结构,造成了上牙槽前、中神经分支和牙神经丛在前磨牙根尖部汇聚。进针点就在这些神经的汇聚区域。注入足够剂量的局部麻醉药可使其渗过营养管和疏松骨皮质,包围这个区域丰富的牙神经丛。由于局部麻醉药注射在腭部,面部的表情肌和上唇没有被麻醉。只需要小剂量的麻醉药就可以提供从中切牙到第二前磨牙的牙髓麻醉。CCLADs 系统可以帮助实现注射的无痛操作,在后文中我们将会详细讲解 CCLADs 系统。

　　方法:从对侧前磨牙的位置进针,以腭中缝到第一前磨牙和第二前磨牙接触点的游离龈边缘连线中点作为进针点(图 8-2-26),斜面放在上皮组织上。针和腭呈 45° 角,缓慢地把针尖刺入组织,在注射过程中始终保持麻药的缓慢流出,直到触到骨面,回吸阴性后缓慢(速度:0.5mL/min)注射麻药 1.4~1.8mL。

　　麻醉区域:上颌切牙,尖牙和前磨牙的牙髓麻醉。这些牙的颊侧附着龈以及从中线到游

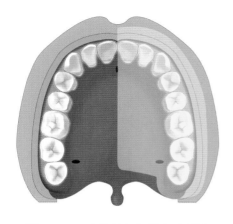

图 8-2-25　上颌神经阻滞麻醉区域

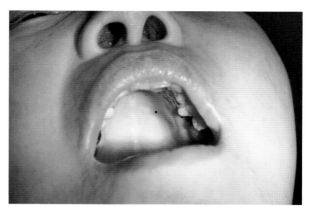

图 8-2-26　AMSA 进针点

离龈边缘的腭侧附着龈(图 8-2-27)。

（九）经腭入路上牙槽前神经注射（P-ASA）

经腭入路上牙槽前神经注射和鼻腭神经阻滞有些共同之处,但又有明显的不同和自身的特点(表 8-2-1)。经腭入路上牙槽前神经注射和鼻腭神经阻滞进针的部位相近(切牙乳头的外侧),但是最后的目标部位不同。即针进入切牙管。P-ASA 对上颌前牙的麻醉很有作用,且不伴有唇和表情肌麻醉。它很合乎前牙刮治和根切术的麻醉需要。对前牙美容牙体治疗也很有益处。P-ASA 麻醉也是需要借助于 CCLADs 系统进行的。

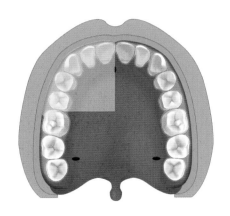

图 8-2-27　AMSA 麻醉区域

表 8-2-1　经腭入路上牙槽前神经注射和鼻腭神经阻滞的比较

	进针点	麻醉部位	注射时间	麻醉剂量	进针深度
经腭入路上牙槽前神经注射	切牙乳头	上颌中切牙,侧切牙和(稍少)尖牙的牙髓麻醉,这些牙相关的唇侧牙周组织,这些牙相关的腭部牙周组织	3~4min	1.4~1.8mL	6~10mm
鼻腭神经阻滞	切牙乳头	双侧尖牙之间的腭侧软硬组织	15~30s	0.45mL	5mm

方法:针尖的最初方向"向下"朝向上皮组织,针以约 45° 角和腭部相切。先在上皮组织表面注射麻醉药。目的是迫使药液通过外层上皮进入表面组织。非常缓慢地把针尖刺入组织,同时以缓慢速率注入麻醉药。继续缓慢进针进入切牙管。针的方向应该和中切牙的长轴平行。针进入的深度为 6~10mm。以约 0.5mL/min 的速率给药,最终的剂量为 1.4~1.8mL(图 8-2-28)。

麻醉区域:上颌中切牙,侧切牙和(稍少)尖牙的牙髓麻醉。这些牙相关的唇侧牙周组织以及腭部牙周组织(图 8-2-29)。

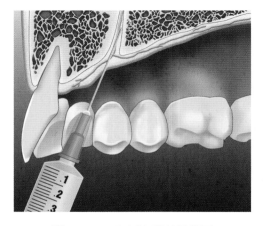

图 8-2-28　P-ASA 进针示意图

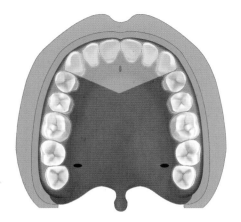

图 8-2-29　P-ASA 麻醉区域

二、下颌麻醉技术

（一）下牙槽神经阻滞麻醉（IANB）

方法：在翼下颌皱襞中点外侧 3~4mm 处进针（图 8-2-30），进针深度约 20~25mm，直达骨面，两次回吸阴性后，注射局麻药 1.5mL（图 8-2-31）。然后缓慢后退针约 10mm（图 8-2-32），回吸阴性后注射剩余的局麻药约 0.1mL 以麻醉舌神经。3~5min 后就可进行口腔操作了。

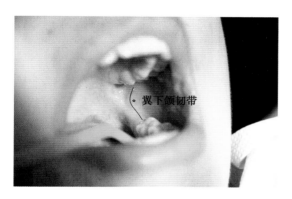

图 8-2-30 下牙槽神经阻滞麻醉进针点

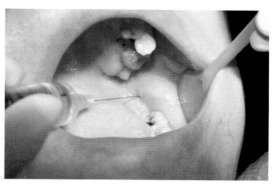

图 8-2-31 下牙槽神经阻滞麻醉

麻醉区域：一侧的下颌牙，下颌骨体和升支下部，第一磨牙之前的颊侧黏骨膜，舌前 2/3 和口底，舌侧软组织和骨膜（图 8-2-33）。

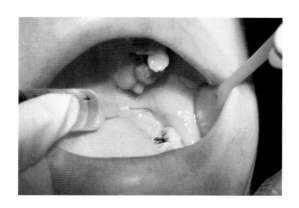

图 8-2-32 舌神经麻醉

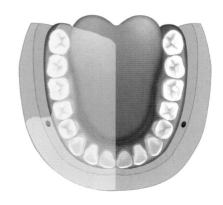

图 8-2-33 下牙槽神经麻醉区域

（二）颊神经阻滞

颊神经阻滞有 100% 的成功率，其原因是颊神经就在黏膜下而无骨覆盖。

方法：在腮腺导管口后下 1cm 处进针（图 8-2-34），进针深度约 1~2mm，回吸阴性后注射麻药约 0.3mL，约 1min 后即可进行口腔治疗（图 8-2-35）。

麻醉区域：下颌磨牙颊侧软组织和骨膜（图 8-2-36）。

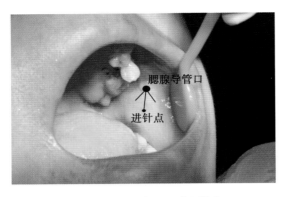

图 8-2-34　颊神经麻醉进针点

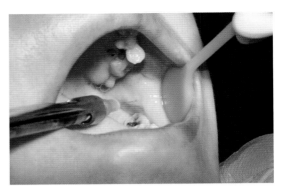

图 8-2-35　颊神经麻醉

（三）颏神经阻滞

方法：在下颌前磨牙的颊侧黏膜处进针（图 8-2-37），进针深度约 5~6mm，尽量接近颏孔，回吸阴性后注射麻药约 0.6mL，约 2~3min 后即可进行口腔治疗（图 8-2-38）。

确定颏孔的方法：将示指放在颊侧黏膜皱襞处，在第一磨牙区顶住下颌体。缓慢向前移动手指，直到感觉骨面不规则并稍有凹陷。如果能拍 X 线片，颏孔定位会更容易（图 8-2-39）。

麻醉区域：颏孔前至中线颊侧黏膜和下唇、颏部的皮肤（图 8-2-40）。

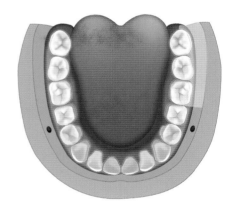

图 8-2-36　颊神经麻醉区域

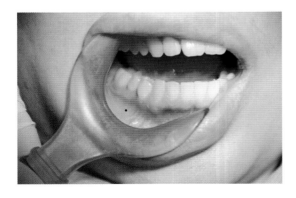

图 8-2-37　颏神经麻醉进针点

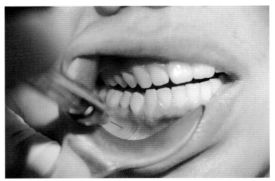

图 8-2-38　颏神经麻醉

（四）下颌神经阻滞 -Gow-Gates 注射法

由于下颌的解剖异常和需要较深的软组织穿刺，下牙槽神经阻滞的失败率达 20%，1973 年澳大利亚牙医 George Albert Edwards Gow-Cates(1910-2001)描述了一个新的下颌麻醉方法，并达到令人惊奇的成功率（99% 左右），以髁突颈部为注射靶区（图 8-2-41）。麻醉的神经有：

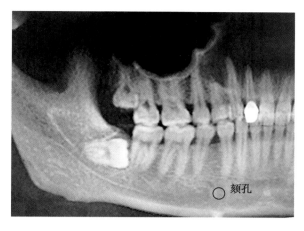

图 8-2-39　拍射 X 线片,辅助颏孔定位

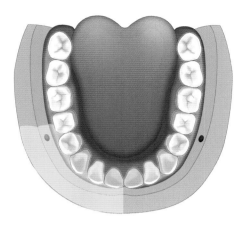

图 8-2-40　颏神经麻醉区域

下牙槽神经、舌神经、下颌舌骨神经、颏神经、切牙神经、耳颞神经和颊神经。

　　方法:让患者仰卧位,大张口,以上颌第二磨牙的近中舌尖为进针的高度,针刺入正对上颌第二磨牙的远中的软组织,使针头与口角到耳屏下切迹的连线成为一线(图 8-2-42,图 8-2-43)。与下牙槽神经阻滞(IANB)相比,其注射高度要大得多。缓慢进针,直达骨面(髁突颈),进针深度约为 25mm,2 次回吸阴性后,缓慢(1~1.5min)注射麻药 1.8mL。让患者保持张口 1~2min,以利于麻药扩散。进行口腔治疗前可能需要 3~5min,或者需要更长的时间。

　　麻醉区域:中线以后的下颌牙,颊侧黏骨膜和同侧黏膜,舌前 2/3 和口底,舌侧软组织和骨膜,下颌骨体和升支下部,覆盖颧弓、颊后部和颞区的皮肤(图 8-2-44)。

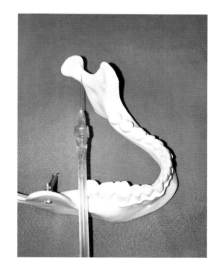

图 8-2-41　Gow-Gate 下颌神经阻滞麻醉的靶区

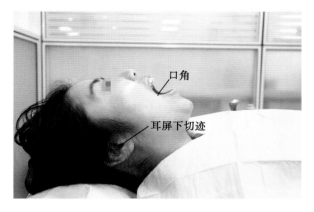

图 8-2-42　Gow-Gate 下颌神经阻滞麻醉的口外标志点

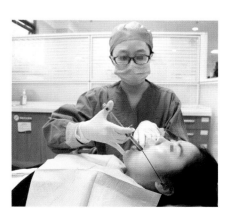

图 8-2-43　注射针平行于口角至耳屏下切迹

注意事项：如未触及骨面不要注射任何麻药，从新调整进针方向，直到触及骨面。

（五）VAZIRANI-AKINOSI 闭口下颌阻滞

1973 年 Gow-Gates 下颌神经阻滞的介绍，激励了大家在下颌麻醉取代方法方面的兴趣。

1977 年 Joseph Akinosi 报道了闭口患者下颌麻醉的处理。麻醉的神经有：下牙槽神经、舌神经、下颌舌骨神经、颏神经、切牙神经。该法的注射高度较 Gow-Gates 注射法低，而较 IANB 高，故麻醉的神经与 Gow-Gates 注射法相比，不能麻醉耳颞神经和颊神经（如图 8-2-45）。

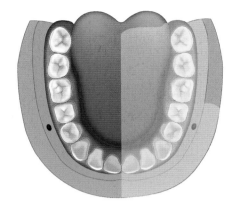

图 8-2-44　Gow-Gate 下颌神经阻滞麻醉区域

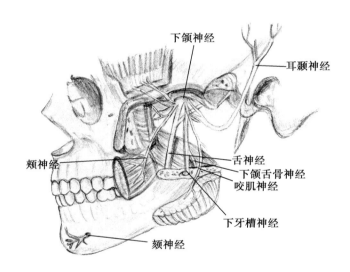

图 8-2-45　三叉神经下颌支的走行

方法：将示指或拇指放在冠状切迹上，表示升支侧的内侧面，有助于看到注射点和减少进针时的损伤。让针管与上颌咬合面平行，针头在上颌第三磨牙（第二磨牙）的黏膜结合处，向后并稍向外侧进针，使针头靠着上后牙槽突，并与上咬合面平行，使针尖斜面背对升支，进针深度约为 25mm，回吸阴性后缓慢注射麻醉药 1.5~1.8mL。口腔治疗通常在 5min 后可以进行。牙冠紧闭的患者在注射麻药后开始增加开口的能力（图 8-2-46，图 8-2-47）。

如注射后，当运动神经麻醉后而感觉神经麻醉不完全，则需要重新进行 Vazirani-Akinosi 阻滞。如患者已经能张口，则可以行标准的 IANB 麻醉。

麻醉区域：至中线的下颌牙，下颌骨体和升支前部，颊侧黏骨膜和颏孔之前的黏膜，舌前 2/3 和口底（舌神经），舌侧软组织和骨膜（舌神经）（图 8-2-48）。

注意事项：进针深度不要过深（>25mm），身体小的患者要适当降低进针深度，并随下颌深支的前后径而变化。

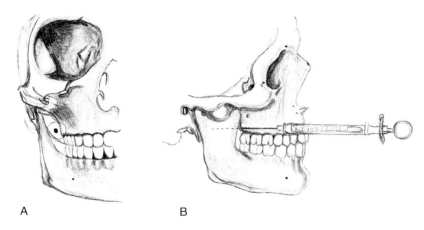

图 8-2-46　Vazirani-Akinosi 麻醉的进针方向及区域

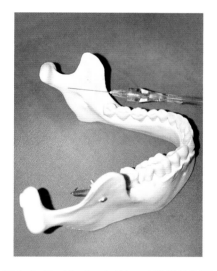

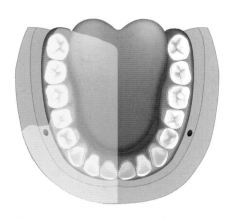

图 8-2-47　Vazirani-Akinosi 的进针靶区　　图 8-2-48　Vazirani-Akinosi 的麻醉区域

三、补充麻醉技术

(一)牙周膜注射麻醉

注射机制:局部麻醉药到达根尖周围组织,随后向根尖部扩散并进入牙齿周围的骨髓腔。

方法:在待治疗牙齿牙根长轴的近中或者远中(单根牙)或者多根牙的近中根和远中根的大致中间位置进针,针尖斜面朝向牙齿,方向尽量与牙长轴一致,遇到阻力后缓慢注射麻药 0.2mL,注射时间至少 20s(图 8-2-49)。

麻醉区域:注射区域内的骨,软组织,根尖和牙髓组织(图 8-2-50)。

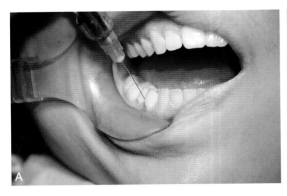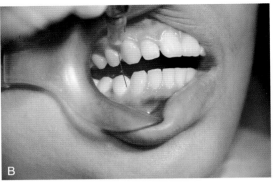

图 8-2-49 牙周膜注射麻醉

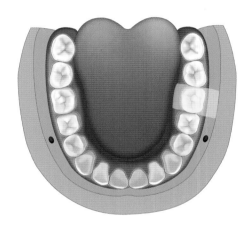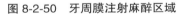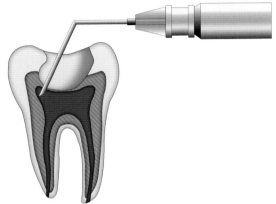

图 8-2-50 牙周膜注射麻醉区域　　　　图 8-2-51 牙髓内注射麻醉示意图

注意事项：注射针应紧贴牙齿，注射速度不益过快，每个牙根注射剂量不要超过 0.2mL。

（二）牙髓内注射麻醉

其他麻醉方式无效时，可用于牙髓拔除或其他根管内治疗。

方法：将针插入需要麻醉牙齿的牙髓腔或根管内，加压注射麻药 0.2~0.3mL，约 30s 后即可进行口腔操作。有时需要将注射针折弯才能进入根管（图 8-2-51）。

麻醉区域：被注射牙齿内的组织。

第三节　计算机控制下局部麻醉药注射系统

注射的速度过快或造成的局部压力过大都能明显增加患者的疼痛感。如果注射过程中能保持一个缓慢的速度及控制局部压力，就会减轻这种感觉。然而，传统的手推式注射器，很难精确地控制注射的速度及压力，通常会造成注射速度过快的情况，在腭部注射时也会引起局部压力过大。

因此计算机控制下局部麻醉药注射系统（computer-controlled local anesthesia delivery system,CCLADs)应运而生。

计算机控制下局部麻醉药注射系统在 1997 年由 Friedman 和 Hochman 首先报道。CCLADs 通过精确地控制药物的流速,使药液以持续、稳定、适宜的速度进入组织,使局部的压力保持在痛阈以下,从而降低注射时的疼痛感。

传统的口腔科注射器需要操作者同时控制药物的注射和穿刺针的移动。如果操作者在注射过程中不能精确控制这些动态变化,就会使注射技术产生折扣。1997 年第一部计算机控制下局部麻醉药注射系统应用于口腔科。这个系统能使口腔科医师用指尖精确控制注射针的定位和用脚踏控制局部麻醉药的注射。注射流速由计算机控制。与传统的人工注射器相比,CCLADs 能将疼痛的感知减少 2~3 倍。

现在市面上的计算机控制下局部麻醉药注射系统的种类也越来越多,它们统一的特点就是通过对局麻药流速的精确控制,减轻注射时的疼痛感。计算机控制下局部麻醉药注射系统不仅能有效的减轻疼痛,还能有效避免因传统注射时因注射速度过快而造成的局麻药快速吸收入血而引起的局麻药中毒的表现以及由于注射疼痛导致的各种心血管系统并发症,因此计算机控制下局部麻醉药注射系统与传统注射方法相比将会更加安全和舒适。

在本章节中,将会为大家介绍一下市面上的各类 CCLADs 系统。

一、STA 局麻仪

STA 局麻仪的前身包括 1997 年的 The Wand 机型以及 2001 年的 The Wand Plus 机型。最后在 2007 年推出最新的 STA 机型。

STA 的组成包括:主机、电源线、脚踏和一次性使用的注射导管系统(图 8-3-1~ 图 8-3-3)。

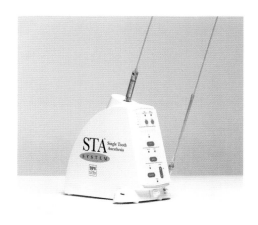

图 8-3-1　STA 局麻仪

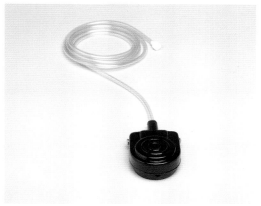

图 8-3-2　STA 脚踏

STA 的使用指南如下:

连接电源线,打开电源开关,系统将在 5s 内执行系统自动校准。将卡式局麻药安装到药筒盒中,使药筒盒中的塑料长针插入到局麻药的橡胶塞中。再将药筒盒放入 STA 的药筒盒插槽中,将药筒盒逆时针旋转 90°,STA 将会自动排空微管及针头内的空气。

STA 在正常模式或涡轮模式下总共有 3 种流速模式。STA 模式:通过轻踩脚踏而实现。

专为腭部注射或韧带内注射而设计,速度为 0.3mL/min。正常模式:在脚踏上施加中等压力而实现,速度为 1.7mL/min。涡轮模式:在脚踏上施加较高的压力而实现,速度为 3.4mL/min。

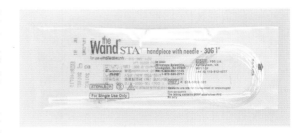

图 8-3-3　STA 注射导管系统

在 STA 模式下,具有巡航功能。即在给脚踏施加较轻的压力情况下,听到 3 声"Beeps"音后,系统将会发出"自动给药"的提示音。这时,即使将脚离开脚踏后系统也会持续给药。轻踏脚踏后,给药停止。或者更加用力踩脚踏,则转换到更快的速度。

拆卸药筒:首先先按"Hold to retract"键长达 4 秒钟,确保活塞完全退回。再将药筒顺时针旋转 90°,取出药筒。将手指插入药筒盒旁边的缝隙中,推出已使用过的局麻药。

对于 STA 的注射导管,可以根据使用时的需要将其折断到你想要的长度。本功能的主要优点是对儿童进行局部注射时可以将注射导管隐藏在手心里,减少患儿的恐惧心理(图 8-3-4)。

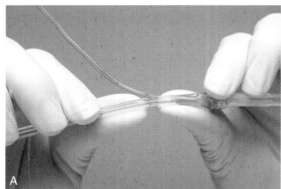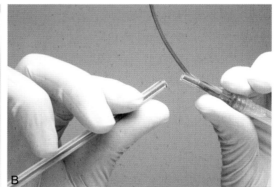

图 8-3-4　折断注射导管

二、Sleeperone 局麻仪

Sleeperone 局麻仪的组成部分包括:主机、电源线、脚踏、手柄和药筒(图 8-3-5)。

Sleeperone 局麻仪与 STA 局麻仪相比较,具有以下特点:与其配套的药筒能通过高温高压消毒,反复使用,除一次性针头外,无需额外耗材,因此可以减少使用成本。主机与 STA 机型相比,非常小巧,便于放置。

Sleeperone 局麻仪的使用指南如下:

将电源线,脚踏线及手柄线与主机相连,接通电源。

将卡式局麻药放入药筒中(图 8-3-6),再放入手柄中旋转就位(图 8-3-7)。然后再连接一次性注射针头。

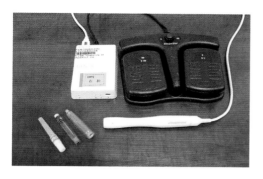

图 8-3-5　Sleeperone 局麻仪

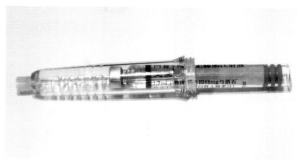

图 8-3-6　局麻药放入药筒中

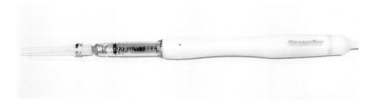

图 8-3-7　Sleeperone 手柄就位

　　手柄就位后,通过踩脚踏即可进行局麻操作。总共设置有 4 种注射速度模式,包括:①慢速及中速模式,快速及高速模式。慢速模式:踩脚踏上的右侧踏板即可获得,速度约为0.2mL/min;②中速模式:连续 2 次踩右侧踏板,或在慢速状态松开脚踏并快速再次踩右侧踏板也可获得中速,速度约为:0.7mL/min。在中速的模式下注射时,停止踩脚踏,会自带回吸功能;③快速模式:踩左侧踏板即可获得,在快速模式下,注射为一个变速过程,前 15s 以0.7mL/min 的速度注射,后 66s 以 1.4mL/min 的速度注射。注射完 1 支碧兰麻(1.7mL)约需要 81s;④高速模式:连续 2 次踩左侧踏板,或在快速状态松开脚踏并快速再次踩左侧踏板也可获,速度约为 1.4mL/min。

　　除中速模式在停踩脚踏的同时会有自动回吸的功能,其余 3 种模式不带自动回吸。如需回吸,则踩踏脚踏上方的圆形按钮。回吸的时间根据踩踏的时间而定,踩踏时间长,则回吸的时间也长,回吸的剂量则大;反之亦然。

三、伊腾局麻仪

　　伊腾局麻仪的组成部分与 STA 机型相似,主要包括:主机、电源线,脚踏,一次性使用的注射导管系统(图 8-3-8)。

　　伊腾局麻仪与 STA 相比较,STA 的导管系统自带注射针,注射针与导管是

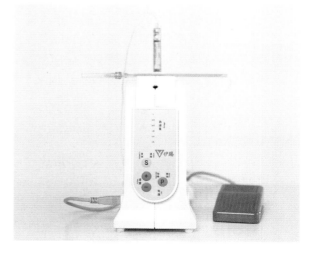

图 8-3-8　伊腾局麻仪

一体的,不能分开。而伊腾则需要额外的一次性注射针头。这样的设计最大的优点在于,如果一个患者需要多次注射则可以只更换针头,不需要更换整个导管系统,从而减少使用成本(图 8-3-9)。

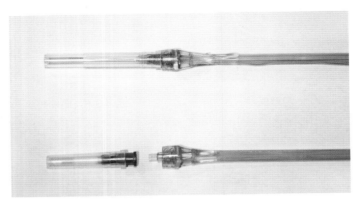

图 8-3-9　伊腾与 STA 的导管比较

伊腾局麻仪的使用指南:局麻仪的安装与使用与 STA 基本一致。但其注射速度却有不同。有以下两种模式:

自动模式:前 20s 以 0.4mL/min 的流速给药,后 100s 以 1mL/min 的流速给药。总共给药时间 2min,完成 1 支卡式安瓿的全部注射。

恒速模式:在此模式下,可以进行三种速度的自由切换。①慢速模式:0.4mL/min,通过踩踏脚踏实现;②中速模式:1mL/min。在慢速模式下,松开脚踏并在 2s 内再次踩踏脚踏就可实现中速模式;③高速模式:3.4mL/min。在中速模式下,松开脚踏并在 2s 内再次踩踏脚踏就可实现高速模式。

四、阳光笑脸

阳光笑脸的组成部分主要为注射笔和药筒(图 8-3-10)。

与其他各类局麻仪相比,有自身的特点。最大的优点就是无线。另外其药筒是可以通过高温高压消毒而重复使用,减少了使用成本。但是它也有自身的缺点,就是注射手柄比较大,如果手型较小的医师使用起来,相对来说就没有那么方便。

阳光笑脸局麻仪的使用指南:将注射手柄放入充电插座内充好电以备用(图 8-3-11)。取出手柄,将卡式安瓿放入药筒内,再放入手柄内就位,然后连接一次性注射针头以备用。使用时,打开电源开关。选择模式及速度,再按解锁键,然后触碰感应开关即可给药(图 8-3-12)。在注射手柄上,有 LED 显示屏,可以提示剩余药量,每一格代表 0.1mL。且注射完 0.1mL,将会有"嘀"提示音。

总共有两种模式(自动模式及恒速模式),且每种模

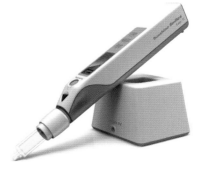

图 8-3-10　阳光笑脸局麻仪

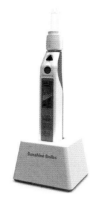

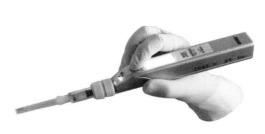

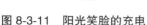

图 8-3-11　阳光笑脸的充电　　　　图 8-3-12　阳光笑脸给药示意图

式下又各有三个速度可以选择：

1. 自动模式　速度从 0 逐渐加速到设定的速度。①慢速：注射完 1.8mL，约需要 310s；②中速：注射完 1.8mL，约需要 150s；③快速：注射完 1.8mL，约需要 90s。

2. 恒速模式　注射速度始终按照设定的速度进行。①慢速：0.34mL/min；②中速：0.75mL/min；③快速：1.5mL/min。

第四节　口腔门诊常用局部麻醉并发症及处理

一、概述

口腔局麻相关的并发症主要包括局部并发症和全身并发症。局部的并发症包括：针头折断，持续麻木，面神经麻痹，牙关紧闭，软组织损伤，血肿，注射疼痛，感染等；全身的并发症主要包括：局麻药过量，肾上腺素过量以及过敏反应。

接下来，详细了解一下各种并发症的特点及处理要点。

二、局部并发症

（一）针头折断

原因：针头在刺入患者口腔前由于弯折而引起断裂；针头刺入肌肉或触及骨膜时，患者突然摆动；针头事先受过弯折和细针头。

预防：需要刺入软组织较深时，应当使用长针头，且不要一直插到塑料连接处。如果在针头刺入组织后需要改变进针方向，应当将针对退回到黏膜下再改变进针方向以避免针头受到过度的侧向力。

治疗：保持冷静，不要惊慌；让患者不要移动，不要把手从患者口中移开，使患者保持张口或在口腔里放置咬块；如果残留部分可以看见，设法用小号止血钳把它取出来；如果针头失踪（或看不见）不能顺利取出。不要随意切开探查，向口腔颌面外科医师求助，拍片定位断针后再行手术取出。

（二）持续麻木

原因:注射被酒精或无菌液污染的局部麻醉药液会产生刺激,引起神经水肿和压力增加,产生感觉异常;在注射过程中,针头可能会损伤神经鞘;神经鞘内或神经鞘周围出血;麻醉剂本身有可能引起感觉异常。

预防:应当严格遵守注射规则以减小持续麻木发生的风险。

治疗:多数感觉异常在约 8 周内恢复而不需治疗。只有神经损伤严重时,感觉异常才会是永久的,而这种情况很少见。必要时可与神经科医师会诊。

（三）面神经麻痹

原因:麻醉药渗透腮腺被膜后麻醉面神经。通常发生在进行下牙槽神经阻滞麻醉过程中。

预防:应当严格遵守下牙槽神经阻滞麻醉的操作规定,针头在注射麻药之前应当触及骨面。

治疗:安慰患者;摘除隐形镜片;受累眼睛应使用眼罩;以保持角膜湿润;进一步的口腔科处理应当谨慎。

（四）牙关紧闭

原因:混有酒精或局部麻醉药液弥散后会引起组织(如肌肉)的刺激;麻醉药对骨骼肌产生轻微毒性作用;出血,感染;针头穿刺时的损伤。

预防:正确的保存和使用局麻药;严格无菌操作;推荐使用局麻药的最小有效剂量。

治疗:局部热敷;温盐水漱口;张闭口训练;必要时可使用止痛药;如疼痛和功能丧失超过 48h,则应考虑感染,应在上述治疗中加入抗生素治疗。

（五）软组织损伤

原因:软组织麻醉持续的时间比牙髓麻醉持续的时间要长很多,在年幼儿童、有智力残疾或身体残疾的儿童最常发生。

预防:采用持续时间适当的局部麻醉药;如果离开医院时嘴唇和牙齿依然处于麻醉状态,可在唇齿之间置入棉球,减少嘴唇的咬伤。

治疗:必要时可使用止痛药;如有感染则应用抗生素;温盐水漱口;用凡士林或其他润滑剂涂抹损伤的嘴唇。

（六）血肿

原因:常见于上牙槽后神经或下牙槽神经阻滞后动脉或静脉刺破引起。

预防:掌握注射部位的解剖学知识,注意注射深度。

治疗:出血部位直接压迫;冰敷;止痛药;次日开始局部热敷。

（七）注射疼痛

原因可能多种多样,主要的原因分析如下:

1. 患者紧张焦虑的情绪　牙科焦虑症指的是一组与口腔科诊疗相关的异常心理、生理及行为状态,表现为患者在治疗前、治疗期间的紧张、焦虑、恐惧与口腔科治疗相关的心理状况,不能控制自己的情绪和行为等。患者还会因此出现避医行为,不愿接受口腔科诊疗和检查,不愿配合医师的诊疗工作等。

对这类患者进行口腔局部麻醉操作时,可能因为患者自身的心理因素(对注射针的恐惧以及其他额外的想象),而加重医师操作时的疼痛感。因此在治疗前及治疗过程中,减轻患者的这种焦虑紧张情绪是有很大的裨益。

那么如何有效的减轻患者的焦虑紧张感呢？

（1）心理行为治疗：主要包括沟通建立信任，讲解演示诊疗过程，治疗内容从简单到复杂的逐步深入脱敏法等。

（2）药物镇静治疗：包括笑气（图8-4-1）、口服镇静药物、静脉镇静药物等，镇静技术治疗口腔科恐惧效果十分确定。不同的镇静技术各有优缺点及适应证，需要根据患者情况及诊疗具体内容加以选择。

2. 局麻药本身可引起疼痛感　①含有肾上腺素的局麻药中通常都加入有亚硫酸盐的防腐剂，这类防腐剂会使局麻药的 pH 下降（pH：3.3~4.0）。越酸的局麻药注射进入局部组织后对组织的刺激性会

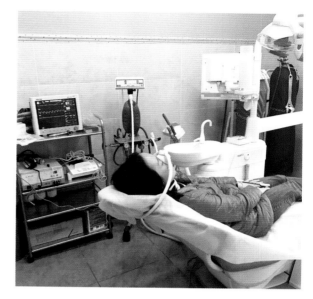

图 8-4-1　局麻前笑气辅助下镇静镇痛

增加，因此会增加局麻操作时的疼痛感。因此使用不含肾上腺素的局麻药（pH：5.5~6.0）注射时的疼痛感会轻微一些。究竟选择何种局麻药就需要根据你的具体治疗，需要麻醉的具体时间以及是否需要止血而定。②注意局麻药的无菌保存：针对目前市面上使用的卡式安瓿，不少医师认为在将安瓿安装在注射器上时应当浸泡在酒精溶液或碘伏溶液中进行消毒。殊不知这样的操作会使酒精或碘伏沿着安瓿的橡胶隔膜进入局麻药溶液中而造成污染，注射进局部组织后引起组织的刺激和疼痛感。因此临床使用前不需要对卡式安瓿进行特殊的准备，或仅需用浸有乙醇的纱布擦拭橡胶膜。③局麻药应当保存在室温避光的条件下：部分医师认为室温条件下局麻药溶液注射进组织可能造成不适感，遂对局麻药进行加热。实际上这样做可能会出现问题。局麻药过度加热可能导致患者的不适和热敏感的血管收缩剂破坏（使麻醉时间缩短）。如果局麻药的温度在 27℃ 及以上时，患者可能会抱怨太热或有烧灼感。也有证据表明，玻璃卡式安瓿由加温器取出，置入注射器后局麻药的温度已降至近似于室温。因此加温器的使用并非必须，已不推荐。

3. 钝针头及带钩刺的针头　如果一个患者需要多次注射局麻药，同一个注射针经过多次注射后会使针头变钝，从而引起注射针刺破黏膜的疼痛感加重。因此对于这类需要多次注射的患者，应当更换全新的锐利的针头，以避免这类情况的发生，减少患者的疼痛感。

另外一些带有钩刺的针头从组织里拔出时，可能产生疼痛。因此在进行注射前应当检查注射针的针尖情况。

4. 注射的速度与压力　注射的速度过快或造成的局部压力过大都能明显增加患者的疼痛感。有研究表明，计算机控制下局部麻醉药注射系统（computer-controlled local anesthesia delivery system，CCLADs）能明显减轻注射时的疼痛。在使用局部麻醉注射系统进行麻醉时，我们应当掌握表面预穿刺技术，能明显减轻注射时患者的疼痛感。

预穿刺技术的操作要点如下：①在注射针刺破黏膜之前使局麻药滴出，缓慢渗透入黏膜

内;②注射针刺入黏膜之后,保证局麻药持续性的缓慢滴出;③在注射针到达之前,局麻药已经先行到达。即形成一个麻醉通道。

预穿刺技术的操作要点如图 8-4-2。

5. 腭部注射 通常在进行局部浸润麻醉时,腭侧注射时的疼痛感比唇颊侧注射的疼痛感明显。对患者来说,腭部注射是一个创伤性很强的感受,对医师来说,腭部注射的操作是口腔科治疗中最具创伤性的治疗之一。然而医师不能因为这样的情况就进行马虎的操作,不能认为"腭部注射总是会痛",所以放松无痛操作的警惕思维。我们应当随时保持谨慎的态度,坚持无痛操作的原则,即使是进行腭侧的注射时,也不应当放松警惕。

那么如何将腭部注射做到无创呢?计算机控制下局部麻醉药注射系统的出现,使无痛的腭部注射变得简单。

麻醉操作时的具体步骤如下:①注射前的镇静镇痛处理(如笑气的使用);②进针部位使用足够的表面麻醉(表面麻醉药保持与软组织接触至少 2min,(图 8-4-3,图 8-4-4);③进针之前和进针的过程中以及注射的时候使用压迫麻醉。压迫麻醉可以通过在注射部位用一个硬的物体(棉签)施压来获得,棉棒压迫应足够坚实,使局部组织缺血及强烈的受压感觉(能忍受的钝感,而非

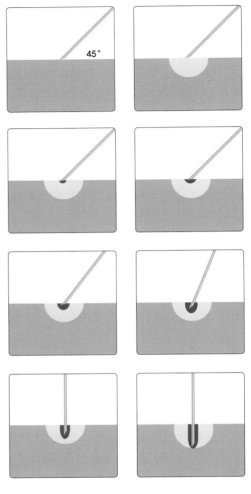

图 8-4-2 预穿刺技术要点

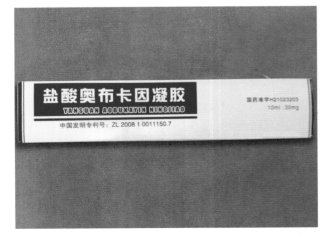

图 8-4-3 凝胶型表面麻醉剂

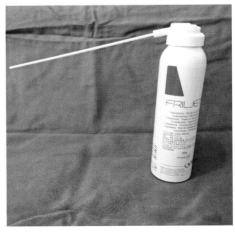

图 8-4-4 喷雾型低温表面麻醉剂

尖锐的疼痛);④缓慢注射局麻药(计算机控制下局部麻醉药注射系统);⑤对自己的操作有信心,相信自己能完成无痛的操作。

（八）感染

原因:麻醉前针头受到污染;向感染组织内注射麻药。

预防:一次性无菌注射针头;避免针头接触非无菌表面;正确保管和使用局部麻醉药针剂;干燥注射组织并进行局部消毒。

治疗:7~10 天的抗生素治疗。

三、全身并发症

（一）局麻药过量

当血液中的局麻药浓度够大,达到引起大脑或心脏反应的浓度时,局部麻醉药过量的体征和症状才发生。在大多数情况下,毒性首先体现在中枢神经系统,其次是心血管系统受累。

临床表现:激动、兴奋、混乱、话语增多、忧虑、口齿不清、肌肉颤动、震颤等。还可出现头疼、头晕目眩、视力障碍、定向障碍、嗜睡以及强直性痉挛等。

生命体征:心率、血压及呼吸频率都将上升。

预防:可以通过精密的注入技术和最大限度的推荐剂量来预防。

治疗:让患者半坐位,嘱托患者让其深呼吸,吸氧。当癫痫发作时,缓慢推注 10mg 地西泮或者缓慢推注 0.5~1mg 咪达唑仑(总量不超过 2.5mg)。

（二）肾上腺素过量

含有血管收缩剂的局部麻醉溶液达到对心脏 β1 受体和血管的 α1 和 β2 受体结合位点时,会改变相应的心血管参数。这些变化的迹象和症状包括震颤、头痛、烦躁、焦虑、头晕、心悸、心动过速、和高血压。他们被认为是由于快速的全身吸收或医源性过量、血管内注射或患者的敏感性增加所导致的。

临床表现:焦虑、恐惧、坐卧不安、搏动性头痛、震颤、出汗、眩晕以及面色苍白等。

生命体征:脉搏快速,呼吸频率加快伴有呼吸困难,血压也会上升。

预防:在所有的情况下,应采用谨慎注射技术,严密监测注射前后的生命体征,和使用最小限度的血管收缩剂。

治疗:让患者半坐位或直坐位,吸氧 4~6L/min,严密监测生命体征,对症治疗。

（三）过敏反应

过敏是高度灵敏的免疫状态,通过接触特定抗原而获得;随后再接触更小剂量而产生的高度反应能力。临床表现为从轻度、延迟性发作到重度、急性发作,可能对生命造成威胁。过敏的严重程度,发病速度和临床进展变化很大,取决于抗原性的程度、暴露途径以及抗原反应细胞的种类。对局部麻醉药的过敏反应已被列为 Ⅰ 型或Ⅳ型。Ⅰ 型快速型(5~30min)超敏反应是由 IgE 介导的,特别是肥大细胞和嗜碱性粒细胞释放介质引起的。这些介质引起血管扩张,毛细血管通透性增加,平滑肌收缩,导致低血压、水肿、气道阻塞(支气管痉挛)。Ⅳ型迟发型(8~12h)是由致敏 T 细胞释放炎症介质,造成局部浅表黏膜炎症反应。

酯类麻醉剂过敏可能是因为这些药物代谢为过敏的对氨基苯甲酸。而对酰胺类局部麻醉药真正过敏的反应是极为罕见的。亚硫酸盐，为一种防腐剂，再含有血管收缩剂的局麻药中加入亚硫酸盐可以防止血管收缩剂的氧化，在理论上，可以作为易感患者的过敏原。因此对于有亚硫酸盐过敏的患者应当避免使用含有血管收缩剂的局麻药。

临床表现：患者自觉皮肤发痒、出现风团，面部及胸部发红。鼻炎、结膜炎、恶心呕吐、腹部绞痛以及出汗也可能发生。另外也有患者出现心悸、心动过速、胸骨下紧迫感、呼吸困难、咳嗽、哮喘等。情况严重时可能出现血压陡降、意识丧失甚至心脏骤停。

治疗：让患者平卧位，吸氧 4~6mL/min，建立静脉通道，皮下或肌内注射 1：1 000 的肾上腺素 0.3~0.5mL。一旦肾上腺素稳定了心率和血压后，可以静脉推注 50mg 苯海拉明及 300mg 西咪替丁或 20mg 法莫替丁。另外静脉推注 100~200mg 的氢化可的松琥珀酸钠。

（张 超 焦 敏）

参 考 文 献

1. Bennett CR.Monbeim's loval anesthesia and pain control in dental practice. 7th ed.St Louis：Mosby，1983.

2. Moore，Hersh，Papas，et al.Pharmacokinetics of lidocaine with epinephrine following local anesthesia reversal with phentolamine mesylate.Anesth Prog，2008，55（2）：40-48.

3. Daniel A，Haas.An update on local anesthetics in dentistry.J Can Dent Assoc，2002，68（9）：546-551.

4. Daniel E.Becker，Kenneth L，et al.Local anesthetics：review of pharmacological considerations.Anesth Prog，2012，59（2）：90-102.

5. Management of dental problems in patients with cardiovascular disease：report of a working conference jointly sponsored by the American Dental Association and American Heart Association.J Am Dent Assoc，1964，68（3）：333-342.

6. Use of epinephrine in connection with procaine in dental procedures：report of the Special Commuttee of the New York Heart Association，Inc，on the use of epinephrine in connection with procaine in dental procedures.J Am Dent Assoc，1955，50（1）：108.

7. Friedman MJ，Hochman MN.The AMSA injection：a new concept for local anesthesia of maxillary teeth using a computer-controlled injection injection system.Quint Int，1998，29（5）：297-303.

8. Friedman MJ，Hochman MN.P-ASA block injection ：a new palatal technique to anesthetize maxillary anterior teeth.J Esthet Dent ，1999，11（2）：63-71.

9. Malamed SF.Handbook of local anesthesia.4th ed.St Louis：Mosby，1997.

10. Fukayama H，Yoshikawa F，Kohase H，et al.Efficay of AMSA anesthesia using a new injection system，the Wand.Quint Int，2003，34（7）：573-541.

11. Malamed SF.The periodontal ligament（PDL）injection：an alternative to inferior alveolar nerve block.Oral Surg，1982，53（2）：117-121.

12. Nelson PW.Injection system.J Am Dent Assoc，1981，103（5）：692.

13. Quinn CL. Iniection techniques to anesthetize the difficult tooth.J Dent Child，1998，26：665-7.

14. Hass DA，Lennon D.A 21year retrospective study of reports of paresthesia following locla anesthetic administration.J Can Dent Assoc，1995，61（4）：319-320.

15. Hass DA，Lennon D.Local anesthetic use by dentists in Ontario.J Can Dent Assoc，1995，61（4）：297-304.

16. Himel VT,Mohamed S,Luebke RG.Case report:relief of limited jaw opening due to muscle spasm.LDA J,1988,47(1):6-7.

17. Feldman HS,Arthur GR,Pitkanen M,et al.Treatment of acute systemic toxicity after the rapid intravenous injection of ropivacaine and bupivacain in the conscious dog.Anaesth Analg,1991,73(4):373-384.

第九章

口腔门诊的急救与复苏

第一节 概 述

口腔门诊具有患者多、流量大、涉及的仪器设备、手术器械、材料、药品种类繁多、操作技术复杂、诊疗手段均为侵入性等特点。特别是社区卫生服务中心的口腔科门诊,由于其规模虽小,但涉及的病种广泛,且服务对象大多数为老年慢性基础疾病患者,所以在接诊过程中存在着各种潜在的风险。而一旦发生意外,没有采取有效救治的手段而导致不良后果,医患纠纷就难以避免。

在口腔门诊发生危及生命的突发事件时有发生。虽然在口腔门诊发生的突发事件并不常见,但若一旦发生而又没有妥善的处理措施,特别是目前国内复杂的医疗环境下,可能会对医务工作者造成恶劣影响。以下因素可增加突发事件发生的概率,这些因素包括:①老年患者的增加;②医疗技术进步使得高危患者接受口腔治疗的人数增加;③预约等候治疗的周期变长;④在口腔治疗中使用药物辅助治疗的比例在增加。

一、发病率

随着近年来医疗技术的发展和老龄人口的增多,突发医疗紧急事件发生的概率增加。早在 1999 年,英国的医疗机构就对发生在口腔诊室中的突发医疗紧急事件进行过流行病学调查,发生在口腔专科诊疗过程中的突发医疗紧急事件发生率为 10.84 人次 / 万,这些突发医疗紧急事件中包括很多危及患者生命的因素,如不及时防范可能会造成严重后果,应该引起医护人员重视。一份美国展开的调查,在这 4 309 名受访者中,96.6% 的人都承认在过去十年内碰到过发生在口腔门诊的突发事件。约 50% 的突发事件为晕厥,通常是比较良性的状况,但当实施措施不当,任何突发事件都有可能变成一场灾难。另一方面,值得关注的是,25.35% 的突发事件与心血管、中枢神经和呼吸系统有关,而这些都是潜在有威胁生命的(表 9-1-1)。

表 9-1-1 在口腔门诊中的突发事件及报告数量

突发事件	报告数量	突发事件	报告数量
晕厥	15 407 例	心脏骤停	331 例
轻度过敏反应	2 583 例	过敏样反应	304 例
心绞痛	2 552 例	心肌梗死	289 例
体位性低血压	2 475 例	局麻药物过量	204 例
癫痫	1 595 例	急性肺水肿(心力衰竭)	141 例
哮喘发作(支气管痉挛)	1 392 例	糖尿病昏迷	109 例
过度换气	1 326 例	脑血管意外	68 例
肾上腺素反应	913 例	肾上腺皮质功能不全	25 例
低血糖	890 例	甲状腺危象	4 例

在 1973—2012 年发生在美国南加州大学口腔医学院口腔门诊的突发事件中,虽然大多数发生于患者在牙椅上接受治疗时,但患者不在治疗期间时也有发生。一些患者在休息室可能存在体位性低血压,一些在候诊室突发癫痫,还有一个在门诊入口处癫痫发作。一个成年陪同者在服下治疗头痛的阿司匹林后突然发生皮肤过敏(表 9-1-2)。这些例子都强调,作为口腔科医师要随时为医疗突发事件做好准备。

表 9-1-2 在南加州大学口腔医学院发生的突发事件及报告数量(1973—2012)

突发事件	报告数量	突发事件	报告数量
晕厥	65 例	急性心肌梗死	1 例
过度换气	54 例	心脏骤停	1 例
癫痫	53 例	受害者	
体位性低血压	30 例	患者(治疗中)	185 例
低血糖	29 例	患者(治疗前后)	56 例
轻度过敏反应	18 例	口腔医务工作者	27 例
心绞痛	18 例	其他(旁观者、陪同者、父母、配偶)	14 例
急性哮喘发作	13 例		

美国另一所口腔医学院超过 8 年来所发生的突发事件中,20%(17/84)的突发事件发生在非患者身上(例如,教师、学生、陪同人员)(表 9-1-3)。

表 9-1-3　在美国口腔医学院发生的突发事件及报告数量(2000—2008)

突发事件 (怀疑或确诊)	患者报告 数量	非患者 报告数量	突发事件类型 (怀疑或确诊)	患者报告 数量	非患者 报告数量
心血管事件	15 例	6 例	药物副反应	2 例	1 例
晕厥	12 例	3 例	跌倒	2 例	1 例
局麻并发症	9 例	0 例	惊厥	2 例	0 例
低血糖	9 例	0 例	皮下气肿	2 例	0 例
误吸	4 例	0 例	药物过量	1 例	1 例
过敏反应	3 例	1 例	员工已知疾病的并发症		2 例
焦虑	3 例		合计	67 例	17 例
意识丧失	3 例	2 例			

澳大利亚相似的关于口腔治疗中发生突发事件的调查结果见表 9-1-4。

表 9-1-4　澳大利亚口腔科医师职业生涯中在口腔治疗中遇到的突发事件统计 [a]

突发事件	数量	职业生涯内遇 到的平均次数	突发事件	数量	职业生涯内遇 到的平均次数
局麻药物不良反应	1 753 例 [b]	7.0 次	心肺复苏	20 例	0.08 次
癫痫大发作	381 例	1.52 次	人工呼吸 [c]	15 例	0.06 次
心绞痛	252 例	1.01 次	心肌梗死	19 例	0.08 次
低血糖	160 例	0.64 次	卒中	12 例	0.05 次
严重哮喘	88 例	0.35 次	青霉素过敏	4 例	0.016 次
采用复苏方法	35 例	0.14 次	局麻过敏	4 例	0.016 次

　　a. 本统计中,默认的口腔科医师职业生涯为 40 年;b. 外推数字基于 661 例应答的子样本(占总样本 82%);c. 包括呼出气人工呼吸和使用复苏术

　　2015 年北京大学口腔医学院发表论文对 2013 年 2—11 月间 5 120 例就诊于北京大学口腔医学院急诊科初诊成年患者的临床资料进行回顾性研究,分析总结心脑血管疾病(6.4%)、高血压(13.4%)、内分泌系统疾病(4.2%)是口腔急诊成人患者最常见的全身系统疾病。随着年龄增长,合并全身系统疾病数目以及 ASA 分级都在增加。根尖周疾病(24.6%)、牙髓疾病(24.4%)、牙周疾病(18.0%)约占口腔急诊病例的 2/3。

　　虽然任何突发事件都可能在口腔门诊里发生,但一些事件发生得比较频繁。这些事件往往和应激(疼痛、害怕或焦虑)有关,特别是当患者处在充满压迫感的环境中时。突然的疼痛会引发内源性儿茶酚胺和肾上腺素的急剧释放,加剧了突发事件发生的可能。应激可诱发患者出现血压降低、晕厥和过度换气等状况,而使应激加剧的医疗环境可诱导包括最坏的紧急事件发生:心血管疾病、支气管痉挛和癫痫。因此,在口腔门诊中最基本的有效地防止和减小灾难性突发事件发生的基本要素是对患者焦虑和疼痛的控制。

二、死亡率

发生在口腔门诊的突发事件大多是潜在威胁生命的。只有极少数发生在口腔门诊的死亡事件。

1962 年美国口腔科协会在 4 000 名口腔科医师范围内,对 45 例在口腔门诊内发生的死亡事件进行了调查。其中 7 例死亡病例是患者进行治疗之前在候诊室发生的。得克萨斯州的 Bell 医师报道的 8 例死亡病例中,6 例发生在一般口腔治疗中,2 例发生在外科手术中,其中 1 例是患者进行治疗之前发生在候诊室,2 例与麻醉有关。

1989 年,Lyle 报道了在 20 年里发生的 8 例因局麻控制不当而导致的死亡事件(1/673 000),Robinson 报道了 8 例麻醉相关死亡事件。1985 年,Adelman 报道了 3 例因误吸口腔科器械而导致的死亡事故。实际上,先前提到的任何突发事件的发生率可能是这些数字的 2~3 倍。在口腔治疗中对一些症状和体征的无视可使一些相对无害的情况转变成一场悲剧。

2012 年,英国关于心脏骤停的一项研究调查了 300 位口腔医师 1 年之中发生了 1 例心脏骤停事件。巴西调查了 498 位口腔医师,其中发生了 1 例心脏骤停并死亡的病例。

在英国的报道中,英格兰、威尔士地区和苏格兰地区分别报道了 10 例死亡病例。英国的突发事件死亡率约为 0.7%(表 9-1-5)。

表 9-1-5 死亡病例报道的相关情况

事件(数量)	地点	治疗前中后	治疗方法
英格兰和威尔士			
心脏骤停(1)	候诊室	之前	义齿修复
心脏骤停(1)	治疗室	之中	义齿修复
心脏骤停(1)	候诊室	之前	牙周刮治
心脏骤停(1)	候诊室	之前	未知
卒中(1)	候诊室	之前	未做治疗
卒中(1)	治疗室	之中	牙周刮治
心肌梗死(2)	候诊室	之前	未知
心肌梗死(1)	治疗室外	之前	未做治疗
苏格兰			
心脏骤停(1)	候诊室	之前	取印模
心脏骤停(1)	候诊室	之前	未做治疗
心脏骤停(3)	候诊室	之前	未知
心肌梗死(1)	候诊室	之后	未知
心脏骤停(4)	旁观者		

治疗前对患者进行适当的身体状况评估,以及恰当地运用抗疼痛和焦虑技术,可以避免很多突发事件和死亡事件。不幸的是,即使是最严格的预防准备措施也不能够避免死亡的发生。在美国每年有 10% 的突发性死亡是突然发生在本认为身体健康的青年人身上。死

亡原因大多是心律紊乱,通常是心室颤动。预防措施并不能总能阻止这种情况发生,因此,口腔从业者必须要为此做好准备。只有当口腔团队能正确而迅速地对这种情况进行反应和控制,才有可能进行成功的急救。

第二节 口腔门诊急救的基本药物与设备

每个口腔科医师在临床工作中都会遇到涉及诊断和治疗的医疗紧急状况。这些突发事件可能与口腔科治疗直接相关,也可能是发生在口腔门诊的偶然事件。口腔门诊的医疗紧急状况随时都有可能发生,因此,最好的应对方法是口腔医务者必须随时准备提供有效的基础生命支持(basic life support,BLS)并及时寻求紧急医疗服务(emergency medical service,EMS)帮助。

口腔科医师必须能够诊断和应对常见的医疗紧急状况(例如晕厥和过度通气综合征),以及有效的应对某些不常见但可能危及生命的紧急状况,尤其是那些可能因口腔科治疗导致的紧急状况(例如药物的过敏反应)。虽然许多医疗紧急情况可不需药物处理,但每个口腔门诊必须准备必要的药物和设备以备不时之需。口腔诊所需准备应对医疗紧急状况受许多因素影响(例如患者的类型,麻醉的方式,地理位置),但所有口腔门诊应准备好最基本的药物和设备。

应急准备表

所有工作人员都有具体的职责分配
应急计划应包括若有一个工作人员不在时的替代方案
所有工作人员应经过医疗急救培训
所有工作人员应经过 BLS 培训
口腔门诊配备基本的应急设备和用品
至少每个季度进行一次模拟应急训练
每个电话旁显著位置应标注相应的应急电话号码
定期检查氧气瓶和氧气输送系统
所有急救药物每月检查,并在保质期到期前及时更换
所有急救设备使用后及时进货
一名专门人员确保以上程序的完成

一、设备

氧气是任何急救中最重要的。便携式氧气罐可方便的运送到紧急状况下可能出现的任何位置。口腔门诊应配备一个控制氧疗的设备来管理自主呼吸患者的供氧,如鼻套管、一次性储氧面罩或笑氧鼻罩(图 9-2-1)。

当患者丧失意识或通气不充分时,每个口腔诊室应具备使用正压给氧的能力。虽然面罩直接给氧是有效的,但最好和最有效的给氧方式是高浓度的氧气通过储氧面罩给窒息的患者通气（表 9-2-1）。

表 9-2-1　不同给氧系统的实际氧浓度

给氧系统	实际氧浓度 /%	给氧系统	实际氧浓度 /%
自主呼吸		正压通气	
鼻套管	25~45	口对口	17
简易面罩	40~60	口对面罩（氧气接面罩,10L/min）	80
储氧面罩	90~100	储氧面罩（未接氧气）	21
		储氧面罩（接氧）	75~95
		手动简易呼吸气囊	75~95

　　口咽通气管有几种尺寸,能有效克服无意识患者气道软组织的梗阻。在口腔治疗时,Magill 插管钳可钳取坠入喉咽的异物,及时挽救生命。

　　美国心脏协会（American Heart Association,AHA）2005 年的心肺复苏指南提出所有医疗场所都应配备自动体外除颤器（automated external defibrillator,AED),早期行体外除颤是基本生命支持（Basic Life Support,BLS）中重要的一环。自 1998 年 1 月,AHA 的 BLS 课程包括了关于 AED 使用的部分。有些州（佛罗里达州,华盛顿州,伊利诺伊州）已规定口腔门诊必须配备 AED。早期使用 AED 行体外除颤已被证明有效提高复苏的成功率。早期除颤可有效逆转致死性室颤和心动过速,恢复重要脏器的灌注。

　　监测设备能提供基本生命体征帮助评估患者病情,基本监测设备包括听诊器和血压计。监护仪可提供患者的收缩压、舒张压、心率和指氧饱和度等信息。带有秒针的挂钟在测心率和记录事件时是非常重要的。

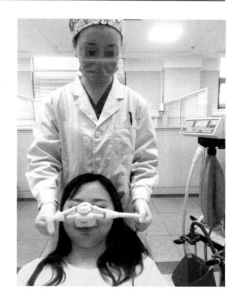

图 9-2-1　笑气吸入鼻罩

建议口腔门诊应具备的基本急救设备

便携式氧气罐

给氧装置（鼻套管,简易面罩,鼻罩）

储氧面罩

口咽通气管

Magill 插管钳

自动体外除颤器

听诊器

血压计

带秒针的挂钟

二、急救药品包

急救药品通常是强效且作用迅速的药物。正确的使用急救药品在任何急救中都是非常重要和必备的。每个口腔门诊都应配备急救药品包,并定期更新确保药品一直处于保质期内。口腔科医师必须知道什么时候,如何以及何种剂量来使用这些急救药品来应对哪些危及生命的情况。以下所述药物应包括在急救药品包中,应包括非注射或通过皮下、肌肉和舌下途径给药的药品。而通过静脉注射或骨内给药则是口腔科医师高级培训的内容。

建议口腔门诊应具备的基本急救药物

指征	药物	机制	用法
支气管痉挛(严重过敏反应)	肾上腺素	α 和 β 受体激动剂	1:1 000 稀释;皮下或舌下给药;成人 0.3mg;儿童 0.15mg
轻微过敏反应	抗组胺药(扑尔敏)	抗组胺	50mg 肌注;25~50mg 口服,每 3~4h 1 次
心绞痛	硝酸甘油	扩张血管	舌下含片:每 5min 1~3 片;喷剂:每 5min 1~3 喷
支气管痉挛(轻度哮喘)	支气管扩张剂(如沙丁胺醇)	选择性 β2 受体激动剂	每隔 1~2min 喷 2~3 次,最多 3 次
支气管痉挛(重度哮喘)	肾上腺素	α 和 β 受体激动剂(支气管扩张剂)	1:1 000 稀释,皮下、肌肉或舌下给药;成人 0.3mg;儿童 0.15mg
低血糖	葡萄糖(如橙汁中)	抗低血糖药	如果患者意识清醒,口服
心肌梗死	阿司匹林	抗血小板	165~325mg 嚼服
晕厥	芳香胺	呼吸刺激剂	鼻下 4~6cm 吸入

(一)氧气

在急救中氧气可迅速纠正紧急情况的低氧血症。这些紧急情况包括急性心血管系统、呼吸系统和中枢神经系统紊乱。低氧血症患者通过吸氧可有效提高动脉血氧分压,从而提高周围组织的氧合。由氧合血红蛋白的解离曲线可知,适度增加氧浓度可显著改变低氧血症患者血红蛋白饱和度。低氧血症可导致厌氧代谢和代谢性酸中毒,这往往影响急救药物在抢救患者时的药效。

(二)肾上腺素

肾上腺素是应急包中最重要的,也是唯一的注射剂。肾上腺素是一种内源性儿茶酚胺与 α 和 β 受体激动剂。它是心血管和呼吸系统表现为急性过敏反应时的首选药物。肾上腺素复苏剂量的有益药理作用包括支气管扩张和增加全身血管阻力,升动脉血压,加快心率,提高心肌兴奋性,改善心肌和脑的供血。肾上腺素可激动支气管平滑肌的 β_2 受体,发挥强大的舒张支气管作用。并能抑制肥大细胞释放组胺等过敏物质。

为了有效的治疗危及生命的症状和急性过敏反应,口腔医师必须判断到紧急情况后立即给予肾上腺素。医师可皮下注射肾上腺素(1:1 000 稀释,0.3~0.5mg),更为严重的紧急情况可肌内注射肾上腺素(1:1 000 稀释,0.4~0.6mg)。由于肾上腺素有强大的支气管扩张作用,其也用于急性哮喘在 β_2 受体激动剂使用后仍不缓解的治疗。而浓度为 1:10 000 的肾上腺素用来治疗心脏骤停的患者。

制剂：注射液：每支 1mg(1mL)。

用法用量：

1. 常用于抢救过敏性休克 如青霉素引起的过敏性休克。由于该品具有兴奋心肌、升高血压、松弛支气管平滑肌等作用，故可缓解过敏性休克的心跳微弱、血压下降、呼吸困难等症状。皮下注射或肌注 0.5~1mg，也可用于 0.1~0.5mg 缓慢静注（以等渗盐水稀释到 10mL），如疗效不好，可改用 4~8mg 静滴（溶于 5% 葡萄糖液 500~1 000mL）。

2. 抢救心脏骤停 可用于由麻醉和手术中的意外、药物中毒或心脏传导阻滞等原因引起的心脏骤停，以 0.25~0.5mg 心内注射，同时做胸外心脏按压、人工呼吸和纠正酸血症。对电击引起的心脏骤停，亦可用该品配合电除颤器或利多卡因等进行抢救。

3. 治疗支气管哮喘 效果迅速但不持久。皮下注射 0.25~0.5mg，3~5min 即见效，但仅能维持 1 小时。必要时可重复注射 1 次。

4. 与局麻药合用 加少量（约 1:200 000~1:500 000）于局麻药（如普鲁卡因）内，可减少局麻药的吸收而延长其药效，并减少其毒副反应，亦可减少手术部位的出血。

5. 防止鼻黏膜和牙龈出血 将浸有（1:1 000~1:20 000）溶液的纱布填塞出血处。

6. 治疗荨麻疹、花粉症、全身性过敏症等皮下注射 1:1 000 溶液 0.2~0.5mL，必要时再以上述剂量注射 1 次。

注意事项：①治疗量可出现焦虑不安、心悸、血压升高、震颤、无力、眩晕、头痛、呕吐、四肢发冷；有时可引起心律失常，严重者可由于心室纤颤而致死。用量过大或皮下注射误入血管后，可引起血压突然上升而导致脑出血。②严重器质性心脏病、严重动脉硬化、心肌梗死、糖尿病、甲亢、心律失常、高血压、心源性哮喘、妊娠等禁用，但心脏复苏时例外。③肾上腺素不能直接加入碳酸氢钠溶液，因碱性液可使儿茶酚胺部分灭活。④胍乙啶、利血平、可卡因及丙咪嗪类三环抗抑郁剂可抑制肾上腺素能神经突触前膜摄取去甲肾上腺素和肾上腺素，与肾上腺素合用时可引起严重高血压。⑤氯丙嗪等吩噻嗪类药物以及 α 受体阻断药等，有 α 受体阻断作用，当引起血压下降而需要使用血管收缩药时，忌用肾上腺素。因肾上腺素的 α 作用被阻断而 β 作用可产生进一步的血管扩张，可导致严重休克。

（三）抗组胺药

组胺受体阻滞剂可与组织中释放出来的组胺竞争效应细胞上的 H1 受体，从而有效减轻轻度或延迟性过敏反应。抗组胺药对荨麻疹、过敏性鼻炎等疗效较好，但对支气管哮喘疗效差，对过敏性休克无效。可能与人过敏休克的发病还有其他多种介质参与有关。

制剂：片剂：4mg；注射液：10mg/1mL，20mg/2mL。

用法用量：口服：成人 25~50mg。儿童每日 0.35mg/kg。肌注 50mg；静注：10mg。

注意事项：为急救箱选择一种特殊的抗组胺药，需要考虑到大多数就诊于口腔门诊的患者是行走正常的健康人群，并且希望离开口腔门诊时不需要陪护（可能开车回去）。但是，许多抗组胺药都有一个潜在的副作用：大脑皮质抑制（镇静）。因此，在患者离开口腔门诊时必须有人陪护。

（四）硝酸甘油

硝酸甘油有许多种制剂，如长效缓释口服片、黏膜制剂、喷雾剂、硝酸甘油膜和静脉注射液等,比较适合口腔诊所的是舌下含片和喷雾剂。硝酸甘油是硝酸酯类的代表药,用于治疗心绞痛已有一百多年的历史,由于其具有起效快、疗效肯定、使用方便、经济等优点,至今仍是防治心绞痛最常用的药物。硝酸甘油的基本作用是松弛平滑肌,以对血管平滑肌的作用最显著。其可舒张全身静脉血管,减少回心血量,降低心脏前负荷,心肌耗氧量减少,也可舒张动脉,降低心脏射血阻力,从而降低左室内压和心室壁张力,降低心肌耗氧量。

制剂:片剂,0.5mg。

用法用量:片剂,成人一次用0.5mg(1片)舌下含服。每5min可重复1片,直至疼痛缓解。如果15min内总量达3片后疼痛持续存在,应立即就医。

注意事项:正常情况下患者应该在1~2min内得到缓解;如果不适症状不能缓解,口腔医师必须考虑心绞痛发展为心肌梗死的可能。硝酸甘油副作用包括暂时的搏动性头痛、面部潮红,以及一定程度的低血压,特别是如果患者处于直立位置时。因为有致低血压的作用,所以硝酸甘油对低血压患者是禁用的,但是在处理急性高血压发作时也可起到一定程度的效果。因为片剂硝酸甘油是一种不稳定的药物,一旦打开了,有效期会变短。在初次使用之后通常必须在12周之内更换掉。

（五）支气管扩张剂

选择性 β_2 受体激动剂如沙丁胺醇或奥西那林可用于哮喘发作的急性支气管痉挛。其可松弛支气管平滑肌和抑制过敏反应释放的过敏物质。沙丁胺醇相比较其他支气管扩张剂有较少的心血管相关的不利影响,因此,在临床上应用较为广泛。

在口腔治疗开始前,哮喘患者有支气管痉挛的高风险(例如患者有牙科恐惧症)。应该要求患者服用支气管扩张药。支气管扩张药必须确实按指导使用,建议每4~6h吸入1~2次沙丁胺醇。吸入性肾上腺素应该每小时吸入1~2次。轻度支气管痉挛发作时,可每隔1~2min喷2~3次,最多3次。在使用吸入性药物后而不能终止紧急事件发作的情况下,其他支气管扩张剂(例如肾上腺素,氨茶碱以及异丙肾上腺素)必须通过肌注或皮下注射使用。

制剂:喷剂。

用法用量:气雾吸入,每次0.1~0.2mg(即喷吸1~2次),必要时每小时重复1~2次,最多3次。粉雾吸入,成人,每次吸入0.4mg,1日3~4次;儿童,每次吸入0.2mg,1日3~4次。

注意事项:①少数人可见恶心、头痛、头晕、心悸、手指震颤等副作用。剂量过大时,可见心动过速和血压波动。一般减量即恢复,严重时应停药。②对其他肾上腺素受体激动剂过敏者可能对本品呈交叉过敏。③长期用药亦可形成耐受性,不仅疗效降低,且可能使哮喘加重。④对氟利昂过敏患者禁用本品雾化剂。⑤β受体阻滞剂如普萘洛尔能拮抗本品的支气管扩张作用,故不宜合用。⑥心血管功能不全、冠状动脉供血不足、高血压、糖尿病、和甲状腺功能亢进患者慎用。

（六）葡萄糖

临床上准备葡萄糖以备患者空腹或者胰岛素与碳水化合物失衡导致的低血糖症。如果患者意识清醒,可口服如橙汁、巧克力或可乐饮料等快速恢复循环血糖。另一方面,如果患者无意识或口腔科医师怀疑患者有急性低血糖,不应口服葡萄糖防止发生气道梗阻。

（七）阿司匹林

阿司匹林已经成为在住院前可疑心肌梗死的情况下,推荐使用的抗血栓形成药物。作为抗血小板药物,阿司匹林在治疗急性冠脉综合征患者时,效果最好。在血小板的生存期(8~10 天),阿司匹林不可逆的乙酰化血小板环氧化酶,转移所有环氧化酶的活性。阿司匹林阻止了凝聚性血栓 A_2 的产生,并且也是一个间接的抗血小板形成药物。阿司匹林还有重要的非血小板功能,即抑制血管内皮环氧化酶的活性,并且因此减少了抗凝集性的前列腺环素的形成。阿司匹林的抗血小板作用可大幅度降低由血栓引起的心肌死亡。患者表现为胸痛提示心肌局部缺血逐渐到心肌梗死的过程,此时应及时嚼服阿司匹林。

制剂:片剂,50mg;100mg。

用法用量:口服,标准计量为 160~324mg 不等,按此剂量使用副作用最小。

注意事项:12 岁以下儿童可能引起瑞夷综合征(Reye's syndrome)高尿酸血症,长期使用可引起肝损害。妊娠期妇女避免使用。饮酒者服用治疗量阿司匹林,会引起自发性前房出血,所以创伤性前房积血患者不宜用阿司匹林。剖腹产或流产患者禁用阿司匹林;阿司匹林使 6-磷酸葡萄糖脱氢酶缺陷的溶血性贫血患者的溶血恶化;新生儿、幼儿和老年人疑似对阿司匹林影响出血特别敏感。治疗剂量能使 2 岁以下儿童发生代谢性酸中毒、发热、过度换气及大脑症状。

（八）芳香胺

芳香胺是口腔门诊中常用的呼吸刺激剂,口腔科医师发现患者出现血管减压神经性晕厥,可用芳香胺放在患者鼻子下方刺激呼吸,确定患者气道通常后行氧疗支持。芳香胺气味不佳但能刺激上呼吸道黏膜、刺激呼吸和延髓中的血管运动中枢。这种作用能增强呼吸和升高血压。吸入芳香胺后上肢和下肢常发生运动,这些运动进一步加速血液流动和升高血压,特别是对于被置于合适体位的患者更为明显。对慢性阻塞性肺病或者哮喘的患者使用芳香胺时应当谨慎,它对上呼吸道黏膜的刺激作用可能引起支气管痉挛。

补充的注射药物及设备:

1. 经过高级培训的口腔医师可考虑准备的注射用药物　镇痛药、抗胆碱能药、抗癫痫药、降压药、降糖药、激素和血管加压药。

2. 全身麻醉药物和设备　训练有素的口腔医师使用深度镇静和全身麻醉必须准备额外的应急药品(例如,如果使用去极化神经肌肉阻滞剂,必须备有丹曲林钠以防恶性高热的发生,且口腔医师应该具备高级生命支持的能力),并且应准备额外的抢救设备,例如先进的监护系统和呼吸道抢救设备等。

3. 逆转药物　如果口腔医师使用阿片类药物或苯二氮䓬类药物诱导中度或深度镇静,急救包中必须准备逆转药物以防镇静过深。纳洛酮对各型阿片受体均有竞争性拮抗作用,可用于阿片类药物过量引起的呼吸抑制和昏迷等。氟马西尼是苯二氮䓬结合位点的拮抗剂,可特意地竞争性拮抗苯二氮䓬类衍生物与 GABA 受体上特异性结合位点,逆转苯二氮䓬类过量引起的呼吸抑制。

4. 注射药物的给药途径　许多急救药物进入血管系统加速药物的起效时间是非常重要的。静脉途径起效快,但需要熟练的静脉穿刺。肌内注射(无论是股外侧或三角肌)吸收速度较慢,但对于口腔医师来说较易操作。紧急情况时建立静脉通道是非常困难的。正如AHA 倡导的高级生命支持指出,经骨给药途径往往能节省大量时间,这在抢救患者时意义重大,尤其是对于儿童。但建立经骨给药途径需要专门的训练和设备。所有这些给药途径使药物起效需要有效的循环支持(图 9-2-2)。

5. 高级生命支持　高级生命支持（advanced cardiac life support，ACLS）和儿童高级生命支持（Pediatric Advanced Life Support，PALS）是在基础生命支持（BLS）的基础上，应用辅助设备和特殊技术（如心电监护、除颤器、人工呼吸机和药物等）建立与维持更有效的通气和血液循环。ACLS 和 PALS 中药物起着重要的作用，其中包括抗心律失常药和血管活性药物等。

6. 高级气道设备　经高级培训的口腔医师不妨在应急包中准备些高级气道设备。使用喉镜和气管导管完成气管插管在紧急情况下可及时恢复患者的通气。目前使用喉罩完成气道通路的建立变得越来越普遍。

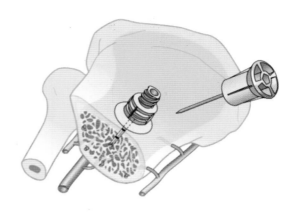

图 9-2-2　经骨给药途径示意图

口腔门诊的紧急医疗状况时有发生。早期诊断，打电话呼救，准备好必要的抢救药物和设备以备不时之需，有效的基础生命支持将增加抢救的成功率。实现这一目标需要口腔科工作人员做好充分的准备并平时勤加训练。

第三节　口腔门诊急救的处理原则

在口腔门诊最常见的医疗紧急情况是晕厥。低血糖、哮喘、过敏、心绞痛和癫痫发作也可能会遇到，但不常见。口腔门诊团队的所有成员都必须知道遇到医疗紧急事件时自己的分工，并且在平时应进行相应的演习。

医疗紧急情况通过早期识别是可以预防的。一位患者不正常的肤色、脉搏或呼吸能够提示即将发生的医疗紧急情况。系统的处理原则来应对口腔门诊突发事件是非常重要的，此处理要点总结为"ABCDE"。

急救处理要点"ABCDE"

A:（airway）呼吸道
B:（breathing）呼吸
C:（circulation）循环
D:（disability or neurological status）神经系统状态
E:（exposure）暴露（在口腔门诊指适当暴露皮肤进行检查，例如观察皮疹。或暴露以便放置 AED 电极柄）

如果发现患者有突发情况，首先应立即停止相关治疗，确保周围环境安全。尽早呼叫帮助是非常重要的。评估患者状态，一般从气道开始评估。如果没有氧气的代谢，所有其他的急救措施终将是徒劳的。

通过与患者谈话可能得到重要信息（例如，患者无法说话或自述胸痛）。假如患者无应答，此时应该轻轻晃动患者并问："你没事吧？"。假如他们完全没有反应，并且没有脉搏，表现出"无生命迹象"，他们可能发生了心脏骤停，其处理原则后文将会阐述。

一、呼吸道

气道梗阻是一种危及生命的急症,必须尽快解除梗阻。通常,一个简单的开放气道的方法是将患者头偏向一侧,抬下颌来打开气道。患者不能说话时建立通畅的气道是至关重要的。清除任何可见的异物、血液或碎屑以防误吸。用手指小心翼翼将异物扫向一侧后抠出,以防异物进一步进入上呼吸道。口咽通气管在开放呼吸道时是可以用的。呼吸道梗阻时可表现的症状和体征如下:

呼吸道梗阻的症状和体征

无法说话或说出完整的句子

胸部和腹部的反常运动"反式呼吸"

使用辅助呼吸肌

蓝色的嘴唇和舌头(中央型发绀)

没有呼吸的声音(完全气道梗阻)

腹鸣(提示上呼吸道的液体或半固体材料)

喘鸣(吸气象)- 喉或喉以上的上呼吸道梗阻

喘息(呼气象)- 下呼吸道梗阻,如哮喘或慢性阻塞性肺疾病

打鼾(咽部软腭或舌部分阻塞)

通过密封良好的面罩给予高浓度的氧气是很重要的(15L/min)。即使患者患有慢性阻塞性肺疾病也应该给予高浓度的氧气。这类患者的呼吸运动主要靠PaO_2降低对外周化学感受器的刺激作用维持,但短时间吸入高浓度氧气是无害的。

二、呼吸与循环

临床医师应该从看、听和感觉上判断呼吸困难的症状:看患者胸部起伏;在患者口鼻边听呼吸音;救助者的脸颊感受患者口鼻的空气流动;判断患者呼吸情况应该不超过10s;若呼吸情况判断不清,应该把其当成不正常看待,即开始心肺复苏(cardiopulmonary resuscitation,CPR)。

患者在心脏骤停后的最初几分钟可能是呼吸微弱或喘息状,这不应该被误认为是正常的呼吸。高达40%的心脏骤停的患者表现出濒死的喘息。因此,假如患者无意识(无应答)且不是正常呼吸应立即开始CPR。濒死的喘息不是正常的呼吸,不应拖延开始CPR。

假如患者呼吸正常,那么应该:将其调至仰卧位(为促进血液回流,患者头部和胸部平行于地面,稍微抬高脚部);寻求帮助;确保呼吸仍在继续。

假如患者呼吸不正常,那么应该:①尽可能寻求帮助,施救者不希望是独自一人来抢救患者。②开始胸外心脏按压:按压部位位于两乳头连线与胸骨交界处,胸骨下 1/3 处;施救者一个手掌根部置于按压部位,另一手掌根部叠放其上,双手指紧扣;身体稍前倾,肩、肘、腕位于同一轴线上,与患者身体平面垂直,用上身重力按压,按压深度 5~6cm;为使每次按压后胸廓充分回弹,施救者须避免在按压间隙倚靠在患者胸上;按压频率 100~120 次 /min,按压 /通气的比例为 30∶2;经过 30 次按压,将患者头偏向一侧,仰头抬颏法开放患者气道,给予两

次人工呼吸;可采用口对口或口对面罩通气(用按压前额手的示指和拇指捏住患者鼻翼,将口罩住患者的口,将气吹入患者口中)。假如人工呼吸没有使胸廓起伏:检查并清除口中可见的异物、确保仰头和抬下颌骨充分。心肺复苏会耗费大量体力,假如有一个以上的施救者,应每 2min 交替进行 CPR。

评估循环不应拖延 CPR 的开始。简单的观察评估患者循环情况。施救者可用示指和中指的指腹触摸颈动脉来判断脉搏,触诊时间不少于 5s 且不超过 10s。然而研究表明,10%的无脉搏患者未能被外行的施救者识别出来,40% 有脉搏患者也未能被察觉到,施救者也许花大量时间去检查脉搏也很难确定患者是否有脉搏,如果施救者不确定患者是否有脉搏,应该立即进行胸外心脏按压。最新的指南强调需判断濒死的喘息(以及无呼吸)作为 CPR 开始的标志,而没有特别强调检查颈静脉搏动(图 9-3-1)。

评估循环的简易方法
体征
患者的手是蓝色或粉红色,冰凉或温暖?
毛细血管再充盈时间如何?
患者的脉搏节律和强度如何?
症状
患者是否自述胸痛 / 是否有胸痛病史?

三、神经系统状况

对神经系统状况的评估主要是指对意识水平的评估(但对于创伤患者应该有神经系统更详细的检查)。某些镇静剂或镇痛剂与低氧和高二氧化碳可能是影响意识的因素。

排除低氧或低血压对判断意识是重要的。注意保持呼吸道的通畅,给予吸氧和循环支持(主要是通过改变患者体位为仰卧位,抬高下肢)可以解决大多数情况下的意识问题。如果失去意识的患者无法自己保持呼吸道的通畅,应该将其调至复苏体位(即仰卧位,抬高下肢)。

一种快速评估患者意识水平的方法总结为 AVPU 法:患者呼救了吗?（Alert)患者对声音刺激有反应吗?（Vocal)患者对疼痛刺激有反应吗?（Painful)或者患者完全没有反应?（Unresponsive)

假如患者血糖水平小于 3mmol/L,也可能会导致患者陷入昏迷,临床工作中发现患者昏迷要警惕低血糖症的可能。

四、暴露

充分的暴露是指除去患者的一些衣物。例如,口腔门诊使用除颤器或检查患者皮肤情况(是否有过敏反应)。除去患者衣服要适当,防止临床显著热损失的可能。

五、心脏骤停的其他考虑因素

导致心脏骤停的原因有很多。Lepere 等人证明,在口腔治疗椅上或地板上都能顺利地

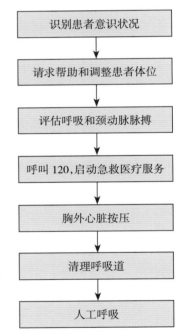

图 9-3-1　成年患者口腔门诊的心肺复苏流程图

对患者实施 41~50mm 的胸口按压幅度。另外发现，患者在口腔治疗椅上换气会更有效(在地板上 37% 患者换气过浅，而在口腔治疗椅上仅占 15%)。所以基础生命支持应该在口腔治疗椅上进行。在进行基本生命支持的同时，检查心脏骤停可能的原因是非常重要的。

可能导致心脏骤停的原因
心律失常(最常见的是室颤)
心肌梗死(也可致心律失常)
窒息
出血
药物过量
低氧血症

六、除颤器

心脏电复律(cardioversion)和电除颤(defibrillation)，是指在严重快速心律失常时，将一定强度的电流直接或经胸壁作用于心脏使全部或大部分心肌在瞬间除极，然后心脏自律性最高的起搏点(通常是窦房结)重新主导心脏节律的治疗过程，也就是说通过电击的方式将异常心脏节律转复为正常窦性节律。电复律是药物和射频消融以外的治疗异位快速心律失常的另一种方法，具有作用快、疗效高、简便和比较安全的特点，已成为救治心室颤动和其他快速心律失常患者的首选或重要的措施(图 9-3-2)。

心脏骤停 80%~90% 由心室颤动(ventricular fibrillation，VF)所致。在无胸外按压时，VF 数分钟内即转为心室静止。只做 CPR 一般不能终止 VF，电除颤是救治 VF 最为有效的方法。早期电除颤也是心脏骤停患者复苏成功的关键，除颤每延迟 1min 患者存活率下降 7%~10%。因此，在抢救患者时，CPR 无论做到哪个步骤，除颤器到达现场后立即开始心脏除颤。准备除颤器时不应停止或延误 CPR 的进行(图 9-3-3)。

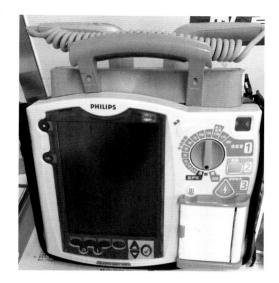

图 9-3-2　自动体外除颤器(AED)

根据除颤器电流的特点分为单相波和双相波型除颤器。单相波除颤器首次电击能量选择 360J；双相波除颤器首次能量选择为 150J 或 200J。电极位置为右侧放置于患者右锁骨下区，左侧电极放置于患者左乳头侧腋中线处。电击时要提示在场所有人员(包括自己)不要接触患者身体。

七、口腔门诊复苏后处理的原则

1. 维持循环功能　心脏复跳后由于心脏收缩无力、缺氧、酸中毒、心律失常、电解质紊乱等因素可能造成患者血压较低，甚至有些处于休克状态，应给予及时处理。此时由于心脏仍处于电不稳定状态，应严格做好心电监测，以便及时发现心脏骤停的再次发生。

2. 维持肾功能　应做好尿量、尿比重等指标的监测。复苏后，若血压能维持在 80~90/50~60mmHg 而尿量少于 30mL/h，可试用呋塞米 40~100mg 静脉注射。若注射后仍无

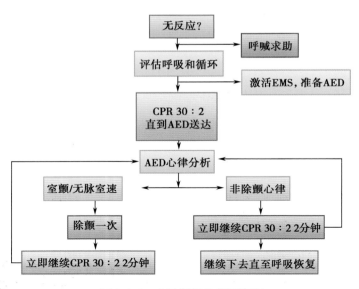

图 9-3-3 心脏骤停抢救流程图

尿或少尿,则提示急性肾功能衰竭,此时应严格限制入水量。

3. 维持呼吸功能 应保持患者呼吸道通畅,对呼吸功能进行监测。

4. 加强基础护理 严密观察患者的意识状态、生命体征,记录出入量。

第四节 2015 AHA 心肺复苏指南解读

1958 年美国 Pater Safar 发明口对口人工呼吸。1960 年 Kouwenhoven 发明胸外心脏按压术,标志着现代心肺复苏时代的到来。1961 年 Lown 等人发明了心脏电击除颤 / 复律法,是心肺复苏史上的又一里程碑。Peter Safar 提出将口对口人工呼吸与胸外心脏按压这两种复苏方式结合起来将会对复苏效果得到很大提高,并明确地将其定义为心肺复苏(cardio-pulmonary resuscitation,CPR)。20 世纪 50~60 年代,口对口人工呼吸与胸外心脏按压的重新认识与重视,标志着现代心肺复苏体系与学说的建立,成为现代心肺复苏与心血管急救的里程碑。现代心肺复苏建立了基本程序,即 A(airway,畅通气道)、B(breathing,正压人工通气)、C(circulation,人工维持循环)、D(defibrillation,电击除颤 / 复律)。口对口人工呼吸、胸外心脏按压、体表电击除颤 / 复律是现代复苏三要素。1962 年 Pater Safar 将心肺复苏的过程划分为三期:第 Ⅰ 期基本生命支持(basic life support,BLS);第 Ⅱ 期高级生命支持(advanced cardiac life support,ALS);第 Ⅲ 期延续生命支持(prolonged life support,PLS)。现代心肺复苏突出一个"早"字,认识到尽早发现、尽早诊断、尽早抢救、尽早脑保护才是复苏成功的关键。1974 年美国心脏协会(AHA)制定了第一个心肺复苏指南,提高了公众的急救能力,普及了复苏知识,同时协调了临床和基础学科对复苏技术的研究。

1992 年,美国心脏学会提出了"生命链"这一心肺复苏的概念,这个概念认为,心搏骤停患者的抢救过程中存在着一条无形的"链",这个链有四个环节组成,他们一环套着一环,环环相扣,紧密相连成为一条使生命延续的链。这里主要强调现场急救过程及时实现"四早",这一概念很快得到了全球化的认可与普及。2000 年,现代心肺复苏经过近 40 年的发展,其操作步骤已经形成了国际通用的 9 步法,即按英文字母词首顺序缩写而排列为:A(airway,畅通气道)、B(breathing,正压人工通气)、C(circulation,人工维持循环)、D(drug,药物治疗或 defibrillation,电击除颤 / 复律)、E(ECG,心电监护)、F(fibrillation,电击除颤 / 复律)、G(gauge,估价分析)、H(hypothermia,低温保护脑)、I(intensive care unit,重症监护)。

2000 年国际心肺复苏与心血管急救共识会议上,具有划时代意义的《国际心肺复苏指南 2000》终于面世,该指南重点关注的问题是如何改进与简化心肺复苏培训程序,在患者发生心搏骤停后(时)能够尽快得到准确、有效的心肺复苏抢救,最终提高心肺复苏成功率。它对于在广大人民群众中普及基本的心肺脑复苏基本知识和基本技能,使之在心搏、呼吸停止后的黄金 4 分钟内实施及时和有效的急救,对于提高抢救的成功率,提升和恢复患者的生活质量、减少残疾率、降低医疗费用、减少各种资源的支出都具有重大的意义。国际复苏联络委员会(the International Liaison Committee on Resuscitation,ILCOR)根据持续证据评估的结果,每隔 5 年更新 1 次指南。目前有 2000、2005、2010 和 2015 版复苏指南,新版心肺复苏指南于 2015 年 10 月正式出版,但与既往不同,本版称《2015 美国心脏协会心肺复苏与心血管急救更新指南》,只是对重点项目进行更新,不是全面修订。2015 更新指南标志着美国心脏协会(AHA)CPR 与心血管急救指南的新纪元,从每 5 年定期修订改变为网络持续修订的形式。下文就指南的演变历程和 2015 年新指南中的修订内容做简要阐述。

2000—2005 指南中的变化要点

	2000 指南	2005 指南
1. 胸外心脏按压	没有强调胸外心脏按压的质量和速度、胸廓充分回弹和按压中断的最小化	"用力按和快速按"对所有患者(新生儿除外)按压频率在 100 次 / 分左右考虑到了胸廓的充分回弹和尽量减少按压的中断
2. 按压与通气比	针对成年人的 CPR 为 15∶2针对婴幼儿的 CPR 为 5∶1	单人行 CPR 时无论成年人还是婴幼儿都为 30∶2
3. 人工呼吸	通气时间小于 1s	每次通气时间要超过 1s
4. 除颤	对于可除颤心律患者,连续给予 3 次除颤,期间不做 CPR	施救者给予 1 次除颤后立刻行 CPR,每 5 个 CPR 循环检查患者心律
5. 对儿童使用 AED 的建议	不建议对 1~8 岁的儿童使用 AED	建议对 1 岁以上的儿童可使用 AED

2005—2010 指南中的变化要点

	2005 指南	2010 指南
1. 强调胸外按压	对培训过和未培训的施救者没有提供不同的建议	强调心脏按压对培训过和未培训的施救者的重要性,对未培训过的施救者,他们应该在胸廓中心遵循"用力按,快速按"原则按压(强调只按压)
2. 激活 EMS	发现没有反应的患者时激活 EMS,激活后返回患者身边打开呼吸道并检查呼吸情况	施救者应该检查呼吸并检测患者应答情况来决定是否启动 EMS,施救者若发现患者呼吸消失或只有喘息时应该怀疑患者心脏骤停
3. CPR 顺序	A-B-C(开放气道,人工呼吸和胸外心脏按压)	C-A-B(胸外心脏按压,开放气道和人工呼吸)
4. 看、听、感觉呼吸	开放气道后通过"看、听、感觉呼吸"	开放气道后剔除掉通过"看、听、感觉呼吸"
5. 胸部按压频率	100 次 /min 左右	至少 100 次 /min
6. 胸部按压深度	成人 4~5cm	成人至少 5cm

　　2015 更新指南对生存链做了修改,分为院外心脏骤停(out-of-hospital cardiac arrest, OHCA)与院内心脏骤停(in-of-hospital cardiac arrest,IHCA)两条生存链。院内心脏骤停生存链 5 环 4 步:5 环是监测与预防;识别与呼叫;高质量 CPR;早除颤;高级生命支持与骤停后治疗。4 步是一线急救;二线团队急救;导管室;重症监护室。院外心脏骤停生存链是 5 环 5 步:5 环是识别与呼救;高质量 CPR;早除颤;基础与高级院前急救;高级生命支持与骤停后治疗。5 步是民众急救者;院前急救组;急诊科;重症监护室。这样更符合实际(图 9-4-1)。

　　成人基础生命支持和心肺复苏质量是心脏骤停后抢救的基础,2015 指南第五章"成人基础生命支持和心肺复苏质量"是根据《2015 心肺复苏与心血管急救科学与治疗推荐建议的国际共识》第三章"基础心肺复苏与体外自动除颤器"的系统总结与推荐意见编写,对某个问题均先引用 2015 ILCOR 总结的证据,再根据证据提出 2015 推荐意见。

一、成人基础生命支持与 CPR 质量概述

　　成人基础生命支持(basic life support,BLS)包括即刻识别突然发生的心脏骤停、尽早 CPR、迅速使用体外自动除颤器(AED)除颤。2015 更新指南的关键变更点与持续强调点如下:

　　成人院外生存链的主要环节与 2010 年版相同;增加由调度员迅速识别可能的心脏骤停,并立即对呼救者发出 CPR 指令。

　　考虑到目前手机的普遍使用,急救者可不离开患者呼救院前急救系统(EMS)。对医务者人员来说,本推荐建议对呼救紧急抢救更为灵活,更符合医院现场。

　　确定了单一施救者的施救顺序的建议:单一施救者应先开始胸外按压再进行人工呼吸(C-A-B 而非 A-B-C),以减少首次按压的时间延迟。单一施救者开始心肺复苏时应进行 30 次胸外按压后做 2 次人工呼吸。

院内心脏骤停

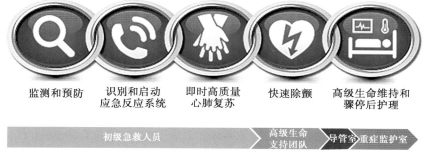

监测和预防　识别和启动　即时高质量　快速除颤　高级生命维持和
　　　　　应急反应系统　心肺复苏　　　　　　　骤停后护理

初级急救人员　　　　　　　　　高级生命　导管室　重症监护室
　　　　　　　　　　　　　　　支持团队

院外心脏骤停

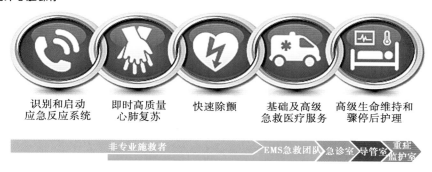

识别和启动　即时高质量　快速除颤　基础及高级　高级生命维持和
应急反应系统　心肺复苏　　　　　　急救医疗服务　骤停后护理

非专业施救者　　　　　　EMS急救团队　急诊室　导管室　重症监护室

图 9-4-1　院内心脏骤停（IHCA）与院外心脏骤停（OHCA）生存链示意图

继续强调了高质量心肺复苏的特点：以足够的速率和幅度进行按压，保证每次按压后胸廓完全回弹，尽可能减少按压中断并避免过度通气。

建议的胸外按压速率是 100~120 次 /min（此前为"至少"100 次 /min）。

建议的成人胸外按压幅度是至少 5cm，但不超过 6cm。

在有条件的场所，由经严格训练人员组成急救队，实施密切配合抢救的同时做胸外按压、处理气道、抢救呼吸、检查心律与除颤（如有指征）。如积极实施生存链的各个环节，有目击者的院外心室颤动（室颤）性心脏骤停经急救医疗服务（emergency medical services，EMS）抢救患者存活率可接近 50%。但许多院外与院内室颤性心脏骤停抢救存活率远低于此数字，说明 CPR 在许多场合有改进的空间。

二、成人基础生命支持流程的更新

1. 概述　成人基础生命支持（BLS）流程由一组连续评估与抢救动作组成，简化 BLS 流程与 2010 年版相同，目的是以逻辑、简明的方式介绍流程，使急救者易学、易记、易做。严格培训人员组成的抢救组密切配合抢救的同时完成多项急救与评估，而不是用单人抢救顺序（如第一位抢救人员呼叫急救系统，第二位抢救人员开始胸外心脏按压，第三位抢救人员通气或取简易呼吸器，第四位抢救人员取除颤器并安置）。且鼓励培训急救人员同时检查呼吸与脉搏。成人基本生命支持流程见表 9-4-1。

表 9-4-1 基础生命支持流程

程序	未经培训的急救员	经培训的急救员	医务人员
1	确保现场安全	确保现场安全	确保现场安全
2	检查反应	检查反应	检查反应
3	呼叫邻近人帮忙,拨打 120	呼叫邻近人帮忙,呼叫 120。如有几位急救员,尽可能确保在患者旁拨打急救电话	呼叫邻近人帮忙/呼叫复苏组;及时呼叫复苏组或检查呼吸与脉搏后呼叫复苏组
4	遵调度员指令	如无呼吸或仅叹气样呼吸,如仅 1 位急救员,开始心肺复苏	检查呼吸与脉搏(同时)。呼叫并取 AED,由 1 名医务人员去取或第 2 位人员送来,检查无正常呼吸与无正常脉搏后确认心脏骤停,应立即 CPR,不得延迟
5	遵调度员指令,如无呼吸或叹气样呼吸	回答调度员问题,并遵调度员指令急救	即刻开始心肺复苏,有条件时除颤
6	遵调度员指令	如 1 位急救员,可派第 2 位急救员取 AED	第 2 位医务人员到达后,行 2 人心肺复苏并使用 AED

2. 即刻识别与呼叫 EMS(更新) 社区非专业施救者发现无反应成人时,应立即呼叫当地急救中心。医务人员发现无反应患者时,应请邻近人帮助呼叫急救系统,医务人员应立即进行抢救,同时评估患者呼吸和脉搏。对 OHCA 最近的推荐意见为,所有急救调度员要制定急救方案,必要时指导社区非专业施救者检查呼吸及做 CPR。当调度员询问社区非专业施救者患者是否有呼吸,社就这常把叹气样呼吸与异常呼吸误认为正常呼吸,此类错误信息可使调度员不能确定可能的心脏骤停,以致调度员不能指令施救者立即进行 CPR。一个重要的征象就是短暂的全身抽搐可为心脏骤停的首发表现。根据相关证据总结,2015 更新指南就即刻识别与呼叫 EMS 提出如下更新推荐意见:为帮助旁观者识别心脏骤停,调度员应询问患者是否失去反应以及患者的呼吸质量(是否正常)。如果患者没有反应且没有呼吸或呼吸不正常,施救者和调度员应该假设患者发生了心脏骤停。调度员应通过学习各种临床症状和描述,来识别无反应状态,呼吸不正常及濒死喘息。

3. 检查脉搏 同 2010 年版指南的推荐意见,医务人员检查脉搏的时间不应超过 10s,以不延误胸外按压。理想的检查是检查脉搏的同时,检查有无呼吸及叹气样呼吸,以缩短检查心脏骤停时间,尽早开始 CPR。社区非专业施救者可不检查脉搏。

4. 早期 CPR 识别心脏骤停后尽快开始胸外心脏按压。对培训急救员,2010 年版指南有重大修订,要求他们以胸外按压开始 CPR,而不是以通气开始(即 C-A-B 而不是 A-B-C),以缩短胸外按压开始的时间。根据相关证据总结,2015 更新指南就早期 CPR 提出如下更新推荐意见:未经训练的非专业施救者应在调度员指导下或者自行对新脏骤停的成人患者进行单纯胸外按压(Hands-Only)式心肺复苏。施救者应该持续实施单纯胸外按压式心肺复苏,直到自动体外除颤器或有参加过训练的施救者赶到。所有非专业施救者应该至少为心脏骤停患者进行胸外按压。另外,如果经过培训的非专业施救者有能力进行人工呼吸,则应按照 30 次按压给予 2 次人工呼吸的比率给予人工呼吸。施救者应持续实施心肺复苏,直到自动体外除颤器或有参加训练的施救者赶到。

5. AED 早期除颤 呼叫院前急救中心后,单人急救者取(如附近容易取到)体外自动除颤器(automated external defibrillator,AED),回到患者身边,使用 AED 除颤,并给予 CPR。如有 2 位或更多急救人员,1 位急救人员立刻开始 CPR,同时第 2 位急救人员呼叫急救中心,并取 AED 及其他急救设备。尽快使用 AED,继续 CPR 循环。2015 指南明确了除颤和心肺复苏之间的顺序:当可以立即去的 AED 时,对于有目击者的成人心脏骤停,应尽快使用除颤器。若成人在未受监控的情况下发生心脏骤停,或不能立即取得 AED 时,应该在他人前往获取以及准备 AED 的时候开始心肺复苏,而且视患者情况,应在设备可供使用后尽快尝试进行除颤。

6. 不同施救者的不同 CPR 策略 急救人员的急救步骤取决于其培训程度,包括 3 种急救员 CPR 策略:

(1) 未经培训的急救员:在许多社区非专业施救者中 CPR 的效果有待进一步提高。因只按压 CPR 易教、易记、易做,为培训急救员首选现场教学内容。根据相关证据总结,2015 更新指南就非专业施救者未培训急救员的 CPR 提出如下更新推荐意见:无论有或无急救调度员协助时,行单纯胸外按压 CPR;持续做单纯胸外按压直到 AED 或经培训急救员到达。

(2) 经过培训的急救员:2010 年指南推荐经培训的急救员应提供胸外按压加人工呼吸急救 CPR,因他们可能遇到窒息性心脏骤停或要进行长时间的 CPR 患者才能使其得到后续救治。2015 更新指南推荐如下更新推荐意见:所有经过培训的急救员至少应对心脏骤停者给予胸外按压。此外,如经过培训的急救员能做人工呼吸,应在胸外心脏按压 30 次后加入 2 次通气。经过培训的急救员应持续 30:2 CPR 直到 AED 到达并准备使用,或专业急救人员接管患者。

(3) 医务人员:对所有医务人员应该进行 BLS 培训,由经培训的异物人员进行胸外按压与通气。根据相关证据总结,2015 更新指南就医务人员的 CPR 提出如下更新推荐意见:无论是心源性还是非心源性成人心脏骤停,医务人员均应进行按压加通气 CPR。此外,医务人员针对不同心脏骤停的病因可对抢救顺序进行一定的调整。例如,孤身一人的医务人员看到青少年突然倒地,医务人员推测患者可能发生了突然的心律失常,此时首先到附近取 AED,及时返回患者身边使用 AED 显得尤为重要。

7. 延迟通气 对成人 OHCA,有几个 EMS 系统试用初始持续胸外按压,延迟正压通气的策略。根据相关证据总结,2015 指南就 CPR 期间延迟通气提出如下更新推荐意见:对于有目击者、有可电击心律的院外心脏骤停患者,基于优先权的多层急救系统可以借助 3 个 200 次持续按压的按压周期,加被动给氧和辅助气道装置的策略,来延迟正压通气(PPV)。

三、成人基础生命支持技术

由于有新的证据,医务人员基础生命支持(BLS)技术程序较 2010 年版指南有少许变更(图 9-4-2)。

1. 在 2015 更新指南中,针对医务人员的关键问题及重大变更如下:

(1) 这些建议使得应急反应系统的启动更加灵活,更加符合医务人员的临床环境。

(2) 鼓励经过培训的施救者同时进行几个步骤(即同时检查呼吸和脉搏),以缩短开始首次胸部按压的时间。

(3) 由多名经过训练有素的施救者组成的综合小组可以采用一套精心设计的办法,同时

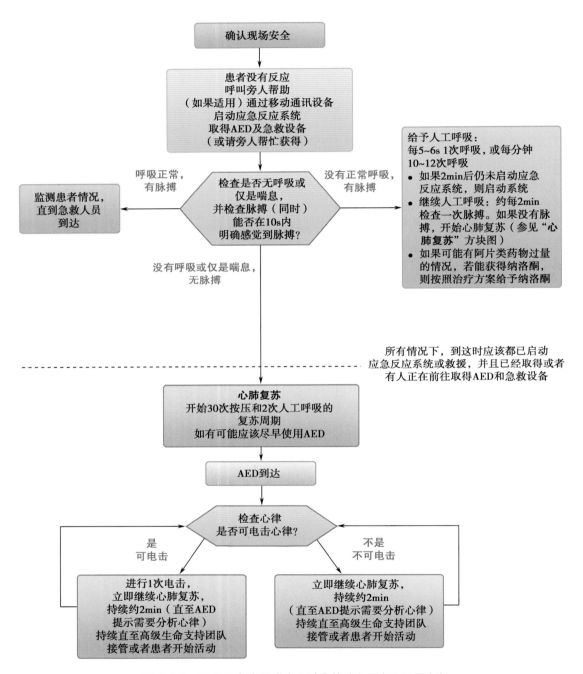

图 9-4-2　BLS 医务人员成人心脏骤停流程图（2015 更新）

完成多个步骤和评估,而不用如单一施救者那样依次完成(例如由 1 名施救者启动急救反应系统,第 2 名施救者开始胸外按压,第 3 名进行通气或者取得球囊面罩进行人工呼吸,第 4 名取回并设置好除颤器)。

(4) 运用绩效指标,进一步强调了高质量心肺复苏(包括以足够的速率和深度进行按压,保证每次按压后胸廓回弹,尽可能减少按压中断,并避免过度通气)。

(5) 按压速率改为每分钟 100~120 次。

(6) 按压成人深度改为至少 5cm 而不超过 6cm。

(7) 为使每次按压后胸廓充分回弹,施救者必须避免在按压间隙倚靠在患者胸上。

(8) 判断减少按压中断的标准是以胸外按压在整体心肺复苏中占的比例确定的,所占比例越高越好,目标比例为至少 60%。

(9) 如果紧急医疗系统采用包括持续胸部按压的综合救治干预,对于院外心脏骤停患者可以考虑在综合救治干预中使用被动通气技术。

(10) 对于正在进行持续心肺复苏且有高级气道的患者,对通气速率的建议简化为每 6s 1 次呼吸(每分钟 10 次呼吸)。

BLS 中成人高质量心肺复苏的注意事项

施救者应该	施救者不应该
以 100~120 次 /min 的速率实施胸外按压	以少于 100 次 /min 或大于 120 次 /min 的速率按压
按压深度至少达到 5cm	按压深度小于 5cm 或大于 6cm
每次按压后让胸部完全回弹	在按压间隙倚靠在患者胸部
尽可能减少按压中的停顿	按压中断时间大于 10s
给予患者足够的通气(30 次按压后 2 次人工呼吸,每次呼吸超过 1s,每次须使胸部隆起)	给予过量通气(即呼吸次数太多,或呼吸用力过度)

2. 成人基础生命支持步骤及要点

(1) 确认现场环境安全:急救员到达现场应确认患者环境安全,迅速扫视患者位置及周围环境,确认有无物理因素威胁如毒物、触电(口腔科诊室的牙椅漏电)等。即刻识别心脏骤停是抢救心脏骤停的第一步。旁观者初始主要抢救步骤与 2010 年版指南相同,CPR 培训与急救调度培训均应强调对偶尔叹气样呼吸的识别。如患者无反应、无正常呼吸,即使偶尔叹气样呼吸,调度员也应指令急救者给予 CPR;患者有脉搏、无正常呼吸,应严密监护患者,呼叫 EMS,说明位置和病情。

像 2010 年版指南一样,对心搏骤停的病情判断标准为"无脉搏,无呼吸或仅有叹气样呼吸",此时急救者应立即开始 CPR 与使用 AED,呼叫急救系统,取除颤器及急救设备。关于胸外按压技术有部分更新。胸外按压的相关因素是按压深度、速度与反弹程度。CPR 的质量亦与胸外按压中断的频率与时限相关。最后,要取得高质量的抢救效果,急救者要避免过度通气。这种 CPR 操作要点会影响患者胸膜腔内压、冠状动脉灌注压、心排血量,最终改善临床结果。

(2) 按压期间手的位置:急救者手位置的不同可改变胸外按压的机制,从而影响 CPR 的质量和效果。根据相关证据总结,2015 更新指南就按压期间手的位置的推荐意见不变:对成人心脏骤停,胸外按压手的位置在胸骨中下半部分,两乳头连线。手型见图9-4-3。

（3）胸外按压速率:2010版指南推荐胸外按压速度为每分钟至少100次。2015年更新指南根据新证据指出胸外按压速度若超过120次/min时,按压深度会犹豫剂量依存的原理而减少。例如,当按压速率在100~119次/min时,按压深度不足的情况约占35%,而当按压速率提高到120~139次/min时,按压深度不足的情况占到50%,当按压速率超过140次/min时,按压深度不足的比例高达70%。根据相关证据总结,2015更新指南就按压速率的推荐意见更新为:对于心脏骤停的成年患者,施救者以每分钟100~120次的速率进行胸外按压较为合理。

（4）胸外按压深度:相比于较浅的按压,约5cm的按压深度更有可能取得较好结果。尽管有关按压深度是否有上限的证据较少,但最近一项很小的研

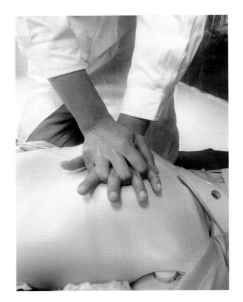

图9-4-3　按压手型

究表明,胸部按压深度过深(大于6cm)会造成损伤(不危及生命)。如不适用反馈装置,可能难以判断按压深度,并很难确认按压深度上限。施救者必须认识到,胸部按压深度往往过浅而不是过深。2015更新指南结合新证据,更新推荐意见:在徒手心肺复苏过程中,施救者应以至少5cm的深度对普通成人实施胸部按压,同时避免胸部按压深度过大(6cm)。

（5）胸廓完全反弹:胸廓充分回弹即指在心肺复苏的减压阶段,胸骨回到其自然或中间位置。胸廓回弹能够产生相对胸廓内负压,促进静脉回流和心肺血流。在按压间隙倚靠在患者胸上会妨碍胸廓充分回弹。回弹不充分会增加胸廓内压力,减少静脉回流、冠状动脉灌注压力和心肌血流,影响复苏存活率。故关于按压时胸廓是否完全回弹,2015更新指南推荐意见:施救者应避免在按压间隙倚靠在患者胸上,以便每次按压后使胸廓充分回弹。

（6）尽可能减少胸外按压的中断次数:胸外按压中断可能因急救需要(如心律分析和通气等)而有意造成,也可能是无意造成(如施救者收到打扰或分心)。胸外按压比例是指实施按压的时间在心肺复苏所用总时间中所占的比例。可以通过尽量减少胸部按压时的暂停来增加胸外按压比例。可以通过尽量减少胸部按压时的暂停时间来增加胸外按压比例,旨在限制按压中断,在心肺复苏时尽可能增加冠状动脉灌注和血流。AHA专家共识认为在各种场合胸外按压比例应达到80%。根据相关证据总结,2015更新指南就减少胸外按压中断的推荐意见更新为:施救者应尽可能减少胸外按压中断的次数和时间,尽可能增加每分钟胸外按压的次数。

（7）按压-通气比:2005年版指南把按压-通气比从15∶2改为30∶2.为达到适当的通气,在无高级气道的成人心脏骤停患者中,建议暂停胸外按压,给予人工通气。根据相关证据总结,2015更新指南就按压-通气比的推荐意见不变:成人心脏骤停给予30∶2的按压-通气比是合理的。

（8）气道处理:2010年版指南的重大改变是通气前开始胸外按压(即A-B-C程序改为C-A-B程序)。循环(C)优先反映维持循环的重要性。从生理学角度来说,突然心脏骤停的病例辅助通气是次要的,由于在突然心脏骤停时,依然有适量的动脉氧含量。通过叹气样呼

吸与胸外按压(开放气道)的供氧,亦支持只做按压的 CPR 与使用被动通气。

(9) 开放气道

1) 民众急救员:对培训与未培训急救员开放气道的要求同 2010 年版指南。对怀疑脊柱损伤患者,急救员应用徒手限制脊柱活动(即患者头部两侧各放 1 只手制动)而不是用制动装置。

2) 医务人员:医务人员对于无头、颈损伤患者采用仰头举颏法。对于怀疑脊柱损伤的患者,2010 年版指南最后总结的证据与治疗推荐意见不变。

3) 人工通气(更新):关于人工通气,2015 更新指南与 2005 年、2010 年版指南的推荐意见相同。人工通气的有效操作或气囊 - 面罩或气囊 - 插管通气是一项重要的技术,需要培训与实践。在无高级气道的 CPR 期间,使用 30∶2 的按压 - 通气比。

(10) 高级气道通气:CPR 期间,安置高级气道的患者,急救员不再给 30 次按压与 2 次通气(即不再中断按压和通气),而是每 6s 给予 1 次通气(每分钟通气 10 次),同时做持续胸外按压。这说明简化 2010 年版指南的推荐意见,将成人、儿童和婴儿都遵循这个单一频率,而不是每分钟多少次的一个大概范围,可以更方便学习、记忆和实施。

(11) CPR:期间被动给氧对比正压给氧 某些 EMS 系统已经研究胸外按压期间使用被动给氧而不是正压通气。根据相关证据总结,2015 更新指南就 CPR 期间被动给氧对比正压给氧的推荐意见更新为:不推荐在成人 CPR 期间常规使用被动通气技术。然而,使用持续胸外按压综合治疗的 EMS 系统,被动通气可作为综合治疗的一部分(表 9-4-2)。

表 9-4-2　BLS 人员进行高质量 CPR 的要点

内容	成人和青少年	儿童 (1 岁至青春期)	婴儿 (不足 1 岁,初新生儿以外)
现场安全	确保现场对施救者和患者均是安全的		
识别心脏骤停	检查患者有无反应 无呼吸或仅是喘息(即呼吸不正常) 不能在 10s 内明确感到脉搏 (10s 内可同时检查呼吸和脉搏)		
启动应急反应系统	如果您是独自一人且没有手机,则离开患者启动应急反应系统并取得 AED,然后开始心肺复苏或者请其他人去,自己则立即开始心肺复苏;在 AED 可用后尽快使用	有人目击的猝倒 对于成人和青少年,遵照左侧步骤 无人目击的猝倒 给予 2min 的心肺复苏 离开患者去启动应急反应系统 并获取 AED 回到该儿童身边并继续心肺复苏 在 AED 可用后尽快使用	
没有高级气道的按压 - 通气比	1 或 2 名施救者 30∶2	1 名施救者 30∶2 2 名以上施救者 15∶2	
有高级气道的按压 - 通气比	以 100~120 次 /min 的速率持续按压 每 6s 给予 1 次呼吸(每分钟 10 次呼吸)		

续表

内容	成人和青少年	儿童 （1 岁至青春期）	婴儿 （不足 1 岁，初新生儿以外）
按压速率	100~120 次 /min		
按压深度	至少 5cm	至少为胸前后径的 1/3 约 5cm	至少为胸前后径的 1/3 约 4cm
手的位置	将双手放在胸骨的下半部	将双手或一只手（对于很小的儿童可用）放在胸骨的下半部	1 名施救者 将 2 根手指放在婴儿胸部中央，乳线正下方 2 名以上施救者 将双手拇指环绕放在婴儿胸部中央，乳线正下方
胸廓回弹	每次按压后使胸廓充分回弹；不可在每次按压后倚靠在患者胸上		
尽量减少中断	中断时间限制在 10s 以内		

（12）牙脱臼：牙脱臼可能导致永远失去这颗牙。牙医界赞同，及时将脱位牙再植时，牙齿幸存的机会最大，但有时可能做不到。当再植延迟时，以适当的溶液保存脱位的牙齿可能增加牙齿存活的概率。根据相关证据总结，2015 更新指南就 CPR 期间牙脱臼的推荐意见更新为：由于缺乏保护性医用手套、培训和技能或因为害怕造成疼痛，急救人员可能无法将脱位的牙齿再植回原位。当不能及时将脱位的牙齿再植回原位时，使用已经证明可以延长牙细胞存活时间的方法来暂时保存牙齿可能是有益的。已经证明可以有效延长牙细胞活性时间 30~120min 的溶液包括：汉克平衡盐溶液（含有钙质、氯化钾和磷酸钾、氯化镁和硫酸镁、氯化钠、碳酸氢钠、磷酸氢二钠和葡萄糖）、蜂胶、鸡蛋清、椰子水、Ricetral 溶液或全脂牛奶。

四、儿童与产妇 2015 更新指南

（一）儿童基础生命支持和心肺复苏质量

儿童 BLS 中的变更和成人 BLS 的变更一致。审查的问题包括以下内容：①重申了 C-A-B 为儿童 CPR 的优先程序；②手机时代单一施救者和多施救者的医护人员儿童 CPR 新流程；③确定了青少年胸部按压深度 6cm 的上限；④同成人 BLS，建议的胸外按压速率是 100~120 次 /min；⑤着重重申了儿童 BLS 需要按压和通气。

1. C-A-B 程序　由于缺乏新的数据，2010 版的程序保持不变。将各年龄段患者的心肺复苏程序统一为胸部按压、开放气道、人工呼吸，这样可能最易于治疗各年龄段患者的施救者记忆和实施。成人和儿童保持同样的程序可以使教学保持统一。因此 2015 更新指南推荐意见：尽管支持性证据的数量和质量有限，但保持 2010 年《指南》中的程序，以 C-A-B 代替 A-B-C 开始 CPR，可能是合理的。目前仍存在知识差距，需要具体研究来检验儿童心肺复苏的最佳程序。

2. 单一施救者和多施救者的医护人员 CPR 新流程　区分了单一施救者和多施救者的医护人员儿童 CPR 流程（图 9-4-4，图 9-4-5），以便在人们普遍拥有手机的时代更好地引导施

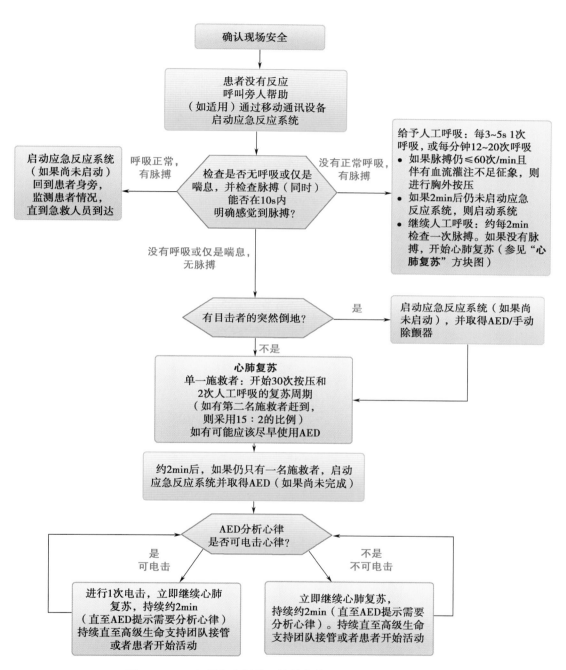

图 9-4-4　BLS 医务人员单一施救者的儿童心脏骤停流程图

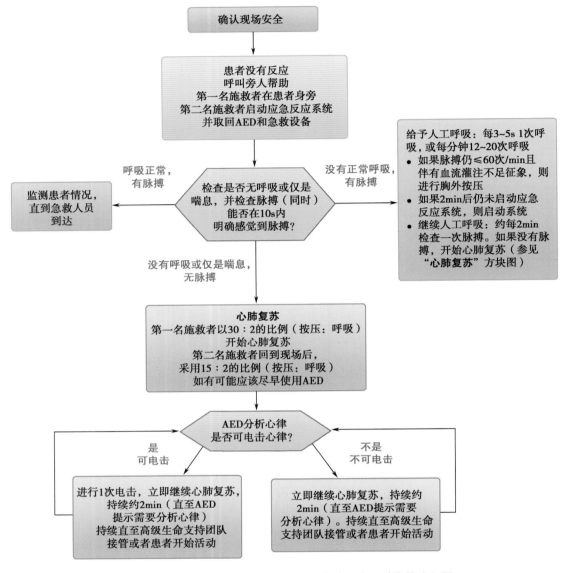

图 9-4-5　BLS 医务人员 2 名以上施救者的儿童心脏骤停流程图

救者完成复苏的初始阶段。手机等设备使单一施救者可以在开始心肺复苏的同时启动应急反应;施救者可以在心肺复苏过程中与调度员继续通话。这些流程继续强调了高质量 CPR 的高优先级,强调了有人目击的猝倒情况中,快速获取 AED 的高优先级,因为这类事件很可能是心脏病因导致的。

3. 胸部按压深度　一项成人研究表明,超过 6cm 的胸外按压会造成危害。这使得成人 BLS 推荐部分做了一项变更,设定了胸外按压深度的上限;儿科专家也因此作为针对进入青春期的青少年治疗建议。一项儿科研究观察到,当按压深度超过 51mm 时,24 小时存活率有所上升。2015 更新指南推荐意见:施救者提供胸部按压的按压深度应至少为儿童患者［婴儿(小于 1 岁)至青春期开始的儿童］胸部前后径的 1/3。这约相当于婴儿 4cm,儿童 5cm。

一旦儿童进入青春期,即采用成人的建议按压深度,即至少 5cm,但不超过 6cm。

4. 胸外按压速率 一项成人研究表明,按压速率极快时会出现胸部按压深度不足。为使教学统一,且尽量方便记忆,又因缺乏儿科证据,儿科专家也接受和成人 BLS 相同的按压速率建议,故对婴儿和儿童也采用 100~120 次/min 的按压速率。

5. 单纯胸外按压式心肺复苏 一些大型注册研究表明,推测为窒息性儿童心脏骤停(院外儿童心脏骤停的绝大部分都属此类)时,单纯胸外按压式心肺复苏的结果较差。在 2 项研究中,推测为窒息性儿童心脏骤停时若不给予传统心肺复苏,其结果和患者没有接受旁观者 CPR 没有区别。当推测存在心脏病因时,无论提供传统的还是单纯胸外按压式心肺复苏,结果都类似。2015 更新指南推荐意见:对发生心脏骤停的婴儿和儿童,应进行传统心肺复苏(人工呼吸和胸部按压)。大多数儿童心脏骤停源于窒息,因此有效的心肺复苏需要进行通气。但是,由于单纯胸外按压式心肺复苏能对原发性心脏骤停患者有效,如果施救者不愿意或没有能力进行人工呼吸,我们建议施救者未心脏骤停的婴儿和儿童实施单纯胸外按压式心肺复苏。

(二)产妇基础生命支持和心肺复苏质量

1. 产妇胸外按压 由于认识到高质量 CPR 至关重要,而侧倾与高质量 CPR 不可兼得,故删掉了侧倾的建议,并加强了侧边子宫移位的建议。2015 更新指南推荐意见:治疗孕期妇女心脏骤停的首要任务是提供高质量 CPR 和减轻主动脉下腔静脉压力。如果宫底高度超过肚脐水平,徒手将子宫向左侧移位有助于在胸部按压时减轻主动脉下腔静脉压力(图 9-4-6)。

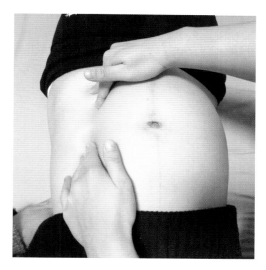

图 9-4-6 患者左侧双手移位

2. 气道与呼吸 产妇由于其特殊的生理变化使得血氧不足比非产妇来得更快。因此,快速、高质和有效地开放气道与人工呼吸显得尤为重要。高浓度的吸氧和有效的胸外按压是必要的。在 2010 版指南中推荐意见为针对产妇推荐早期使用纯氧和储氧面罩。按压与通气比为 30:2 并尽量减少按压的中断。过度换气在成人能降低其生存率,尤其是中断胸外按压时。双手面罩通气比单手面罩通气更为有效。如果通气时未见胸廓的起伏,要重新打开患者气道和检查面罩封闭性。

产妇 BLS 推荐建议:发现产妇心脏骤停时迅速通知急救小组;确认没有脉搏的时间应记录下来;高质量的 CPR 应与子宫移位同时进行;分析为除颤心律时尽快使用 AED 除颤;推荐使用纯氧和储氧面罩。

(高 峰)

第五节 基本生命支持步骤

《2015AHA 心肺复苏及心血管急救指南更新》是基于国际证据评估流程,由来自 39 个国家的 250 位证据审查专家共同参与完成。2015 年的审查流程本身也增加了 2 项重要内容。首先,审查专家采用建议分级评估、开发、评价额分级系统(GRADE),这是一个高度结构化和可重复性的证据审查系统,使 2015 版的系统性审查更加一致且质量更高。其次,来自世界各地的审查专家可以通过系统的证据评估和审查系统(SEERS)进行网上协作。这个系统(SEERS)是专门为 AHA 建立的网络平台,旨在为评估流程中的多个步骤提供支持。2015 心肺复苏和心血管急救科学及治疗建议的国际共识的出版为复苏学开启了一个持续的审查过程,因心肺复苏和心血管急救相关研究不断出现,此持续的审查过程可为大家提供最为权威和前沿的救治指南。因许多研究本身存在各种各样的问题,有时得到的结论是不明确,故《指南》在几十年的演变发展过程中也存在各种各样的冲突,这必然会造成我们一线医务工作者在面对这些突发情况时的流程混乱。故在本章节总结 2015 最新指南提供的基本生命支持步骤供大家参考。

一、概述

根据《2015AHA 心肺复苏及心血管急救指南更新》,基本生命支持步骤大概分为以下几步(图 9-5-1):首先判断患者是否需要进行心肺复苏,然后呼叫 120 或找人帮忙,摆好体位。2010 版指南已将过去的 A → B → C 更改为 C → A → B,即先进行胸外按压,再开放气道,最后人工呼吸。2015 版指南继续强调 C → A → B 的顺序,最新的研究证据表明,先进行胸外按压,维持患者的循环能够有更好的急救预后。

二、意识判断及呼救

意识判断及呼救见图 9-5-2。

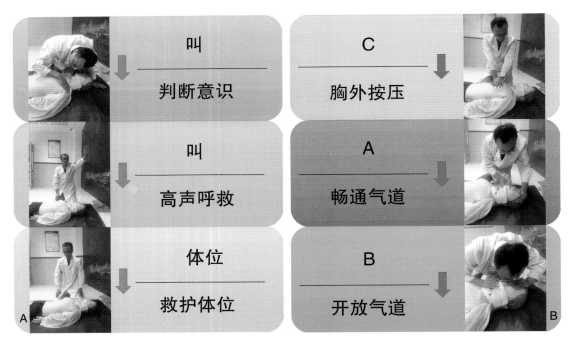

叫
___
判断意识

叫
___
高声呼救

体位
___
救护体位

C
___
胸外按压

A
___
畅通气道

B
___
开放气道

图 9-5-1　基本生命支持步骤

2015 更新：一旦发现患者没有反应，立即就近呼救，同时检查呼吸脉搏，然后启动应急反应系统，尽量减少延迟。注意在不清楚伤员的具体伤情之前，请不要随意翻转伤员（警惕颈椎损伤的情况）（图 9-5-3）。

心跳停止的伤员一般表现为面色苍白或发紫，体表冰冷，动脉无搏动主要以颈动脉判断为主。

颈动脉位置：喉结旁开 2cm 处，指腹单侧触摸，时间小于 10s。

判断患者意识及呼吸循环状态时首先拍打患者肩部，并在双耳遍大声呼叫患者（防止单侧耳聋情况），若无反应继续判断呼吸及循环情况，注意判断呼吸及循环是同时进行的，即手指置于患者颈动脉处，心里默数 1 001，1 002，1 003……1 007，数到 1 007 即可，此期间耳朵贴近患者口唇部，注意听患者是否有呼吸，眼睛观察患者胸部起伏情况，综合评估患者意识、呼吸及循环

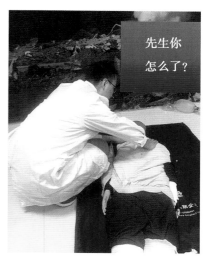

图 9-5-2　意识判断及呼救

情况，若无反应且呼吸、循环暂停立即呼叫 120 或寻求他人帮助，将患者摆放体位，置于地面或硬质床上。

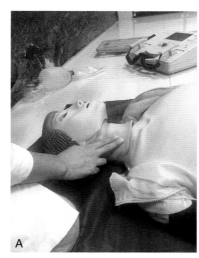
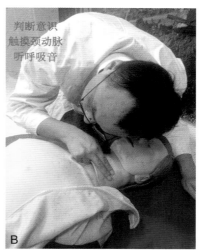

图 9-5-3　意识判断的具体方法

A. 手指置于患者颈动脉处　B. 听患者有无呼吸气流，看患者胸部有无起伏

三、胸外心脏按压

胸外心脏按压见图 9-5-4 和图 9-5-5。

部位：胸骨下 1/3 交界处。

定位方法：①用手指触到靠近施救者一侧的胸廓肋缘，手指向中线滑动到剑突部位，取剑突上两横指，另一手掌根置于两横指上方，置胸骨正中，另一只手叠加之上，手指锁住，交

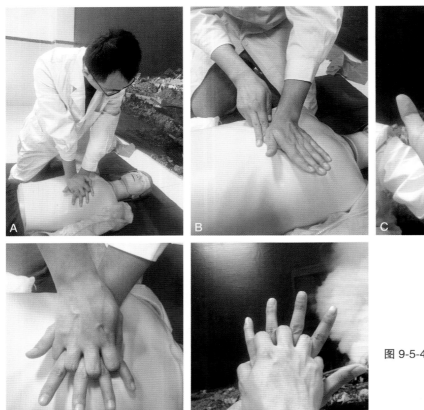

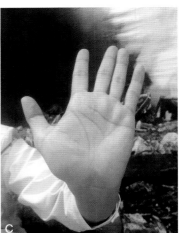

图 9-5-4　心脏按压部位及手型

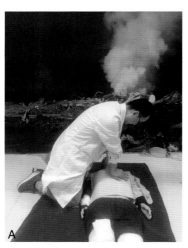

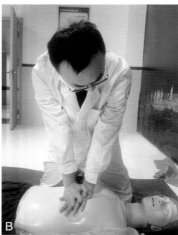

图 9-5-5　心脏按压姿势

叉抬起;②双乳头与前正中线交界处。

按压与呼吸比率:30:2,即进行 30 次胸外心脏按压,吹气 2 次。

按压深度:2015 版更新指出按压深度为 5~6cm。因按压深度不够,对循环的支持力度不够,而按压过深可能会导致患者骨折,并是施救者难以坚持较长时间。

按压手型:手心手背交叉合实,手指上翘,掌根用力。

按压频率:2015 指南更新为每分钟 100~120 次,按压是双位数,节奏平稳的按压。

肩肘腕三点一线、垂直胸骨、并坚持整个按压过程。

2015 更新:按压间隙避免倚靠在患者胸部。

四、开放气道

开发气道见图 9-5-6。

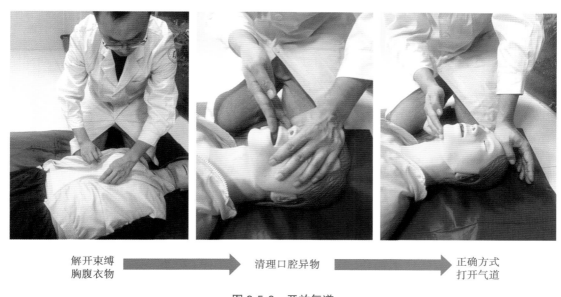

解开束缚   清理口腔异物   正确方式
胸腹衣物   打开气道

图 9-5-6　开放气道

心脏按压 30 次后开放气道,首先解开患者较紧的领口、领带、胸罩等衣物,然后将手指伸入患者口腔,清除口腔内较大的异物,最后用正确的姿势开放气道(图 9-5-6~图 9-5-9)。主要采用仰头抬颏法和托颌法(主要是颈椎损伤患者)。

气道梗阻最常见原因:舌根后坠和异物阻塞。

五、口对口人工呼吸

口对口人工呼吸见图 9-5-8。

注意事项:①透气材料自我保护;②"一刀二指"保持气道打开;③嘴巴长大,完全包裹伤员嘴巴,防止漏气;④吹气持续 1~2s,边吹边看,胸腹明显起伏为有效吹气;⑤两次吹气间隔 3~4s。

注意手型为 EC 型,牢固固定面罩。

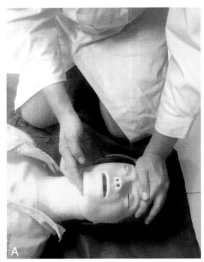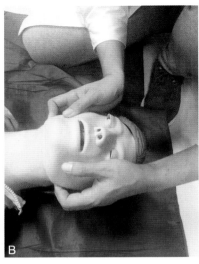

图 9-5-7　开放气道的方法

A. 仰头举颏法　B. 双手抬颌法

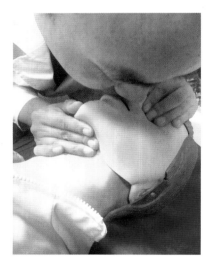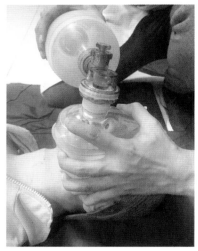

图 9-5-8　口对口人工呼吸　　　　　图 9-5-9　球囊面罩人工呼吸

六、除颤

除颤步骤:能量选择→涂胶充电→定位放电(图 9-5-10)。

能量选择:对心室颤动患者,选用 360J(单相波除颤器)150J 或 200J(双相波除颤器),对于无脉室速可选用 200J(单相波除颤器)或 150J(双相波除颤器)。

定位:右侧放置于患者右锁骨下区,左侧电极放置于患者左乳头侧心尖区。

电击时要提示在场所有人员不要接触患者身体。

是先除颤还是先胸外心脏按压呢?

2015 更新:当可以立即取得 AED 时,应尽快使用除颤仪。

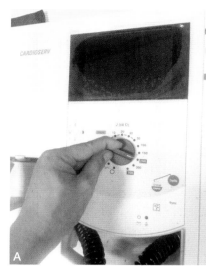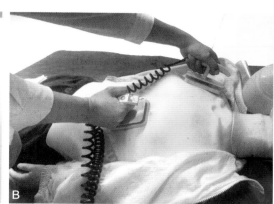

图 9-5-10　除颤步骤

A. 能量选择　B. 穴位放电

不能立即取得 AED 时,应该在他人前往获得 AED 时开始心肺复苏,在设备可供使用后尽快尝试进行除颤。即除颤优先于胸外心脏按压。无除颤仪时,胸外心脏按压优先于其他。

第六节　CPR 质量、责任与医疗系统

院内与院外心脏骤停事件的 CPR 质量差异很大,CPR 质量包括胸外按压速度、深度及胸廓回弹,但亦包括某些参数如胸外按压比例与避免过度通气。CPR 质量的其他方面包括复苏小组的动态、系统的实施和质量监测。目前尽管有清晰的证据证明,高质量 CPR 可明显改善心脏复苏的结果,但仅极少数医疗单位应用系统监测 CPR 质量的策略。使用一种相对简单、可重复的持续质量改进途径能显著改善 CPR 质量。

一、胸外按压反馈

对 CPR 质量实时监测、记录与反馈,包括患者生理指标与急救员操作。这些重要资料在 CPR 期间可即时使用,亦可用于复苏后讨论及质量的改进。根据相关证据总结,2015 更新指南就 CPR 期间胸外按压反馈的推荐意见更新为:为即时最佳 CPR 操作,使用实时反馈装置是合理的。

二、团队复苏

心脏骤停复苏涉及医护团队,团队的组成及经验、根据位置(院内与院外)、场合(现场、急诊科、病房)及环境而有差异。尽管环境与团队成员不同,但是团队中必须指定以为领导者指挥与协调全体成员,其中心目标是给予高质量的 CPR。团队的领导者要协调团队工作,减少 CPR 的中断,通过使用实时反馈装置给予正确的胸外按压速率和深度、减少倚靠胸壁

及胸外按压的中断,避免过度通气。

三、复苏时间长短

有关检验复苏时间长短对临床结果影响的研究相当少,大多数研究都有很大的局限性。一项较早的 313 例 IHCA 病例报告显示,复苏时间持续不到 5min 的存活率为 45%,复苏时间超过 20min 的存活率不到 5%。最近台湾一家医院登记分析提示,患者复苏不到 10min,恢复自主循环(restoration of spontaneous circulation,ROSC)率高于 90%,但复苏 30min 以上,ROSC 率约 50%。最近由 Get With The Guidelines-Resuscitation 发表的两项观察性队列研究提出,延长复苏时间可提高心脏骤停患者存活率;有组织的、熟练的延长复苏时间可改善成人 ROSC 和存活率,无神经功能损伤。另一项针对儿童的研究证实,超过 35min 复苏有16.2% 的存活率;同时研究者既未确定最佳终止复苏时间,亦未确定长时间复苏的益处,延长复苏时间也许意味着改善存活率。

(高　峰)

第七节　急救复苏中的护理问题

近年来,随着口腔专科医院就诊人数不断增加,出现的医疗紧急情况不断增多,特别是存在基础疾病的患者在行口腔疾病治疗过程中突发心脏骤停、昏迷、休克、晕厥等严重并发症,如果抢救不及时极易出现生命危险,甚至引发医疗纠纷。

一、医疗紧急事件

随着医疗技术的发展及老龄人口的增多,突发医疗紧急事件发生的可能性呈上升趋势,在国外,早在 1999 年,英国的医疗机构就对发生在口腔诊室中的突发医疗紧急事件进行过流行病学检查,调查认为发生在口腔专科诊室中的突发医疗紧急事件发生率为 10.84 人次 / 万,这些突发医疗紧急事件中包括很多危及患者生命的情况,如不及时防范可能引起严重的后果,应该引起医护人员的重视。

在口腔门诊就诊过程中发生的危及患者、患者陪护人员和医护人员生命健康的并发症和一些不可预测的特殊情况被称为口腔科突发医疗紧急事件。在口腔门诊就诊的患者中,老年人群的就诊数量也越来越多,一方面高龄人群的身体应急能力较年轻人差。另一方面,高龄人群很多都患有其他基础疾病,这样在进行口腔治疗过程中就更易诱发全身系统性疾病的发生。约 30% 的口腔门诊医师遇到过医疗紧急情况中,晕厥最为常见,占总的医疗紧急情况的 60%;第二常见的情况是心血管疾病,约占总数的 15%;第三是低血糖,占 5%,其余为药物过敏、心律失常、体位性低血压、哮喘、过度换气、心绞痛和癫痫发作等,但不常见。在重庆医科大学附属口腔医院无痛治疗中心门诊治疗过程中晕厥并不多见,这个与医师在治疗前提醒患者进食和注射麻药前将患者置于仰卧位,保持了脑部充足的血供有关。

在治疗的任何过程中其实都会出现突发医疗紧急事件,但主要集中在麻醉后(50.6%),治疗中(20.35%),麻醉后(29.05%)突发医疗紧急事件的发生主要与患者的紧张焦虑有关。麻醉后造成的突发医疗紧急事件发生与患者注射麻药密切相关,麻药种类的选择、注射剂量和部位、局麻药有无肾上腺素、有无入血、注射时的疼痛刺激均会造成麻药注射的不良反应，甚至中毒、休克死亡。而治疗中造成突发医疗紧急事件的发生与患者对治疗过程中产生的疼痛刺激以及焦虑心理有关。由此可见，整个治疗过程中的各种不良刺激因素，如麻药注射、疼痛、不良操作、焦虑等均可能成为突发医疗紧急事件的诱因。这就要求医护人员在术前要严格掌握患者的禁忌症，做好患者的心理护理，安抚患者，使患者消除紧张心理，准确选择麻药种类，注射时必须回抽无血，操作中避免不良刺激。治疗后突发医疗紧急事件的发生主要由于体位性低血压造成，因此为避免治疗后突发医疗紧急事件的发生我们应该在治疗结束后让患者在椅位上休息片刻后缓慢站起离开。

二、常见医疗紧急情况分类及护理

通过国内外对于临床突发事件的分类常见有两种方法，一是用面向系统的传统分类法，即根据突发医疗紧急事件所涉及的系统来分类，如下所示：①免疫系统：过敏反应、血管神经水肿和接触性皮炎；②呼吸系统：哮喘和过度通气；③心血管系统：高血压、动脉硬化性心脏病、心绞痛、心脏骤停及心力衰竭等；④神经系统：血管减压神经性晕厥和体位性低血压等。第二类分类法是把突发医疗事件分为两个宽泛的类别当中，即心血管性突发事件和非心血管性突发事件，两者都可以再分为压力相关的和非压力相关的突发事件，这种分类可以帮助医师避免突发事件制定可行的方案。①非心血管性疾病：血管减压神经性晕厥、过度换气、癫痫发作、急性肾上腺功能不全、甲状腺危象、哮喘、体位性低血压、低血糖、高血糖、过敏反应等。②心血管性疾病：心绞痛、急性心肌梗死、急性心力衰竭、脑缺血、脑梗、突发性心搏骤停等。

（一）晕厥

1. 概述　晕厥是大脑一时性缺血、缺氧引起的短暂的意识丧失。大多数由于大脑缺血引起，晕厥属于一种自限性疾病，可能发生在患者就诊的任何一个环节。晕厥与昏迷不同，昏迷的意识丧失时间较长，恢复较难。晕厥与休克的区别在于休克早期无意识障碍，周围循环衰竭征象较明显而持久。对晕厥患者不可忽视，应及时救治。晕厥是临床常见的综合征，临床上导致患者出现晕厥的原因主要有两种：一是精神心理因素；另一种则是非精神心理因素，与精神心理因素相关的晕厥，其发生原因可能是由于就诊患者对诊疗环境产生恐惧或是由于诊疗过程中出现的尖叫声、高速机头的转动声、术中的锤击声对患者造成不良的刺激使患者产生应急反应。而非精神晕因素引起的晕厥，一方面是因为患者处于端坐位而引起的脑血流量不足，另一方面可能是患者未进食而引起的低血糖这两种原因都非常容易诱发患者出现晕厥症状。在口腔科关于医疗急救的 2 项调查结果中显示，血管减压神经性晕厥是最常发生的一种突发事件。晕厥有一定的发病率，甚至在正常人也可能出现。由于发作多呈间断性，存在多种潜在病因，同时缺乏统一的诊疗标准，部分晕厥病例不易诊断且涉及多个科室。

2. 病因　晕厥前常有短时的前驱症状；或者多发生持久站立或久蹲后突然起立，有某些体质虚弱或服用盐酸氯丙嗪、降血管神经因素、心律失常、体位性低血压是晕厥最常见的病因，但晕厥发作可由多种原因引起。还有相当一部分晕厥患者的病因是无法解释的。约 20 年前无法解释的晕厥可占到所有病例的 39%。但近年来随着倾斜试验、环路事件监测等新技术的发展和医师对精神疾病诱发晕厥的新认识，越来越多的患者得到了正确的诊断和治疗。2000 和 2001 年欧洲两项关于晕厥的研究显示，神经介导性晕厥占所有病例的 35%~38%,是最常见的晕厥类型,精神疾病诱发的晕厥可占 5.6%,无法解释的晕厥占 14%~17.5%。

3. 处理及护理问题　①术前问诊,是否进食;术中配合观察患者意识状态、生命体征;术后应及时讲解注意事项等。②在护理配合中,要对患者进行心理护理,讲解手术配合要点,安慰患者,消除紧张、恐惧情绪。③口腔门诊拔牙术后发生意外不可预测,随时发生,要严格掌握拔牙术的禁忌证,同时护理人员要加强心肺复苏及急救知识的学习,力争挽救患者的生命。④口腔门诊抢救环境恶劣,设备简陋,门诊患者多易围观,抢救有难度,要求医务人员配合默契,沉着、冷静、遇事不要惊慌,抢救时忙而不乱。⑤及时记录抢救过程,包括时间、地点、给药时间等。人少抢救时要有条不紊,人多抢救时,一定要发扬团队精神。⑥不同患者观察方法:年长者坚强忍耐,手术时要常询问。女患者手术时情绪变化较明显、表现为癔症状态,要安慰。男患者手术时表现为恐惧出汗,要给予心理支持。儿童手术时表现为恐惧哭泣,要鼓励。做好心理护理可以减少意外发生。

(二) 心血管疾病

1. 概述　心血管疾病,又称为循环系统疾病,是指循环系统的一系列疾病,循环系统指人体内运送血液的器官和组织,主要包括心脏、血管(动脉、静脉、微血管),可以细分为急性和慢性,一般都是与动脉粥样硬化有关。

2. 病因

(1) 高血压:长期高血压可使脑动脉血管壁增厚或变硬,管腔变细。当血压骤升时,脑血管容易破裂发生脑出血或已硬化的脑部小动脉形成一种栗粒大小的微动脉瘤,当血液波动时微动脉流破裂而造成脑出血或高血压加快动脉硬化过程,动脉内皮细胞液受到损伤,血小板易在伤处聚集,又容易形成脑血压栓,引发心脑血管疾病。

在中老年患者中高血压的患病率较高,同时高血压又是引起心脏病、脑血管疾病甚至死亡的重要因素。根据最新的调查结果显示我国高血压患者已达到 2 亿人。心血管疾病现已成为我国成年人的首要致死因素,其中 50% 以上心血管疾病的发病与高血压因素有关。WHO 在 1996 年颁布的声明规定,成年人收缩压大于 140mmHg,舒张压大于 90mmHg,即为高血压。高血压分为原发性高血压和继发性高血压,约 90% 的高血压为原发性高血压,病因尚不明确,而继发性高血压的病因早已明确,多数由于肾病、内分泌疾病、中枢神经系统疾病或某些药物引起。不良的饮食习惯、缺乏体育运动、吸烟、喝酒等都有可能诱发高血压。除此之外,社会压力和精神压力过大也是诱发高血压的一个重要因素。在患有高血压的患者中,只有不到一半的患者可以通过药物治疗将血压控制在一个理想的状态,美国弗雷明汉心脏研究报告指出,收缩压大于 160mmHg 的患者,血压每升高 10mmHg,其脑卒中的发生率就会增加 30%。近些年来,口腔科就诊的患者未对高血压进行系统性治疗,或是未治疗的高血压患者数量也在逐年上升,这在一定程度上增加了我们在治疗过程中的风险。

(2) 血液黏稠:现代生活节奏紧张,家庭、事业的压力越来越大,人们的情绪也愈来愈不稳定;同时,过量饮酒、摄入太多食物脂肪、缺少必要的运动,加之生活环境的污染,空气中的负离子含量急剧下降,摄入体内的负离子也就不足,这些因素直接导致人体新陈代谢速度减慢,血液流速会减慢,血黏度迅速升高,造成心脑供血不足,如果不及时预防、调理,将会引发冠心病、高血压、脑血栓、脂肪肝等心脑血管疾病。

(3) 吸烟:吸烟者比不吸烟者发病率高得多,蛛网膜下腔出血多 3~5.7 倍,脑梗死的危险因素中,吸烟占第一位。烟碱可促使血浆中的肾上腺素含量增高,促使血小板聚集和内皮细胞收缩,引起血液黏滞因素的升高。

(4) 血管壁平滑肌细胞非正常代谢:众所周知,血管组织和人体的其他组织一样在一定周期内完成新陈代谢,血管壁平滑肌细胞谢的过程,但是由于新的细胞组织不能正常的形成,使血管壁本身存在"缺陷"这样就容易产生炎症导致血管收缩不畅,就像是一条破烂不堪的旧管道,随时都有阻塞或破裂的可能。血管是血液流通的重要通道,同时他也受神经系统的支配,因此神经系统不正常也能够导致供血的紊乱。所以心脑血管疾病的成因是多方面的,千万不要单纯的考虑血液的变化对血管的影响,要全面的考虑,仔细地分析心脑血管疾病产生的原因,进行多元化的治疗才是最有效和最根本的。

此外,在口腔临床治疗中对心绞痛的发生也应引起重视,心绞痛通常可以反映患者冠状动脉疾病的严重程度。心绞痛一旦发作则说明心肌缺血缺氧,随着时间逐渐延长,可出现心肌梗死。以往有心绞痛病史的患者在治疗过程中的危险度增加,任何一个增加心肌耗氧量的因素,都可能导致心绞痛的急性发作,并最终引发心肌梗死、急性心律失常。

患有心血管疾病的患者在接受口腔治疗时,由于冠状动脉代偿力有限,安全耐受能力降低,与口腔治疗相关的焦虑、恐惧、疼痛等所产生的压力易增加治疗的风险,因此,口腔治疗应选择无创或微创。

3. 处理及护理问题

(1) 术前询问患者有无心血管疾病既往史,对老年患者,常规术前测血压,有必要时可行心电监护。

(2) 对血压大于 140/90mmhg 的患者,术中密切观察患者血压变化,并报告医师,必要时遵医嘱用药,并配备相应的急救设备。

(3) 术前做好患者心理护理,向患者以及家属说明手术的流程及注意事项,消除患者紧张焦虑的情绪。

(三) 低血糖

1. 概述　糖尿病是一种临床常见的代谢障碍性疾病,这种疾病在全球的发病率非常高,全球约有 1.35 亿糖尿病患者。低血糖作为糖尿病中一种容易急性发作的病症会对患者造成巨大的危害,这种症状会在几分钟内突然发生,从而造成患者意识丧失甚至引起患者死亡。

低血糖是指成年人空腹血糖浓度低于 2.8mmol/L。糖尿病患者血糖值≤3.9mmol/L 即可诊断低血糖。低血糖症是一组多种病因引起的以静脉血浆葡萄糖(简称血糖)浓度过低,临床上以交感神经兴奋和脑细胞缺氧为主要特点的综合征。低血糖的症状通常表现为出汗、饥饿、心慌、颤抖、面色苍白等,严重者还可出现精神不集中、躁动、易怒甚至昏迷等。

2. 病因　临床上反复发生空腹低血糖症提示有器质性疾病;餐后引起的反应性低血糖症,多见于功能性疾病。

(1) 空腹低血糖症:①内源性胰岛素分泌过多:常见的有胰岛素瘤、自身免疫性低血糖等。②药物性:如注射胰岛素、磺脲类降糖药物、水杨酸、饮酒等。③重症疾病:如肝衰竭、心力衰竭、肾衰竭、营养不良等。④胰岛素拮抗激素缺乏:如胰高血糖素、生长激素、皮质醇等缺乏。⑤胰外肿瘤。

(2) 餐后(反应性)低血糖症:①糖类代谢酶的先天性缺乏:如遗传性果糖不耐受症等。

②特发性反应性低血糖症。③滋养性低血糖症(包括倾倒综合征)。④功能性低血糖症。⑤2 型糖尿病早期出现的进餐后期低血糖症。

3. 临床表现　低血糖的发作,时间和频率随病因不同而异,症状千变万化。临床表现可归纳为以下两个方面。

(1) 自主(交感)神经过度兴奋的表现:低血糖发作时由于交感神经和肾上腺髓质释放肾上腺素、去甲肾上腺素等,临床表现为出汗、饥饿、心慌、颤抖、面色苍白等。

(2) 脑功能障碍的表现:是大脑缺乏足量葡萄糖供应时功能失调的一系列表现。初期表现为精神不集中、思维和语言迟钝、头晕、嗜睡、躁动、易怒、行为怪异等精神症状,严重者出现惊厥、昏迷甚至死亡。

4. 处理及护理问题　低血糖处理 - 患者有意识(图 9-7-1),低血糖处理 - 患者无意识(图 9-7-2)。

(1) 立即停止口腔治疗,解除低血糖症状,对于轻中度低血糖,口服糖水、含糖饮料,或进食糖果、饼干、面包、馒头等即可缓解。

(2) 心电监护,建立静脉通道,意识障碍者应静脉注射 50% 的葡糖糖 30~50mL。

(3) 吸氧,以提高血氧含量 40% 氧浓度,流量 2~3L/min,以增加血氧含量,减少主要脏器的缺氧,以保护脑细胞。

(4) 严密观察病情变化:①生命体征的观察,每 15~30min 测定脉搏、呼吸、血压一次,并注意精神的变化,发现异常及时通知医师,配合处理;②每 20min 检查一次血糖水平,确定低血糖的恢复情况;③急查血常规、尿糖、血尿素氮、血肌酐及电解质等。

(5) 纠正导致低血糖症的各种潜在原因,如饮食不合理或不规律等。

(四) 哮喘发作

1. 概述　哮喘是一种可逆性气道阻塞为发病特征的慢性炎性功能紊乱,这种疾病在 1830 年美国医师埃博乐首先提出。哮喘是一类在年轻人群中高发的呼吸系统疾病,50% 的哮喘会在 10 岁前发病。另外,约 30% 的患者会在 40 岁以前发病。近几年这种疾病在全球的发病率还在上升,在中国有 3 000 万的哮喘患者,

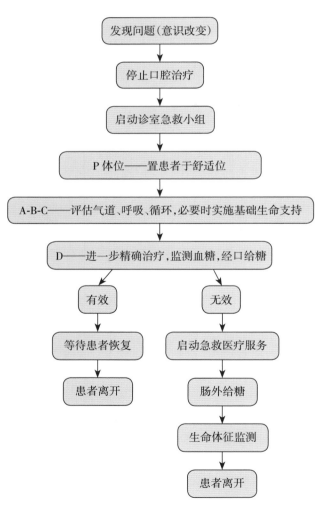

图 9-7-1　低血糖处理流程图(患者有意识)

其中儿童的发病率约为 2.08%。

2. 病因　哮喘通常分为两大类：一类是外源性哮喘；另一类是内源性哮喘。外源性哮喘的发病主要是由于外界过敏源对患者的刺激所诱发，此类哮喘大约占哮喘患者的 50%，并且在儿童的年轻人中高发。内源性哮喘通常在 35 岁以上的成年人中发病，心理和生理压力是诱发这类哮喘发病的重要因素。因此在口腔治疗过程中各种不良刺激会促使患者产生紧张焦虑的情绪均极有可能诱发内源性哮喘的发生。

对哮喘患者进行口腔治疗时，主要是为了避免哮喘的急性发作。首先应通过询问病史获得患者的相关信息，其次，对于合并有哮喘的患者，进行口腔手术时，为防止支气管痉挛，应在监护下完成，给予低流量给氧，尽可能地缩短就诊时间，采用微创牙槽外科技术，减少出血。

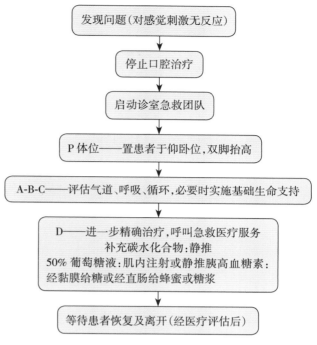

图 9-7-2　低血糖处理流程图（无意识的患者）

3. 处理及护理问题　见图 9-7-3。

4. 护理问题　①哮喘发作时，立即停止口腔治疗，置患者于舒适的体位，呼吸困难者给氧，遵医嘱给予鼻导管持续吸氧，注意湿化后给氧；②哮喘发作时指导患者勿讲话及进食；③按医嘱使用支气管解痉药物和抗炎药物；④为患者调整舒适的坐位或端坐位，鼓励患者缓慢的深呼吸；⑤哮喘发作时陪伴患者身边，解释病情，消除紧张情绪。必要时遵医嘱给药，注意禁用吗啡和大量镇静，以免抑制呼吸；⑥缓解时给予营养丰富、高维生素的清淡流质或半流质饮食，多吃水果和蔬菜，多饮水。

（五）体位性低血压

1. 概述　体位性低血压是指患者在处于直立体位时由于自主神经系统紊乱而导致的晕厥。这种疾病诊断标准是站立时患者的收缩压下降 30mmHg 以上或舒张压下降 10mmHg 以上。

2. 病因　在口腔门诊的诊疗过程中最容易引起体位性低血压的因素是术前降压药的使用，因此在治疗前和治疗后口腔麻醉医师可能会让就诊患者使用一些降压药，此类药物会削弱患者机体维持正常血压的能力，当患者直立时就可能因机体不能通过自身反射及时调节血压而使脑血流灌注不足，而导致体位性低血压的发生。

对此类患者，可以通过以下几个方面预防：①了解既往史；②体格检查；③调整口腔治疗方案。前两步是为了明确患者是否患有体位性低血压，第三步则是为了患者不会发生体位性低血压晕厥。

3. 处理及护理问题　①由于失水引起的急性体位性低血压应补充液体治疗。②拔牙手术完毕后,应缓慢将牙椅复位,观察 5min 后,再将患者扶下牙椅。从牙椅上起立时动作要慢,站立前作足部的背曲动作可促进静脉血回流心脏、增快脉率和增高血压,在直立位时作交叉双腿的动作可能有助于增高血压;做好体位转换的过渡动作,即卧位到坐位,坐位到站立位,从而避免体位性低血压发生。③冲凉时坐在椅子上,水温不宜过热。④睡眠时床头应抬高 25~30cm,有预防作用。⑤持之以恒的运动有助于减少体位性低血压发生,但应注意运动量不宜过大,也不要做体位变动过于剧烈的运动,以步行、慢跑为益。⑥服用可引起头昏、头痛及低血压的药物用药期间注意观察有无头昏、头痛、视力改变等症状,告知患者在服用此类药品后不要突然站立,最好静卧 30~60min,站立后如仍有头晕症状,应继续卧床休息。

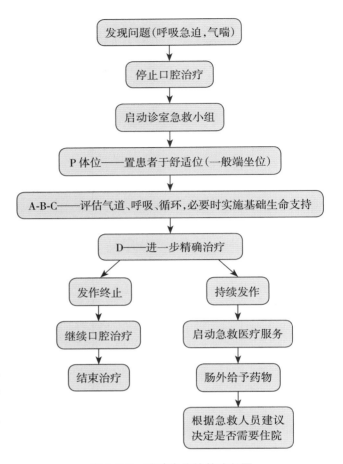

图 9-7-3 哮喘发作抢救流程图

（六）药物过敏反应

1. 概述 局部麻醉也称部分麻醉,是指在患者精神清醒的状态下将局麻药应用于身体局部,使机体某一部分的感觉神经传导功能被阻断,运动神经保持完好,或有程度不等的被阻滞状态,这种阻滞状态完全可逆,不产生任何组织损害。局部麻醉的优点在于简便、易行、安全、患者清醒并发症少或对患者生理功能影响小,易于术后镇痛、节省医疗费用等优点,广泛用于口腔手术的局部麻醉。常见的局部麻醉有表面麻醉,局部浸润麻醉,区域阻滞,神经传导阻滞四类。常用的药物有酯类的普鲁卡因(procaine)、丁卡因(dicaine);酰胺类的利多卡因(lidocaine)、盐酸布比卡因(bupivacaine)和阿替卡因(articaine)。

2. 原因 造成局麻药物过敏反应的原因可能有:一次用药超过最大限量;局部麻药误注入血管内;注射部位血管丰富或有炎症反应,或局麻药中未加入肾上腺素;麻药吸收加速,患者体质衰弱,病情严重,对局麻药耐受差、或者有严重的肝功能障碍局麻药代谢障碍,血中浓度升高。

3. 处理及护理问题 ①立即停止使用局麻药物,安慰患者,避免其精神过度紧张,注意保护患者,避免发生意外损伤。②开放气道给氧,保持呼气道通畅,吸尽口腔内分泌物,给高流量吸氧或面罩加压吸氧。③维持血流动力学的平衡,应用血管收缩药以支撑循环。利用利尿剂,让药物从尿中排出,升压药补液的应用。④加强监测,观察血压、脉搏、呼吸、意识。呼吸循环支持疗法,有呼吸抑制或停止、严重低血压、心律失常或心跳骤停者,应给予呼吸循环支持,遵医嘱给予地西泮、咪达唑仑、阿托品等。中毒抢救恢复后也要密切观察病情变化。⑤做好患者的心理护理,告知患者局麻药不是越多越好,任何麻醉药都是有毒性的,用量过大均会导致中毒,对于年老体弱者及儿童应减少局麻药的用量降低用药浓度,同时密切观察患者在整个麻醉过程中的反应。

（七）癫痫

1. 概述　癫痫(epilepsy)是指脑内大量神经元短暂、同步的突发性放电引起的脑功能失调,具有反复发作的特点。可由先天性因素引起,也可以是后天(如外伤)获得。

2. 病因　①先天性疾病:如染色体异常、遗传性代谢障碍、脑畸形及先天性脑积水等;②感染:各种脑炎、脑膜炎、脑脓肿急性期的充血、水肿、毒素的影响及血液中的渗出物,都能引起癫痫发作。痊愈后形成的瘢痕及粘连也可能成为癫痫灶。寄生虫,如脑血吸虫病、脑囊虫病也常引起癫痫。③颅内肿瘤:30岁以后发生癫痫的患者,除脑外伤外,脑肿瘤是常见原因,尤其是缓慢生长的胶质瘤、脑膜瘤、星形细胞瘤等。④外伤:闭合性脑外伤后可能发生癫痫,重症及开放性脑外伤发生女性癫痫的更多。⑤中毒:铅、汞、一氧化碳、乙醇等中毒,以及全身性疾病如肝性脑病、高血压综合征、急进性肾炎、尿毒症等,均可引起癫痫发作。⑥变性疾病:如结节性硬化症、老年性痴呆症等也常见有癫痫发作。⑦脑血管病:除血管畸形产生癫痫发作时年龄较轻外,脑血管病癫痫多见于中、老年人。出血性及缺血性脑血管病均可引起癫痫。⑧营养代谢疾病:低血糖、糖尿病昏迷、甲亢、维生素 B_6 缺乏症等,均可引起癫痫发作。

3. 处理及护理问题　①术前应详细询问家属及患者既往史,了解癫痫的类型,发作的频率及严重程度。②术前做好心理护理,安抚患者,消除患者紧张情绪,避免诱发癫痫。③术中应准备好控制癫痫发作的药物,同时应避免低血糖、过度通气,必要时予以镇静药。④术后嘱患者休息 30min,护士密切观察患者有无癫痫的发生。

（八）过度换气

1. 概述　由于通气过度超过生理代谢需要引起的一组症候群。没有实质性病变的任何原因,是一种心理性或生理性的呼吸系统疾病。

2. 病因　常由于疲倦过度、精神紧张,刺激自主神经兴奋引起。可产生呼吸频率加快,$PaCO_2$ 降低,呼吸性碱中毒,并有交感神经系统兴奋的各种症状。

过度换气是口腔治疗过程中比较常见的突发医疗紧急事件,这种症状的发生多于患者的紧张焦虑情绪密切相关。有调查结果显示儿童和 40 岁以上的成年人发生过度换气的可能性比较低,而在 15~40 岁高发。主要是因为儿童和老年人通常不会隐瞒自己的情绪,如果在口腔治疗过程中出现不适,则会如实告诉医师,从而配合医师进行减压处理,最终避免了过度换气的发生。在口腔外科的治疗过程中,术前麻醉和术中操作均会对患者造成创伤,从而增加患者的焦虑情绪,因此很容易诱发过度换气的发生。

口腔治疗中,过度换气与牙科焦虑症密切相关,这种情绪上的焦虑和恐惧,最终导致呼吸失控,出现深而快的呼吸,导致肺泡内气体交换增加致 CO_2 排出增多,机体出现呼吸性碱中毒的症状。口腔医护人员应该在治疗前对患者进行心理安慰并最终让患者心理保持平衡。

3. 处理及护理问题　①向患者解释清楚症状与过度通气之间的联系,解除患者精神负担,消除恐惧心理。必要时给予谷维素、溴剂、镇静剂等药物配合。②掌握正确的呼吸方法即腹式呼吸、缓慢呼吸,通过减慢呼吸频率减少或消除过度通气的倾向性。③重复呼吸疗法急性发作时采用面罩(或袋囊)重复呼吸疗法,使吸入气体中 CO_2 提高而减轻症状。④可多摄入一些高纤维素以及新鲜的蔬菜和水果,营养均衡,包括蛋白质、糖、脂肪、维生素、微量元素和膳食纤维等必需的营养素,荤素搭配,食物品种多元化,充分发挥食物间营养物质的互补作用,对预防此病也很有帮助(图 9-7-4)。

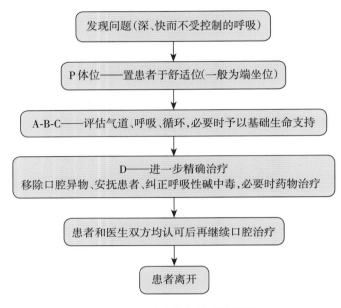

图 9-7-4　过度换气处理流程图

口腔诊疗过程中突发医疗紧急事件,如不及时救治都有可能对患者造成不可逆伤害。国外研究认为 90% 的突发医疗紧急事件是可以预防和避免的。这就要求我们口腔医护人员严格掌握适应证,在口腔治疗开始之前,准确评估患者的潜在风险,判断患者身体和心理对于治疗的承受能力;同时应告知患者治疗过程,消除患者的紧张恐惧心理,获得患者的主动配合;麻药注射要准确、适量、缓慢并回抽;在操作过程中确保轻柔、无痛,提高治疗效率,缩短手术时间,避免不良刺激等医疗突发事件的诱因。此外,口腔医务人员应提高自身业务素质,尽量做到预防突发医疗紧急事件的发生,同时必须参加系统的急救培训,准备好医疗急救措施,随时能够对各类突发医疗紧急事件进行及时诊断和治疗。

总之,口腔专科医院要加强各类医护人员急诊医学“三基”培训和考核,让他们拥有扎实的基本医学知识和急救知识,能够胜任急救要求,建立一支高效的医疗应急救治队伍,随时备好必须的抢救设备和药品,这样才能在危及生命的事件发生时,尽快的、有效的抢救患者的生命,保证医疗安全。

(王媛媛)

参 考 文 献

1. Kimberly G Harmon, Irfan M Asif, Joseph J Maleszewski, et al.Incidence, cause, and comparative frequency of sudden cardiac death in national collegiate athletic association athletes:A Decade in Review.Circulation,2015, 132(1):10-19.

2. Atherton GJ, McCaul JA, Williams SA.Medical emergencies in general dental practice in Great Britain.Br Dent J, 1999, 186 (2): 72-79.

3. Anders PL, Robin L Comeau, Michael Hatton, et al.The nature and frequency of medical emergencies among patients in a dental school setting.J Dent Educ, 2010, 74 (4): 392-396.

4. 陈红涛, 姬爱平 . 5 120 例口腔急诊患者情况分析 . 口腔医学研究, 2014, 30 (11): 1066-1068.

5. Chapman P J.Medical emergencies in dental practice and choice of emergency drugs and equipment: a survey of Australian dentists.Aust Dent J, 1997, 42 (2): 103-108.

6. Jevon P.Updated guidance on medical emergencies and resuscitation in the dental practice.Br Dent J, 2012, 212 (1): 41-43.

7. Arsati F, Montalli VA, Flório FM, et al.Brazilian dentists' attitudes about medical emergencies during dental treatment.J Dent Educ, 2010, 74 (6): 661-666.

8. Dym HG, Barzani N Mohan.Emergency Drugs for the Dental Office.Dent Clin North Am, 2016, 60 (2): 287-294.

9. Kumarswami S, Tiwari A, Parmar M, et al.Evaluation of preparedness for medical emergencies at dental offices: A survey.J Int Soc Prev Community Dent, 2015, 5 (1): 47-51.

10. Malamed SF.Medical emergencies in the dental surgery.J Ir Dent Assoc, 2015, 61 (6): 302-308.

11. Marshall KF.Medical emergencies: essential piece of kit.Br Dent J, 2014, 216 (9): 488.

12. Rosenberg M.Preparing for medical emergencies: the essential drugs and equipment for the dental office.J Am Dent Assoc, 2010, 141 (1): 14-19.

13. Greenwood M.Dental emergencies.UK: Wiley-Blackwell, 2012.

14. Resuscitation Council UK.Medical emergencies andresuscitation-standards for clinical practice andtraining for dental practitioners and dental careprofessionals in general dental practice.London: Resuscitation Council UK, 2011.

15. Resuscitation Council UK.Emergency use of buccal midazolam in the dental practice.London: Resuscitation Council UK, 2011.

16. Stanley F, Daniel L.Medical emergencies in the dental office, seventh edition.Los Angeles: Elsevier, 2015.

17. Jevon P.Buccolam (buccal midazolam): a review of its use for the treatment of prolonged acute convulsive seizures in the dental practice.Br Dent J, 2012, 213 (2): 81-82.

18. Fernández Lozano I, Urkía C, Lopez Mesa JB, et al.European Resuscitation Council Guidelines for Resuscitation 2015: Key Points.Rev Esp Cardiol, 2016.

19. Gadipelly S, Neshangi S.Changing guidelines of cardiopulmonary resuscitation and basic life support for general dental practitioners and oral and maxillofacial surgeons.J Maxillofac Oral Surg, 2015, 14 (2): 182-187.

20. Kleinman ME, Brennan EE, Goldberger ZD, et al.Part 5: Adult Basic Life Support and Cardiopulmonary Resuscitation Quality: 2015 American Heart Association Guidelines Update for Cardiopulmonary Resuscitation and Emergency Cardiovascular Care.Circulation, 2015, 132 (18): 414-435.

21. Jeejeebhoy FM, Zelop CM, Lipman S, et al.Cardiac Arrest in Pregnancy: A Scientific Statement From the American Heart Association.Circulation, 2015, 132 (18): 1747-1773.

22. Lipman S, Cohen S, Einav S, et al.The Society for Obstetric Anesthesia and Perinatology consensus statement on the management of cardiac arrest in pregnancy.Anesth Analg, 2014, 118 (5): 1003-1016.

23. Craig-Brangan KJ, Day MP. Update: 2015 AHA BLS and ACLS guidelines.Nursing., 2016, 46 (2): 45-46.

第十章

口腔门诊常见麻醉并发症的护理

第一节　口腔门诊笑气 - 氧气吸入清醒镇静护理配合及并发症护理

一、概述

笑气 - 氧气吸入镇静技术是一种安全有效的对经过选择的患者通过吸入适当体积分数的笑气 - 氧气混合气体达到抗焦虑或保留意识镇静的行为管理技术。该技术的特点有：①起效快、镇静深度易控制、恢复快速完全、对部分患者还能有不同程度的止痛效果。②镇静水平不同反应不同：当镇静水平为抗焦虑(笑气体积分数 <50%)时，患者对术者的言语刺激可做出与其年龄或认知水平相应的反应；当镇静水平为有意识镇静时，患者对言语刺激或触摸刺激会做出适当反应；对疼痛刺激的逃避反应不包括在以上反应中。③使用该技术时，患者应处于有意识镇静状态：患者各种保护性反射都存在，并能在保持自主呼吸的情况下维持呼吸道通畅和正常分钟通气量，医务人员不应期望患者进入睡眠状态，或达到对治疗的完全配合，或替代局麻的镇痛效果。

口腔门诊口腔科治疗过程中，患者在清醒状态下吸入笑气和氧气是目前国际上公认安全、有效且易被患者接受的方式，在全球范围内得到了广泛的应用。口腔治疗中，笑气 - 氧气吸入镇静技术的应用范围包括：口腔颌面外科治疗、牙周治疗、口腔牙体牙髓治疗等。

二、笑气 - 氧气吸入清醒镇静的护理

（一）术前护理

1. 患者术前身心检查　术前详细评估患者身体状况及既往病史，排除笑气 - 氧气吸入镇静和局部麻醉禁忌证，做好常规术前检查。待指标正常，确认患者已进食，告知患者和 / 或其监护人使用笑气 - 氧气吸入镇静技术的潜在风险、可能出现的不良反应和相关费用，并签署知情同意书(图 10-1-1)。

2. 心理护理　患者对口腔科治疗有不同程度的恐惧、焦虑或紧张，护士应理解患者的感受，热情的接待患者，诚恳、耐心的回答患者提出的各种问题，对患者进行心理疏导和对症干预，交流时用关心、体贴的言语，细致入微的护理服务感化患者，取得患者的信任，并向他

重庆医科大学附属口腔医院
笑氧吸入镇静牙科治疗同意书

姓名：　　　　　性别：　　　　　年龄：　　　　　病历号：

地址：　　　　　　　　　　　　电话：

诊断：

拟行：

一、我已理解笑氧吸入镇静牙科治疗是运用清醒镇静技术，清醒镇静是指对意识水平产生轻微的抑制，同时病人能够保持连续自主的呼吸及对物理刺激和语言指令做出相应反应的能力。整个过程中，患者保持清醒，没有丧失意识，保护性反射活跃，并能配合治疗。

二、我已理解笑氧吸入镇静牙科治疗会因病人病情各异，对药物反应亦不尽相同，即使按照常规方法操作，仍有可能产生不适反应如：

1. 恶心、呕吐

2. 药物不良反应

三、医生术前已向我及家属交待可能发生的问题，我已同意医师会按规章制度、操作常规和诊疗规范全面负责患者各种病情变化的监测和相关处理，发生意外积极组织抢救。

四、我自愿并接受笑氧吸入镇静牙科治疗过程及其费用。并已知笑氧吸入镇静牙科麻醉相关费用共计 277.5 元 / 次（包括麻醉费 250 元 / 次，监护费 27.5 元 / 次），其他牙科治疗费用另计。

同意人签名 _____　　　与患者关系 _____

医师签名 _____　　　　_____ 年 _____ 月 _____ 日

微信公众号　　APP下载

图 10-1-1　笑氧吸入镇静牙科治疗同意书

们介绍笑气 - 氧气吸入镇静技术的优点、操作过程及以往患者的感受。让其对整个治疗过程有一个全面的认识，并消除担心和顾虑，以最佳的心理状态配合手术。

3. 术前指导 教会患者正确使用鼻罩，确保在治疗过程中通过鼻腔有效的吸入和呼出笑气，呼吸应深、慢，频率 16~20 次 /min。并告知患者镇静有效的反应（如恐惧、焦虑状态减轻或消失，变为舒适和放松；感觉口唇手脚发热、发麻；感觉肢体变轻或发沉；感觉术者声音很远等）。教会患者表达对镇静程度和手术过程的要求，教会患者在术中如果出现不适症状的表达方式（举左手示意，不能举右手以免碰到手术医师等）。

4. 手术物品准备 术前检查笑气 - 氧气吸入装置是否处于备用状态，有无漏气；检查心电监护仪是否处于备用状态；根据患者既往病史准备好血压计、血糖仪等；根据患者手术种类准备好相关手术器械及物品。椅位准备，检查椅位是否处于备用状态，并贴好防污膜（图 10-1-2）。

（二）术中护理

1. 手术诱导

（1）患者准备核对确认患者信息无误后，嘱患者卧于牙椅上，根据手术种类调整至舒适体位。配合麻醉医师再次检查笑气 - 氧气吸入装置，确认正常。

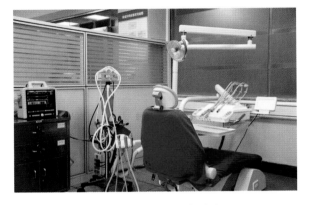

图 10-1-2 术前设备检查

（2）麻醉医师准备根据患者脸型和鼻子大小选择合适的鼻罩以免漏气，打开气体控制开关，根据患者情况调节笑气浓度，将鼻罩置于患者鼻部盖好，调整和固定气体管路。连接好血氧饱和度探头，根据患者病情监测血压或血糖（如患者血氧饱和度波形不规律，应给患者贴上电极片，监测心电图，并在此评估患者病史，如遇患者对病史不清楚者，建议先至综合医院心内科就诊后根据心内科医师的会诊意见再行笑氧吸入下的镇静镇痛口腔治疗）。

（3）护士准备待患者吸入笑氧混合气体 3~5min 后，通知手术医师，此过程中护士要与患者沟通交流，以观察患者是否有效吸气，吸入笑气后的反应。并根据患者的反应来调整笑气的浓度，如遇异常状况应及时告知麻醉医师，并配合麻醉医师作对症处理。

2. 手术配合 手术配合医护人员洗手，戴好口罩、帽子。护士位于患者头部的左侧（洁牙护士位于头部的右侧），给患者手术部位涂表面麻醉剂，2min 后请医师注射局部麻醉，待麻醉起效，协助患者张大嘴，暴露手术视野。开始手术时与手术医师共同再次核对手术部位（或牙位）。术中准确传递器械和物品，及时吸出患者口腔内的血液、唾液和水。在手术过程中，护士应密切观察患者的反应和生命体征，并根据患者对治疗刺激的反应及时对症处理。医师进行各项操作前告知患者，并给予患者配合指导，以减轻患者的焦虑和恐惧心理，使患者更好的配合医师。术中护士要密切观察患者的反应及各项生命体征。如患者出现嗜睡、烦躁等，提示吸入过量，应立即停止笑气吸入，给予纯氧吸入，并严密观察，防止意外发生（图 10-1-3）。

（三）术后护理

手术结束后立即停止笑气吸入，吸纯氧 5min，询问患者感受，有无头晕眼花、四肢乏力、恶心呕吐等反应。无不适者由护士将患者扶起坐好,与患者一起再次核对(如拔牙患者的牙齿、洁牙患者前后牙齿的对比等)。如果患者有任何不适,应继续在牙椅上留观予以氧气吸入并监测生命体征至不适症状消失,并立即通知医师。告知患者手术结束后不要立即从牙椅上站起,应持续吸入纯氧至少 5min 后,方可缓慢起身。老年和儿童患者应由护士或家属搀扶至候诊区休息观察 30min,待麻醉医师评估达离院指标后方可离开医院(图 10-1-4)。

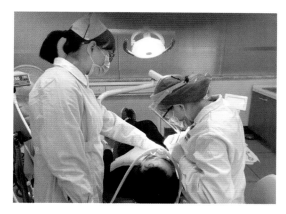

图 10-1-3　无痛口腔治疗术中护理配合

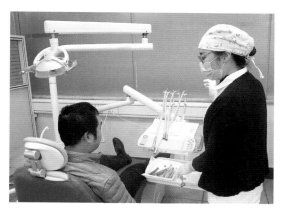

图 10-1-4　无痛口腔治疗术后核对

（四）健康指导

术后以口头和书面方式向患者及家属交代注意事项,对不同手术方式要做到一一耐心讲解,预防术后出血及相关并发症发生。告知患者饮食以清淡为主,从冷、软、半流质再过渡到正常的饮食。对需要拆线和复查的患者告知和提醒复查、就诊时间。老年患者和儿童一定要对其家属进行详细的交代。术后第 2 天做好电话回访,对相关问题做好记录,并对应的做好指导宣教。对于持续出血的患者一定要告知尽快回院复查,并告知手术医师。嘱患者术后应按医嘱用药(图 10-1-5,图 10-1-6)。

三、笑气 - 氧气吸入清醒镇静技术并发症的护理

（一）白细胞减少

1. 发生白细胞减少的原因　连续吸入笑气大于 4 天的患者,可出现白细胞减少,以多形核白细胞和血小板减少最先出现。骨髓涂片出现渐进性细胞再生不良,与恶性贫血时的骨髓改变相似。因此,吸入 50% 的笑气以限于 48h 内为安全。由于笑气弥散率大于氮,笑气麻醉作用可以使体内含气腔隙容积增大,肠梗阻、气腹等体内有闭合空腔存在时,笑气麻醉应列为禁忌。

2. 预防白细胞减少的措施　笑气易溶于血中,在笑气麻醉结束时血中溶解的笑气迅速弥散至肺泡内,冲淡肺泡内的氧浓度,为防止低氧血症发生,在笑气麻醉继续吸纯氧 5~10min 是必需的。笑气吸入下的颌面外科手术或龈上洁治术时间都比较短,且笑气浓度都≤40%,未发现患者出现白细胞减少的症状。建议在手术结束后吸纯氧 5~10min,以加速体内笑气的排出。

重庆医科大学附属口腔医院
舒适牙科拔牙术后注意事项

1. 保持口腔卫生，但不可频繁漱口，切忌鼓漱，以免口内血凝块脱落造成再出血或形成干槽症，加剧疼痛；前3天可考虑采用冰块局部冷敷，以减轻疼痛和出血。

2. 口内棉花咬紧1小时后吐出，不可残留（医生特别交代的填塞碘条需复诊由医生拆除）；2小时后方可进食，食物宜冷和软，切忌过辣、过硬、过烫的食物，且尽量不用拔牙侧；24小时后方可刷牙，刷牙时不要触及伤口，以免疼痛，切不可将牙窝内的血凝块去掉，以免再出血或出现干槽症。

3. 口内棉花取出后，2到3天内唾液中带血丝是正常现象；如果吐出较多血团块，或血量较大，应及时到附近医院初步处理后，来我院给予进一步处理。

4. 去除口内棉花2小时后，用凉开水送服自备的消炎和止血药物3到5天，如果疼痛明显可加用自备的止痛药。

5. 禁止用舌头舔或吮吸伤口，以免造成再次出血。

6. 拔牙属于小手术，对口内邻近组织有大小不等的损伤，术后出现疼痛和肿胀属于正常现象；如果较严重，请及时来院或在附近医院给予必要的静脉输液抗炎消肿治疗并电话告知，我们将给予进一步的治疗指导。

7. 拔牙后可能有部分较小的碎片随血凝块再次残留在拔牙窝内，因此，请在拔牙后1到2个月内复诊检查有无残片残留，必要时拍片确诊；

8. 拔牙后，医生会根据情况看是否需要缝线，如有缝线，医生会特别交代，并在拔牙后7天复诊拆线；如果没有缝线，则不用。

9. 因拔除的患牙或正畸牙属于医疗垃圾，需医院统一处理，避免交叉感染，故患者本人不能将其带走，望能理解。

10. 术中所需用药需患者凭就诊卡及处方自己到一楼药房拿取，望配合！

2015年1月修订

图 10-1-5　拔牙术后注意事项

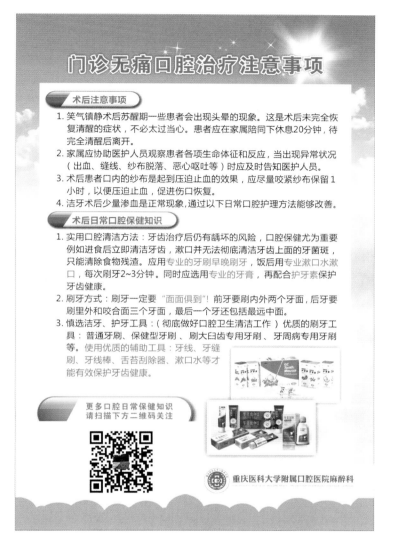

图 10-1-6 无痛口腔治疗术后健康指导

（二）恶心、呕吐

个别患者在吸入笑气后有可能出现恶心、呕吐的症状，特别是咽反射敏感的患者。针对此类患者，我们建议在给患者手术部位涂表面麻药时在舌根部也涂少量表面麻药，让患者咽下，可减轻患者的咽反射。同时，术前指导患者有效的深呼吸，在手术过程中，指导患者在医师操作时用鼻腔深呼吸可减少恶心、呕吐的感觉。

（三）呛咳

发生呛咳的原因：呛咳比较多发生在高速涡轮机法拔除阻生牙术中，由于咽部迷走神经丰富，对各种刺激容易产生反应。高速涡轮机工作时，转速快，必须有高压水冷却降温，以避免机头切割产热影响血液循环和组织生长。同时，冷却水对术野有冲洗清洁作用，减少碎屑对牙槽骨的刺激。但是高速涡轮机喷水降温形成的水汽流对咽喉部形成强烈刺激，是引起咽喉不适或呛咳的主要原因。虽然术中有吸唾吸水，但是吸唾的吸水量不及高压冷却水的高流量，而且吸唾位置过深也会对咽喉部造成刺激而引发呛咳。

笑气吸入对呛咳的作用：Kijima等通过笑气对小鼠咽部吞咽调节作用的研究证明笑气对舌咽神经有影响从而调整咽反射。笑气能够刺激 β-内啡肽系统而产生欣快感，使焦虑反应降低，可减少紧张和焦虑情绪，笑气吸入能够有效的阻断支配舌、咽反射的感觉神经产生冲动和传导，抑制咽喉反射，避免咽部刺激引发呛咳等不适。

预防和发生呛咳的护理：护士在患者吸入笑气等候医师的时间内，要指导患者有效的用鼻腔吸入笑气，并用鼻腔呼出废气。并指导患者在术中一直用鼻腔呼吸，避免术中吞咽动作引发呛咳。四手护士在手术过程中尽可能多的吸出口腔内的分泌物及水，减少患者因吞咽动作而引发呛咳的概率。同时，四手护士在吸唾过程中要注意吸唾管的插入深度，避免插入过深引起患者呛咳。

（四）乏力、头晕

如果患者吸入笑气的时间过久，可能在手术结束后出现乏力、头晕的症状。在手术结束后，让患者坐在椅位上吸入纯氧 5min 后询问患者的感受，有无头晕眼花、四肢乏力等反应，如有上述症状，则继续予纯氧吸入以尽快将体内残余的笑气置换出来，待患者无不适后将患者扶至空气流通的候诊区休息 15min 后方可离院。

（五）晕厥

1. 发生晕厥的表现　晕厥是口腔门诊局麻手术过程中出现的常见并发症，表现为：头晕、心慌、胸闷、面色苍白、出冷汗、呼吸急促、严重的出现短暂的意识丧失等。

2. 患者出现晕厥的可能原因

（1）牙科恐惧症：由于紧张恐惧刺激迷走神经反射性引起短暂性全身血管扩张，回心血量减少，心输出量减少、血压下降、供血不足，从而导致晕厥发生。

（2）饥饿和低血糖：部分患者术前未进食，或者由于候诊时间过长，到手术时间时患者已处于饥饿、低血糖状态，而脑组织对低血糖特别敏感，从而诱发晕厥。

（3）体位性低血压：由于患者长时间卧位（特别是复杂阻生牙拔除），术后突然站立会出现头晕、视物黑矇甚至晕厥。这是由于重力作用导致回心血量减少而导致晕厥。

（4）疼痛：是一种较为复杂的生理心理活动，包括痛的感知和机体对痛的反应，由于患者精神高度紧张，对疼痛更加敏感。而笑氧吸入镇静镇痛下的口腔治疗本身可以减轻患者的牙科恐惧症和疼痛感，而且我们要求患者在行局麻手术之前必须进食，所以晕厥的发生率很低。

3. 发生晕厥的处理　应立即将患者平卧于牙椅上，呼叫医师，给予吸氧、心电监测，开放静脉通道，必要时予患者头低足高位，以增加静脉回心血量，配合医师给予相应的药物并做好记录。在此过程中一直呼叫患者，待患者意识恢复后，予患者半坐卧位，安慰患者，并在与患者交流的过程中了解患者有无既往晕厥史，给予相应的健康指导。患者完全无不适后，由麻醉医师评估后患者可离院。

综上所述，笑气镇静技术是采用笑气-氧气的混合气体把麻醉深度控制在安全性较高的止痛期，具有镇静和抗焦虑作用，能够提高痛阈，减轻疼痛。目前已被口腔科门诊治疗广泛采用。护理人员在口腔治疗过程中施行笑气-氧气吸入镇静技术（麻醉医师监管），术前询问患者既往病史，监测生命体征，术中评估镇静程度，发现不良反应及时报告麻醉医师，并以助手护士配合医师，减少了手术医师的工作量，缩短了手术时间，减少了术中、术后并发症的发生使手术更人性化、更安全。术中笑气的吸入可有效地减少患者的牙科恐惧症,使患者在舒适放松的状态下进行手术,情绪的放松也利于提高痛阈,减轻疼痛,术后患者复苏迅速,完全,认知功能不受影响。

作为专业的口腔无痛治疗中心的护士,需由专业的麻醉医师培训并考核合格方可上岗。同时,具备较强的沟通交流的能力,能初步评估患者的既往病史和生命体征,掌握基本的心肺复苏抢救技能,快速的静脉穿刺能力,专业的口腔四手操作技能等,具备上述素质,是保证手术安全、顺利完成的重要前提。

(汪炜平)

第二节 口腔门诊儿童全凭吸入麻醉护理配合及并发症护理

门诊儿童口腔镇静、麻醉下行口腔治疗,具有快速、高效的模式。儿童口腔门诊的镇静和麻醉有多种方法,静脉麻醉、吸入麻醉、静吸复合麻醉。重庆医科大学附属口腔医院无痛治疗中心主要采用全凭七氟烷吸入麻醉下行儿童口腔治疗。七氟烷(Sevoflurane)于 1968年由 Regan 合成,七氟烷的血 / 气分配系数仅 0.63,MAC 1.7,吸收和清除迅速,吸入后很快达到肺泡有效浓度,故其诱导、苏醒过程迅速,适用于门诊麻醉。因其有较好的血流动力学稳定性,和其他吸入性麻醉药相比,易为患者接受,特别适用于儿童。由于门诊全麻的特殊环境和条件,因此患儿在围术期的护理也有别于住院流程。

一、儿童镇静、麻醉下口腔门诊治疗护理

1. 术前评估 对于儿童的评估,有别于成年患者。要求护士配合麻醉医师通过交流慢慢地拉近患儿及家庭的距离,避免儿童产生抗拒的心理。在交流中,我们应该了解包括儿童的年龄、体重,既往病史,是否长期药物治疗史(药物的种类、剂量),既往手术及麻醉史,过敏,家族麻醉史,特别注意既往呼吸道感染病史等情况。而对于婴幼儿,还要了解相关的分娩史及新生儿期间的情况。

2. 心理干预 做好患儿的心理评估至关重要,患儿良好的心理状况会直接提升整个手术的舒适性,让患儿和家长更为满意;反之,则会影响到整个手术过程。

(1) 在预约手术时和手术前,尽量与患儿多一些交流,进一步了解患儿做好心理护理诊断(患儿主要害怕打针、疼痛、恐惧环境、对长时间的手术难以耐受)。

(2) 做到有针对性的认知干预,与其谈论感兴趣的话题(如动画片、玩具等)分散其注意力。

(3) 可在诊室摆放一些玩具,术前让其玩耍,以减轻患儿的陌生感和恐惧感。

(4) 鼓励孩子,避免在患儿面前提到打针、手术等敏感词汇,告之手术中不会疼痛,只是睡一觉。

(5) 因为家长的焦虑、紧张情绪(如麻醉药物副作用、手术治疗费用等)会直接传递给患儿,需做好家长的心理辅导工作。让家长加入微博、公众微信账号,进一步了解儿童吸入全麻。也可以为其讲解成功案例,减轻或消除家长顾虑(图 10-2-1)。

3. 术前准备

(1) 术前禁食,在患儿预约手术时应交代术前禁食注意事项:儿童的任何镇静、麻醉流

程,都应禁食,从而避免误吸的发生。然而,儿童的禁食并不能单纯等同于成人模式。从午夜开始禁食对于儿童而言,是不合适也不合理的。儿童的禁食方案因考虑多种因素:手术安排的时间表,患儿的年龄,体重,进食种类的胃排空速度等。具体如下:①无渣的液体:清水,果汁,碳酸饮料,清茶,咖啡,应禁食 2h;②母乳,应禁食 4h;③婴儿配方奶粉,应禁食 6h;④奶制品、面包及米饭等食物,应禁食6h;⑤其他食物包括油炸食品、高脂肪的食物及肉类,应禁食 8h 以上。

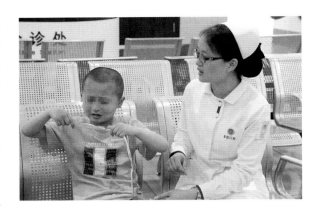

图 10-2-1　术前心理护理

(2)术前沟通:为患儿及家长沟通可能的医疗风险、术后注意事项及治疗费用。

(3)实验室检查:术前应配合麻醉医师做好患儿实验室检查。实施轻度中度镇静原则上无需太多辅助检查,但血常规检查是儿童术前评估的重要组成,对于特殊的患儿,针对性的检验及检查手段是保证围手术期安全必不可少的一环。比如癫痫患儿由于抗癫痫药物的作用的肝肾功能检查;血液系统疾病的凝血功能检查等,但需要强调的是辅助检查结果正常与术中或术后的转归并无直接联系。采取深度镇静特别是全身麻醉下的口腔治疗,应按照常规术前检查进行,包括血尿常规、肝肾功能、出血凝血时间、胸部 X 线检查。

(4)由四手护士配合麻醉医师、手术医师签署医患沟通书、手术知情同意书、麻醉同意书。

(5)器械护士准备所需器械及用物:根据患儿手术类别准备好所需器械和用物(图 10-2-2,图 10-2-3)。

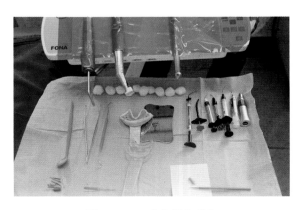

图 10-2-2　术前用物准备

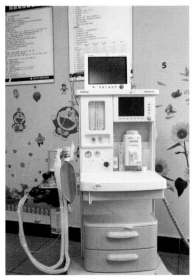

图 10-2-3　术前仪器准备

1) 口腔内科治疗：一次性治疗盘；高速手机、低速手机、直机、车针；棉球、纱布；内科治疗及补牙材料；光固化灯；玻璃板、吸唾管；手套；围巾；纸杯等。

2) 口腔外科治疗：拔牙盒（拔牙钳、刮匙、牙挺）；口镜；镊子；高速手机、车针；刀柄、手术刀片；针持、缝线、线剪；棉球、纱布；吸唾管；手套；围巾；纸杯等。

（6）镇静、麻醉设施的准备：门诊手术和住院手术的患者同样重要，不容忽视。对于门诊镇静下的麻醉设施仍应具备下列条件：①访视室：用于患者的接诊及评估；②手术室：具有牙椅、笑气-氧气吸入装置、麻醉机、监护仪、急救设备（简易呼吸器、除颤仪、气管插管器械）、急救药品等；③麻醉后复苏室：用于患儿麻醉后恢复期的观察及并发症的处理，确保患儿安全离院。

4. 麻醉护理　由四手护士配合麻醉医师对患儿实施麻醉，麻醉前做好常规准备（查看实验结果、称体重、嘱托患儿排尿排便、询问禁食情况、麻醉药物及用物、气管导管、喉罩、抢救药品及用物、确认设施设备准备到位等），准备好后由家长将患儿带进手术间。做好患儿麻醉前诱导，避免对患儿进行强行拖拽上手术椅位，以免造成患儿的心理创伤留下终身的阴影。建立静脉通道以备用药，如是全凭吸入麻醉仅输注电解质或生理盐水以维持通道。选择合适的喉罩，并在喉罩上涂抹适当的麻醉凝胶。配合麻醉医师，在插入喉罩时动作轻柔。插入后固定管路，调节灯光配合手术治疗，并做好患儿安全护理。

5. 术中护理　儿童口腔治疗我院采用麻醉医师、手术医师、四手护士、器械护士对患儿进行手术。四手护士与器械护士的分工略有不同。四手护士负责：暴露术区视野；吸唾；协助麻醉医师观察患儿生命体征。器械护士负责：准备手术用物；术中的器械及治疗用物的传递；做好术中与家长沟通的传达（图 10-2-4）。

6. 术后护理　手术完成后，四手护士做好患儿安全护理，并协助麻醉医师监测患儿各项生命体征，做好急救准备。早期及时有效的清除患儿口内分泌物，将头偏向一侧防止呕吐物引起窒息遵医嘱用药和处理。针对患儿不同的情况，及时给予对症处理。待患儿平稳后让家长进入全麻手术室陪同患儿苏醒。口腔

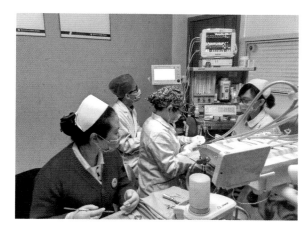

图 10-2-4　术中护理配合

治疗的完成并不是麻醉的结束，全麻患者必须清醒并且呼吸、循环稳定，才可离开医院。为了防止患者在苏醒期间发生意外事件，有必要加强对苏醒期的观察，门诊全麻患儿需送入麻醉复苏室（PACU）。一般观察 2~4h，在麻醉医师评估后，若已达离院评分标准，方可离院。

7. 术后回访　四手护士应在手术当日离院后 6h 内电话回访，预防及早期发现相关并发症。做好健康宣教（图 10-2-5）和用药指导，对患儿的术后异常状况应做好相关记录，并告知医师以便做相关处理。对家长的疑惑应做好解答，避免纠纷发生。

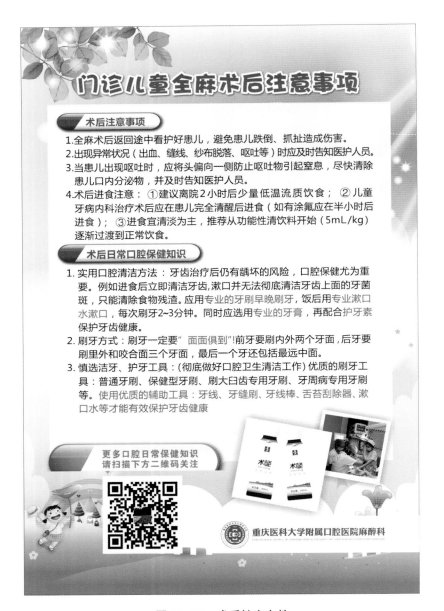

图 10-2-5 术后健康宣教

二、儿童镇静、麻醉下口腔门诊治疗并发症护理

患儿在镇静、麻醉下接受门诊口腔治疗,有可能在术前诱导、术中维持与术后苏醒期间发生一些并发症。但是,只要我们能提早预防、及时发现、对症处理,就能避免严重不良后果的出现。虽然,随着镇静、麻醉深度的增加,不良反应的发生率及处理难度增加,但只要我们做好完善的应急预案并按照规范执行,就能将患儿的风险降至最低。

充分考虑儿童自身行为控制能力也能降低相关并发症的发生,比如随着孩子发育,其沟通、理解、概念形成,或管理能力将从简单的应对环境刺激到复杂的推理和成熟的转变以及与他人互动。这些因素都应该考虑进入镇静计划。小婴儿可能更容易哄骗，2~5 岁时会表现出拒绝口服药物而要经过其他给药途径(肌内注射，皮下注射，直肠等)，非常抵抗的患儿行为可能掩盖镇静药物的效果而导致药物试用过量。更大一点的孩子可以接受静脉穿刺，他们可能会拒绝配合治疗。外观发育完整的孩子会表现出与成人相似的行为，但仍可能缺乏情绪控制能力而无法充分配合治疗。

三、患儿在全身麻醉围术期的并发症及处理

术中包括镇静失败，麻醉困境 - 心血管问题，过敏反应和严重的过敏反应，麻醉困境 - 神经系统问题，急性的、不良的认知、行为和神经肌肉变化，有关脉管系统的麻醉问题甚至是呼吸、心跳骤停等。

术后可能会出现疼痛、苏醒期躁动、头晕、嗜睡、恶心、呕吐、腹泻、发烧以及对口腔治疗后的不适感等，通常都能在术后半小时到术后 3 天内缓解。

患儿回家后可能出现的不良反应包括疼痛、食欲缺乏、和行为改变(乏力，活泼度下降，睡眠障碍，尿床等)。

(一)术后疼痛

术后疼痛是手术后不可避免的伴随症状。它在儿童术后行为表现中起着重要的作用。手术当日，与疼痛相关的负面行为表现将影响约 50% 的手术患儿，而相关的负面行为可持续时间远长于伤口疼痛时间。如拔牙、牙龈切开、甚至多颗金属冠装套、唇舌系带纠正术。

减少术后疼痛及处理：①术中轻柔微创的操作(穿刺、插管、治疗)；②对于术中的有创治疗，四手护士配合手术医师可预先给予术中利多卡因或碧兰麻等局麻注射，其止痛效果远比给予口服或静脉 NSAIDs(非类固醇类抗炎药)效果好。当然，若局部麻醉效果消失后，患儿感疼痛明显，口服或者静脉用止痛药物仍应考虑使用。值得注意的是，若在全身麻醉中使用局部麻醉，待患儿苏醒后，应提醒患儿及家属防止因局麻至感觉异常致使患儿撕咬、手指触碰局麻区域导致软组织损伤、缝线脱落、伤口开裂等情况；③患儿的舒适度：手术室的温度、湿度、牙椅的幅度调节(一般为 180°)、如有束缚带注意束缚带的松紧，以能放进一个手指为宜；④气道、输液管路的固定，管路应避免直接直接固定在患儿皮肤上以免长时间手术造成压痕影响患儿舒适度，甚至是局部红肿或缺血。手术室应定期查看和护理。

(二)苏醒期躁动

有大量研究认为儿童麻醉后苏醒期躁动(emergence agitation，EA)发生率高达 18%~38%，目前对 EA 的研究较多且有相互矛盾的结论，EA 的发生机制不明且多为自限性，但由于可能影响医疗质量，造成患儿家属不满及增加医务人员负担，患儿常表现为哭闹不止，无规律的体动(特别是接受全凭吸入麻醉的患儿)，绝大多数患儿可自行缓解。

Sikich 等把"麻醉后立即出现的儿童注意力、定向力及认知能力的紊乱，对外界刺激的高反应性"定义为 EA，通常发生在麻醉苏醒后 30min，呈自限性，一般持续 5~15min，EA 对儿童本身没有危害，但其存在潜在的危险(间接导致儿童受伤、影响输液及包扎、增加恢复室停留时间、患儿跌倒、伤口出血感染、补料短期内脱落等)。通常认为可能是发生 EA 的因素包括：患儿自身原因；手术部位；麻醉药物；各种病理状态(缺氧、疼痛、膀胱充盈等)；快速从麻醉状态中苏醒等，甚至是上述因素综合作用的结果。故我们认为麻醉药物本身或代谢不完全对大脑兴奋和抑制系统平衡的短暂影响很可能是儿童口腔门诊镇静、麻醉发生 EA 的

主要原因。

减少 EA 及处理:①四手护士对患儿有效的术前认知干预;②术中轻柔微创的操作(穿刺、插管、治疗);③口腔科治疗结束后不要迅速停用麻醉药物,应缓慢减少药物用量,待患儿自然苏醒;④麻醉结束后尽量避免给予患儿刺激,减少呼唤患儿次数;⑤术后在保证安全的前提下尽早和患儿家长接触,让患儿家长进入手术室陪同患儿苏醒;⑥遵医嘱药物控制:目前研究有效的药物为丙泊酚、氯胺酮、右旋美托咪定和芬太尼;如若控制不佳的 EA 适当给予芬太尼通常有效。

(三) 呼吸系统并发症

在门诊镇静、麻醉下口腔治疗的过程中,由于手术部分的重叠,呼吸系统并发症是最常见的。许多呼吸系统并发症(支气管痉挛,误吸,喉痉挛,上呼吸道梗阻)会干扰呼吸功能,导致低氧血症。有效的处理并发症不仅要求迅速识别低氧血症的原因,同时具有有效的应对措施(详见第七章)。

(四) 麻醉并发症

口腔门诊儿童全身麻醉并发症:如镇静失败,麻醉困境 - 心血管问题,过敏反应和严重的过敏反应,麻醉困境 - 神经系统问题,急性的、不良的认知、行为和神经肌肉变化,有关脉管系统的麻醉问题的评估和处理(详见第七章)。

(五) 口腔门诊心血管系统并发症

口腔门诊儿童全身麻醉下心血管系统并发症,较为少。但出现时往往较为急迫,其评估和处理原则(详见第三章)。

(六) 呼吸、心跳骤停

口腔门诊儿童全身麻醉下呼吸、心跳骤停较为罕见,一旦出现我们应当立即采取急救措施,在黄金时间内对患儿实施有效急救,在第一时间启动应急预案和开启生存链(详见第九章)。

总的来说,在儿童口腔科门诊镇静、麻醉下进行口腔治疗,由于儿童病情变化快,应该在大型医疗机构,充足技术力量和硬件设备保证下施行。

综上所述,儿童口腔门诊镇静、麻醉下行口腔治疗顺应了舒适化口腔医疗发展的需要,彻底解决了特殊人群(严重牙科焦虑症、学龄前儿童、智障、痴呆等)儿童或成人口腔治疗的困难,对提高口腔医疗的舒适度、扩大诊治范围、打造医院核心竞争力发挥了重要作用。但由于对口腔治疗的固有模式有所改变以及潜在的风险性,需要广大医务工作者及患者更多的知晓。对于围术期的护理应进一步提升安全、急救、整体护理的意识和相关技能(心理干预、无痛穿刺、麻醉护理、常见并发症急救护理、心肺复苏操作等)。

(樊　林)

第三节　口腔门诊经静脉镇静护理

口腔门诊经静脉镇静主要用于门诊口腔科恐惧患者阻生牙拔除术、种植术、颞下颌关节腔冲洗术、儿童龋齿治疗等,常用药物为咪达唑仑和丙泊酚。

静脉输液是利用大气压和液体静压原理将大量无菌液体、电解质、药物由静脉输入体内的方法。可分为外周静脉输液、中心静脉输液、高营养输液(TPN)和输血等。口腔门诊经静脉镇静通常使用外周浅静脉输液法将镇静药物由外周静脉注入患者体内,以快速达到镇静镇痛的效果。

　　静脉输液是口腔门诊麻醉护士必须掌握的常规护理技术,从排气到输液再到拔针,虽看似简单,却有不少技巧。使用得当不仅能有效减轻患者的疼痛感,还能提高工作效率,减少医患纠纷。

一、静脉镇静术实施前准备

(一)患者准备

　　1. 患者进行门诊经静脉镇静术预约时,护理人员协助麻醉医师对患者进行术前综合评估(图 10-3-1);告知患者或家属相关注意事项,包括术前禁食水要求(详见第二章),确定手术具体时间,登记联系方式。

　　2. 患者进入治疗室前,护理人员为患者测量体重,并向患者做好解释工作,包括静脉镇静的全部操作流程和可能出现的各种感觉,以消除患者的恐惧、紧张、焦虑,使其积极配合治疗。

　　3. 患者进入手术室后,护理人员将患者舒适地安置在牙椅上,连接心电监护仪、指氧饱和度探头,监测患者生命体征及 SPO_2(图 10-3-2),并建立有效的上肢静脉通道,妥善固定针头和约束患者肢体,以防诱导期和恢复期患者躁动、坠床。连接心电监护仪时,应注意遮挡,保护患者隐私,操作完毕后为患者盖小棉被保暖。

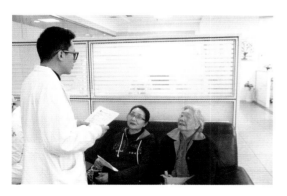

图 10-3-1　术前综合评估

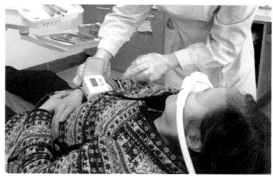

图 10-3-2　监测生命体征

　　4. 建立静脉通道的方法。

　　(1) 快速有效的排气方法:①取出输液器,将针头插入 0.9% 氯化钠注射液瓶塞,关闭调节器,输液瓶倒挂输液架上;②莫非式滴管自然下垂,一手反折滴管下段输液管,一手轻轻挤压滴管,使滴管内液面达 2/3 处时,松开反折的输液管;③一手持调节器,一手持针柄,针头朝下,缓慢松开调节器,让液体缓慢通过输液管和头皮针接头处,排尽输液管内空气,关闭输液器。

　　(2) 血管的选择:选择血管宜"先远后近,先浅后深,先细后粗,先手后足,先难后易",避开关节处及肢体内侧血管。对于口腔门诊患者,可首选手背静脉,粗直、弹性好、较充盈,易固定的静脉为宜。

　　(3) 消毒:①消毒时应以穿刺点为中心,由内向外缓慢旋转用力擦拭,至少消毒两遍或遵循消毒剂使用说明书。②皮肤消毒的面积应大于敷料的面积。使用头皮钢针穿刺时,皮肤消毒范围应≥5cm;使用静脉留置针穿刺时,皮肤消毒范围应≥8cm。③消毒后自然待干,避免吹、扇等动作。

(4)止血带的应用:①为了使穿刺部位的静脉充盈,显露明显,止血带的位置应尽可能靠近穿刺部位近端,距穿刺点约6cm;②结扎止血带时要松紧适宜,既阻止静脉血回流,又不能阻断动脉血流,在结扎止血带的肢体远端能摸到动脉搏动为宜;③结扎止血带的时间过长,会在阻断表浅静脉的同时阻断动脉,肢体远端的动脉血流减少,导致静脉充盈不良,故结扎时间 <2min 为宜。④防止患者之间的交叉感染,预防过敏,止血带应一人一用一消毒。

(5)穿刺技巧:常规法在行静脉穿刺时,嘱患者握拳,成功穿刺后再松拳。现行手背静脉穿刺时,较主张被穿刺手反复握拳、松拳后自然放置,护士用左手将患者的手固定成背隆掌空的握杯状,即可充分显露血管。

进针的角度应视穿刺部位、静脉的深浅、粗细及滑动与否而定。

1)普通静脉,指血管充盈饱满、富有弹性,易于固定。护士左手拇指紧绷穿刺点下方皮肤,右手持针柄,针尖斜面向上,穿刺时 45° 角进针法和传统的 30° 角进针法相比,具有速度快、阻力小、成功率高和损伤程度轻的优点,同时可以减轻穿刺时患者的疼痛感。针尖破皮后,可行直刺或侧刺进入血管,见回血后减小角度继续进针约 2/3 后固定;若皮下脂肪较薄,静脉较浅细,穿刺时可调整约 20° 角进针,以防刺破对侧血管壁。

2)滑动血管,皮下脂肪少,血管在皮下易滑动。护士左手示指和拇指分别绷紧穿刺点上下皮肤,固定血管后行旁穿刺,见回血后减小角度继续进针约 2/3 后固定。

3)隐性充盈血管,深而不显易固定,常见于肥胖患者。针尖破皮后,由左手示指引导右手针尖正刺或旁刺进入血管,见回血后减小角度继续进针约 2/3 后固定。

(二)病历资料准备

1.患者进入治疗室前,护理人员协助麻醉医师告知患者实施静脉镇静可能发生的麻醉意外和并发症,并签署《麻醉知情同意书》;询问患者年龄、既往史、药物过敏史,着重询问患者是否使用过镇静类药物及对药物的耐受性,并进行口腔科手术、麻醉同意书等病历资料的核对。麻醉医师、护理人员共同核对患者身份,确认禁食水情况。

2.患者进入治疗室后,由手术医师、麻醉医师、护理人员共同核对各信息,确认无误在《门诊麻醉预约管理单》上签字。

(三)仪器设备准备

患者进入治疗室前,护理人员调节室温至 25℃ 左右,准备心电监护电极片,检查麻醉机、多参数监护仪、牙椅、负压吸引器、指氧饱和度探头、氧气及供氧管路等所有仪器设备功能是否正常,以确保麻醉、手术的顺利进行。

(四)用物准备

1.急救车(图 10-3-3) 包括简易呼吸器(图 10-3-4)、

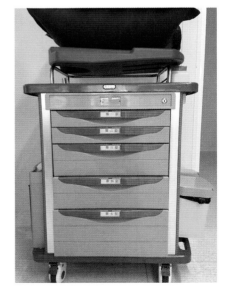

图 10-3-3 急救车

视频喉镜(图 10-3-5)、气管插管、急救药品、除颤仪(图 10-3-6)、心肺复苏设施等。

2. 静脉镇静物品　包括碘伏、棉签、压脉带、一次性使用输液器、0.9% 氯化钠注射液、输液敷贴、麻醉药品标签、麻醉药、各种型号的一次性注射器等(图 10-3-7)。

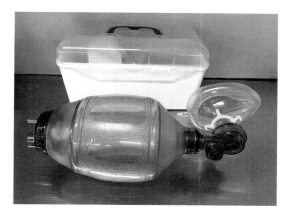

图 10-3-4　简易呼吸器

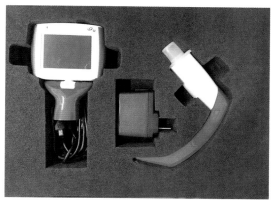

图 10-3-5　视频喉镜

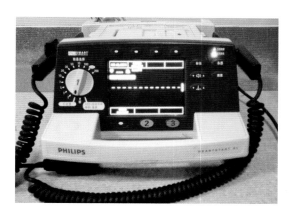

图 10-3-6　除颤仪

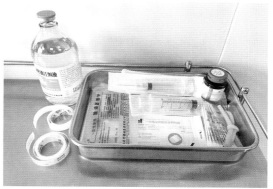

图 10-3-7　静脉镇静物品

3. 口腔科手术器械及物品　包括吸唾管、防污膜和常规、特殊手术器械及用物等。

二、静脉镇静术护理

遵医嘱,将麻醉药用 0.9% 氯化钠注射液按比例稀释,并贴上标签,放置于无菌治疗盘内备用。

遵医嘱,准确、缓慢推注药液,因为丙泊酚对组织刺激作用较强,且具有呼吸抑制作用,静脉注射过快或剂量过大可能出现明显疼痛、呼吸系统和循环系统抑制等麻醉并发症,因此护理人员应缓慢推注药液,同时密切观察患者面色、生命体征及 SPO_2 变化。

药液推注完毕,连接输液器,并保持静脉通道的有效、通畅。术中应观察患者有无输液反应,静脉穿刺部位有无红、肿、热、痛、渗出等表现。

靶控输注（target controlled infusion, TCI）是指在输注静脉麻醉药时，以药代动力学和药效动力学原理为基础，通过调节目标和靶位（血浆或效应室）的药物浓度来维持适当的麻醉深度，以满足麻醉的一种静脉给药方法（图10-3-8）。

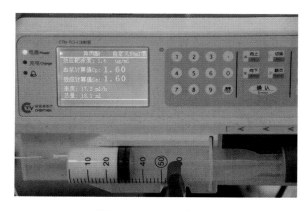

图10-3-8　TCI输注泵

（一）常见静脉输液故障及处理

滴液不畅或不滴是外周静脉输液过程中最常出现的故障，其原因及处理方法大致包括：①排气管、输液管折叠：输液过程中出现滴液不畅或不滴时，应首先考虑管道是否打折、受压，逐一排查后及时梳理打折管道，保障液体或药物的正常输注；②针头部分或全部滑出血管外：出现此情况时，周围组织会出现肿胀、疼痛、局部发冷等情况，应重新进行穿刺；③针头斜面紧贴血管壁：出现此情况时，可适当调整针头位置或变换肢体位置，直到通畅为止；④针头阻塞：更换针头，重新选择静脉穿刺，切忌强行挤压滴管或用液体冲洗针头，以免血凝块进入血管造成栓塞；⑤压力过低：考虑为此因素引起的滴液不畅或不滴，可以适当抬高输液瓶或放低肢体位置；⑥静脉痉挛：出现静脉痉挛时，可采取局部热敷的方法进行缓解（图10-3-9）。

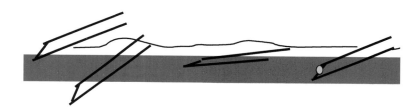

图10-3-9　常见滴液不畅原因示意图

（二）核对与清点

口腔科手术操作前，手术医师、麻醉医师、护理人员再次核对患者信息，手术医师与护理人员清点手术所需用物。

（三）呼吸道管理

口腔科手术操作中，护理人员须做好呼吸道管理，及时、有效地清除唾液和口咽部分泌物（图10-3-10），以防呼吸道梗阻；并协助麻醉医师密切观察患者面色、生命体征及 SPO_2 变化。

（四）术后记录与核查

口腔科手术结束后，手术医师、麻醉医师、护理人员再次核对患者信息，手术

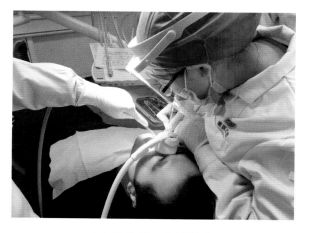

图10-3-10　有效吸唾

医师与护理人员清点手术用物,并及时在《门诊麻醉预约管理单》上签字。

三、静脉镇静术恢复期护理

在所有静脉镇静并发症中,呼吸系统并发症是最常见的,可表现为低氧血症、呼吸抑制、呼吸道阻塞等。因此麻醉恢复期间,患者的呼吸护理非常重要,如 SPO_2>95%、呼吸运动无异常,护理人员应密切观察患者面色、生命体征及 SPO_2 变化和意识行为;如 SPO_2<95%、呼吸运动明显减弱,应及时报告并协助麻醉医师提颌面罩加压给氧,必要时人工加压辅助呼吸。如经以上处理仍无改善,则及时做好气管插管准备(详见第七章)。

护理人员应及时观察患者伤口有无活动性出血,保持呼吸道通畅,术前一定严格禁食禁饮。如患者出现恶心、呕吐,应立即安置患者于平卧位,头偏向一侧,利于呕吐物的排出,及时清除口腔分泌物后继续给予吸氧(详见第八章　口腔门诊常见其他不良反应及处理)。

麻醉恢复期间,患者尚未完全清醒,易因疼痛不适出现躁动。护理人员应保持室内安静,减少对患者的刺激,对患者进行适当的肢体约束,以防坠床,并保持静脉通道的有效、通畅,以保证意外情况下的快速给药途径。

麻醉恢复期间,患者易出现寒战。护理人员应将室温控制在 25℃左右,并为患者加盖小棉被,做好保暖措施。

四、离院指导

(一)麻醉医师根据 Aldrete 改良评分(Modified Aldrete score)标准进行评估

当评分≥11 分,即认为达到麻醉后恢复标准,护理人员为患者拔除静脉针,若患者无头晕、困倦感,可由家属陪伴离院。护理人员应告知患者及家属术后注意事项,包括家属应陪同患者回家,并 24h 内密切观察;患者手术当日尽量减少户外活动,不能驾车,以防意外;手术后 2h 可进食少量温凉流质饮食;留联系方式,如有疑问或不适,随时与医院联系,以便及时处理。

(二)拔针的技巧

1. 传统拔针法　用棉签按压针眼处拔针。这种拔针方法的不足之处是会使针尖两侧对血管壁产生切割力,血管损伤可释放致痛因子;血管内膜损伤,血小板聚集易形成血栓,出现血肿。

2. 无痛拔针法　拔针前嘱患者抬高输液侧前臂约 45°~60° 角,分离胶布,只留压针眼的一条输液贴不分离,关闭输液器,右手快速拔针的同时,左手大拇指立即顺血管方向按压覆盖两个针眼的输液贴。由于进针角度和针梗走行方向不同,一定要保证血管针眼和皮肤针眼均得到有效按压。按压针眼时切忌边压边揉,以防已凝血的血管针眼重新出血。

五、电话回访

手术次日,护理人员对患者进行电话回访,包括患者有无发烧、恶心呕吐等情况,是否影响日常生活;伤口有无出血、疼痛等情况。根据回访情况,填写《门诊麻醉预约管理单》,如有异常情况及时与麻醉医师联系,酌情处理。

(周　颖)

第四节　门诊局麻下种植手术的护理配合及并发症护理

一、概述

近年来,随着牙种植体的改进以及外科种植技术的发展,种植修复已成为当下临床可靠的修复方式。运用全方位高质量的护理配合做好口腔门诊治疗工作,人工种植牙的手术方案和医师的技术是种植义齿成功的关键,有效的护理配合是种植牙手术成功的有利保障。

二、设备及物品的准备

(一) 种植机

种植机包括一台带一体式蠕动泵的桌面电子控制系统,一个输液架,一套巴氏马达及马达线,根据不同套装,配有一个2钮或4钮还配有多功能脚踏开关(2钮脚踏开关功能:控制马达转速、转向和蠕动泵与马达同步动作;4钮脚踏开关的附加功能:2个附加钮用于选择双马达中的一个为工作马达,并可选择工作马达的4各位程序中的一个为工作程序)。根据种植机头的比例不同,需要调至匹配的比例进行手术。

(二) 专门用于种植的手机

种植手机一般分为CA1∶1弯手机、CA30∶1弯手机和PM1∶2直手机(表10-4-1)。

表 10-4-1　种植手机比较

种植手机	类型	传动比	转速(种植机范围)	车针卡紧
CA1∶1弯手机	E型标准接口带外水道喷水	1∶1	500~40 000 转/min	按压换针
CA30∶1弯手机	E型标准接口带外水道喷水,配有可拆卸空中灌注系统	30 倍减速	15~1 300 转/min	按压换针
PM1∶2直手机	外水道喷水直手机	2 倍增速	1 000~80 000 转/min	车针锁紧环

三、术前评估

患者评估

1. 医师接诊后根据口内情况确定牙齿种植修复方案,常规拍摄口腔科 CT,了解患者的基本情况以及吸烟史、夜磨牙情况、牙弓大小、牙齿排列、美学、咬合关系、缺牙的原因和时间,缺牙区域骨的结构与质量以及患者口内一般情况。

2. 了解患者全身情况,高血压、糖尿病、心脏病、血液系统疾病、骨骼代谢性疾病、自身障碍性疾病,术前常规检查血常规、凝血四项、乙肝两对半、梅毒、HIV、60 岁以上或糖尿患者需要检查血糖,如长期服用抗凝血药物,需按医嘱停药后方可进行手术。

3. 种植义齿修复牙齿比起传统的修复方式要高,应根据患者所能承受的条件进行选择合适的种植系统。

4. 女性患者应避开生理期。手术当日不要化妆,常规饮食,术前半小时服消炎药,嘱患者去卫生间,关闭手机或将手机调整为静音。

5. 询问患者的既往史、过敏史,并作出相关的准备。

四、术前麻药及护理配合

口腔手术局麻药物使用的是阿替卡因肾上腺素注射液(组分为每支 1.7mL 盐酸阿替卡因 68mg 与酒石酸肾上腺素)。

(一)准备麻醉

患者进入手术室前必须询问患者是否已进食,以免患者发生低血糖引起术后一系列的不良反应,未进食患者必须进食后方可进入手术室,这一点是非常重要,也值得重视的。

(二)麻醉以及相应的护理配合

1. 局部浸润或神经阻滞麻醉 口腔内黏膜下注射给药。注射前请重复抽回血以检查是否误入血管,尤其行神经阻滞麻醉时。注射速度不得超过 1mL/min。适合成人及 4 岁以上的儿童使用。

2. 用量 成人用量一般手术使用 0.5~1 支,最大量不超过 7mg/kg 体重,4 岁以上儿童最大量不超过 5mg/kg,老年人使用成年人剂量减半。

3. 护理配合 麻醉用药后很可能会出现晕厥、呼吸急促、心血管系统也会出现反应,故术中、术后的观察就非常严密,随时观察患者的生命体征、血压;一旦出现情况,立即进入紧急抢救。

(三)种植手术的准备

1. 护理问题

(1)紧张、恐惧:给予患者讲解手术当中的相关情况以及患者怎样去配合医师的做法,使紧张、恐惧的心理减轻或消除。

(2)知识缺乏:向患者耐心讲解种植牙的相关知识以及治疗方案,预后等情况。

(3)期望值过高:让患者能够用正确的去认识种植牙的效果。

2. 护理措施

(1)手术室的准备:手术室的院感控制与监测是提高医疗护理质量的重要环节,通常手术间采用的臭氧消毒机进行空气消毒。

(2)用物及器械材料:①手术包准备:不锈钢篮筐 1 个、钢杯 2 个、不锈钢方盘 1 个、不锈钢吸唾管管 1 根、碧蓝麻针筒 1 个、刀柄 1 个、刮匙 2 个、甲状腺拉钩 1 个、骨膜分离器 2 个、镊子 2 个、小弯 2 把、针持 1 把、线剪 1 把;②一次性物品准备:一次性洞巾、灭菌橡胶外科手套 2 双、腔镜套、口镜 2 个、冲水管;③特殊物品:种植体系统工具盒;④一般物品:毛巾、手术衣,消毒后备用。

3. 健康教育

(1)手术完成后根据医嘱嘱患者拍摄 X 线片或者 CT,了解种植体在牙槽骨的位置。

(2)常规服用抗生素预防感染,交代漱口水的使用方法,保持口腔清洁卫生。

(3)术后 2h 内不宜进食,当天禁吃过硬、过烫食物,避免过多说话、吹奏等口腔剧烈运动;抽烟的患者应避免抽烟。

(4)术后 1~2 天进行局部冷敷,以减轻面部的水肿。

(5)术后 7~10 天拆线,了解术后反应及创口愈合情况。

(6)一般在术后 3~6 个月进行二期手术。

(7)种植牙与天然牙相比,耐受能力相对较低,使用种植牙时应避免咀嚼过硬食物及偏侧咀嚼等不良习惯,防止种植义齿受力过大而影响其使用寿命。

(8) 良好的口腔习惯是种植义齿成功的重要环节,因此让患者进行有效的清洁是必须的,特别是种植基桩周围的清洁,以免造成种植体周围软组织感染及炎症,使种植体周围骨组织吸收,造成种植失败。

(9) 按医嘱定期进行复诊,发现问题及时处理。

五、并发症的护理

(一) 下牙槽神经损伤

这是种植术中最严重的并发症,医师在操作中对下牙槽神经的误判,误把神经管下壁当成上壁,在麻醉中采用 4% 阿替卡因局部浸润麻醉,一般不做阻滞麻醉。

护理:在手术间内配上电脑,并在手术前将患者的影像资料打开,让医师在手术操作中更直观的判断神经管的位置,并建议医师不选择使用过长的种植体,确保钻头与神经管有 2mm 安全距离。如骨高度不足,也可配合医师进行引导骨再生术的处理。

(二) 上颌种植发生种植体穿入鼻腔

种植体初期稳定性不够,种植体落入上颌窦。

护理:出现此类问题,积极配合医师做好善后工作,安抚患者,并联系好放射科,尽快将种植体取出。严格观察患者的生命体征,给予建立静脉通道。

(三) 产热过多造成骨灼伤,影响骨结合,导致种植失败

要求种植位置制备时应采用逐级备洞,钻孔时间不要过长,应做间断提拉式钻孔,冷却液要及时冲到位。

护理:将做冷却液的生理盐水放置在冰箱里备用,温度一般设置在 4℃。

(熊　鹰)

第五节　门诊静脉麻醉下种植手术的护理配合及并发症护理

一、概述

随着口腔医学的发展,口腔种植手术不断提高和完善种植体以其固位好、咀嚼效率强,对邻牙损伤小,越来越多地被缺牙患者作为首选的修复治疗方式。多数种植牙过程耗时长、疼痛刺激强,多数情况下患者会对种植牙产生恐惧和精神紧张。因此,对患者心理状态的了解和解除他们的各种顾虑,已成为医护人员应尽的责任。静脉麻醉作用于无痛种植牙手术,消除了患者在牙种植手术中产生的恐惧和焦虑,减轻术中患者的紧张心理,促进伤口更好的愈合,提高患者手术的依从性。手术清醒镇静能够有效的对患者的恐惧、紧张心理起到缓解的作用,进而减轻患者的疼痛。

二、静脉麻醉下无痛种植手术的特点

重庆医科大学附属口腔医院常用静脉麻醉药物丙泊酚具有起效快速、作用时间短等特点,是一种全身的静脉麻醉药物,静脉注射后不会产生恶心、头晕、呕吐等的不良反应,其广

泛应用于门诊手术与诊断检查中。丙泊酚配合有效的护理措施为开展无痛牙种植手术提供了保障。用于无痛牙种植术对患者清醒镇静的效果较好，采取有效的术前、术中、术后护理措施可提供手术的物资保障，并通过对患者的病情变化进行密切的观察后，采取及时的处理，提供手术的安全保障。

三、护理配合

（一）术前护理

1. 环境要求　在规范化的手术室中完成牙种植手术，避免交叉感染，并提高了手术的效率与成功率。

2. 心理护理　针对患者对种植牙及麻醉表现出的焦虑、紧张及恐惧的心理，护士热情、关心体贴患者，用通俗易懂的语言与患者沟通，消除患者的紧张、恐惧情绪，使其冷静的面对手术，还可以详细的介绍手术的目的、方法、过程和注意事项使患者对即将进行的手术充满信心，密切配合手术治疗。

3. 术前检查　种植手术前进行血液检查的主要目的是排除手术的禁忌证，评估患者的全身健康状况，同时对于特殊感染的患者进行特殊处理，避免患者之间的交叉感染，降低种植的风险。常规的血液检查项目包括：①血常规检查；②凝血试验检查；③生化检查；④传染病筛查。

4. 术前常规空气消毒 30min。

5. 观察生命体征　术前常规测量 T、P、R、BP，如有手术禁忌证：出血性疾病、发热、高血压、感冒、妇女月经期及怀孕早、晚期等情况及时报告医师，应暂停手术或治疗后再择期手术。

6. 建立静脉通道　由于丙泊酚静脉注射时可引起疼痛，通常选用较粗大的静脉如头静脉或正中静脉采用留置针穿刺，可自同一静脉内先注 1% 利多卡因 20~40mg 混合丙泊酚静脉注射能有效防止疼痛。注射过程中，注意局部情况如：针头确在血管内，局部无肿胀，保证静脉通道的通畅。因为药物如不能完全进入血管，血药浓度就达不到有效的水平，患者会发生躁动而影响手术的安全进行。

7. 手术器械及物品准备　手术物品除了常规的手术器械外还包括种植机，配套专用的慢速手机，钻头，种植体及与种植体相配套的种植专用器械，所有物品均需高温高压消毒后使用。

8. 体位　协助患者在牙椅上就座，给患者漱口液含漱 5~10min，口外用专用皮肤黏膜消毒剂进行面部消毒 2 遍，并向患者交代术中注意事项，根据所拔牙齿部位调节椅位和光源，常规消毒、铺巾。用约束带约束四肢（待患者意识消失后），以防止肢体扭动，干扰手术进行。

9. 局部麻醉　患者进行静脉麻醉后，在清醒镇静状态下嘱患者张口用 1.7mL/ 支的盐酸阿替卡因肾上腺素注射液进行局部浸润麻醉（图 10-5-1）。

（二）术中护理

1. 人员配合　手术护理配合人员要相对固定，熟悉种植机及手术流程，做到

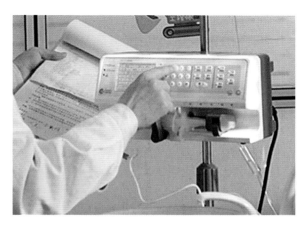

图 10-5-1　术前准备用药

"一轻,二勤,三少语"。一轻包括走路轻,给与患者口周消毒时动作要轻柔;二勤包括眼勤手勤,医师需要什么就可以迅速提供什么,对于不需要的器械及时清理走;三少语即手术争取做到想医师所想,了解医师的操作思路,做到心中有数,操作熟练,配合默契,缩短手术时间,提高手术效率。

2. 监测生命体征 以低流量双鼻孔吸氧并行心电监护。严密监测心率、血压、血氧饱和度及呼吸情况,并详细记录,严密观察患者的表情,是否出现心慌,气短,恶心,呕吐等症状,出现问题立即暂停手术,给予相应的处理。在快速静脉推注丙泊酚时要注意血压的变化。

3. 手术配合 常规准备手术器械,严格无菌技术操作,护士要与术者密切配合,尽量缩短手术时间和患者的麻醉时间。随时调节好灯光,保证术野清晰。随时用吸引器吸干净口腔内的唾液、血液和碎屑,确保气道分泌物、血液和碎屑不流入气道,以免引起误吸或窒息。如有鼾声或有水泡声,提示呼吸道有阻塞,要提拉下颌角,使气道打直,以减少气道阻力,确保手术顺利完成。尤其是医师在进行残根拔出,超声去骨,敲击内提时应严密观察生命体征的变化(图 10-5-2)。

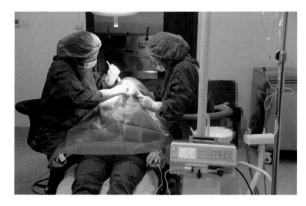

图 10-5-2 术中护理配合

(三)术后护理

1. 手术完毕,清点物品。

2. 做好手术相关的各种记录,材料登记本医师签字确认。

3. 及时告知患者手术情况,慢慢调整牙座椅,帮助患者对面部进行整理,让患者进行 X 线片检查,掌握种植体植入情况。

4. 护送患者出手术室,并对患者进行术后的口腔健康教育,做好术后消毒措施,防止术后患者跌倒、恶心、呕吐。丙泊酚是一种起效迅速、作用短暂的全身麻醉药,具要良好的镇静、遗忘的作用。患者常在手术结束,停药 2~3min 后可呼之睁眼,此时应继续监测生命体征,保持呼吸道通畅,给予舒适体位并保暖。大部分患者观察 20~30min 后完全清醒,如无不良反应可由护士陪同离开手术室,2h 后观察无异常可由家属陪同离院,做好术后随访。

四、护理要点及注意事项

1. 用物准备 抢救车,微量泵,心电监护仪,简易呼吸囊,中心吸氧及吸痰用物、输液及推药设备各 1 套。

2. 人员准备 麻醉医师、护士各 1 名。

3. 用药护理 丙泊酚为乳化脂肪容易被污染,因此在操作是必须注意无菌操作,避免污染。丙泊酚价格较贵,重庆医科大学附属口腔医院使用的是 100mg/10mL 制剂,使用时正确计算使用量,用微量泵进行注射,避免不必要的浪费及污染。

4. 病情观察 生命体征监护:根据药品说明及文献报道丙泊酚对循环系统及呼吸系统有抑制作用,可引起血压下降心肌血液灌注及氧耗量下降外周血管阻力降低,可抑制二氧化碳的通气反应,静脉注射可引起呼吸暂停,故术前应备好抢救药品,如纳诺酮,盐酸肾上腺素,硫酸阿托品,多巴胺及吸氧装置。因此在使用静脉麻醉的过程中,我们始终进行严密的生命体征监护,予以吸氧 2L/min,尤其开始应用丙泊酚治疗时一般以剂量为 1mg/kg 的丙泊酚静脉注射,输注时间为 60s,患者入睡后且无睫毛反射后,开始进行局麻,并完成种植牙手术,手术过程中由专管的麻醉医师持续对麻醉药物用量进行调整,并 5~10min 观察血压、呼吸、脉搏、SPO$_2$ 的变化并记录。严密观察呼吸频率节律有无改变,避免发生呼吸暂停等不良反应。

五、常见并发症及对症护理

（一）全身并发症

1. 低血压 静脉麻醉药可使血压下降,其降低程度在有些患者中超过 40%,对于年老体弱、心功能不全患者血压下降尤为明显。

护理要点:静脉注射麻醉药物时速度应减慢,术中严密观察患者血压变化,麻醉维持期间为纠正低血压可以遵医嘱予以静脉快速输液,必要时给予多巴胺或者阿托品等药物静脉推注或者静脉泵入。手术完成后应慢慢唤醒患者,并嘱患者在牙椅上平躺 10~15min 再慢慢坐起,防止体位性低血压的发生。

2. 短暂性呼吸暂停 静脉麻醉药物如丙泊酚类对呼吸有明显的抑制作用,静脉注射时常发生呼吸暂停。

护理要点:在用药期间保持患者呼吸通畅,予以患者持续低流量吸氧 2L/min,术中给予严密监测血氧饱和度的变化。在手术过程中应密切配合医师及时吸掉患者口内多余的血性分泌物以免因误吸而引起呼吸暂停。

3. 恶心、呕吐 由于术中静脉麻醉药物的使用部分患者术后出现恶心呕吐等症状。

护理要点:予以患者平躺休息,头偏向一侧,防止因呕吐引起窒息。必要时给予静脉推注止吐药如昂丹司琼等药物止吐。

4. 变态反应 麻醉药物引起的变态反应主要是速发型超敏反应在临床上出现较少。患者可出现胸部不适,面部及胸部瘙痒,皮肤出现潮红,荨麻疹等症状严重的因喉头水肿出现呼吸困难,心动过速,心悸等。

护理要点:麻醉操作前询问患者有无麻药变态反应史是预防的关键,一旦反生变态反应应立即①使患者呈仰卧位,抬高下肢;②保持呼吸道畅通,给予吸氧;③快速建立静脉通道,遵医嘱给药。常用药物有:肾上腺素,抗组胺类药物,皮质类激素药物,呼吸系统药物,血管活性药物等。

（二）局部并发症

1. 血肿 局部血肿较常见与静脉丛丰富的位置,表现为局部血管损伤,组织内出血,黏膜下或皮下出现紫红色瘀斑或肿块。

护理要点:正确进行麻醉操作,注意进针方向,避免反复穿刺,局部出现血肿可予以冷敷,48h 后再热敷促进血肿的吸收,并遵医嘱可酌情给予抗生素和止血药予以治疗。

2. 无意识自伤 主要是麻醉后局部感觉障碍所致,例如咬伤没有知觉的唇,舌及颊黏膜或进食过热或者过冷的食物导致烫伤或者冻伤。

护理要点:患者行麻醉和口腔操作后,告知患者麻醉消退后再进食,咀嚼动作要缓慢轻柔,勿食过冷或者过热的食物。

3. 感染 注射针及麻醉药物污染,麻醉进针部位消毒不严或者注射针穿过感染灶,均可将感染带入深层组织。一般在注射后 1~5 天局部出现炎症,表现为红、肿、热、痛明显,甚至有张口受限。

　　护理要点:注射区域要严格消毒,一旦发生感染立即给予抗炎等对症处理。

　　总体来说,随着口腔种植的发展,口腔静脉麻醉是相对安全的,随着人们预期寿命的提高,伴有全身疾病的人越来越多,口腔全身麻醉的应用也越来越广泛,静脉麻醉下行口腔种植的患者也越来越多,消除了患者的紧张心理,提高了患者的手术依从性,提高了手术的成功率。

（郑　　月）

参 考 文 献

1. 中华口腔医学会 . 口腔治疗中笑气 - 氧气吸入镇静技术应用操作指南 . 中华口腔医学杂志,2010,45(11):645-647.

2. 李洋阳,李沙,陈苏明,等 . 笑气 - 氧气吸入镇静下微创拔牙的护理 . 护理实践与研究,2012,9(21):83-84.

3. 张国良,万阔 . 实用口腔镇静技术 . 北京:人民军医出版社,2010.

4. 庄心良,曾因明,陈伯銮 . 现代麻醉学 . 第 3 版 . 北京:人民卫生出版社,2005.

5. 唐雯,王军,胡络,等 . 低浓度可调笑氧混合气体清醒镇静在胃镜检查中的应用 . 中华消化内镜杂志,2010,12(27):462-464.

6. 杨宝峰 . 药理学 . 第 6 版 . 北京:人民卫生出版社,2003.

7. 吴在德,吴肇汉 . 外科学 . 第 6 版 . 北京:人民卫生出版社,2003.

8. 齐艳梅 . 局麻拔牙镇痛不全和晕厥的心理因素探讨 . 中国民康医学,2007,19(10):392.

9. Kijima H,Shingai T,Takahashi Y,et al.Nitrie oxide modulate elicitation of reflex swallowing from the pharynx in rats.Am J Physiol Regui Integr Comp Physiol,2006,291(3):651-656.

10. Brunick A,Clark M.Nitrous oxide and oxygen sedation:an update.Dent Assist,2013,82(4):12.

11. 柳洪志,张玮,王天祥,等 . 笑气吸入在咽反射敏感患者阻生齿拔除中的应用 . 口腔颌面外科杂志,2013,4(23):128-129.

12. Wood M.The safety and efficacy of intranasal midazolam sedation combined with Inhalation sedation with nitrous oxide and oxygen in peadiatric dental patients as an Altenative to general anaesthesia.Specialist in speci,2010,26(1):12-22.

13. Frampton A,Bamanan G,Lam L,et al.Nurse administered relative analgesia using high concentration nitrous oxide to facilitate minor procedures in childen in emergency department.Emerg Med J,2003,20(5):410-413.

14. Cleary AG,Ramanan AV,Baildam E,et al.Nitrous oxide analgesia during intra-articular injection for juvenile idiopathic arthritis.Arch Dis Child,2002,86(6):416-418.

15. Bumweit C,Diana-Zerpa JA,NAhmad MH,et al.Nitrous oxide analgesi for minor pediatric surgical procedures:an effective alternative to conseious sedation？Petiatr Surg,2004,39(3):495-499.

16. 胡宝友 . 七氟烷全麻诱导现状 . 中国社区医师,2011,13(31):31-32.

17. Bevan JC,Johnston C,Haig MJ,et al.Preoperative parental anxiety predicts behavioural and emotional responses to induction of anaesthesia in children.Can J Anaesth,1990,37(2):177-182.

18. Coté Charles J. NPO after midnight for children—a reappraisal. Anesthesiology,1990,72(4):589-592.

19. Tait AR,Malviya S.Anesthesia for the child with an upper respiratory tract infection:still a dilemna？ Anesth Analg,2005,100(1):59-65.

20. Maslow AD, Regan MM, Israel E, et al.Inhaled albuterol, but not intravenous lidocaine protects against intubation-induced bronchoconstriction in asthma.Anesthesiology, 2001, 45(6): 354-355.

21. Kain ZN, Caldwell-Andrews AA, Alison A, et al.Predicting which child-parent pair will benefit from parental presence during induction of anesthesia: a decision-making approach. Anesth Analg, 2006, 102(1): 81-84.

22. Marshall SI, Chung F.Discharge criteria and complications after ambulatory surgery.Anesth Analg, 1999, 88(3): 508-517.

23. Nan Zhao, Feng Deng, Cong Yu.Anesthesia for Pediatric Day-Case Dental Surgery: A Study Comparing the Classic Laryngeal Mask Airway With Nasal Trachea Intubation. The Journal of Craniofacial Surgery, 2014, 25(3): 245-248.

24. Flynn P, Ahmed FB, Mitchell V, et al.A randomised comparison of the single use LMA Flexiblei with the reusable LMA Flexiblei in paediatric dental day-case patients.Anaesthesia, 2007, 62(2): 1281-1284.

25. George JM, Sanders GM.The reinforced laryngeal mask in paediatric outpatient dental surgery.Anaesthesia, 1999, 54(6): 546-551.

26. Kotiniemi LH, Ryh.nen PT, Valanne J, et al.Postoperative symptoms at home following day-case surgery in children: a multicentre survey of 551 children. Anaesthesia, 1997, 52(10): 963-969.

27. Cohen IT, Finkel JC, Hannallah RS, et al.The effect of fentanyl on the emergence characteristics after desflurane or sevoflurane anesthesia in Children.Anesth Analg, 2002, 94(5): 1178-1181.

28. Uezono S, Goto T, Terui K, et al.Emergence agitation after sevoflurane versus propofol in pediatric patients. Anesth Analg, 2000, 91(3): 563-566.

29. Sikich N, Lerman J.Development and psychometric evaluation of the pediatric anesthesia emergence delirium scale.Anesthesiology, 2004, 100(5): 1138-1145.

30. Kuratani N, Oi Y.Greater incidence of emergence agitation in children after sevoflurane anesthesia as compared with halothane.Anesthesiology, 2008, 109(2): 225-232.

31. 陈思路, 罗玉琳, 郁葱, 等 . 氯胺酮对儿童颌面外科手术后苏醒期躁动的抑制作用 . 重庆医科大学学报, 2011, 36(3): 350-352.

32. 陈永华, 王晓华, 张莉 . 开放式排气法在静脉输液中的临床应用 . 中国医药导报, 2010, 7(10): 179.

第十一章

镇静镇痛技术在口腔各专业的具体应用

第一节　现代镇静镇痛技术在口腔外科手术中的应用

一、现状

由于口腔外科治疗时间长短不定,手术条件不佳等因素,在口腔颌面外科门诊手术中时常借助于镇静镇痛方法缓解患者不适,常见的门诊手术从儿童到成人均涉及,包括各种牙拔除术,颌面部小肿物切除,附属的软硬组织手术等,常用的镇静镇痛技术包括笑气吸入,静脉镇静及全身麻醉。但由于口腔外科操作刺激强而短暂,药物配比多,并发症发生高于其他专业。

通过查阅文献结合我们自身的医疗实践,我们认为在口腔门诊的颌面手术中的使用镇静是安全的,发生镇静失败或并发症是有限的,但在儿童和特殊患者中高于普通患者。根据我们的数据和经验,笑气吸入轻度镇静是最适合口腔外科门诊规模化开展的方法,而经静脉中度镇静则是口腔和颌面手术中效果较肯定的方法,适合较严重的牙科恐惧症。为了防止并发症或失败的发生,熟练助手的配合,经验丰富的医师管理潜在的副作用和并发症,必要的设备和器械,并且必须详细评估患者的术前病史和焦虑水平是保证安全的必备手段。

随着目前术后早期康复(enhanced recovery after surgery,ERAS)理念的兴起,口腔外科手术是比较符合 ERAS 标准和理念的手术类型,而且有学者做了很多开创性的工作,目的是缩短留院时间,降低术后并发症。故我们认为在口腔颌面部日间手术中,大量采用镇静镇痛的手段将是有利于患者早期康复的。

二、常用的镇静镇痛方法的优缺点及镇静程度

常用的镇静镇痛方法的优缺点及镇静程度见表 11-1-1。

表 11-1-1　常用的镇静镇痛方法的优缺点及镇静程度

方法	优点	缺点	镇静程度
笑气吸入途径	使用简便 患者接受度高 适合大多数口腔外科门诊手术	效能有限,学龄前儿童的口腔外科治疗有局限 不适合较长时间治疗	轻度
口服药物途径	使用简便 患者接受度高	患者个体差异性大 效能有限,常合并使用笑气 受药物半衰期影响不便于长时间操作	轻中度
静脉药物途径	镇静镇痛效果肯定 适应范围广,适合较长时间治疗 恢复时间短,不良反应少	术前沟通较繁琐 需要一定的设备支持 呼吸道处于不稳定状态,时刻警惕异物吸入	中深度
全身麻醉	镇静镇痛效果肯定 适应范围广,适合大多数门诊口腔外科手术 呼吸道稳定	术前沟通及准备繁琐 需要设备支持 需要经鼻气管插管,如果手术时间短可以采用喉罩通气道 恢复时间偏长,不良反应较静脉途径多	麻醉

三、典型病例

（一）局部麻醉药物效能不佳

1. 一般情况　男,32 岁,75kg。

2. 主诉及现病史　后牙疼痛多日。

3. 既往史　体健,无特殊。

4. 临床诊断　38 阻生牙;冠周炎。

5. 辅助检查　血常规、凝血功能均正常。

6. 诊疗计划　38 阻生牙拔除术。

7. 手术前准备及治疗情况　手术开始初期 2% 利多卡因 5mL 下颌神经阻滞,4% 阿替卡因局部浸润,手术进展缓慢,累计 120min 共使用 2% 利多卡因 15mL,4% 阿替卡因 2 支,由于局部炎症局部麻醉药物效果不佳,疼痛愈加明显,患者拒绝拔牙,后经与家属协商,立即增加静脉镇静镇痛手段,右旋美托咪定 0.5μg/kg 诱导,0.4μg/(kg·h) 维持,全程监测 HR、ECG、NIBP、SPO₂,手术历时 150min,术中生命体征稳定,术后患者恢复良好,留观 120min 后在家人陪同下离院。

（二）儿童的口腔外科小手术

1. 一般情况　男,6 岁,22kg。

2. 主诉及现病史　发现额外牙 1 个月。

3. 既往史　体健,无特殊。

4. 临床诊断　右侧上颌前牙区额外牙埋伏阻生。

5. 辅助检查 血常规、凝血功能均正常。

6. 诊疗计划 右侧上颌前牙区埋伏额外牙拔除术。

7. 手术前准备及治疗情况（图 11-1-1~ 图 11-1-3） 手术前禁食、禁水 8h,排除上呼吸道感染,采用喉罩通气道合并七氟烷全凭吸入麻醉诱导及维持,手术区域注射 4% 盐酸阿替卡因,全程监测 HR、ECG、HIBP、SPO₂,手术历时 20min,患者恢复良好,留观 60min 后在家人陪同下离院。

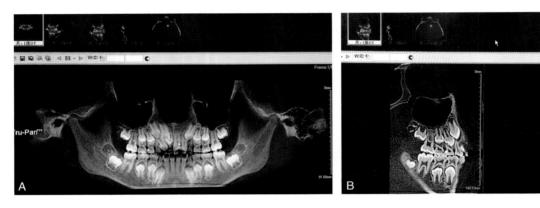

图 11-1-1 患儿口内 CT 检查

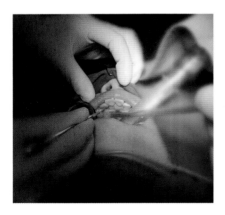

图 11-1-2 手术治疗

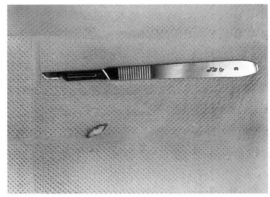

图 11-1-3 离体额外牙

（三）严重牙科恐惧症的阻生牙拔除术

1. 一般情况 男,22 岁,52kg。

2. 主诉及现病史 发现阻生牙伴反复感染多年。

3. 既往史 体健,无特殊;患者发现阻生牙多年,由于严重牙科恐惧症一直拒绝治疗,笑气效果不佳,大汗,无法控制行为,改良口腔科焦虑量表评分 5 分。

4. 临床诊断 28、38 阻生牙。

5. 辅助检查 血常规、凝血功能均正常。

6. 诊疗计划 28,38 阻生牙拔除术。

7. 手术前准备及治疗情况　手术前禁食水 8h,排除上呼吸道感染,采用靶浓度控制丙泊酚静脉麻醉诱导及维持,复合芬太尼,手术区域注射 4% 盐酸阿替卡因,全程监测 HR、ECG、NIBP、SPO₂,手术历时 20min,患者恢复良好,留观 60min 后在家人陪同离院(图 11-1-4~ 图 11-1-6)。

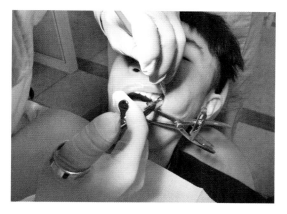

图 11-1-4　静脉中度镇静后局部麻醉

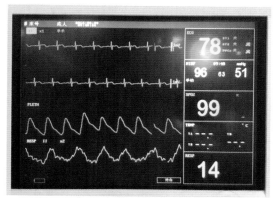

图 11-1-5　静脉中度镇静后生命体征监测

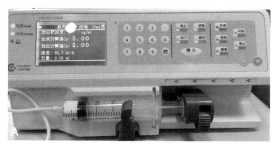

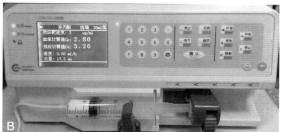

图 11-1-6　TCI 静脉镇静靶控

第二节　现代镇静镇痛技术在牙体牙髓治疗中的应用

一、现状

牙髓治疗被许多人认为是可怕的手术。许多研究报告说,恐惧和焦虑是寻求口腔科保健的主要障碍,但很少有医师在牙髓治疗中合理使用镇静镇痛手段。在国内这种现象更是明显,甚至医师也认为有疼痛是很自然的现象。美国俄亥俄州 Case Western Reserve 大学的 Montagnese TA 教授等设计了 1 项研究评估患者的意识和影响在牙髓治疗使用镇静的潜在影响因素。一个由 24 个问题组成的调查表,针对诊所 18 岁及以上的患者,结果显示 36% 的患者镇静意味让他们睡觉;27% 的患者认为它与减轻治疗疼痛有关;与牙髓治疗相关的担忧是疼痛(35%),针刺恐惧(16%),局麻不彻底(10%)和焦虑(7%)。影响镇静需求的两个主要的因素是费用和术前焦虑程度。51% 显示对牙髓治疗时使用镇静手段表示出积极兴趣。

由此看来牙体牙髓治疗时对镇静镇痛的需求较高,但患者对其理解各不相同;反之如果有镇静作为辅助手段,也许更多的患者会考虑接受牙体牙髓治疗。

从我国的实际情况出发,在类似于牙体牙髓这样的基础治疗中常规开展镇静镇痛治疗暂时无法实现,由于医疗费用和医师及患者意识尚与发达国家有相当差距。但从重庆医科大学附属口腔医院无痛治疗中心的医疗实践,越来越多的特殊患者治疗已经求助于现代的镇静镇痛技术了。

二、常用的镇静镇痛方法的优缺点及镇静程度

常用的镇静镇痛方法的优缺点及镇静程度见表11-2-1。

表 11-2-1　常用的镇静镇痛方法的优缺点及镇静程度

方法	优点	缺点	镇静程度
笑气吸入途径	使用简便 患者接受度高 适合大多数牙体牙髓治疗	效能有限 不适合较长时间治疗 鼻罩与橡皮障配合有阻挡	轻度
口服药物途径	使用简便 患者接受度高	患者个体差异性大 效能有限,常合并使用笑气 受药物半衰期影响不便于长时间操作	轻中度
静脉药物途径	镇静镇痛效果肯定 适应范围广,适合较长时间治疗 恢复时间短,不良反应少	术前沟通较繁琐 需要一定的设备支持 呼吸道处于不稳定状态,必须使用橡皮障	中深度
全身麻醉	镇静镇痛效果肯定 适应范围广 呼吸道稳定	术前沟通及准备繁琐 需要设备支持 需要经鼻气管插管,如果手术时间短可以采用喉罩通气道 恢复时间偏长,不良反应较静脉途径多	麻醉

三、典型病例

（一）合并严重咽反射的成人牙体牙髓治疗

1. 一般情况　女,52岁,80kg。

2. 主诉及现病史　牙疼多日。

3. 既往史　诊断原发性高血压5年,自服卡托普利片。患者咽反射特别敏感,无法耐受口内有外来水或气体,无法取模,根本无法配合治疗。

4. 临床诊断　12、22深龋,26牙髓炎。

5. 辅助检查　血常规、凝血功能均正常。

6. 诊疗计划　26根管治疗桩冠修复,12、22充填,全口洁牙。

7. 手术前准备及治疗情况　手术前禁食水8h,排除上呼吸道感染,采用靶浓度控制丙泊酚静脉麻醉诱导及维持,手术区域注射4%盐酸阿替卡因,全程监测 HR、ECG、NIBP、SPO$_2$,手术历时180min,患者恢复良好,留观60min后在家人陪同离院(图11-2-1~图11-2-4)。

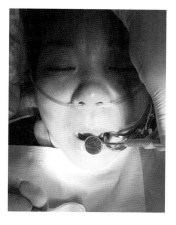

图 11-2-1　静脉镇静靶控下口腔治疗

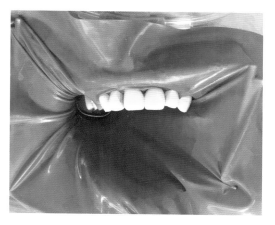

图 11-2-2　治疗后效果

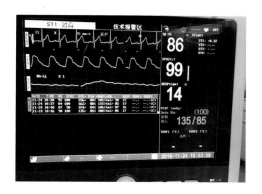

图 11-2-3　各项生命体征指数

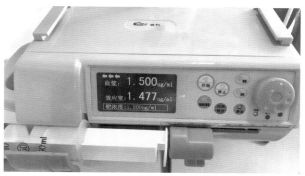

图 11-2-4　靶浓度静脉镇静注射泵

8. 分析　患者肥胖,BMI 为 31;基本体健,原发性高血压无靶器官损害,没有镇静镇痛的禁忌证。本次目的是为抑制严重的咽反射对口内治疗的影响;故采用静脉丙泊酚 TCI 泵注,实施中深度镇静在口腔治疗;为了保证水和异物的与呼吸道隔离,防止误吸,必须放置橡皮障。

（二）痴呆患者的成人牙体牙髓治疗

1. 一般情况　女,18 岁,45kg。

2. 主诉及现病史　牙疼多日,11、12、21、22 严重龋病,牙颌面畸形。

3. 既往史　发现智力障碍多年,无法配合治疗。

4. 临床诊断　11、12、21、22 牙髓炎。

5. 辅助检查　血常规、凝血功能均正常。

6. 诊疗计划　11、12、21、22 根管治疗桩冠修复,全口洁牙。

7. 手术前准备及治疗情况　手术前禁食水 8h,排除上呼吸道感染,采用靶浓度控制丙泊酚静脉麻醉诱导及维持,手术区域注射 4% 盐酸阿替卡因,全程监测 HR、ECG、

NIBP、SPO$_2$，手术历时 125min，患者恢复良好，留观 60min 后在家人陪同离院（图 11-2-5~图 11-2-8）。

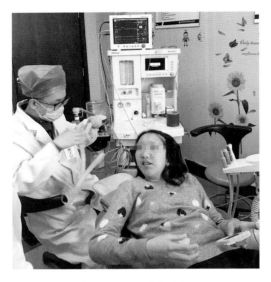

图 11-2-5　术前准备

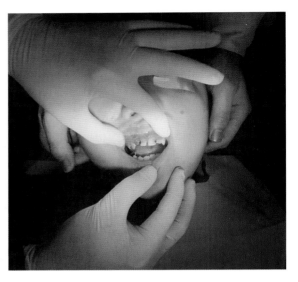

图 11-2-6　术前口腔情况

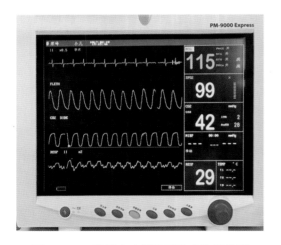

图 11-2-7　静脉中度镇静后生命体征监测

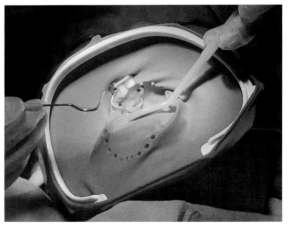

图 11-2-8　术后效果

8. 分析　患者除智力发育迟缓；基本体健，没有镇静镇痛的禁忌证；本次目的是为抑制智力发育障碍对口内治疗的影响；该患者存在注意力严重分散，记忆力差，言语能力差，只能讲简单的词句；情绪不稳，自控力差，故采用静脉丙泊酚 TCI 泵注，实施中深度镇静在口腔治疗。

第三节　现代镇静镇痛技术在口腔种植手术中的应用

一、现状

随着人民生活水平的提高和口腔种植专业技术的日渐成熟和多元化,更多的患者倾向于选择牙种植手术作为失牙后的主要修复手段,口腔种植专业今年来也蓬勃发展,方兴未艾。但随着我国人口老龄化,合并有多种系统性疾病的患者日益增加;牙种植手术时间和复杂程度增加;患者对治疗舒适程度和安全性方面的考虑以及全身系统性疾病对种植后疗效的影响愈来愈多,这就为我们采用监护/镇静/麻醉下牙种植手术的开展奠定了基础。

在介绍我们的临床实践经验前,我们先看看国外同行是如何采用以镇静镇痛为代表的舒适化口腔医疗应用于牙种植手术的。2007 年美国宾夕法尼亚州立大学 Jason H.Goodchild 教授和俄勒冈州立大学 Mark Donaldson 教授通过电子邮件发出了 7 276 封关于在门诊开展牙种植手术使用镇静镇痛的调查表,覆盖美国和加拿大的口腔科医师,涵盖了镇静镇痛手段的使用频率,类型,给药途径,药物,术中监测及硬件设备等问题,和以前结果比较发现使用镇静/麻醉方法的比例呈现明显增长的趋势,大量的非麻醉医师在诊室实施口腔科镇静,该调查显示有 75.7% 的口腔科医师在牙种植术中使用镇静技术;使用镇静技术的医师专业背景 73% 为全科医师;使用频率在 2~10 次/月的超过 46%;最常用的方法是笑气氧气吸入(77%),其次为口服苯二氮䓬类药物,最不常用的为全身麻醉(10%);口服药物途径比例在减少;笑气和静脉镇静比例在增加。由该调查我们可以发现在牙种植手术中使用镇静镇痛技术控制焦虑和提高手术的安全性和舒适度将会是很常见的技术,也为我们开展该项工作提供了借鉴经验。

二、常用的镇静镇痛方法的优缺点及镇静程度

不同方法及给药途径针对种植手术的要求也有各自不同的特点(表 11-3-1)。

表 11-3-1　常用的镇静镇痛方法的优缺点及镇静程度

方法	优点	缺点	镇静程度
笑气吸入途径	使用简便 患者接受度高	鼻罩形成阻挡,不便于无菌操作,前牙治疗操作不便 效能有限 不适合较长时间治疗	轻中度
口服药物途径	使用简便 患者接受度高	患者个体差异性大 效能有限 受药物半衰期影响不便于长时间操作	轻中度
静脉药物途径	镇静镇痛效果肯定 适应范围广,适合较长时间治疗 恢复时间短,不良反应少	术前沟通较繁琐 需要一定的设备支持 呼吸道处于不稳定状态,时刻警惕异物吸入,吸唾非常关键	中深度

续表

方法	优点	缺点	镇静程度
全身麻醉	镇静镇痛效果肯定 适应范围广,适合任何方式的种植治疗 呼吸道稳定	术前沟通及准备繁琐 需要设备支持 需要经鼻气管插管 恢复时间偏长,不良反应较静脉途径多	麻醉

三、典型病例

（一）伴随高血压的长时间牙种植手术

1. 一般情况　男,56 岁,65kg。

2. 主诉及现病史　上颌牙列缺失数月。

3. 既往史　原发性高血压 3 年。

4. 临床诊断　16、14、13、11 缺失。

5. 辅助检查　血常规、凝血功能均正常;BP:165~180/95~105mmHg。

6. 诊疗计划　拟在静脉中度镇静下行种植体植入术,引导骨再生术,上颌骨提升术。

7. 手术前准备及治疗情况　手术前禁食水 8h,排除上呼吸道感染,采用靶浓度控制丙泊酚静脉麻醉诱导及维持,间断使用盐酸纳布啡 0.1mg/kg。手术区域注射 4% 盐酸阿替卡因,全程监测 HR、ECG、NIBP、SPO₂,手术历时 180min,术中生命体征平稳,血压控制良好,患者恢复佳,留观 60min 后在家人陪同离院(图 11-3-1,图 11-3-2)。

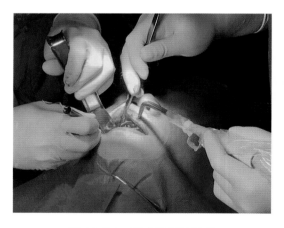

图 11-3-1　手术治疗过程中

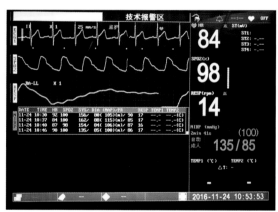

图 11-3-2　静脉中度镇静后生命体征监测

8. 分析　患者基本体健,没有镇静镇痛的禁忌证;本次目的是控制血压提供中度镇静,手术时间较长,气道的稳定性及患者的舒适度均需要兼顾,故维持一定张口度和良好的吸唾以及优良的镇痛是关键。

（二）颧骨种植体植入术

1. 一般情况　男,52 岁,65kg。

2. 主诉及现病史　全口牙缺失 2 年。

3. 既往史　2 型糖尿病 3 年,血糖控制良好。

4. 临床诊断　全口牙缺失。

5. 辅助检查　血、尿常规,凝血功能,肝肾功能,胸片,血糖均正常。

6. 诊疗计划　拟在全身麻醉下行颧骨种植体植入。

7. 手术前准备及治疗情况　手术前禁食水 8h,排除上呼吸道感染,采用经鼻气管插管下全凭静脉麻醉维持,手术区域注射 4% 盐酸阿替卡因,全程监测 HR、ECG、NIBP、SPO$_2$、ETCO$_2$手术历时 310min,术后 20min 患者苏醒,拔除气管导管,恢复良好,留观 24h 后在家人陪同离院(图 11-3-3~ 图 11-3-8)。

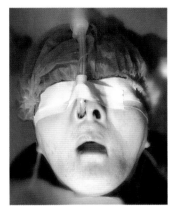

图 11-3-3　气管插管全身麻醉
实施颧骨种植体植入

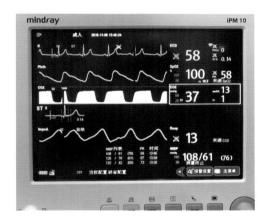

图 11-3-4　全身麻醉下口腔治疗生命体征监测

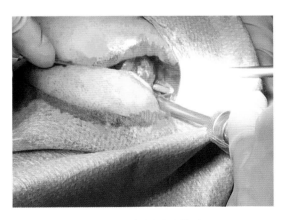

图 11-3-5　颧骨种植体植入

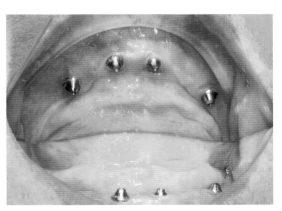

图 11-3-6　术后口腔恢复情况

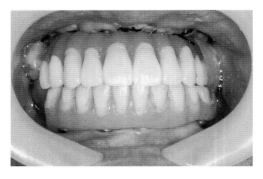

图 11-3-7　颧骨种植体植入后修复效果

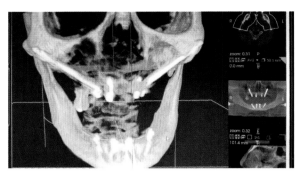

图 11-3-8　颧骨种植体植入后 CT 影像

8. 分析　患者基本体健,没有镇静镇痛的禁忌证。本次目的是为将种植体植入在颧骨,创伤较普通种植手术大,手术时间较长,气道的稳定性及患者的舒适度均需要兼顾,故采用经鼻气管插管全身静脉麻醉下治疗。

第四节　现代镇静镇痛技术在儿童口腔治疗中的应用

一、现状

儿童口腔治疗历来是一个非常困难的过程,和口腔治疗相关的口腔科焦虑,恐惧乃至高敏感性已经成为影响儿童口腔健康的重要因素,儿童及青少年的牙科焦虑症发生率为5%~24%,由于特别恐惧延误口腔治疗的孩子患龋病的风险是正常孩子的 2.05 倍。延误治疗会导致更长期的问题,比如:发音,拒绝及注意力不集中。由于这些中远期危害的存在,我们需要在儿童口腔治疗上投入更多的关注和研究。

目前无论是国内还是国外针对儿童口腔的药物性行为管理方法基本包括:笑气氧气吸入,口服途径使用镇静药物,静脉途径使用镇静药物,全身麻醉几种,各个研究中心或者医院针对各种方法也有各自的应用和侧重,研究的结果也参差不齐,个方法各有特点。

二、常用的镇静镇痛方法的优缺点及镇静程度

常用的镇静镇痛方法的优缺点及镇静程度表 11-4-1。

表 11-4-1　常用的镇静镇痛方法的优缺点及镇静程度

方法	优点	缺点	镇静程度
笑气吸入途径	使用简便 患儿接受度高	效能有限,儿童个体差异性大 需要患儿配合 与其他药物配合	轻中度
口服药物途径	使用简便 患者接受度高 价格低廉	患者个体差异性大 效能有限 受药物半衰期影响不便于长时间操作	轻中度

续表

方法	优点	缺点	镇静程度
静脉药物途径	镇静镇痛效果肯定 适应范围广,适合较长时间治疗 恢复时间短,不良反应少	术前沟通较繁琐 需要一定的监测设备支持 呼吸道处于不稳定状态,通常用橡皮障作为隔离措施时刻警惕异物吸入	中深度
全身麻醉	镇静镇痛效果肯定 适应范围广,适合任何方式的种植治疗 呼吸道稳定	术前沟通及准备繁琐 需要麻醉设备支持 需要经鼻气管插管或者经口置入喉罩通气道 不良反应不能完全避免	麻醉

三、典型病例

重庆医科大学附属口腔医院无痛治疗中心每年约完成 1 200 余例儿童麻醉下口腔治疗,具备丰富经验,选择出几个具备代表性的病例。

（一）合并自闭症的麻醉下儿童口腔科治疗

1. 一般情况　患儿,男,6 岁,22kg。

2. 主诉及现病史　发现全口多颗蛀牙多日。

3. 既往史　儿童孤独症 3 年余,患儿无法满足口腔治疗要求,遂来我院在全麻下进行治疗。

4. 临床诊断　①51—54、61—64、74、75、84 慢性牙髓炎;②55、65 深龋;③85 慢性根尖周炎。

5. 辅助检查　血常规、凝血功能,胸片,肝肾功能均正常。

6. 诊疗计划　①51—54、61—64、74、75、84、85 根管治疗;②55、65 充填术;③26、36、46 窝沟封闭;④洁牙涂氟。

7. 手术前准备及治疗情况　手术前完善相关术前检查,排除上呼吸道感染,采用经鼻气管插管静吸复合麻醉下,全程监测 HR、ECG、NIBP、SPO$_2$ 及 ETCO$_2$,手术历时 125min,待患儿清醒后拔除气管导管,留观 2h 后离院,回访患儿恢复良好,无特殊(图 11-4-1~ 图 11-4-8)。

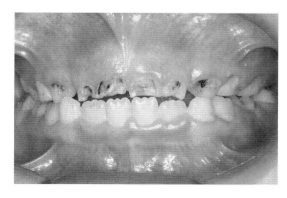

图 11-4-1　治疗前全口情况

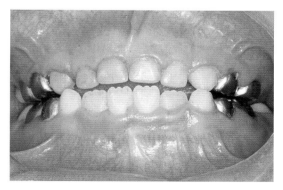

图 11-4-2　治疗后全口情况

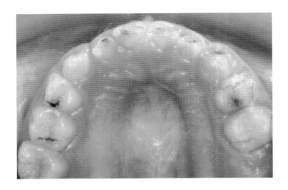

图 11-4-3 治疗前上颌情况

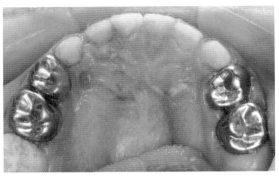

图 11-4-4 治疗后上颌情况

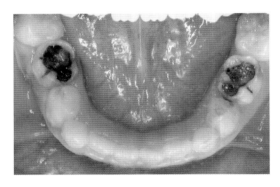

图 11-4-5 治疗前下颌情况

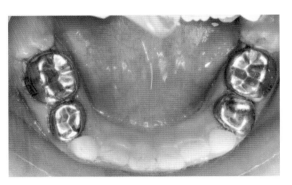

图 11-4-6 治疗后下颌情况

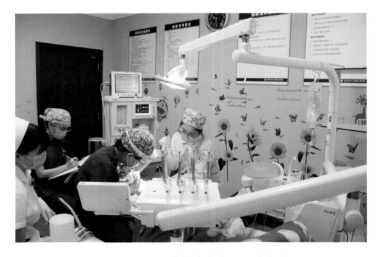

图 11-4-7 口腔门诊全麻下口腔治疗

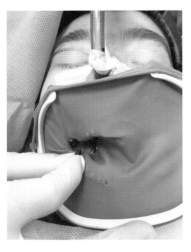

图 11-4-8 自闭症儿童全身麻醉
下口腔治疗

8. 分析　患儿除自闭症以外,身体发育及健康情况尚佳,无其他伴随疾病;本次治疗目的是为一次性治疗所有口内问题,手术时间较长,所以采用经鼻气管插管静吸复合麻醉下治疗。

(二)合并地中海贫血的麻醉下儿童口腔科治疗

1. 一般情况　患儿,女,5岁,19.4kg。

2. 主诉及现病史　牙疼多日;无嵌塞及夜间痛,无冷、热水刺激痛。

3. 既往史　诊断重度地中海贫血5年。既往每月输血来维持血红蛋白,且用血量日渐增加。患儿拟于近期接受化疗和脐血干细胞移植,如果手术成功,以后将不再输血。必须在化疗和移植术前限期处理多颗龋坏牙,当地医院在常规条件下治疗完成所有治疗周期至少需要四个月,无法满足全身治疗要求,于是患儿来到院在全麻下进行治疗。

4. 临床诊断　①重度地中海贫血;②65、85慢性牙髓炎;③51、53—55、61、74、84深龋。

5. 辅助检查　血常规:轻度贫血,Hb:109g/L;胸片,肝、肾功能正常。

6. 诊疗计划　①65、85根管治疗;②51、53—55、61、74、84充填术。

7. 手术前准备及治疗情况　手术前完善相关术前检查,排除上呼吸道感染,采用喉罩通气道合并七氟烷全凭吸入麻醉诱导及维持,手术区域注射4%盐酸阿替卡因,全程监测HR、ECG、NIBP、SPO_2及$ETCO_2$,手术历时95min,患儿恢复良好(图11-4-9~图11-4-11)。

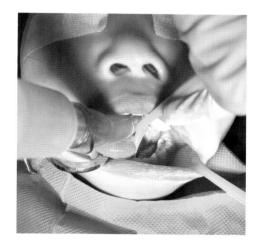

图 11-4-9　喉罩通气道全麻下儿童龋齿治疗

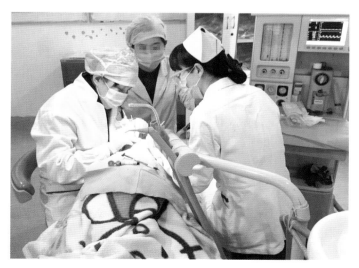

图 11-4-10　全麻下口腔治疗

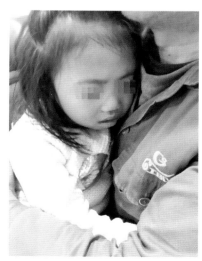

图 11-4-11　术后恢复情况

8. 分析　患儿除地中海贫血以外,身体发育及健康情况尚佳,无其他伴随疾病;本次治疗目的是为骨髓移植前做准备,为限期手术且必须一次性治疗所有口内问题;达到治疗目标即可,所以我们采用喉罩通气道的全身麻醉方法,以期减少全身麻醉药物使用,缩短治疗时间,降低对患儿的心理应急。

(郁　葱　马文竹　刘云飞　胡　赟　皇甫若奇)

参 考 文 献

1. Harbuz D K,O'Halloran M.Techniques to administer oral,inhalational,and Ⅳsedation in dentistry. Australasian Medical Journal,2015,9(2):25-32.

2. Senel A C,Altintas N Y,Senel F C,et al. Evaluation of sedation in oral and maxillofacial surgery in ambulatory patients:failure and complications.Oral Surgery Oral Medicine Oral Pathology & Oral Radiology,2012,114(5):592-596.

3. Taniguchi H.Everything Goes for Enhanced Recovery after Surgery:Possibility in the Dental Anesthesia.Journal of Japanese Dental Society of Anesthesiology,2013,41(1):6-14.

4. Coyle M J,Main B,Hughes C,et al.Enhanced recovery after surgery(ERAS) for head and neck surgery: A prospective interventional study.Clinical Otolaryngology:official journal of ENT-UK;official journal of Netherlands Society for Oto-Rhino-Laryngology & Cervico-Facial Surgery,2015,41(2):118-126.

5. Huh Y K,Montagnese T A,Harding J,et al. Assessment of Patients' Awareness and Factors Influencing Patients' Demands for Sedation in Endodontics.Journal of Endodontics,2015,41(2):182-189.

6. Goodchild JH,Donaldson M.The use of sedation in the dental outpatient setting:a web-based survey of dentists. Dental implantology update,2011,22(11):73-80.

7. Alaki S,Alotaibi A,Almabadi E,et al.Dental anxiety in middle school children and their caregivers:prevalence and severity.Journal of Dentistry and Oral Hygiene,2012,4(1):6-11.

8. Klingberg G,Berggren U,Noren J G.Dental fear in an urban Swedish child population:prevalence and concomitant factors.Community Dental Health,1994,11(4):208-214.

9. Popescu S M,Dascalu I T,Scrieciu M,et al.Dental anxiety and its association with behavioral factors in children. Current Health Sciences Journal,2014,40:261-264.

10. Murthy A K,Pramila M,Ranganath S. Prevalence of clinical consequences of untreated dental caries and its relation to dental fear among 12-15-year-old schoolchildren in Bangalore city,India. European Archives of Paediatric Dentistry,2014,15(1):45-49.

11. Silegy T,Jacks S T.Pediatric oral conscious sedation.Journal of the California Dental Association,2003,31(5):413-418.

12. Bennett JD,Kramer KJ,Bosack RC,et al.How safe is deep sedation or general anesthesia while providing dental care?J Am Dent Assoc,2015,146(9):705-708.

第十二章

口腔门诊麻醉后恢复室

麻醉后恢复室(post anesthesia care unit,PACU)是对麻醉后患者进行严密观察和监测、继续治疗直至患者生命体征恢复稳定的单位(图 12-0-1)。

麻醉 / 镇静后数小时内并不意味着麻醉药物作用的消失和主要生理功能的完全恢复,特别是手术麻醉期间已发生的循环、呼吸、代谢功能紊乱未彻底纠正,全身麻醉后的麻醉药、肌肉松弛药及镇静镇痛药作用尚未消失,保护性反射未完全恢复,常易发生呼吸道梗阻、通气不足、恶心呕吐、误吸或循环功能不稳定等各种并发症的危险。

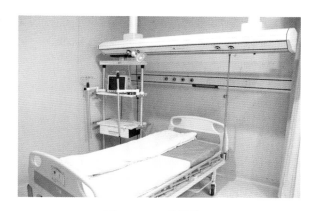

图 12-0-1　监护单元

口腔门诊镇静镇痛治疗属于手术室外麻醉的范畴为了预防和减少并发症,须专门设置 PACU,使麻醉 / 镇静之劳后刚结束的患者在离院之前先集中由专业的医护人员进行监测、护理和治疗,等待患者精神清楚、主要生命体征稳定,排除手术后的常见并发症。

第一节　PACU 的发展简史

全身麻醉起源于 1864 年,至今 150 多年,此后便有 PACU 的设想。历史上首次对 PACU 的描述是 1801 年英国的纽卡斯尔医院,书中描述到:"那里可以放两张床的房间紧挨着手术室,以便于病情危重或重大手术后的患者暂时安置。"20 世纪 20 年代至 30 年代,随着复杂手术的外科普遍开展,PACU 在美国及其他国家的一些医院开始建立起来。但普遍开展起来是 20 世纪 50 年代以后。1863 年南丁格尔在日记中写道:"对于一些小的乡村医院来说,为那些尚未从麻醉中苏醒过来的,或者说至少从手术的影响中立即恢复过来的患者,准备一间小休息室是很少见的。"

PACU 的监护工作有别于一般的病房监护,护士的水平直接关系到术后患者的安危,所以建立 PACU 的前提是训练有素的麻醉护士。除了能够提供良好的护理外，显而易见的是还能够挽救患者的生命。1947 年，美国费城地区医学会的麻醉研究协会发现，PACU 的建立防止了术后 24 小时内将近 1/2 的死亡病例。他们还发现，如果加强护理和监护，至少 1/3 类似这样的死亡可以避免。因此，该协会签发了一个提倡增加 PACU 的报道，之后美国的许多医院建立了 PACU。

由于 PACU 卓有成效的工作，术后早期并发症及死亡率减少，更重要的是，临床中积累的知识和经验，丰富了人们对术后常见并发症的认识，并且明确了术后呼吸支持的重要性（图 12-1-1）。我国 PACU 起源于 20 世纪 50 年代末，但其普及则在近 30 年左右，20 世纪 60 年代以后，随着心血管手术、颅脑手术及器官移植的普遍开展，术后患者的危重性增高，手术的成功与否不仅取决于外科医师的技巧，术后严密监测和加强治疗尤为关键，随着 70 年代监控使呼吸监测更有直接便捷。20

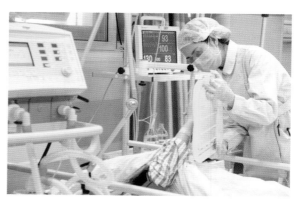

图 12-1-1　监护中的护理

世纪 80 年代至 90 年代，"日间麻醉和门诊镇静"的开展，"围手术期医学"和术后早期康复 ERAS 理念的深入人心使得 PACU 的医护人员必须掌握门诊手术的特点，采用综合手段降低患者并发症率。

第二节　PACU 的建制与配置

一、建筑设计与布局

成规模开展口腔镇静镇痛治疗的医疗机构 PACU 非常重要，位置应紧邻门诊实施镇静镇痛的治疗室，减少患者转运时间。PACU 应具备足够或应急的电力供应和有效的中央式管道设备如负压吸引和氧气设备（图 12-2-1）。

二、硬件与人员配置

1. 监测设备　PACU 的监护装置基本同于手术室。每张监护床必须配制一台多功能监护仪，包括血压、心电图、脉搏血氧饱和度、呼气末二氧化碳、体温等监测项目。

2. 监护病床　开放式布局有利于观察患者，对于污染手术的术后监护或是有免疫缺陷患者的监护应有独立的隔离房间。床旁有能升降的扶栏，避免患者摔伤；还要求能调节患者体位；推床上应配有输液架等相关物品。

3. 治疗用具　床旁应备有灭菌的吸氧导管或吸氧面罩、吸痰管、导尿管、通气道等。室内包括药品齐全的急救车、紧急气管插管装置（气管导管和喉镜）、气管切开包、手控辅助呼吸装置、呼吸机以及心脏除颤器等心肺复苏装置。静脉输液装置和输注泵也必须配备（图 12-2-2）。

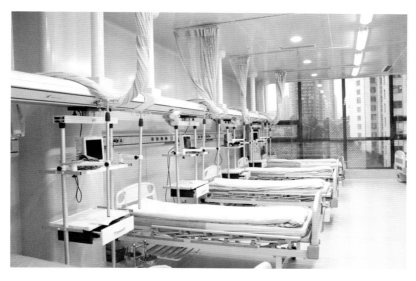

图 12-2-1 复苏室监护环境

4. 人员配置 每个诊疗单元配置至少1名麻醉科主治及以上资质的医师,床位与人员比例为1:1,所有人员应具备相应的麻醉从业资质;麻醉苏醒室麻醉人员配置比例1:2~1:4;麻醉医师和护士相对固定。

5. 药品 ①急救药品:阿托品、麻黄碱、肾上腺素、去氧肾上腺素、去甲肾上腺素、异丙肾上腺素、利多卡因;②专科抢救药品:氢化可的松、甲泼尼龙琥珀酸钠、氨茶碱、碳酸氢钠;③常用麻醉药品:丙泊酚、咪达唑仑、依托咪酯、阿片类药物;④其他:氟马西尼、纳洛酮(图 12-2-3)。

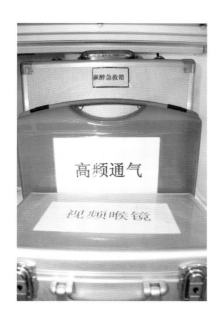
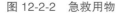

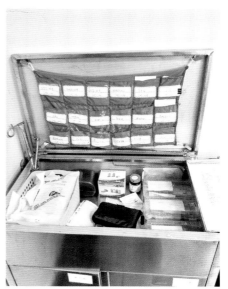

图 12-2-2 急救用物　　　　图 12-2-3 急救药品

第三节 镇静 / 麻醉恢复期的监测和治疗

口腔门诊镇静镇痛治疗不完全等同于口腔颌面外科手术,患者逐步恢复自主呼吸能力,呼吸道通畅和循环系统稳定后,治疗本身对患者的生理干扰比较小,主要排除由于麻醉药物作用未完全消除对患者的影响,美国得克萨斯大学 Fehmida Z. Dosani 教授研究了 50 名儿童接受咪达唑仑,羟嗪和哌替啶组合镇静下口腔治疗的术后 24h 孩子的行为,警觉,活动水平,运动不平衡,呕吐和软组织创伤情况,发现 66% 的孩子睡在返家的车里;其中 30% 监护者只有司机,12% 的人难以觉醒。躁动发生率 22%,烦躁不安发生率 10%,药物未完全消退的行为占 16%,软组织创伤 18%。82% 的患者在出院后到该睡觉时间之间仍在睡觉,16% 的睡眠时间超过 4h。恢复正常活动时间超过 4h 占 36%,所以,出院后嗜睡,药物性运动不平衡,返家期间睡眠和大于 4h 的恢复时间是常见儿童口服药物镇静不良反应。韩国 Koo Jung-Eun 教授回顾性研究调查了 355 名儿童使用笑气复合口服水合氯醛和羟嗪口腔科治疗的儿童离院后 24h 的后期事件,调查包括睡眠反应,睡眠时间,睡眠行为,恶心呕吐。224 名儿童睡眠正常(67.8%),21 名(儿童睡眠异常 6.3%)。儿童睡眠后异常行为 124 例(31.0%),10 例儿童恶心呕吐(3.0%),无危急事件报道。所以术后恢复期很重要,包括以下几方面工作:

一、必须进入恢复室观察的情况

有以下情况时,必须进入恢复室观察:治疗时间超过 2h;气管插管后的患者;治疗中发生意外情况的患者;有合并疾病的患者。

二、进入 PACU 监护

由经治的麻醉医师和护士送至 PACU,并向 PACU 的监护人员进行床边交接班,介绍患者的基本情况。内容包括患者的姓名、年龄性别、病史简况、特殊的既往史、有无传染病、手术名称、手术情况、口内有无止血纱布或其他填塞物及相关注意点。

三、严密监测

同时进行多项生命体征的监测,常规监测有脉搏氧饱和度、心率、心电图、血压、体温,每 5~10min 记录一次(图 12-3-1)。

四、复苏期间的并发症

(一)呼吸系统

呼吸监护和治疗在门诊镇静镇痛后尤其重要。呼吸系统最常见的并发症如气道阻塞、通气量不足、低氧血症、高碳酸血症、呕吐误吸引起的吸入性肺炎、支气管痉挛、呼吸道窘迫综合征等。

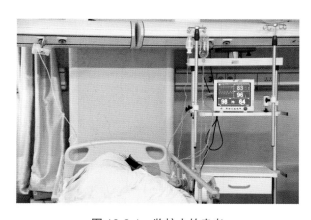

图 12-3-1 监护中的患者

1. 气道梗阻　术后气道梗阻最常见的原因是由于未清醒患者舌后坠引起咽喉部阻塞，其他还有血块、分泌物和呕吐物等阻塞气道及喉痉挛，处理方法应针对病因。舌后坠致上呼吸道梗阻时使患者头部尽量后仰，向上向前托起下颌，必要时置入通气道及时抽吸血块、分泌物和呕吐物等。

2. 肺泡通气不足　术后早期引起肺泡通气不足的最常见原因有：麻醉药物包括吸入麻醉气体、静脉麻醉药、麻醉性镇痛药和肌松药的残留作用等，致呼吸中枢抑制和呼吸肌张力未完全恢复。其主要表现为呼吸频率减慢或呼吸浅速，有的患者甚至出现呼吸遗忘（大剂量应用芬太尼后多见）。血气分析动脉血二氧化碳分压增高，动脉血氧分压降低。一般处理方法有：①面罩吸氧；②适当行呼吸道吸引刺激有助于改善通气；③维持患者内环境稳定；④对低体温者予以升温。适当使用拮抗剂或催醒剂，如纳洛酮、佳苏仑、新斯的明等。对通气量不足的患者应给予有效的辅助呼吸，带管的患者继续行机械通气治疗。

（二）循环系统

1. 高血压　口腔颌面外科全身麻醉术后高血压发生率较高，发生者以中老年或原有高血压患者为多见。高血压常始于麻醉结束后 30min 内，常由于麻醉作用消退、疼痛、低氧、高碳酸血症、苏醒药使用过度和过早以及导尿管及其他不适引起的躁动等很多因素引起。

2. 低血压　低血压也是口腔麻醉术后常见的并发症。发生的原因分三类：①前负荷下降；②心排血量下降；③外周阻力下降。

3. 心律失常　全身麻醉术后常有一定数量的患者发生心电图的异常改变，可由于电解质紊乱、缺氧、高碳酸血症、代谢性酸中毒或碱中毒以及心脏病本身引起。大多与其原发疾病有关系。

（三）苏醒延迟

采用现代麻醉技术，多数患者在手术后不久即可清醒，如全身麻醉后超过 2h 患者意识仍未恢复，即可认为麻醉苏醒延迟。

苏醒延迟的病因：①麻醉药物过量；②麻醉中缺氧；③呼吸功能不全；④患者自身因素；⑤术中严重并发症；⑥体温异常。

（四）术后躁动

全身麻醉苏醒期躁动（emergence agitation，EA）为麻醉苏醒的一种不恰当的行为，表现为兴奋、躁动和定向障碍并存，出现不适当行为，如肢体的无意识动作、语无伦次、无理性言语、哭喊或呻吟、妄想思维等。EA 大多在麻醉苏醒期急性出现，儿童发生比例高。

EA 发生的相关因素：①麻醉原因：麻醉药物；苏醒过速；肌松药的残留作用；疼痛。②非麻醉原因：手术后不适；患者本身的因素：如患者的年龄，性格，术前焦虑等；其他：低体温、膀胱充盈等。

第四节　离院标准与术后随访

对门诊实施麻醉后离院的标准各家标准不统一，这和各医疗机构的实际能力与条件千差万别有关，也与实施的手术、麻醉方法不同有关，口腔门诊实施镇静镇痛后手术对患者干扰不大，并发症发生率较低，呼吸道事件是主要不良事件的来源，所以我们查阅了几家的离院标准结合我们的经验供读者参考。

（一）离院标准

麻醉后离院标准（postanesthesia discharge score，PADS）（表 12-4-1）总分 10 分，≥9 分方可离院。改良 Aldrete 评分（modified Aldrete discharge score）总分大于 12 分。且单项没有低于 1 分的情况可以离院（见文末附录十）。

（二）患者情况

患者有负责人的成人陪同，并有确切的联系电话。

（三）医疗机构和患者互留电话

我们统计了 7 年儿童经喉罩全身麻醉下口腔治疗术后不良事件，仅有 0.1%，以疼痛、躁动和恶心呕吐为多见。做好这些工作应该重视镇静镇痛治疗室的规章制度，就诊流程和人员准入标准，重视术前访视与评估，术后恢复室等制度的建设，制订一套行之有效的门诊手术麻醉的质控标准是保障医疗质量，患者医疗安全的屏障。

表 12-4-1　PADS 评分标准

	离院标准评分
生命体征	
波动在术前值的 20% 之内	2 分
波动在术前值的 20%~40%	1 分
波动在术前值的 10%	0 分
活动状态	
步态平稳而不感头晕，或未达术前水平	2 分
需要搀扶才可行走	1 分
完全不能行走	0 分
恶心呕吐	
轻度：不需要治疗	2 分
中度：药物治疗有效	1 分
重度：治疗无效	0 分
疼痛	
VAS 0~3 分，离院前轻微疼痛或无痛	2 分
VAS 4~6 分，中度疼痛	1 分
VAS 7~10 分，重度疼痛	0 分
手术部位出血	
轻度：不需要换药	2 分
中度：最多换 2 次药，无继续出血	1 分
重度：需要换药 3 次以上，持续出血	0 分

（四）术后随访

快速苏醒和离院是门诊实施麻醉成功的重要指标，一项研究调查发现儿科患者实施镇静后发现 60.1% 的患者睡在返家途中的车里,有 21.4% 的人抵家很难被唤醒,76.1% 在家中睡觉,总的来说有过度嗜睡、恶心和呕吐,所以门诊镇静镇痛治疗的术后随访十分重要,不但能够发现诸多与治疗相关的不良反应,同时也可以了解患者家长的满意度,防范医患矛盾的发生。重庆医科大学附属口腔医院无痛治疗中心常规于离院后 4~6 小时电话随访并记录在册,建立门诊手术患者信息库。

(宋　敏)

参 考 文 献

1. 罗婷,吴安石.日间手术麻醉的管理.临床麻醉学杂志,2016,32(10):1027-1030.

2. 欧阳文,李天佐,周星光.日间手术麻醉专家共识.临床麻醉学杂志,2016,32(10):1017-1022.

3. 朱也森,姜虹.口腔麻醉学.北京:科学出版社,2012.

4. Chung F,Chan V W,Ong D.A post-anesthetic discharge scoring system for home readiness after ambulatory surgery.Journal of Clinical Anesthesia,1995,7(8):500-6.

5. 任力,郝学超,闵苏.日间手术的实施流程及标准.临床麻醉学杂志,2016,32(10):1023-1026.

6. 李芸,李天佐.日间手术麻醉离院标准.国际麻醉学与复苏杂志,2011,12(32):744.

7. Huang A,Tanbonliong T.Oral sedation post-discharge adverse events in pediatric dental patients.Anesth Prog,2015,62(3):91-99.

8. Giovannitti JA Jr1.Anesthesia for off-floor dental and oral surgery.Curr Opin Anaesthesiol,2016,29(4):519-525.

9. Dosani F Z,Flaitz C M,Jr W H,et al.Postdischarge events occurring after pediatric sedation for dentistry.Pediatric Dentistry,2013,36(5):411-416.

10. Koo,Jung-Eun;Baek,Kwang-Woo.Postsedation events in pediatric patients sedated for dental treatment.The Journal Of The Korean Academy Of Pedtatric Dentistry,2009,36(2):209-216.

11. Dionne,Raymond A.Yagiela,et al.Balancing efficacy and safety in the use of oral sedation in dental outpatients.The Journal of the American Dental Association,2006,137(4):502-513.

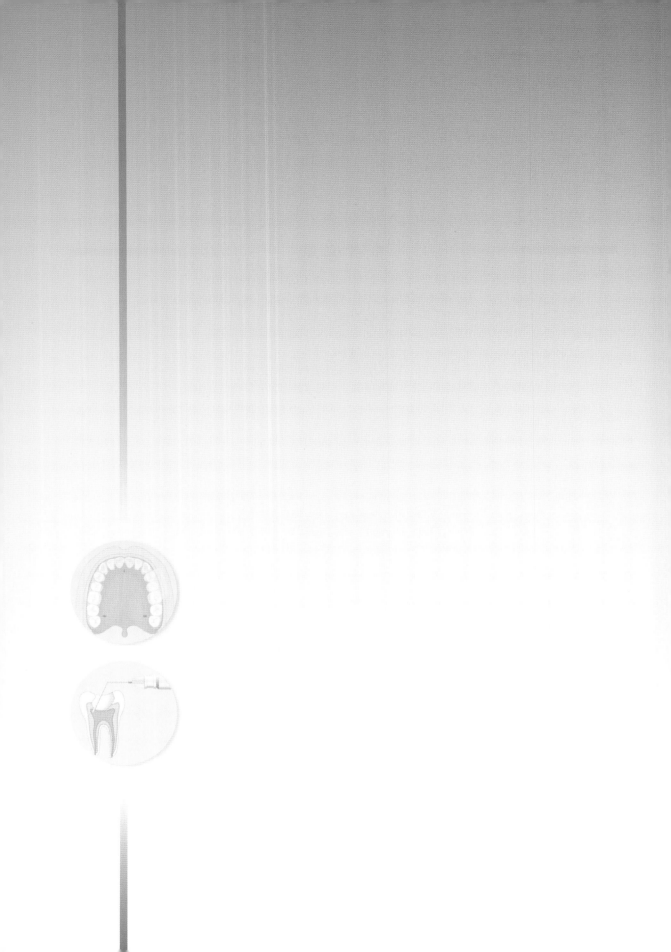

第三篇

管　理　篇

第十三章

口腔门诊医疗风险的控制与管理

医疗风险是目前医疗界普遍关注的问题,其与医患双方密切相关。而随着口腔专业市场化程度越来越高,医疗行为中渗入了市场机制,越来越多的口腔医疗机构用市场经济的方式来从事医疗活动,导致了医患双方关系的变化,医患间的利益冲突明显。同时随着法制、信息化社会的到来,有时即使微小的风险事件也会波及很大范围,发生所在风险的受到影响巨大。因此防范医疗风险,正确处理风险,化解医疗危机必然成为口腔科医师或者口腔医疗机构的必备能力。本章就对口腔门诊的医疗风险进行梳理分析,便于从业者防患于未然。

第一节　医　疗　风　险

一、风险的概念

风险就是发生不幸事件的概率。换句话说,风险是指一个事件产生我们所不希望的后果的可能性。某一特定危险情况发生的可能性和后果的组合。

二、医疗风险的概念

医疗风险指在医疗过程中可能发生医疗目的以外的危险因素,存在但不一定会造成不良后果;而广义则指发生医疗目的以外的发生:①指存在于整个医疗服务过程中,可能会导致损害或伤残事件的不确定性,以及可能发生的一切不安全事情的风险;②医患双方对疾病和诊断治疗方式的认知不同,医患双方未进行充分沟通,患者及其家属对治疗过程中出现并发症/意外,对治疗结果期望过高,当主观愿望与现实产生差距时,采取过激行为引发的风险;③部分患者及家属缺少道德与诚信,进行无理取闹造成的风险。

第二节　常见口腔医疗风险及防控措施

口腔医学作为医学的一级学科之一,已形成了由基础学科到临床学科构成的独立体系。同时,口腔医学也是现代医学的重要组成部分。由于其专业特性和医学共性,在临床上也具有与临床医学相同及差异的医疗风险。从口腔医疗机构临床常见的医疗损害和医疗纠纷的角度梳理了以下常见医疗风险及防控措施。

一、医院感染风险及防控措施

口腔临床治疗操作中,大多为有创治疗。口腔作为呼吸道、消化道的开始端,与这两个系统之间的关系密不可分。另外,牙周炎、龋病的普遍存在,口腔环境的病原微生物几乎无处不在。以前许多口腔医疗机构、口腔科医师及助理不了临床治疗期间唾液、血液、空气的潜在感染风险,疏于实施有效的预防措施和流程,会增加治疗中患者与医务人员感染和特别是交叉感染的风险。因此医院感染控制非常重要,不仅仅会对患者有很大风险,而且对医务人员本身也具有很大的风险。

2012年11月香港大学医疗保健处口腔科诊所医疗事故,召回患者250名。诊所内一批医疗器具怀疑人为疏忽,诊所内一批医疗器械未完成高温高压灭菌就重复使用了,涉及的数百名师生及家属召回进行肝炎、艾滋病病毒测试。

2013年美国俄克拉何马州牙医哈林顿因为对医疗器材消毒不当,使其7 000名患者处于可能感染HIV及其他传染病的风险之中,引发一场公共健康危机。

（一）口腔临床中代表性传染病感染和病原微生物传播一般途径

1. 从口腔临床中具有代表性的传染病感染风险:

（1）细菌感染:结核病、链球菌感染、肺炎球菌感染、葡萄球菌感染、军团病等。

（2）病毒感染:流感、复发性疱疹性病变、乙(丙、丁)型肝炎、手足口病、艾滋病等。

（3）的真菌感染:念珠菌病、皮肤真菌病等。

2. 从口腔临床中微生物传播的一般途径　包括:①与感染性病灶或感染的唾液、血液直接接触;②通过与被病原微生物的媒介物(空气/水/物表)间接接触传播;③唾液、血液或者鼻咽分泌物直接飞溅传播;④含有病原微生物的通过气溶胶进行空气传播。

（二）口腔临床医院感染控制措施

口腔环境的病原微生物几乎无处不在,常规检查和口腔科操作实际上也使得医务人员和患者暴露于潜在的感染性环境中,而从口腔常见的传染病感染风险和口腔临床微生物传播途径中可以提示,口腔机构医院感染控制的关键点在于避免交叉感染。

1. 避免交叉感染的措施

（1）医务人员的预防接种疫苗:口腔医疗机构处于由各种微生物引起的可能的职业性感染的危险中,可以通过免疫接种疫苗来降低感染风险。

（2）加强个人防护:标准预防措施(standard precautions,SP)旨在保护医务人员和患者以避免可以通过血液或者其他体液、排泄物、分泌物传播的病原体。适用于所有的患者,主要隔离血液、所有体液、分泌物、排泄物,保护不完整和或者破损的皮肤以及黏膜。

主要措施在于:

1) 洗手、戴手套,眼睛、面部的防护(口罩、护目镜和面罩)和防护服任何擦伤、切口或者轻微外伤都可能成为患者口腔中病毒和细菌进入的入口。国内2003年非典以前大量的基层甚至省市级口腔医疗机构曾经不戴手套进行操作,所幸现在已经成为历史。为了保护医务人员和患者,当可能与血液、血液污染的唾液、患者口腔黏膜及与以上物质污染的器械、设备、材料接触时一定要戴手套。

同时注意以下几个方面:①戴手套不能取代常规的手部卫生(六步洗手),确保去除可能已经通过无法识别的小洞或不正确的摘除手套方式而渗透或污染的潜在感染性物质。②洗手可以使皮肤上的细菌水平达到最小化,并减少在手套创造的潮湿,温暖环境中繁殖微生物出现刺激性堆积。

2) 仪器、设备的无菌管理及环境感染控制:在患者治疗过程中,治疗区常被血液、唾液以及其他体液所感染,细菌、病毒这些物质可以在环境表面长时间生存,可能长时间保持传染性。有两种有效方法可以降低交叉污染和环境表面交叉污染的可能性。

①使用各种一次性屏障覆盖物,如透明保鲜膜、蓝膜、套管等,在以下几个地方:治疗过程中,表面经常被戴手套的手接触的地方;表面可能受到血液或者体液污染的地方;表面不易清洁的地方。注意在每个患者之间应该去除更换一次性屏障物,而且过程中需要戴手套。②进行表面清洁与消毒,主要是使用化学消毒剂、杀菌剂进行,目前有许多商业产品可以用,但是其中一些可以进行表面清洁和消毒,一些只能消毒,一些会使表面着色或者漂白,有些还腐蚀金属,因此购买和使用前要尽可能多了解相关信息,充分评价消毒效果。表面消毒的最简单的办法就是坚持无菌技术,其基本前提就是清洁第一。对于口腔医疗机构而言注意以下相应时间点的控制流程。

每天早上第一个患者前:对临床接触的表面和物品进行清洁、消毒、然后使用一次性隔离物。

每个患者之间:对水路进行 20~30s 的清洗,对口腔科手机、三枪头及其他器械进行更换(转移至机构消毒灭菌区进行消毒灭菌流程);使用过的一次性隔离物进行更换,保证一人一用以更换。同时对所有没有使用表面屏障的临床接触表面使用表面清洁/消毒剂进行清洁并消毒。

每天所有治疗结束后:对治疗区域的地面和台面,牙椅表面,临床接触表面进行消毒并清洁;强吸、弱吸、排水管路进行清洁;医疗废物垃圾袋进行更换。

每周:对主要排水系统,抽屉柜子,进行清洁和消毒。诊室、技工室的地面进行清洁、消毒以及空气进行消毒。

(3) 职业暴露的预防和控制:职业暴露主要是指医务人员工作中被针刺伤或者被污染的器械刺伤、血液或者体液溅到黏膜或者受损皮肤上。

大部分发生口腔医疗机构的职业暴露都是可以预防的。除了以上所说的医务人员的预防接种疫苗、标准预防措施还可以尽量使用有防止锐物损伤设计的各种设备如:锐器丢弃盒、有保护套的针头等。以及改变不良工作习惯如下:丢弃前不要弯曲和损害针头,将手机从牙椅上取出来前要先拆下车针,使用过的一次性注射器及针头,刀片要放置在最近的锐器盒里,传递尖锐器械时的相互提醒。

但如果出现职业暴露又如何处理呢?一旦发生职业暴露都应该作为医疗紧急事件来处理,并尽可能解决。第一时间接触血液或体液的伤口和相应皮肤(黏膜)部分应用肥皂(洗手液)清洁和水大量冲洗。快速有效的上报,评估严重程度类型(填写职业暴露报告表格),并根据相应情况预防性治疗。

2. 口腔器械消毒灭菌技术 2016 年 12 月,国家卫生与计划生育委员会颁布了 WS506《口腔器械消毒灭菌技术操作规范》,适用于各级口腔专科医疗机构或者开展口腔诊疗项目的各级医疗机构,从 2017 年 6 月 1 日强制执行该规范,对于该规范的详细解读不在本章进行。但特别注意的是本规范是对口腔器械的消毒灭菌技术的规范,而颌面外科手术器械须按照 WS310.1-3 关于消毒供应中心（CSSD）的管理规范、技术操作规范和清洗消毒及灭菌监测标准。

3. 医院感染控制在口腔中小型门诊设计中的要求 口腔门诊的设计涉及专业领域是很宽广的。对于口腔专业人员须注意医疗机构对感染控制相关的功能分区，人员流动线设计、通风电气系统、表面材料选择这几个关键因素。同时协调设计师、施工人员、设备商共同参与功能、美观的设计、改造与维护。下面仅对感染控制方面的几个关键点做一些概述：

（1）功能分区：为了实现口腔门诊不同区域对感染控制的不同需求，把整个门诊分为 3 个功能区。

1）诊疗区：诊疗室、器械消毒处理区、技工室（模型室）、放射检查室等。

诊疗区的空间是需要足够的空间保证进行独立操作的，不会与其他工作人员及患者相互干扰，可以通过保持间距、半隔断或者全隔断来分割空间。避免喷雾 / 飞溅物和气溶胶污染，同时卫生用品也易于取用并且不会造成交叉感染。有些特殊的空间，如种植手术室，患者须严格和无菌设备，材料、物品分开。在这样的空间必须医师通道空间和患者通道空间。另器械消毒处理区也需要按照国家相关规定进行分区。

2）生活区：员工办公室、休息室、更衣室等。

此为医务人员的私人的综合区域，注意进入时是摘掉受污染的个人防护装备，避免交叉污染。同时注意设置无需进入诊疗区就可以到达洗手台，卫生间的通道。尽量保证生活区的独立性。

3）公共区：候诊区、前台、咨询室、档案室、走廊、卫生间、设备间等。

针对患者，来访人员，员工开放的区域，感染要求低于诊疗区和生活区。一个洁净的公共区可以显示一家医疗机构提供高水平医疗服务的水平。同时需要足够的宽敞，以便患者在等待时和活动时有舒适的空间体验。公共区的空间与洁净是有力的营销工具。

（2）人员流动设计：空间设计建立了各区域 / 房间 / 区之间的关系，同时也建立了患者与人员在各部分的流动，最好能达到洁净区到污染区之间组织层次，最大程度降低患者与员工的感染性暴露，也尽量减少器械、设备、物品、消毒供应物品运输过程中等的交叉污染。比如诊疗区是围绕设备和工作间进行人员流动设计，公共区需要保证人员流动时不会影响正常诊疗工作，避免堵塞和混乱。必要时设置保护隐私的空间。工作人员可以不经过公共区和诊疗区而进入生活区流动等。

（3）空气调节机制：暖通空调系统有条件尽量采用新风或者尽量使用有自然空气流动的建筑空间。尽量使用甲醛含量低的建筑和装修材料。

新空间使用前放置较长时间使其充分挥发或者做降低甲醛含量的处理，待甲醛含量在正常范围后再投入使用。

（4）表面材料选择：尽量采用防滑，非渗透性，非多空性、接缝少，容易清洁的耐用性好、防潮、防污染的材料，窗户覆盖物如果为织物需定期清洗，同时尽量不使用地毯此类抗菌效果差且不宜清洗的材料。

4. 关于口腔医疗机构医院感染控制工作的建议 口腔医疗机构医院感染控制管理的工作非常繁琐，但又非常重要，是口腔医疗机构管理的基础点也是难点，根据其特点于以下几个方面的要点：①抓住避免交叉感染和器械消毒灭菌技术两个重点，定期进行监督检查。

②重视各种感控行为的记录以及并妥善保管。③定期对机构员工进行医院感染管理培训，并做好相应记录，培训人员签名。④对医院感染控制的薄弱点或者难点：如印模、模型、修复 / 正畸专业 / 放射专业等加强控制手段，同时对根据国家相关规定对医疗废物进行定期处理。

二、口腔医疗机构突发意外风险及防控措施

医疗意外是患者在诊疗过程中不是由于医务人员的失职或者违规行为造成的难以预料的不良后果。并发症是指并非医务人员的过失，而由于疾病的特殊情况，突发性引发另外一种疾病。虽然现代医学已经发展到一个新的阶段，但医学仍是一个探索性，实践性极强的学科。医学在发展，疾病也在发展。因此人们对疾病的认识还有局限性和未知性。从医学的角度，只要有医疗行为，就可能出现意外或并发症。这种意外或者并发症只可以期望减到最低限度。但由于其有突发性和意想不到性，一旦出现不良后果，患者和家属常缺乏应有的心理准备，加之对医学特殊性不了解，就很可能要引起纠纷。因此如何尽量规避口腔医疗机构突发医疗意外或并发症，同时尽量减少一旦发生时的损害结果是口腔医疗机构和相关医务人员必须掌握的。

（一）临床基本常识和急救技能

1. 对于口腔门诊的患者治疗前需要对患者（特别是需要局部麻醉和门诊手术）的全身和局部情况进行评估，正确的评估是规避口腔医疗机构医疗意外、并发症的重要手段。

2. 对于患者出现意外或者并发症时可以进行正确的生命体征（呼吸、脉搏、血压、体温）进行观测与记录，同时及时诊断及应急处理（急救技能与急救药品 / 氧气袋 / 简易呼吸器等的使用）（详见第三章、第七章和第十章）。

（二）急救的管理制度 / 流程 / 预案 / 急救箱（车）

医疗机构应该根据本机构的情况制定切实可行的急救制度、预案、设备、药品。

（三）关于口腔医疗机构医院医疗意外或并发症风险防控的建议

出现医疗意外或者口腔医疗机构社会和经济影响都非常大，根据其特点于以下几个方面的建议：

1. 制度与预案的制定充分考虑紧急情况下的场景进行设计，并进行反复培训和演练。

人：什么人？做什么事？

设备、药品：在哪里？谁用？如何用？

电话：谁打？打给谁？

转运：如何运？通道在？运到哪里？

2. 通过每年定期培训强化人员术前评估的能力，急救技能。通过应急演练反复强化人员在应急状态的反应能力。养兵千日用兵一时，从而减少突发意外对机构的重大影响。

3. 每月定人定期检查急救药品，急救设备的情况，避免出现应急状态下的慌乱无措。

三、口腔医疗机构临床医疗风险及防控措施

除了医院内感染和医疗意外（并发症）会给机构严重不良反应以外的，在医疗检查、诊断、治疗的过程中都会出现风险。而且这种风险具有普遍性、多因性、突发性、进展性、情绪性的特点。而这些医疗风险常常会引发医患纠纷。口腔医疗机构根据本专业的特点，主要要

注意以下几个方面,以防范风险,避免纠纷。

（一）医务人员口腔临床操作技能

医务人员的临床基础知识和口腔临床操作技能都需要长期的学习和积累,医疗机构要有对医务人员学习掌握专业知识有监督、激励机制。同时鼓励医师积极参加各类技术培训和学术活动。

（二）技术区别化的技术准入

各类技术需要区别化的技术准入,特别是对新技术或者一定风险性的技术项目,对操作人员的从业经历、培训过程技术水平都需要充分评估。

（三）岗位职责和各项规章制度

医疗机构对各级人员制定相应的岗位职责和各项规章制度,明确医疗的日常和应急状态下,每个岗位人员该做什么？在什么时间做？做的结果如何考核？

（四）诊疗过程中防范措施

1. 病史询问全面细致　医师的临床诊断是基于对患者的体征检查和病史的调查,询问病史是医患沟通的重要部分,通过询问病史快速获取有价值的诊断线索,选择有针对性的辅助检查项目,同时判断患者的心理状态,为下一步沟通治疗方案打下基础。

2. 各种检查尽量完善　对临床体征进行全面检查,对于口腔专业而言,症状牙、相邻牙、对殆牙,全牙列咬合状态、颞下颌关节这些地方都需要检查。同时辅助检查(影像系统和实验室检查)也是非常重要的,在医患纠纷中辅助检查比单纯的病史和体征检查更为客观,会留下客观图像或者数据。在后期出现纠纷应诉时是宝贵的证据。但是要注意,选择项目时要有针对性,以免增加患者负担。

3. 初次诊断适合拟多个诊断　医师对疾病的认识是一个动态的过程,不论多高明的医师对患者的疾病都不是一次完成的,有不少复杂的疾病都需要反复多次,即使是小小的牙齿痛,都有多种疾病的辨别诊断。因此初次诊断就是一个基本判断或者最大可能性的诊断,根据目前的临床表现和体征做出的,最后随着疾病的转归还可能有其他诊断,因此初诊时可以有一个或者多个诊断同时试探性对症治疗。因此初诊的医患沟通,需要告知患者有可能的情况,一方面给自己更为广泛的思考空间,另一方面给患者比较足够的思想准备。不至于把情况想像得特别简单,给医师过高的期望。一旦病情发生变化缺乏思想准备。

4. 治疗方案尽量遵循常规　临床诊断确定后即可需要做出治疗方案,由于医学的具有探索性和经验性均强的特性,很多疾病都有多个治疗方案。在选择治疗方案在充分考虑患者的各种生理、心理以及经济状态的情况下,尽量采用教科书或者有关部门认可的诊疗常规,或者在权威杂志、刊物上有一定定论的治疗方案。做到有据可查。如果未经一定许可擅自开展临床新技术造成严重后果,将会因为无证可举造成败诉。

（五）加强医患沟通是医患纠纷的重要手段

实践证明,很多医患纠纷都是由于医患之间缺乏及时有效的沟通,患者对医学不了解从而有过高的期望值造成的。对医师而言,告知并不是一件很难做到的事情。关键是医师需要换位思考,尊重患者的权益、心情、思维方式。一旦患者和家属对医学和自身疾病有一定认识,就可以取得良好的配合,即使结果有不尽人意之处,也很少发生纠纷,或者程度也会降低。

告知的时候应注意以下方面：

1. 医患平等，告知时要主动　充分告知患者或者家属疾病的情况，可选择的治疗方案，治疗需要的大概的费用，治疗结束后患者的疾病情况。切莫把患者作为治疗的客体，一副居高临下的家长式告知，只要自己觉得对患者有益的事情，就按照自己的职业伦理来实施。

2. 告知预后要有余地，有分寸　患者和家属在治疗过程中最关心的问题就是最终的结果如何？因此在给患者告知预后时：①要把握分寸，留有余地，切记不能绝对化；②要给告知对结果的影响因素，争取患者的配合；③不要过早盲目的肯定性的结论，给自己留有缓冲的空间。

（六）医疗文书的书写质量与保管决定医疗纠纷的结果

在医患纠纷防范和处理中，医疗文书都是最重要的举证来源，是一种法律文书。其中包括医师书写的病历、各种影像系统和实验室检查结果、病理检查结果、书面告知的证明材料（知情同意书）。这些对医疗机构能否有效举证具有举足轻重的作用。因此每个医疗机构对病历质量都要非常重视，定期检查病历是否及时记录，病历书写是否严谨符合医疗常规，病历是否根据国家相关要求妥善保存。病历的质控是医疗风险防控最基础的措施。

四、口腔医疗机构的其他风险及防控措施

口腔医疗机构的医用器械、设备，医用材料、药品也是会出现风险的，其中主要就在于是否按照国家医疗器械、设备、医用材料、药品的相关管理规定合法购进并管理。出现因医疗器械、设备、材料造成的损害时，可以合法进行追责。切莫因一时的成本考虑，造成他日不可挽回的损失。

举例：儿童患者医疗风险风险及防控措施

2015 年 10 月 23 日早上 9 点多，监护人邢某某带着患儿孙某第 3 次来到了某机构口腔科复诊。由于对前面两次治疗的恐惧，患儿哭闹严重，监护人未陪同，治疗 10 多分钟后，孩子就从口腔科被抱到了急诊室急救，急救近 1 个小时，患儿死亡。对于发生在患儿身上的意外，医院方面提出尸检要求，进行准确的责任划分。2015 年 12 月 25 日，北京市顺义区人民法院对这起案件进行了第一次开庭审理。由于原告方不同意尸检鉴定，在责任的认定上就无法达成一致。在律师建议下，原告最终艰难做出决定同意尸检。2016 年 3 月 31 日，司法鉴定中心对患儿的死亡原因做出了最终认定：排除了外伤、中毒及心脑器官病变等致死因素，确认患儿是由异物棉球阻塞气道窒息死亡。该医疗机构最终赔偿患儿父母 126 万。由尸检结果可以分析，主要是在治疗牙的过程中，要进行隔湿治疗的时候，要用棉球给牙齿擦拭干净保持它的干燥，应该是在治疗过程中这个棉球进入到肺里面。那我们如何规避儿童患者治疗时的风险呢？

（一）医疗风险的原因分析

儿童以及此类特殊患者自控能力差，对治疗的依从性差，对治疗的恐惧心理较普通患者更为严重。患者、监护人和医护人员都处于焦虑状态，患儿的哭闹、不配合；监护人的吵骂恐吓；医师的高度紧张慌忙更是加重了医疗风险的发生的频率。除了以上棉球进咽腔阻塞气道窒息这种严重的医疗损害以外，还有软硬组织损伤、器械滑脱、唇部咬伤、牙髓失活剂烧伤及局麻效果未消失前的间接健康组织损伤等。

（二）防控措施

1. 提高监护人的意识　通过各种宣传手段告知儿童口腔或者特殊患者口腔治疗的难点和风险，正确理解医师治疗的目的，把治疗的风险和预后有充分的思想准备。

2. 医师要用和监护人以及患儿进行有效沟通　缓解患儿以及监护人的紧张的情绪，对监护人进行行为指导尽量不要强迫性的治疗方式，患儿哭闹或者不配合状态是最容易发生不良安全事件的。在条件容许的情况下，通过对患儿的行为诱导，倾听患者的感受，及时调整治疗动作，操作流程，有效减少患儿不配合的行为。

3. 采用多种手段降低医疗风险　如儿童全麻下口腔治疗，儿童治疗中采用橡皮障等。

第三节　医疗风险发生后的应对措施

对医疗机构而言，控制风险，预防医患纠纷的发生都是最重要的，也是经济有效的方法，但是不管多有效都无法杜绝所有风险的发生。既然有医疗活动就有医疗风险，并随之而来的医患纠纷，当就需要正确的面对，及时处理。根据目前的相关规定，主要的处理办法主要是：机构内协商解决、第三方协商解决、行政处理及司法途径。

一、解决纠纷的理念

1. 先动先知、弄清真相、收集证据。
2. 以情动人、沉着应对、限制传播。

二、纠纷处理的流程

（一）早期处理时

当事人回避，接待的人员慎重，语言要留有余地，不要盲目的肯定和否定，体现重视和关心，设法抓住对方权威当事人，力争给对方留下好印象。同时立即调取或者封存文书，以防证据丢失或者涂改，快速弄清事实真相。如果是较大的纠纷最好就是设置缓冲矛盾的第三方，如当地医政管理人员或者患者的熟人，必要时可以在当地第三方医调委解决。

（二）协商解决时

要在医患双方冷静的状态下解决，是相对低成本、高效率的一种解决方式。但赔偿需要在法律的基础上，不能有花钱买平安的想法，放弃原则，处理过程须有礼有节，达成统一意见后签订协议，如果盲目赔偿，将后患无穷。

（三）在协商解决未达成意见，可以采取行政调解和法律诉讼的方式

此时医疗文书就是非常重要的证据，从未而证明医疗行为与损害结果的因果关系，证明医疗行为有无过错，是否充分告知（术前谈话、病情迁延变化、诊断及预后），处理工作人员须具备较为全面的医学知识和相关法律知识。

一个医疗机构医疗服务的提供者是医护团队，也是医疗风险的制作者和防范者。优秀医师的成长是缓慢艰辛的。如果说医疗设备是医师的武器，那医师的临床操作就是其外功，而医师的专业理论水平，表达的能力，写作的能力就是医师的内功。护士的成长也是同样如此。因此建立一个高素质、内外兼修的医护技术团队才是医疗机构医疗风险最好的防范措施。

（夏　熹）

参 考 文 献

1. John A. Molinari, Jennifer A. Harte. 实用口腔科感染控制. 高永波, 章小缓, 主译. 第 3 版. 北京: 化学工业出版社, 2017.
2. 孙东东. 医疗告知手册. 北京: 中国法制出版社, 2007.
3. 刘振华, 王吉善. 医疗风险预防管理学. 北京: 科学技术文献出版社, 2007.

第十四章

保证口腔门诊舒适化医疗安全高效运行的手段

无痛治疗的理念正日益深入人心,随着医学模式由传统的生物医学模式向以社会 - 心理 - 生物医学模式的转变以及公立医院改革的渐行渐近,人的因素包括医师和患者在整个医学模式中的地位越来越重要。在各种无痛诊疗技术、数字化技术、人工智能技术、医疗机器人技术及精准医疗等个性化医疗技术在医学各个专业的成功开展,毫无疑问今后的口腔医疗服务也一定会向舒适化的方向发展,而无痛治疗仅仅是其初级阶段,治疗过程中对患者人格的尊重、隐私的保护和人性化的关怀等理念将贯穿始终。所以,口腔专业的无痛治疗是其向新的医学模式转变中的有益探索,在现代麻醉学理论与药物的发展为包括口腔门诊无痛治疗在内的日间手术麻醉提供了有力的保证;微创外科技术、数字化技术及先进生命体征监测手段也为口腔手术的提供了技术支撑;口腔医学各个专业新技术、新设备日新月异的发展均体现了该理念。以促进患者早期康复是舒适化口腔医疗的主要目标,社会对舒适化口腔医疗的要求也越来越高,但无论是医师还是患者在认识层面的误区也不同程度的存在,如何保证治疗的舒适性和安全性的对立统一便是本章着重探讨的部分。

第一节　舒适化医疗手段的安全考量

一、牙科焦虑症的流行病学资料

口腔科焦虑已被证明是患者寻求治疗的最大障碍之一,据估计在美国有 1 亿人(约占美国人口的 30%)需要口腔科护理,但却忽视定期去口腔科诊所,在美国有一项调查发现,如果使他们不那么紧张,那 18% 的成年人会更频繁地去看自己的口腔科医师,对那些害怕治疗和 / 或焦虑的成年患者,有效的镇静和疼痛控制已经成为口腔科治疗的一个组成部分。美国口腔科协会(ADA)1996 年首先制定了临床指南,包括教育培训的要求,最近在 2012 年发布了更新。在 2012 年的 ADA 临床指南中指出:"对于目前正在提供的所有级别的镇静和麻醉,口腔科医师提供镇静和麻醉符合其所在州的规定和 / 或本指南的规定,牙医必须能够实施轻度镇静(抗焦虑)手段;对口腔医学生的培训和教学也提出了明确的指南。而在中国对这方面的关注和培训却刚刚开始。

舒适化口腔医疗的技术方式非常多,包含了多个层面,比如心理干预、计算机辅助的局部麻醉药物注射、微创口腔外科、口腔激光技术等非镇静药物的手段；以及使用药物为特点的轻度镇静、中度镇静、深度镇静乃至全身麻醉等手段。我们希望能够根据患者的具体情况合理选择舒适化医疗的手段，舒适化口腔诊疗技术是给我们常规诊疗提供良好手术条件的，在使用药物性的干预手段前应该尝试非药物性的方法；但现实临床的情况却更加复杂和多样。

在展开安全方面的讨论前，我们先理清以下几个概念：焦虑（anxiety）是针对在不明确或有某种预期的情况下，被威胁或预期可能发生危险的压力反应；恐惧（fear）是当人受到即将发生的危险或威胁时的一种生理过程；恐怖症（phobia）是持续或不正常的恐惧导致个体强制躲避特定的对象、活动或情况，它可能会妨碍人的日常活动，除了躯体正常的患者还需要包括无法配合治疗的认知障碍患者，不能合作的儿童，运动功能障碍患者（例如咽反射亢进等）和范围较广泛的手术或局部麻醉可能不足以控制疼痛的其他情况。国际上各国的学者对口腔科的恐惧和焦虑的进行了多年的研究，清晰的展示了口腔科相关恐惧和焦虑的流行病学证据，该现象在各种文化背景的国家均普遍，通常来自童年口腔治疗的影响，并会持续一生，导致逃避口腔科治疗，恶化牙齿健康。最近对 19 项研究的综述显示，尽管疼痛控制方法，口腔科材料和治疗创伤有明显的改善，牙科焦虑症在过去 50 年仍保持稳定的存在，表 14-1-1 数据提示在发达国家口腔科恐惧的高发情况但我国尚缺乏类似的数据。

表 14-1-1　对口腔科相关焦虑症的研究

国家（作者，时间）	样本数量	结果
澳大利亚		
Thomson and colleagues, 1996	1 010 例	14% 程度严重的牙科焦虑症
加拿大		
Locker and colleagues, 1991	2 007 例	4%~16% 程度严重的牙科焦虑症
Locker and colleagues, 1996	2 729 例	
Liddell and Locker, 1997	2 609 例	
Locker and colleagues, 1999	1 420 例	
丹麦		
Moore and colleagues, 1993	565 例	4% 有剧烈的牙科焦虑症
冰岛		
Ragnarsson, 1998	1 548 例	4% 有严重的牙科焦虑症
日本		
Weinstein and colleagues, 1993	3 041 例	21% 对治牙感到恐惧
约旦		
Taani, 2001	287 例	6% 有严重牙科恐惧症
荷兰		
Stouthard and Hoogstraten, 1990	648 例	11% 有严重恐惧和焦虑
新西兰		
Thomson and colleagues, 2000	790 例	13%~21% 程度严重的牙科焦虑症
新加坡		
Teo and colleagues, 1990	288 例	8%~21% 程度严重的牙科焦虑症

续表

国家（作者，时间）	样本数量	结果
瑞典		
Hakeberg and colleagues，1992	620 例	4%-7% 程度严重的牙科焦虑症
Hagglin and colleagues，1996	1 016 例	
英国		
Lindsay and colleagues，1987	419 例	15% 程度严重的牙科焦虑症
美国		
Gatchel and colleagues，1983	105 例	12% 程度严重的牙科焦虑症
Milgrom，1986	1 010 例	20% 程度严重的牙科焦虑症
Gatchel，1989	1 882 例	11%~12% 程度严重的牙科焦虑症
Domoto and colleagues，1991	419 例	13% 非常害怕看牙
Kaakko and colleagues，1998	232 例	19% 程度严重的牙科焦虑症
Doerr and colleagues，1998	455 例	10% 程度严重的牙科焦虑症
Dionne and colleagues，1998	400 例	15% 程度严重的牙科焦虑症

　　在这些研究中也评估了口腔科门诊使用麻醉和镇静服务的需求，英国 Lindsay 教授的研究发现，31% 的受访患者偏好口腔科治疗时使用镇静或全身麻醉，但却很少能实际被应用到；美国 Dionne 教授团队研究发现，如果能使用药物缓解紧张情绪，18% 的成年患者会更频繁访问牙医；越来越多的较复杂的治疗增加了对麻醉 / 镇静服务的需求，由于该医疗服务的介入提升了患者对手术的接受程度，例如常规牙齿清洁的 2% 逐渐上升到拔牙术的 47%，牙髓手术的 55%，牙周手术的 68%。国内这方面流行病学调查资料也比较丰富，唐或等采用 Corah 口腔科焦虑量表（dental anxiety scale，DAS）发现患者性别、就诊次数、文化程度、痛阈高低、神经质体质、医师服务态度、诊疗环境相关；口腔外科及牙体牙髓专业发生概率较高；张芸等针对牙科焦虑症治疗的研究进展中总结了包括分散患者注意力、催眠、心理治疗等非药物治疗手段；同时也讨论的镇静、臭氧治疗等药物性手段；谷楠等讨论了计算机辅助局麻药物注射、表面麻醉、口腔用激光及镇静麻醉在儿童牙科焦虑症的应用。

　　美国肯塔基大学 Nathan G. Reuter 教授团队回顾了过去 55 年（1960—2015）1 115 文献报道的口腔科治疗中的 148 例死亡病例，其中北美和欧洲各 70 例，亚洲 7 例，南美洲 1 例，年龄 2~82 岁，排名前 4 的原因有呼吸道问题、心血管问题、麻醉 / 镇静 / 其他药物相关问题、感染 / 败血症问题，其中不得不说麻醉 / 镇静 / 其他药物相原因，该原因导致死亡病例比重较多，集中于 1970—1979 年 40 例和 1990—1999 年 10 例，而在 2010—2015 年发生 8 例，总结原因认为 30~40 年前麻醉药物和麻醉理念比较陈旧，与现代的很多药物和监测手段不能同日而语，其中很大一部分都是药物相关不良反应和口腔科医师实施镇静 / 麻醉，绝大部分发生在门诊；所以提示我们保证麻醉和镇静服务的几个关键点：良好的术前评估、麻醉医师的介入、完整配备的硬件条件。同样来自美国肯塔基大学 Maggie C. Chicka 教授团队通过调查保险理赔的方法对 1993—2007 年儿童口腔科镇静和麻醉的不良事件进行了回顾，发现17 宗索赔涉及不良麻醉事件，其中 13 例涉及镇静，3 例涉及局部麻醉，1 例涉及全身麻醉。索赔的 53% 发生患者死亡或永久性脑损伤；在这些索赔中，平均患者年龄为 3.6 岁，涉及医师 6 人为牙医作为麻醉实施者；2 人涉及局部麻醉，局部麻醉剂过在索赔中占 41%。在 71%

的索赔发生在在口腔科诊所;在涉及镇静的 13 项索赔中,只有 1 项索赔使用了监护仪进行患者生命体征监测。使用的药物包括羟嗪(Hydroxyzine)、地西泮(Diazepam)、水合氯醛(Chloral hydrate)、哌替啶(Meperidine)等的联合应用。根据本研究的结果,得出以下结论:低龄患儿(3 岁或以下)使用镇静剂和 / 或局部麻醉剂;患者监测不足;口腔科诊所实施镇静不良事件发生的概率较大。

二、实施口腔镇静镇痛治疗的风险防控

从国内外的研究不难发现,目前针对牙科焦虑症的主要的、也是相对肯定的方法是镇静 / 镇痛的药物性手段,这就涉及到麻醉学与口腔医学的交叉学科领域,很多口腔医疗机构常常满腔热情想尝试但却由于对镇静 / 镇痛的药物性手段的陌生和国内外由于不合理使用导致的不良事件而望而却步,我们通过美国儿童口腔科学会(American Academy of Pediatric Dentistry,AAPD)颁布的《儿童口腔使用深度镇静和全身麻醉的原则》(Policy on the Use of Deep Sedation and General Anesthesia in the Pediatric Dental Office)和美国儿科学会(Guidelines for Monitoring and Management of Pediatric Patients Before,During,and After Sedation for Diagnostic and Therapeutic Procedures:Update 2016)结合自身的医疗实践阐述如何安全地在口腔门诊实施麻醉和镇静服务。

(一)必备的设施和设备

首先根据 2006 年美国儿科学会公布的 30 000 例儿童镇静下各种诊疗的并发症统计结果(表 14-1-2),帮助读者理解配备以下设备的必要性。

表 14-1-2 并发症统计结果

不良事件	发生率(1/10 000)	例数(N)	95%CI
死亡	0	0	0
心跳骤停	0.3	1	0.0~1.9
误吸	0.3	1	0.0~1.9
低体温	1.3	4	0.4~3.4
抽搐(非预期)	2.7	8	1.1~5.2
喘鸣	4.3	11	1.8~6.6
喉痉挛	4.3	13	2.3~7.4
哮喘	4.7	14	2.5~7.8
速发过敏反应	5.7	17	3.3~9.1
静脉相关并发症	11.0	33	7.6~15.4
镇静时间延长	13.6	41	9.8~18.5
恢复时间延长	22.3	67	17.3~28.3
窒息	24.3	73	19.1~30.5
分泌物增加	41.6	125	34.7~49.6
治疗中呕吐	47.2	142	39.8~55.7

不良事件	发生率(1/10 000)	例数(N)	95%CI
低氧血症(SPO$_2$<90%)	156.5	470	142.7~171.2
不良事件总数	339.6	1 020	308.1~371.5
非计划的情况			
拮抗剂使用	1.7	5	0.6~3.9
由于气道原因导致的紧急麻醉	2.0	6	0.7~4.3
非计划住院	7.0	21	4.3~10.7
非计划气管插管	9.7	29	6.5~13.9
气道问题	27.6	83	22.0~34.2
面罩正压通气	63.9	192	55.2~73.6
非计划干预合计	111.9	336	85.3~130.2
由于麻醉深度导致治疗不能完成	88.9	267	78.6~100.2

从上述的不良事件总结口腔治疗的镇静镇痛主要来源于呼吸道事件为主,呼吸抑制或呼吸道梗阻是其面临的主要风险,所有的设施配备均要以呼吸道为核心。

1. 实施轻度镇静的口腔治疗　具备能提供笑气浓度不超过 70% 的专用笑气氧气吸入装置;备用的电动吸引器;提供正压通气的简易呼吸器;完成控制气道(气管插管或声门上气道)的相应工具;建立静脉通道的器具;应急照明器具;有能够采集心电、无创血压、脉搏氧饱和度的监护仪,除颤仪。

2. 实施深度镇静及全身麻醉口腔治疗　具备能提供笑气浓度不超过 70% 的专用笑气氧气吸入装置;备用的电动吸引器;提供正压通气的简易呼吸器;完成控制气道(气管插管或声门上气道)的相应工具;建立静脉通道的器具;应急照明器具;有能够采集心电、无创血压、脉搏氧饱和度、呼吸末 CO_2 和体温的监护仪,除颤仪;微量注射泵。

（二）监护和记录

无论提供了轻度、中度、深度镇静条件下的口腔治疗均应有提供连续基本生命体征的监测,必要时包括肺通气、意识程度。无论何种的镇静水平或药物给药途径,患者的镇静或麻醉状态一个连续的过程,可能导致呼吸抑制,喉痉挛,气道通畅度,呼吸暂停,甚至气道保护性反射能力降低和 / 或心血管系统不稳定,所有的监护数据均应如实按时间顺序记录。

记录的内容应涵盖对整个手术全过程,包括术前的健康状况评估表,术前须知,知情同意书,各种实验室检查报告,麻醉 / 镇静记录单,三方核查记录单,术后注意事项和离院评估表。

（三）患者的术前评估

通常可以采用表格式术前评估表,但着重注意以下几种情况:①食物和药物过敏史和曾经过敏或不良药物反应;②服用药物情况包括剂量、时间、途径、非处方药物(中草药或非法药物);③疾病史,身体异常(包括各种遗传综合征),神经功能障碍以及肥胖,打鼾或 OSAS 的历史可能增加气道阻塞可能性的或颈椎不稳定,Down 综合征,马方综合征,骨骼发育异常等情况;④是否怀孕;⑤早产史(可能与镇静后声门狭窄或呼吸暂停有关);⑥癫痫发作史;⑦住院治疗史;⑧镇静或麻醉并发症史;⑨家族史,特别是与麻醉有关(例如,肌营养不良症,恶性高热,假胆碱酯酶缺乏症)。

(四)团队配合与治疗中物品、牙位核查

镇静 / 麻醉下治疗通常由 3~4 名人员组成:1 名治疗医师、1 名麻醉医师、1~2 名护士,相互配合相互监督,镇静下治疗由于体位因素、保护性反射降低等,术前书中的核查非常重要。除了治疗牙位的确定,对治疗中的各种材料(棉球、扩挫针)清点非常重要,必须双人清点并记录在案。

(五)急救药物,设备和预案

保证镇静 / 麻醉下口腔科治疗安全是使用系统的方法包括药物,各种设备,监护仪等在紧急情况发生时可以及时使用。很多国家采用 SOAPME 方案。

SOAPME 方案

缩写	英文	中文
S	Size-appropriate suction catheters and a functioning suction apparatus	各种型号的吸引导管和功能正常的负压装置
O	an adequate Oxygen supply and functioning flow meters or other devices to allow its delivery	足够的氧气供应和功能流量计或其他设备允许氧气传送的装置
A	size-appropriate Airway equipment (eg, bag-valve-mask or equivalent device), nasopharyngeal and oropharyngeal airways, LMA, laryngoscope blades (checked and functioning), endotracheal tubes, stylets, face mask	各种型号的气道设备(例如,简易呼吸器),鼻咽和口咽气道,LMA,喉镜叶片,气管导管,管芯,面罩
P	Pharmacy: all the basic drugs needed to support life during an emergency, including antagonists as indicated	药物在紧急情况下支持生命所需的所有基本药物,包括拮抗剂
M	Monitors: functioning pulse oximeter with size-appropriate oximeter probes, end-tidal carbon dioxide monitor, and other monitors as appropriate for the procedure (eg, noninvasive blood pressure, ECG, stethoscope)	监视器:功能脉冲尺寸合适的血氧计血氧计探头,呼吸末二氧化碳监测仪等监视器适合于手术(例如无创血压力,心电图,听诊器)
E	special Equipment or drugs for a particular case (eg, defibrillator)	专用设备或药物为特殊情况(如除颤器、备用照明等)

(六)术前和术后医嘱与注意事项

1. 全麻治疗前

(1)如果您的孩子在健康或服药方面有任何变化,请及时告知我们。发热、中耳炎、鼻腔充血或者近期的脑部外伤都会增加孩子治疗后的并发症。因此,及时告知我们您孩子的健康状况变化,我们将判断您的治疗是否需要推迟。

(2)请告知我们您的孩子正在服用的处方药、非处方药以及中草药。以确定治疗当日能否继续服用。同时,请告知孩子的药物过敏情况。多颗牙的治疗建议术前 3 天服用抗生素。

(3)全麻治疗前数小时应当严格控制食物 / 液体的摄入。禁食将会降低呕吐及误吸的风险。如果您不能遵从以下要求(表 14-1-3),我们将拒绝为您提供全麻治疗。

表 14-1-3　全麻治疗前禁食水的要求

食物 / 液体的类型	最少禁食时间
清亮液体（水、无果肉的果汁、碳酸饮料和茶）	2h
母乳	4h
非人奶、配方奶以及便餐（如烤面包和清亮液体）	6h
油炸及高脂的食物、肉	8h

（4）为您的孩子穿上宽松舒适的衣服，这将便于我们监测孩子对药物的反应（包括孩子的呼吸、心率及血压）并保障孩子的安全。

（5）治疗当日不要将您的其他孩子带在身边，以便您能更好地关注需要治疗的这个孩子。治疗后如果您将驾车回家或必须携带其他孩子一起，那么请随行 2 位成人。以便在回家途中，能保障有一位成人能观察孩子的呼吸，特别是孩子处于睡眠状态时。

（6）我们建议孩子的治疗开始前及治疗后 2h 饮用清饮料 5mL/kg，以帮助孩子术后的恢复饥饿感及避免脱水。

2. 全麻治疗中

（1）在治疗过程中，您都需要待在诊室外等候，不能因任何原因走开。

（2）在您及孩子离院前，我们的医护人员将评估孩子的健康状况（孩子能够对呼唤产生应当，但可能嗜睡、哭闹或者烦躁）。

3. 全麻治疗后

（1）回到家后，您的孩子可能仍然处于嗜睡状态，这就需要您一直陪伴在孩子身边直到镇静药物的作用消退。如果孩子仍然想睡觉，那么最好保持侧卧位的姿势。在这期间，3~5分钟检查孩子的呼吸状况。如果孩子出现鼾声，那么重新调整孩子的头部位置直到呼吸平顺并且鼾声消失。如果孩子出现呼吸异常或不能唤醒，那么请拨打紧急电话 120。

（2）恶心 / 呕吐是常见的不良反应。如果发生了呕吐，请立即清除孩子口内的物品，并确保孩子的呼吸正常。如果孩子出现呼吸异常或不能唤醒，那么请拨打紧急电话 120。如果呕吐持续了 20~40min，请立即联系我们。

（3）全麻治疗结束后，您的孩子可能变得嗜睡，治疗当天应当限制孩子的活动。避免孩子单独进行一些可能危险的活动，如骑自行车、游泳、使用小区游乐场内的器械以及一些需要保持平衡的活动。

（4）在全麻治疗过程中我们可能也会使用局麻药。口腔的麻木时间通常会持续 2~4h。这段时间内注意避免孩子咬或抓唇、颊及舌头。

（5）治疗结束后孩子可能变得烦躁，这时您应当陪在孩子身边让他 / 她平静放松。如果您认为这种烦躁是由于疼痛不适引起的，那么可以给您的孩子服用布洛芬或对乙酰氨基酚。用药时应当根据孩子的年龄及体重按照药物说明服用。

（6）如果您的孩子已经清醒，那么可以让孩子喝一些清凉的液体以预防呕吐及脱水（推荐使用术能）。应当反复小口饮用，尽量避免一口饮用大量液体。治疗后的第一顿饮食应当易于消化（如汤类、果酱类），不要食用高脂及辛辣食物（如炸鸡、牛奶、酸奶、奶酪等）。

（7）治疗后可能出现低热（38℃），可以给您的孩子服用布洛芬或对乙酰氨基酚。用药时应当根据孩子的年龄及体重按照药物说明服用。脱水可能会造成体温的轻度升高，饮用清凉的液体可以缓解。如果出现了高热或持续发热,请到就近医院救治。

（七）恢复和离院标准

目前,镇静 / 麻醉下的门诊手术不断发展,更多的患儿及家属选择舒适的治疗方案,口腔治疗的适应证更加复杂,手术时间也更长。我们也应把重点放在患者的复苏和离院标准上,以确保患者安全性和一个有效率的医疗体系能快速的运转。

复苏是一个持续的过程,当术中时期开始到结束,一直持续至患者恢复到他们术前的生理状态。这一过程分为三个阶段:

阶段一:复苏早期,从手术完成停止使用一切麻醉药物开始,直到恢复患者的保护性反射和运动功能。

阶段二:复苏中期,患儿能到达离院标准(见文末附录十)。

阶段三:恢复后期,持续几天,一直持续到患儿回到他们术前的功能状态和日常活动能。

由于每位医师对恢复的判断标准不同而造成认为的偏差,为了统一出院标准我们采用改良评分(见文末附录十)。

第二节　开展舒适化口腔医疗的规范化管理

无痛口腔科治疗技术在中国改革开放的 40 多年中可谓是蓬勃发展,这反映了国内经济文化发展后人们对高水平医疗服务的内在需求。同时,报道的不良事件中麻醉相关的情况占了大部分,由于无痛技术大多通过麻醉手段实施,无痛舒适与医疗风险之间可能仅有一步之遥,许多不良事件也屡见报端,如何规范、安全地实施无痛治疗(特别是针对口腔门诊的特殊性)是口腔科医师刻不容缓的责任。口腔无痛治疗虽好,规范管理更加重要。无论是发达国家,还是发展中国家开展无痛治疗,甚至是建设无痛医院的经验都体现出规范管理的重要性,从医院层面的倡导和协调是必须的,通常的做法是:建立指导委员会(小组)→协调麻醉科和各临床科室→医务人员培训→疼痛评估→疼痛处理指南→公众宣传→再评估。

一、大型公立医院或者口腔专科医院

开展口腔无痛治疗时,始终把保证患者的医疗安全贯穿一切工作的始终。从全国口腔专科医院成功开展的经验总结:确立以麻醉科为主导、各科室间通力协助,院科两级参与质量管理模式是值得借鉴的模式。由麻醉科牵头,建立无痛治疗平台及工作模式,麻醉科安排固定人员和设备,提供各种检查和治疗的无痛技术。与口腔专业医师实行分工合作,各司其责,一方面使口腔科医师专注于局部疾病的诊治;另一方面无需为患者生命体征变化而分心,提高了诊治效率和医疗质量,规避了医疗风险,扩大了无痛口腔治疗的内涵。在取得一定的工作经验后,又由医院层面出台相应就诊流程、应急机制。医院业务管理部门则负责相关技术培训与技术准入等管理工作,从而使整个平台有序运行,并最终形成以无痛治疗技术为特点的治疗平台及口腔门诊手术治疗中心,逐步加强了大型口腔专科教学医院的核心竞争力和优质医疗资源的管理。

二、大型民营口腔机构

随着我国医疗改革进入新阶段,口腔民营机构发展如火如荼,但随着人口老龄化和各种

慢性病发病率增加,口腔民营机构将面临患者疾病谱的变化,针对老年患者以及伴随各种基础疾病的患者是口腔民营机构处理的短板,而舒适化口腔医疗的各种手段是解决上述矛盾的重要手段,所以,合理恰当地在日常诊疗活动中引入镇静镇痛的手段是有益的。

受专业和政策所限,在口腔民营机构实施麻醉的手段在目前阶段尚不是时机,但实施以口服药物镇静和笑气氧气吸入镇静镇痛的轻度镇静手段以及计算机辅助的局部麻醉药物注射技术是可行的。中华口腔医学会早在 2011 年制定了《口腔治疗中笑气 - 氧气吸入镇静技术管理规范》和《口腔治疗中笑气 - 氧气吸入镇静技术应用操作指南》,全面介绍了相应的方法、医疗机构资质与能力、人员要求、技术管理基本要求等,为安全规范地应用该类技术提供了参考,只要按照上述内容要求培训实施和开展。全国范围内也有很多家大型口腔民营机构成功地开展了该技术。针对实施中度镇静以上的方法则存在较多疑虑,全国省级卫生管理部门对其有不同的界定,但有以下基本原则:诊疗科目中包含口腔麻醉专业;有注册的麻醉医师;符合当地麻醉质量控制中实施麻醉的最低人员和设备要求。当然由于专业知识限制和对风险的认识不同,在绝大多数的口腔民营机构并不能够常规开展,但仍然不乏在北京、上海、广州、重庆、成都、西安、太原等地有成功安全开展多年的大型口腔民营机构。

三、开展舒适化口腔医疗的规范化管理手段

（一）人员

1. 医师在实施门诊镇静镇痛治疗时由于其门诊的特点,即医患交流时间短、留院观察时间短、患者期望值高认知度低,麻醉医师与口腔科医师共用呼吸道的开口,治疗区域狭窄等因素均为安全高效地实施本技术造成障碍,比如镇静程度过深患者无法张口,拔牙是对下颌骨施加的压力可以影响上呼吸道通畅性。根据我们的医疗实践经验,双方处于分工合作的关系,口腔科医师的基本任务就是提供最佳的治疗方案;在保证医疗质量的前提下尽快完成局部治疗;麻醉医师的基本任务即合理的术前评估;及时发现潜在的医疗风险;在不对局部治疗形成影响的前提下提供最佳的镇静镇痛方案及术中监测。

2. 护士镇静操作实施以前,护士有一系列的重要职责有待完成。麻醉镇静过程中护士的首要职责是专一的负责某一个患者的镇静及手术配合。具体患者评估、镇静方法选择及实施由麻醉医师负责;口腔科医师则负责局部治疗或轻度镇静。

（1）镇静前准备

1）仪器设备的准备与检查;

2）所有设备必需准备齐全并处于正常运转状态,包括:①氧气气源或提供额外的氧气的来源;②一种能输送 100% 纯氧的呼吸器,通常为简易呼吸器;③两种负压吸引装置:一个日常使用,另外一套备用;④多参数监护仪;⑤急救车和除颤仪;⑥常用的液体(0.9% 的袋装生理盐水或者乳酸林格液)。

（2）医疗文书收集与归档:通常情况下,实施镇静操作者有责任获取镇静过程记录,而监督者(护士)的责任是审核记录并确保其存在及完整。实施操作以前,包括:①知情同意:包括风险,益处及选择。在给予患者任何镇静药物以前需完成;②镇静前风险评估,包括体检和病史回顾 - 有助于评估风险及并发症,术前心理评估等;③镇静记录、术中护理记录及核查、术后回访记录。

（3）病患教育:①病患的教育是护士的一项主要职责。作为镇静过程中的监督者,护士

与患者一直处于交流状态。护士通过持续监测来保障患者"安全",而麻醉师则实施镇静操作。在给予患者麻醉药物以前,应向患者详细解释整个操作过程。实施麻醉之前,护士应向患者讲述整个过程患者可能出现的各种感觉——例如烧灼感,牵拉感,压力感等。这样有助于在患者出现这些感觉时减轻患者的焦虑。护士应告知患者整个麻醉过程患者应保持何种体位。患者也应该明白整个麻醉过程你将尽可能保证无痛。护士应该是患者主观感受的见证者;也是监督和协助手术医师的助手。②患者应该知道麻醉后及离院过程中可能发生的事情。也应该了解,当他们从镇静过程中恢复过来时,他们需要家属或监护人陪同返家。

（二）设备

实施口腔治疗各类型镇痛治疗所必备的设备器械,不包括口腔治疗的专科器械。严格按照《口腔治疗中笑气/氧气吸入镇静技术应用操作指南(试行)》规定的最低设备要求,结合我们的医疗实践经验总结如下。

1. 监护设备　监测是镇静实践中最重要的方面之一。直接监测患者生命体征及时发现和纠正伴随的病理状态是保证安全、高效地实施镇静治疗不可或缺手段。帮助医疗服务提供者在保证重要器官的完整性和恰当的血流灌注和组织氧合。虽然监管不能防止所有的不良事件或事故,但将对患者所处的病理生理状态给予有效的、实时的预警和纠正。

（1）镇静治疗需要的监测参数及设备:数据均可以通过特点仪器连续自动采集,但必须记载且记录进入病历,但再先进的设备无法替代医师的眼睛与大脑,因为有可能产生信号失真或误差,所以患者黏膜颜色,瞳孔大小,对刺激的反应,胸廓的运动以及呼吸的异常声音才是最真实反映当时状态的参数,对患者的观察才是最直接的。

（2）如何选择监测参数:①轻度镇静基本监测中的脉搏血氧饱和度(SPO$_2$)、心电图(ECG)、自动无创血压测量装置(NIBP)、呼吸监测设备(呼吸频率);②中度镇静基本监测中的脉搏血氧饱和度(SPO$_2$)、心电图(ECG)、自动无创血压测量装置(NIBP)、呼吸监测设备(呼吸频率),有条件可以选择脑功能的监测(如脑电双频指数监测)和经皮呼吸末二氧化碳监测;③深度镇静与全身麻醉基本监测中的脉搏血氧饱和度(SPO$_2$)、心电图(ECG)、自动无创血压测量装置(NIBP)、呼吸监测设备(呼吸频率)、呼吸末二氧化碳浓度,有条件可选择脑功能的监测(如脑电双频指数监测)和体温监测。

（3）特别说明的几个参数:①呼吸末二氧化碳浓度(ETCO$_2$):呼出的二氧化碳浓度的测量,是肺灌注、肺泡通气和呼吸模式的间接指标(图 14-2-1)。虽然脉搏血氧饱和度是一个反应氧合很好的指标 ETCO$_2$ 可以提供对通气

镇静治疗需要的监测参数及设备
基本监护参数
脉搏血氧饱和度(SPO$_2$)
心电图(ECG)
自动无创血压测量装置(NIBP)
呼吸监测设备(呼吸频率)
呼吸末二氧化碳(越来越多用于中/深度镇静)
高级监护参数(如需要)
脑功能的监测(如脑电双频指数监测)
经食管超声心动图
有创血压监测(外周动脉,中心静脉,肺动脉)
体温测量
辅助设备(常备且立即能使用)
听诊器
适当的照明
除颤等急救设备
药物和输液设备

更敏感的指标。在呼吸暂停后 30~60s 才可能由脉搏血氧饱和度反应 $ETCO_2$ 则可立即反应。在使用了气道保护措施的深度镇静/麻醉的手段时是非常好的判断参数。②脑电双频指数监测(图 14-2-2,图 14-2-3)大脑皮质的电生理活性的测定反应麻醉深度。双频指数(BIS)反映镇静患者大脑皮质活动的水平。可以指导和判断镇静深度,防止用药过量和术中知晓的发生率。麻醉状态下的 BIS 值约为 40~60,高于 60 则可以逐渐清醒,虽然没有形成标准监测手段,有条件的单位可以试用,以提高效率和安全性。

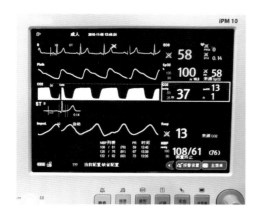

图 14-2-1　呼吸末二氧化碳监测

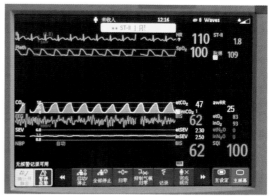

图 14-2-2　脑电双频指数监测(BIS)

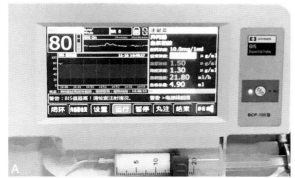

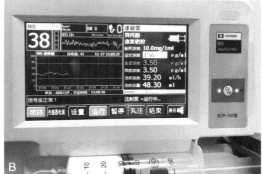

图 14-2-3　基于 BIS 的静脉靶浓度控制输注装置

2. 抢救设备

(1)除颤仪:心脏直流电复律是用电能来治疗快速异位心律失常,使之转复为窦性心律的一种有效方法,除颤仪是实施电复律术的主体设备,也是实施门诊日间手术必备的抢救设备(图 14-2-4)。由于各种原因出现的意识丧失、大动脉(颈动脉和股动脉)搏动消失拟行基础生命支持时必备的抢救设备,自动体外除颤(AED)是基础生命支持生存链中的重要组成部分。

（2）负压吸引装置：口腔科综合治疗机（牙椅）本身所具备的吸引功能是治疗中的主要吸引装置，但由于吸引力和接口的型号差异，诊室内必须常备另外一套负压吸引装置，有条件的单位亦可采用中心吸引。

（3）球囊面罩装置（简易呼吸器）：该装置是急救中最常用的辅助通气装置，尤其在尚未建立高级气道前。可以提供正压通气，能够保证 30L/min 左右的最大氧气流量；可以提供较高浓度氧气（图 14-2-5）。

（4）气管插管装置：是最终解决各种原因引起缺氧的高级气道控制工具，无论什么原因引起的缺氧，条件具备后尽早进行气管插管，当然是需要经过培训人员实施及需要一定的器械保证。

本节介绍的围手术团队成员个人的责任和镇静门诊的软硬件要求。安全性包括制定合理流程拟定镇静计划，患者筛选，复苏期和离院标准。有计划地实施门诊镇静/麻醉是保证在远离住院部或手术室开展的关键。

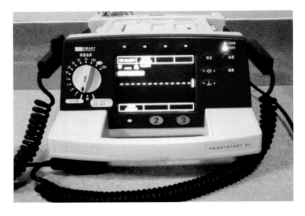

图 14-2-4　除颤仪

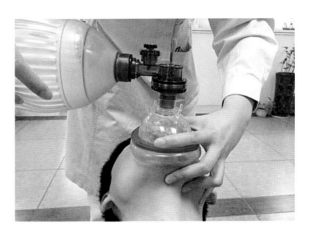

图 14-2-5　利用简易呼吸器提供正压通气

第三节　舒适化口腔医疗面临的困难

随着社会经济的发展以及医疗技术的进步，患者就医的需求呈现多元化的特点，患者从原本解除病痛、安全的基本需求，转变为追求舒适化医疗的更高层次需求，其更加注重精神满足、诊疗环境和人文关怀等需求。由此，凯瑟琳库克巴（Katharine Kolcaba）于 1992 年提出舒适化医疗的理论，其指患者在就诊过程中享受的生理和心理的双重舒适，帮助患者消除不适和疼痛，减少并发症，给予患者安慰、缓解焦虑，为患者提供相关知识、传播希望。

当今的舒适化医疗为了满足患者在生理、精神心理、社会文化和环境四个方面更舒适的需求，总共包含了三个层次的内容。第一个层次即消除疾病本身带来的疼痛、不适；第二个层次为减少或消除诊疗过程中的次生不适；第三个层次是人文或心理的安慰和舒适，缓解患者的恐惧、忧虑或绝望。舒适化医疗同时也强调医护人员的舒适，提高医护人员的工作热情和积极性，从而利于患者的康复。舒适化医疗的应用领域非常广泛，如患者的护理、临终关怀、无痛诊疗、围术期舒适管理和疼痛管理等。

我们推崇的舒适化口腔医疗的目的包括：保护患者的医疗安全；尽量减少身体不适和痛苦；控制口腔治疗相关焦虑，尽量减少心理创伤；通过改变患者行为和／或动作，为手术或治疗提供良好的条件；安全将患者从治疗状态中恢复至能自我控制的状态。所以，所有的舒适化治疗手段都是在基本原则的基础上个性化的方案。

舒适化口腔医疗是医学技术进步而形成的技术群，尚未进入传统口腔医学教育领域，国外的模式和技术仅仅提供借鉴和参考。所以无论是医疗队伍内部还是患者尚有怀疑、误解等，主要体现以下几个方面：

一、舒适化口腔医疗的必要性

舒适化口腔医疗是一类在就诊过程中享受的生理和心理的双重舒适，帮助患者消除不适和疼痛，减少并发症即提供良好手术条件的技术群，也是社会经济发展的必然要求，其他领域无痛苦消化内镜治疗；无痛苦分娩；儿童镇静下的影像学检查等发展如火如荼。所以，安全、舒适、无心理创伤地实施有创诊疗活动必将是未来的趋势。

口腔医学是市场化程度最高最快的医学门类，计算机辅助局部麻醉药物注射、微创外科种植技术、数字化口腔诊疗技术、口腔麻醉技术等舒适化口腔诊疗技术必将深入介入传统口腔诊疗领域，由于资本市场的不断介入口腔医学，率先掌握该类技术群将有助于特色口腔医疗的建立，从而有差异化的发展避免低水平重复竞争，助力口腔科医师口腔医疗机构的品牌建设。

口腔医疗的目标人群的人口结构将发生变化，据统计，2015 年 60 岁及以上人口达到 2.22 亿，占总人口的 16.15%。预计到 2020 年，老年人口达到 2.48 亿，老龄化水平达到 17.17%，其中 80 岁以上老年人口将达到 3 067 万人；2025 年，60 岁以上人口将达到 3 亿，成为超老年型国家。考虑到 20 世纪 70 年代末，计划生育工作力度的加大，预计到 2040 我国人口老龄化进程达到顶峰之后，老龄化进程进入减速期。从人口结构的角度来看，中国的高龄老人数量从 2010 年至 2050 年持续增长。由于高龄老人群体中失能率在 50% 以上，我国失能老人规模或从现阶段的 625 万人上升到 2050 年的 1 875 万人，35 年里增幅高达 200%。2015 年 10 月，十八届五中全会决定，全面放开二胎政策。至此，实施了 30 多年的独生子女政策正式宣布终结。只要是合法的夫妻就享有生育二胎的权利，不再受"单独二孩"政策或"双独二孩"政策的限制。这既涉及国家发展的人口战略，也涉及亿万人民的切身利益，这一新时期我国生育政策的重大调整完善，受到广泛关注。所以，从现在开始，我们服务将面临老年和儿童患者比例逐渐上升的，对应的儿童口腔、口腔种植、牙体牙髓等学科必将快速发展，而针对这两类人群，舒适化口腔医疗技术将是提高服务质量，降低医疗风险，抢占医疗市场最好的手段。

二、儿童麻醉下口腔治疗的远期影响

受我国传统文化影响，各种儿童手术、麻醉及有创诊疗均是一个相对复杂的过程，医疗人员除了考虑医疗行为本身的安全性和有效性之外，还要应对家长的各种疑虑，针对儿童麻醉下口腔治疗的焦点便是麻醉药物对发育期大脑的影响。

国际上，实施麻醉／镇静的药物导致的发育期大脑毒性作用的话题已被学术界争论了 15 年，从 2007 年开始美国食品药品管理局科学委员会（FDA）开始关注，2014 年开始提醒公众和医务人员暴露与麻醉药物有潜在风险,直到 2016 年提出警告(Warning)即 3 岁以下儿童或者怀孕后 3 个月的孕妇接受单次超过 3h 全身麻醉或者重复使用的麻醉药物对大脑发育有影响(http://www.fda.gov/Drugs/DrugSafety/ucm532356.htm),并对 11 种常用麻醉药物贴上了标签(labeling)。很多学者质疑 FDA 在此公布缺乏科学依据和过于草率,对美国而言,每年约有 150 万 ~200 万 3 岁以下儿童将改变医疗行为。在 2015 年底美国 GAS(General Anesthesia vs.Spinal Anesthesia) 和 PANDA(Pediatric Anesthesia and Neurodevelopment Assessment)两个学术机构在著名的 Lancet 和 JAMA 发表多中心大样本的研究结果均证明单一麻醉药物暴露对 2~3 岁儿童神经功能发育没有远期影响。另外一个学术团体 MASK(Mayo Anesthesia Safety in Kids)的单一麻醉药物和多种麻醉药物对发育期大脑影响的比较很快会有结果。所以在这些阴性研究结果和 / 或研究尚未获得结果时 FDA 提出这些警告是不合时宜的。加拿大 Sick 儿童医院在加拿大安大略省通过连接省级卫生行政部门进行了基于人群的队列研究通过(Early Development Instrument,EDI)方法测量的儿童发育结果。从一个队列 188 557 名儿童,在 EDI 完成(5~6 岁)之前接受手术的 28 366 名儿童匹配到 55 910 未接受麻醉药物暴露的孩子,主要结果是在小学毕业前接受手术的儿童显示有早期发育脆弱性的风险,但暴露和未暴露儿童之间差异的程度很小。瑞典 Karolinska 学院研究了 4 岁前接受麻醉和手术对 16 岁时学校长期学术和认知成绩指标和服兵役征集是 IQ 测试的影响,发现 4 岁以前接受麻醉和手术与青少年在人口水平上的后期学业成绩或认知表现有很小关联,但儿童接触手术后学业成绩的总体差异较小令人放心。 综上所述,对后期大脑发育影响因素多,目前在人类的大样本研究上并无阳性发现。

有很强的证据表明,大多数全身麻醉剂可以调节所有动物的大脑发育;包括线虫到非人灵长类动物,形态和功能变化的程度和性质表现为药物剂量依赖性且在年轻动物中可能更明显,从轻微到明显各异。还有越来越多的证据表明,发育期动物长时间麻醉暴露在年老后的神经行为问题。然而,即使我们开始研究这些影响的机制,仍然没有将形态学变化直接关联到神经行为变化。从动物研究来推断,当大量麻醉剂长时间作用,人类大脑会有一些形态变化,但是否会转化为人类的神经发育变化是未知的不能仅靠动物研究来确定。

在较多的机制性基础研究中,表明全身麻醉对大脑不良的长期影响。目前,虽然有争议和证据不足证明临床相关的全身麻醉具有持久影响人类的中枢神经功能,这些实验室工作提供了坚实的生物学原理来支持这种可能性,主要机制是可能会导致持续的发育中或成熟神经元回路结构和功能的改变。有以下几个问题上无法解释:①在麻醉诱导、维持和苏醒状态时我们尚不知道神经细胞分子,细胞层面导致持续影响神经元结构和功能的机制;②我们对全身麻醉药物引起的神经细胞结构变化如何转化为认知和行为缺陷的了解仍然很少。在发育期大脑中,全身麻醉药物诱导的细胞凋亡可能不是主要的罪魁祸首,相反,药物暴露后突触连接的急性和长期变化似乎对认知功能障碍有关。尽管取得了这样的进展,但是很少有人知道具体涉及的突触类型和介导突触连接变化的分子机制;③为什么神经结构对的全身麻醉药物脆弱敏感仅限于明确的区域特定时间窗口(儿童或者老年人);④由于手术导致的内环境改变对大脑功能的影响。

选择 3 岁的证据作为"节点"证据不够。选择一个年龄使得警告更容易为临床医师采取行动,但很难理解为什么 FDA 选择这个年龄。将动物发育年龄直接转化为人类发育年龄是一个不精确的方法。警告并不表示避免麻醉而是建议"医护人员应该平衡儿童和孕妇适当麻醉的益处与风险,特别是对于可能持续3h以上或3岁以上儿童需要多次麻醉,所以风险/收益的评估是必要的。

结合到我们在儿童口腔的医疗实践,根据现有的证据我们提出以下建议:①注意患儿年龄/麻醉药物暴露时间与频率/药物剂量与种类,尽量一次性进行所有的治疗。②减少麻醉中对内环境的干扰,例如低血压,低碳酸血症,低血糖或低体温。③采用对患儿生理干扰小的麻醉方案,促进患儿早期康复。④尽量采用非麻醉方法,尽量避免对3岁以下儿童实施口腔治疗相关的麻醉,但需要儿童牙病医师、麻醉医师根据手术的紧急程度作出判断,而不用形而上学地照搬国外经验。⑤在不影响治疗质量的前提下缩短治疗时间。⑥由于影响因素非常多,麻醉药物只是其中之一,所以需要治疗团队每个参与者的共同努力,而非仅仅是麻醉医师的事情。

手术时全身麻醉,让孩子在非清醒状态下接受手术或有创操作,很大程度上可以避免孩子的恐惧心理,有利于孩子今后的心理健康。总之,麻醉是现代医学的重要组成部分,绝大多数手术离不开麻醉。通常情况下,现代麻醉技术是很安全的,正确实施不会影响患儿不会形成长期的影响。

很多国内外作者也总结和归纳了镇静/麻醉下儿童口腔治疗的适用范围,我们认为按照共识实施是前提。

表 14-3-1　轻度镇静下口腔治疗的适应证与禁忌证

适应证	相对禁忌证
轻度焦虑	丧失沟通能力
牙科恐惧症	口呼吸
针头恐惧症	神经肌肉疾病
不合作的行为	正在化疗患者
咽反射敏感	严重的心理行为障碍
4岁以上孩子	

三、医疗安全性

由于麻醉方面知识在口腔医学教育阶段比重较少,所以很多医师对采取麻醉技术总有这样那样的顾虑,国内口腔教育受苏联影响,大学本科教育阶段(5年制)即分为口腔医学和临床医学,而口腔医学专业在该阶段并无口腔科镇静、气道管理,麻醉药理和急救知识的培训。所以,目前的教育体系下口腔科医师暂不具备独立实施中度及以上镇静镇痛技术的知识储备。所以实施中度及以上的口腔镇静镇痛技术是一个团队的集体工作。

广义来说,镇静/麻醉下口腔科治疗与很多整形美容手术、胃肠道内镜检查、一部分妇科和泌尿外

表 14-3-2　全身麻醉下口腔治疗的适应证

小于4岁
合并其他系统疾病
躯体或精神疾病无法配合
治疗时间较长
急诊或需要特殊安全考虑
交流沟通能力丧失
不适合局部麻醉下治疗
特别严重的牙科恐惧症

科手术、皮肤科和眼耳鼻喉科手术同属于日间手术（office-based surgery）范畴，美国日间手术协会（American Association for Accreditation of Ambulatory Surgery Facilities）统计的日间手术相关死亡率为 0.002%，23 例死亡病例中，肺栓塞发生率为 56.5%，一例麻醉相关死亡，一例与睡眠呼吸暂停相关。此外，产生医疗索赔中有 50% 是呼吸道问题，包括气道阻塞，气管阻塞，支气管痉挛，氧合/通气不足和食管插管，另外 25% 的原因与药物有关，包括药物或剂量不正确，过敏反应或恶性高热。对欧洲 261 家医院的回顾性调查也提示儿科麻醉严重危重事件的发生呼吸道并发症是镇静或全身麻醉后严重不良反应的主要原因，该研究的结果涉及 33 个欧洲国家，呼吸道事件总发生率高于严重心血管事件，而过敏反应和神经系统事件很少发生，严重事件的最重要危险因素是年龄、病史、合并症和身体状况。因此，3 岁以下的儿童和具有包括早产，残疾（代谢或遗传障碍或神经功能障碍），打鼾，气道超敏反应、发热或服用药物的医疗状况的患者都有增加的严重危重事件的风险。

2017 年欧洲麻醉学会（European Society of Anaesthesiology，ESA）发布基于循证医学方法对成人实施有创诊疗的镇静镇痛技术的指南（European Society of Anaesthesiology and European Board of Anaesthesiology guidelines for procedural sedation and analgesia in adults）给出了许多有益的建议如下：

（一）各类型治疗时实施镇静镇痛（procedural sedation and analgesia，PSA）

以下类型的合并症和患者需要详细评估：

1. 严重心血管疾病患者（非常好的共识，证据水平 A，推荐级别强）。

2. 有记录或可疑阻塞性睡眠呼吸暂停综合征风险的患者（非常好的共识，证据水平 B，推荐级别强）。

3. 病态肥胖者（BMI>40）（非常好的共识，证据水平 B，推荐级别强）。

4. 慢性肾功能衰竭患者 [肾小球滤过率 <60mL/（min·1.73m^2）超过 3 个月或为 3A 期）（非常好的共识，证据水平 B，推荐级别强]。

5. 慢性肝病患者（终末期肝病模型评分≥10 分）（非常好的共识，证据水平 A，推荐级别强）。

6. 老年患者（>70 岁）（非常好的共识，证据水平 A，推荐级别强）。

7. ASAⅢ-Ⅳ级患者（非常好的共识，证据水平 B，推荐级别强）。

（二）保证安全实施镇静镇痛的手段

1. 充分的气道评估（非常好的共识，证据水平 B，推荐级别强）。

2. 足够的场地/监测及麻醉条件，强调好的 PSA 应该是实施镇静和有创操作的医师各司其责。

3. 所有实施镇静镇痛操作的医师应该取得心肺复苏资质（非常好的共识，证据水平 B，推荐级别强），镇静镇痛期间可能的并发症是低氧血症（40.2%）、呕吐/误吸（17.4%）、低血压/血流动力学不稳定（15.2%），窒息（12.4%）。尽管有些并发症并不致命，但很容易进展为心脏骤停，而需要进行心肺复苏。

4. 非麻醉医师实施 PSA 应具备一些基本的技能要求，包括适当执行手术前临床的能力评估（包括上呼吸道和并发症的评估）；建立静脉通道能力；适当的快速评估技能（通过直接临床观察和监测）和不同镇静水平的管理；高级的气道管理；呼吸和循环的诊断和管理；详细了解所用药物的药理学和应急管理知识；高级生命支持）（非常好的共识，证据水平 B，推荐级别强)。

5. 应仅在麻醉医师能迅速赶到的地点实施(非常好的共识,证据水平 C,推荐级别强)。

6. 在实施操作之前,应充分告知患者 PSA 的风险、获益及其技术(非常好的共识,证据水平 B,推荐级别强)。

7. 只要是进行 PSA,应该随时都能获得困难气道处理车,以便能迅速处理严重的低氧血症(非常好的共识,证据水平 B,推荐级别强)。

8. 医院内应有专门的房间用于 PSA,该房间的设置需满足:容易接近,紧急情况下容易疏散,并且配备足够大的电梯(便于担架疏散),PSA 室内装备蓝色标识按钮可有助于在紧急情况下进行警报(非常好的共识,证据水平 C,推荐级别强)。

9. PSA 之前是否需要禁食目前并无充足证据解释。应区别于操作前禁食和术前禁食(术前禁食为清流质 2h,固体食物 6h)(较好的共识,证据水平 C,推荐级别弱)。

10. 熟知所使用的镇静镇痛药的药理学知识储备(详见第四章)。

11. 熟知监护设备及其信息解读(临床全程连续视觉观察床旁基本生命体征,连续 ECG 和间断 NIBP,脉搏氧饱和度,呼吸末二氧化碳及麻醉深度监测)。

12. 知晓 PSA 主要并发症及其处理(详见第七章)。

13. 知晓可能需要的其他干预措施(后备氧气及血流动力学支持)。

PSA 在医院和诊室设施中将是常见的做法,在不久的将来,需要 PSA 的诊断/治疗措施将越来越多。必须对患者进行适当的评估,以筛选与改变意识水平并可能导致不良事件的药物管理相关的可能并发症的危险因素。参与 PSA 的医疗保健提供者需要有必要的具体培训和先进的管理气道和应急药物的技能。麻醉医师的作用,协调和监督 PSA 活动和培训,以保持最高水平的医疗安全。

所以综合各家的观点与研究结果,实施镇静/麻醉下口腔治疗关键的风险点在呼吸道,指导妥善评估与控制呼吸道,同时具备处理各种呼吸道问题的能力和设施,实施镇静/麻醉下口腔科治疗将非常安全。

四、科普与宣教

(一)口腔科医师或医疗机构

口腔门诊治疗局部麻醉作为最基本的疼痛控制技术,在门诊中经常会遇到一些并发症,但是绝大多数是可以避免的,极少数是无法避免的,不过只要我们规范操作,评估完善,可以降低它的发生率,把它置于可控制的范围内。其实并发症并不可怕,只要具备控制它发生和发生时处理的能力就好了。术前良好的沟通,了解患者详细的情况,全身生理情况,有无系统疾病,有无药物、食物等的过敏史,以及患者精神心理状况,都是医师在麻醉前、治疗前必须知道的。但是,现在的医患关系紧张,患者依从性差,因此,首先建立医患之间的良好信任关系,是每个医师都应该掌握的。良好的医患沟通,不仅仅可以让患者更好的信任医师,如实的告知医师自己的情况包括生理和心理的,更可以让患者了解并发症的发生的原因,以及发生后处理的方法,降低患者的焦虑紧张情绪,这样患者可以更加配合治疗,以及遇到并发症后的处理。熟悉的常用的各种口腔门诊局部麻醉的方法,药物的特点,以及各种应对各种并发症的方法和急诊急救知识。正确评估,对可能出现的并发症有所预见,对自己,患者,以及麻醉药物都充满信心,熟练麻醉操作技术。给患者创造一个舒适的治疗环境,对于有紧张情绪的患者,操作过程中,不断安慰,鼓励患者,转移患者注意力,安抚降低患者紧张情绪,避免和降低由于焦虑紧张情绪导致的并发症的发生。

(二)患者角度

麻醉的目的就是让患者能够无痛的享受治疗,患者要充分信任自己的主治医师,如实的将患者现在的全身情况,生理的、心理的,有无过敏病史,饮食,饮酒习惯,目前有无服用的药物等全面系统的评估,才可以作出正确的判断,选择最适合患者的麻醉药物和麻醉方式,让你安全舒适的享受无痛的治疗。包括以下几个方面:口腔治疗的前一天晚上注意休息,不要熬夜,不要过度饮酒等;如果是早上去就诊,记住一定要吃过早饭去,不要空腹,当然也不要过于饱腹,别吃刺激性食物;如实告诉医师是否有高血压、心脏病、糖尿病等全身系统疾病,这样医师会根据您的情况选择适合你的麻醉药物和麻醉方法;告诉医师是否有药物过敏史,是否习惯饮酒,是否有长期服用的药物等,以及是否以前注射过麻药,做过手术,对麻醉的效果如何等与麻醉相关的病史,以便医师出现问题对症处理;术中随时和医师沟通,告知医师麻醉效果和自己的反应;如觉得有任何不适症状,及时告示医师,同时也请不要慌张,相信医师都会对症处理的,而且现在的麻醉药物和麻醉设备都是很安全的。

(郁 葱 吴 斌)

参 考 文 献

1. Dionne RA, Yagiela JA, Cote' CJ, et al.Balancing efficacy and safety in the use of oral sedation in dental outpatients.J Am Dent Assoc, 2006, 137(4):502-513.

2. In-office sedation. Dental Abstracts, 2014, 59(4):207-209.

3. Rosenberg M. New guidelines for the use and teaching of general anesthesia and sedation. Journal of the Massachusetts. Dental Society, 2010, 58(4):22-27

4. Chanpong B, Haas DA, Locker D.Need and demand for sedation or general anesthesia in dentistry:a national survey of the Canadian population.Anesth Prog, 2005, 52(1):3-115.

5. Reuter NG, Westgate PM, Ingram M, et al.Death related to dental treatment:a systematic review.Oral Surgery Oral Medicine Oral Pathology & Oral Radiology, 2017, 123(2):194.

6. Shapiro FE, Punwani N, Rosenberg NM, et al.Office-based anesthesia:safety and outcomes. Anesthesia & Analgesia, 2014, 119(2):276.

7. Thomson WM, Stewart JF, Carter KD, et al.Dental anxiety among Australians.Int Dent J, 1996, 46(4):320-324.

8. Locker D, Liddell A, Burman D.Dental fear and anxiety in an older adult population.Community Dent Oral Epidemiol, 1991, 19(2):120-124.

9. Locker D, Shapiro D, Liddell A.Negative dental experiences and their relationship to dental anxiety.Community Dent Health, 1996, 13(2):86-92.

10. Liddell A, Locker D.Gender and age differences in attitudes to dental pain and dental control.Community Dent Oral Epidemiol, 1997, 25(4):314-318.

11. Locker D, Liddell A, Dempster L, et al.Age of onset of dental anxiety.J Dent Res, 1999, 78(3):790-796.

12. Moore R, Birn H, Kirkegaard E, et al.Prevalence and characteristics of dental anxiety in Danish adults. Community Dent Oral Epidemiol, 1993, 21(5):292-296.

13. Ragnarsson E.Dental fear and anxiety in an adult Icelandic population.Acta Odontol Scand, 1998, 56(2):100-104.

14. Weinstein P, Shimono T, Domoto P, et al.Dental fear in Japan: Okayama Prefecture school study of adolescents and adults.Anesth Prog, 1993, 39 (6): 215-20.

15. Taani DQ.Trends in oral hygiene, gingival status and dental caries experience in 13-14-year-old Jordanian school children between 1993 and 1999.Int Dent J, 2001, 51 (6): 447-450.

16. Stouthard ME, Hoogstraten J.Prevalence of dental anxiety in The Netherlands.Community Dent Oral Epidemiol, 1990, 18 (3): 139-142.

17. Thomson WM, Locker D, Poulton R.Incidence of dental anxiety in young adults in relation to dental treatment experience.Community Dent Oral Epidemiol, 2000, 28 (4): 289-294.

18. Teo CS, Foong W, Lui HH, et al.Prevalence of dental fear in young adult Singaporeans.Int Dent J, 1990, 40 (1): 37-42.

19. Hakeberg M, Berggren U, Carlsson SG.Prevalence of dental anxiety in an adult population in a major urban area in Sweden.Community Dent Oral Epidemiol, 1992, 20 (2): 97-101.

20. Hagglin C, Berggren U, Hakeberg M, et al.Dental anxiety among middle-aged and elderly women in Sweden: a study of oral state, utilisation of dental services and concomitant factors.Gerodontology, 1996, 13 (1): 25-34.

21. Lindsay SJ, Humphris G, Barnby GJ.Expectations and preferences for routine dentistry in anxious adult patients. Br Dent J, 1987, 163 (4): 120-124.

22. Gatchel RJ, Ingersoll BD, Bowman L, et al.The prevalence of dental fear and avoidance: a recent survey study. JADA, 1983, 107 (4): 609-610.

23. Milgrom P.Increasing dental patients' access to measures for anxiety, fear, and phobia management: perspectives from a dental school-based fear clinic.Anesth Prog, 1986, 33 (1): 62-64.

24. Gatchel RJ.The prevalence of dental fear and avoidance: expanded adult and recent adolescent surveys.JADA, 1989, 118 (5): 591-593.

25. Domoto P, Weinstein P, Kamo Y, et al.Dental fear of Japanese residents in the United States.Anesth Prog, 1991, 38 (3): 90-95.

26. Kaakko T, Milgrom P, Coldwell SE, et al.Dental fear among university students: implications for pharmacological research.Anesth Prog, 1998, 45 (2): 62-67.

27. Doerr PA, Lang WP, Nyquist LV, et al.Factors associated with dental anxiety.JADA, 1998, 129 (8): 1111-9.

28. Dionne RA, Gordon SM, McCullagh LM, et al.Assessing the need for anesthesia and sedation in the general population.JADA, 1998, 129 (2): 167-173.

29. 彭燕华, 张芸, 张莉, 等. 儿童牙科畏惧症的影响因素及对策. 现代医药卫生, 2014, 30 (23): 3672-3673.

30. 张芸, 钟昌萍, 彭燕华, 等. 牙科焦虑症的研究进展. 现代医药卫生, 2014, 30 (17): 2612-2614.

31. 谷楠, 刘富萍, 张宇娜, 等. 儿童牙科焦虑症的治疗及其研究进展. 国际口腔医学杂志, 2015, (5): 575-577.

32. 唐彧, 朱亚琴. 口腔门诊成人牙科焦虑症调查分析. 上海口腔医学, 2013, 22 (6): 695-697.

33. Policy on the Use of Deep Sedation and General Anesthesia in the Pediatric Dental Office.Pediatric Dentistry, 2016, 38 (6): 94-95.

34. Coté CJ, Wilson S.AMERICAN ACADEMY OF PEDIATRICS; AMERICAN ACADEMY OF PEDIATRIC DENTISTRY.Guidelines for Monitoring and Management of Pediatric Patients Before, During, and After Sedation for Diagnostic and Therapeutic Procedures: Update 2016.Pediatrics, 2016, 118 (6): 2587-2602.

35. James Peyton, Joseph Cravero.Sedation in children outside the operating room: The rules of the road.Trends in Anaesthesia and Critical Care, 2014, 4 (5): 141-146.

36. Andropoulos DB, Greene MF.Anesthesia and Developing Brains—Implications of the FDA Warning.N ENGL J MED, 2017, 376 (10): 905-907.

37. Davidson, Andrew J, Disma, et al.Neurodevelopmental outcome at 2 years of age after general anaesthesia and

awake-regional anaesthesia in infancy (GAS): an international multicentre, randomised controlled trial.Lancet, 2016, 387 (10015): 239-250.

38. Sun LS, Li G, Miller TL, et al.Association between a single general anesthesia exposure before age 36 months and neurocognitive out-comes in later childhood.JAMA, 2016, 315 (21): 2312-2320.

39. Davidson A, Vutskits L.The new FDA drug safety communication on the use of general anesthetics in young children: what should we make of it?Paediatr Anaesth, 2017, 27 (4): 336-337.

40. Vutskits L, Xie Z.Lasting impact of general anaesthesia on the brain: mechanisms and relevance.Nature Reviews Neuroscience, 2016, 17 (11): 705-717.

41. O'Leary J D, Janus M, Duku E, et al.A Population-based Study Evaluating the Association between Surgery in Early Life and Child Development at Primary School Entry.Anesthesiology, 2016, 125 (2): 272-279.

42. Glatz P, Sandin R H, Pedersen N L, et al.Association of Anesthesia and Surgery During Childhood With Long-term Academic Performance.Jama Pediatrics, 2017, 171 (1): 163470.

43. Keyes G, Singer R, Iverson R, et al.Mortality in outpatient surgery.Plast Reconstr Surg, 2008, 122 (1): 245-250.

44. Klimscha W, Konecny R, Luntzer R, et al.Incidence of severe critical events in paediatric anaesthesia (APRICOT): a prospective multicentre observational study in 261 hospitals in Europe.Lancet Respiratory Medicine, 2017, 5 (5): 412-425.

45. Silva C C, Lavado C, Areias C, et al.Conscious sedation vs general anesthesia in pediatric dentistry-a review. Medicalexpress, 2015, 2 (1): M150104.

46. Chicka M C, Dembo J B, Mathu-Muju K R, et al.Adverse events during pediatric dental anesthesia and sedation: a review of closed malpractice insurance claims.Pediatric Dentistry, 2012, 34 (3): 231-238.

47. Nelson T M, Zheng X.Pediatric dental sedation: challenges and opportunities.Clinical Cosmetic & Investigational Dentistry, 2015, 7: 97-106.

48. Lee H H, Milgrom P, Starks H, et al.Trends in Death Associated with Pediatric Dental Sedation and General Anesthesia.Paediatric Anaesthesia, 2013, 23 (8): 741-746.

49. Jochen Hinkelbein, Massimo Lamperti, Jonas Akeson, et al.European Society of Anaesthesiology and European Board of Anaesthesiology guidelines for procedural sedation and analgesia in adults.Eur J Anaesthesiol, 2018, 35 (1): 6-24.

附　　录

附录一 美国麻醉医师协会分级

注:美国麻醉医师协会(American Society of Anesthesiologists,ASA)

ASA 1 级:正常健康,除局部病变外,无系统性疾病。

ASA 2 级:有轻度系统性疾病;

　　　　身体健康但有牙科恐惧症;老年患者(>60 岁);怀孕患者;

　　　　日常活动不受限,但由于疾病需要静养的患者。

ASA 3 级:有严重系统性疾病,日常活动受限,尚未丧失工作能力;

　　　　静息状态下无疾病的症状,但在紧张状态下(如躺在牙椅)会有明显症状。

ASA 4 级:有严重系统性疾病,已丧失工作能力,且经常面临生命威胁;

　　　　静息状态下有明显症状;易疲劳,呼吸短促,胸痛。

ASA 5 级:无论手术与否,生命难以维持 24h 的濒死患者。

ASA 6 级:确证为脑死亡,其器官拟用于器官移植手术。

E 如系急症,在每级数字前标注"急"或"E"字。

Steward 苏醒评分

清醒程度	呼吸道通畅程度	肢体活动度
完全苏醒　2	可按医师吩咐咳嗽　2	肢体能作有意识的活动　2
对刺激有反应　1	不用支持可以维持呼吸道通畅　1	肢体无意识活动　1
对刺激无反应　0	呼吸道需要予以支持　0	肢体无活动　0

注:评分在 4 分以上方能离开手术室或恢复室

意识分级采用:改良的 OAA/S 评分(the Observer's Assessment of Alertness/Sedation Scale)

1 级:完全清醒,对正常呼名的应答反应正常;

2 级:对正常呼名的应答反应迟钝;

3 级:对正常呼名无应答反应,对反复大声呼名有应答反应;

4 级:对反复大声呼名无应答反应,对轻拍身体才有应答反应;

5 级:对拍身体无应答反应,但对伤害性刺激有应答反应。对伤害性刺激无反应为麻醉。

附录三

Ramsay 镇静评分

临床表现	评分
不安静、烦躁	1 分
安静合作	2 分
嗜睡,能听从指令	3 分
睡眠状态,但可唤醒	4 分
呼吸反应迟钝	5 分
深睡状态,呼唤不醒	6 分

注:其中 1 分无镇静,2~4 分镇静满意,5~6 分镇静过度

引自:朱也森,姜红.口腔麻醉学.北京:科学出版社,2012.

疼痛视觉模拟评估法（VAS）

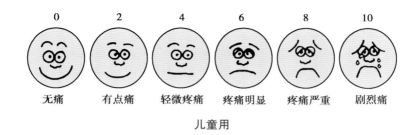

儿童用

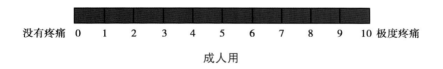

成人用

附录五

改良口腔科焦虑量表（中文版）

1. 如果您明天要去看牙医,您会感到

轻松　有点紧张　紧张　焦虑　很焦虑,出汗甚至有点恶心

2. 当您在口腔科等待就诊时,您会感到

轻松　有点紧张　紧张　焦虑　很焦虑,出汗甚至有点恶心

3. 当您坐在口腔科牙椅上等待治疗,牙医正在准备钻针,这时您会感到

轻松　有点紧张　紧张　焦虑　很焦虑,出汗甚至有点恶心

4. 您去洗牙,牙医正在准备洗牙用的器械,您会感到

轻松　有点紧张　紧张　焦虑　很焦虑,出汗甚至有点恶心

5. 牙医正准备给您的上面一颗后牙的牙床上打麻药,您会感到

轻松　有点紧张　紧张　焦虑　很焦虑,出汗甚至有点恶心

轻松:1 分

有点紧张:2 分

紧张:3 分

焦虑:4 分

很焦虑,出汗甚至有点恶心:5 分

引自:杨少清,改良牙科焦虑量表及口腔科焦虑病因的研究,1994.

口腔科畏惧调查量表（中文版）

1. 您是否曾因害怕口腔科治疗而推迟复诊
①从来没有；②很少这样；③有时候会；④经常这样；⑤总是这样

2. 您是否曾因害怕口腔科治疗而取消复诊
①从来没有；②很少这样；③有时候会；④经常这样；⑤总是这样

3. 当您在看牙时，您有没有感到肌肉紧张
①从来没有；②很少这样；③有时候会；④经常这样；⑤总是这样

4. 当您在看牙时，您有没有感到呼吸加快
①从来没有；②很少这样；③有时候会；④经常这样；⑤总是这样

5. 当您在看牙时，您有没有感到出汗增加
①从来没有；②很少这样；③有时候会；④经常这样；⑤总是这样

6. 当您在看牙时，您有没有感到恶心或者呕吐
①从来没有；②很少这样；③有时候会；④经常这样；⑤总是这样

7. 当您在看牙时，您有没有感到心跳加快
①从来没有；②很少这样；③有时候会；④经常这样；⑤总是这样

8. 当您与医师约诊时，有没有感到紧张和害怕
①有；②轻微的紧张和害怕；③有一点紧张和害怕；④比较紧张和害怕；⑤非常紧张和害怕

9. 当您走进口腔科诊室时，有没有感到紧张和害怕
①有；②轻微的紧张和害怕；③有一点紧张和害怕；④比较紧张和害怕；⑤非常紧张和害怕

10. 当您在候诊室等待就医时，有没有感到紧张和害怕
①有；②轻微的紧张和害怕；③有一点紧张和害怕；④比较紧张和害怕；⑤非常紧张和害怕

11. 当您躺在口腔科治疗椅上准备接受治疗时，有没有感到紧张和害怕
①有；②轻微的紧张和害怕；③有一点紧张和害怕；④比较紧张和害怕；⑤非常紧张和害怕

12. 您对口腔科诊室里的气味有没有感到不舒服
①有；②很轻；③有一点；④比较不舒服；⑤非常不舒服

13. 当您看到口腔科医师并准备交谈时，有没有感到紧张和害怕
①有；②轻微的紧张和害怕；③有一点紧张和害怕；④比较紧张和害怕；⑤非常紧张和害怕

14. 当您看到准备给您打麻醉的针头时，有没有感到紧张和害怕
①有；②轻微的紧张和害怕；③有一点紧张和害怕；④比较紧张和害怕；⑤非常紧张和害怕

15. 当麻醉针头注入您的口腔时,有没有感到紧张和害怕

①有;②轻微的紧张和害怕;③有一点紧张和害怕;④比较紧张和害怕;⑤非常紧张和害怕

16. 当您看到钻牙的机器时,有没有感到紧张和害怕

①有;②轻微的紧张和害怕;③有一点紧张和害怕;④比较紧张和害怕;⑤非常紧张和害怕

17. 当您听到钻牙机器的钻动声音时,有没有感到紧张和害怕

①有;②轻微的紧张和害怕;③有一点紧张和害怕;④比较紧张和害怕;⑤非常紧张和害怕

18. 当医师用牙钻钻您的牙齿时,有没有感到紧张和害怕

①有;②轻微的紧张和害怕;③有一点紧张和害怕;④比较紧张和害怕;⑤非常紧张和害怕

19. 当医师用器械检查或清洗您的牙齿时,有没有感到紧张和害怕

①有;②轻微的紧张和害怕;③有一点紧张和害怕;④比较紧张和害怕;⑤非常紧张和害怕

20. 总的来说.您在看牙时的紧张或害怕程度是

①有;②很轻;③有一点;④比较紧张和害怕;⑤非常紧张和害怕

引自:梁焕友,彭助力,潘集阳.等,牙科畏惧调查(DFS)量表中文版的研制与评价,中山大学学报(医学科学版),2006,27(2):236-240.

儿童恐惧量表,口腔科分量表(中文版)

	一点也不害怕 1	有一点害怕 2	比较害怕 3	相当害怕 4	非常害怕 5
牙医					
医师					
打针					
牙医检查口腔					
不得不张着嘴					
牙医碰触你					
牙医看着你					
牙医钻牙					
看见牙医钻牙					
牙医钻牙的噪音					
牙医将器械放入你口中					
透不过气					
不得不去医院					
穿白大衣的人					
牙医清洁你的牙齿					

引自:北京协和医院提供(仅供参考)

附录八

Frankl 治疗依从性评价量表（中文版）

评分	评价	描述
1 分	完全拒绝	拒绝治疗,用力哭闹,极度恐惧,有明显拒绝治疗的动作或语言及表情
2 分	相对拒绝	可以接受治疗但不情愿;有不明显拒绝治疗情况出现
3 分	相对配合	可以接受治疗.表现谨慎小心;不能完全主动配合
4 分	完全配合	主动接受治疗,与医师关系融洽;能够积极参与到治疗过程中

Houpt 治疗全过程依从性评价量表（中文版）

评分	描述
1 分	完全失败:治疗过程根本无法进行
2 分	部分完成:治疗过程被打断,只有部分治疗完成
3 分	勉强完成:治疗过程被打断,最终治疗得以完成
4 分	完成:治疗过程虽困难,但得以不间断完成
5 分	顺利完成:治疗过程只有轻微的哭闹和反抗
6 分	非常顺利:治疗过程顺利,没有哭闹也没有反抗

OAA/S 清醒 / 镇静观察者评价量表

反应性评分	语音	面部表情	眼睛
对正常语调反应快 5	正常	正常	无眼睑下垂
对正常语调反应冷淡 4	稍慢或含糊	稍微放松	眼睑轻度下垂
仅对大声呼名有反应 3	不清或明显变慢	明显放松	眼睑明显下垂
仅对轻推有反应 2	吐字不清	—	—
对推动无反应 1	—	—	—

注:其中 5 分无镇静,2~4 分镇静满意,1 分镇静过度

附录十 改良 Aldrete 离院评分系统

离院标准	分数
意识水平	
清醒,定向力好	2
轻微刺激即可唤醒	1
只对触觉刺激有反应	0
肢体活动	
各肢体能完成指令运动	2
肢体活动减弱	1
不能自主活动	0
血流动力学稳定	
血压波动 < 基础平均动脉压值的 15%	2
血压波动在基础平均动脉压值的 15%~30%	1
血压波动 > 基础平均动脉压值的 30%	0
呼吸稳定	
可深呼吸	2
呼吸急促但咳嗽有力	1
呼吸困难且咳嗽无力	0
血氧饱和度	
吸空气时能维持血氧饱和度 >90%	2
需鼻导管吸氧	1
吸氧时血氧饱和度 <90%	0

续表

离院标准	分数
术后疼痛	
无或轻微不适	2
中至重度疼痛需用静脉止疼药物控制	1
持续严重疼痛	0
术后恶心呕吐	
无或轻度恶心,无呕吐	2
短暂呕吐或干呕	1
持续中至重度恶心呕吐	0

总分

总分大于 12 分,且单项没有低于 1 分的情况可以离院

引自:李芸,李天佐.日间手术麻醉离院标准.国际麻醉学与复苏杂志,2011,12(32):744.

附录十一

笑氧吸入镇静口腔科治疗同意书

重庆医科大学附属口腔医院
笑氧吸入镇静牙科治疗同意书

姓名：　　　　　　　性别：　　　　　　　年龄：
地址：　　　　　　　　　　　　　　　　　电话：
诊断：
拟行：

一、我已理解笑氧吸入镇静牙科治疗是运用清醒镇静技术，清醒镇静是指对意识水平产生轻微的抑制，同时病人能够保持连续自主的呼吸及对物理刺激和语言指令做出相应反应的能力。整个过程中，患者保持清醒，没有丧失意识，保护性反射活跃，并能配合治疗。

二、我已理解笑氧吸入镇静牙科治疗会因病人病情各异，对药物反应亦不尽相同，即使按照常规方法操作，仍有可能产生不适反应如：

1. 恶心、呕吐；　　　　　　2. 头昏；

3. 药物不良反应。

三、医生术前已向我及家属交待可能发生的问题，我已同意医师会按规章制度、操作常规和诊疗规范全面负责患者各种病情变化的监测和相关处理，发生意外积极组织抢救。

四、我自愿接受笑氧吸入镇静牙科治疗过程及其费用。并已知笑氧吸入镇静牙科麻醉相关费用共计277.5 元 / 次（麻醉费 250 元 / 次，监护费 27.5 元 / 次），其他牙科治疗费用另计。

医生声明：

　　我已告知患者将要进行的治疗方式、并发症和风险，可能存在的其他治疗方法并解答了患者对于此次治疗的相关问题。

医生签名：_____
签名日期：　　年　　月　　日

患者声明：我已知晓以上内容，_____（填"同意"或"不同意"）实施该项医疗措施。

患者或近亲属签名：_____　与患者关系：_____
签名日期：　　年　　月　　日
第三方签字：_____
签名日期：　　年　　月　　日

拔牙后休息 30 分钟再离开

微信公众号

APP下载

笑氧吸入镇静口腔科治疗记录单

舒适口腔科　　　　姓名：　　　性别：　　　年龄：　　　ID：

ASA 分级：

手术操作名称：

基本生命体征：BP　（mmHg）　HR　（次 /min）　RR　（次 /min）　SPO_2　（%）

术前：

术中：

术后：

诊疗计划：笑氧连续吸入维持

气体流量：5L/min

最大笑气浓度：65%

术后恢复情况：　　　　　　　医师签名：　　　审核者：

附录十三

门诊麻醉预约管理单

门诊麻醉预约管理单

术前	病人姓名_____ 性别_____ 年龄_____ 诊断_____ 局部情况(牙位)_____ 系统病史_____ 预约科室_____ 预约时间_____ 主治医生_____ 四手护士_____ 特殊器械_____ 麻醉方式: ○局麻 ○笑氧 ○全麻 ○其他_____ 其他特殊要求_____ 术前评估_____ 术前核对以上内容:手术医生签字_____ 麻醉医生签字_____ 巡回护士签字_____
术中	核对病人身份( )核对牙位( ) 手术中异常情况_____ 术中核对以上内容:医生签字_____护士签字_____
术后	1. 离院 Aldrete 评分_____ 2. 电话回访 无特殊_____ 特殊情况_____ 护士签字_____

麻醉下儿童牙齿疾病的治疗知情同意书

麻醉下儿童牙齿疾病的治疗知情同意书

姓名：　　　　　　　　　　性别：　　　　　　　　　　年龄：

电话：　　　　　　　　　　地址：

诊断：

1. 麻醉条件下的口腔治疗只适用于对口腔治疗恐惧、紧张，害怕口腔治疗或由于疾病无法配合治疗的儿童。麻醉可以使孩子镇静，情绪放松，易于接受治疗。

2. 接受麻醉下治疗的孩子应身体健康，请家长如实告知手术麻醉史、疾病史，如哮喘、癫痫、高血压、先天性疾病、食道裂孔疝，胃食管反流等疾病。哮喘、癫痫、高血压等疾病术前应进行药物治疗。

3. 麻醉的孩子应在治疗前禁食（奶、固体食物）6~8 小时，禁水（清水、糖水或淡果汁）4 小时。饱食或胃没有排空的孩子在实施镇静或麻醉时会有发生呕吐或误吸的可能，出现呼吸道梗阻、吸入性肺炎，甚至危及生命。

4. 根据治疗需要建议选择以下麻醉方法，必要时允许更改麻醉方法：

　　□ 全身麻醉 + 气管插管　　□ 全身麻醉 +LMA　　□ 全身麻醉 + 不插管

5. 在麻醉下口腔治疗后需留院观察 2 小时左右，达到离院标准后经医师允许后方可离院。在离院回家途中应尽量保持卧位，婴幼儿应由看护人怀抱。在孩子完全清醒后可喝少量清水，观察 15 分钟后无恶心、呕吐等情况和再喝奶。在治疗结束后 6~8 小时可吃流食，全身麻醉后的孩子应有专人看护至次日晨，其间尽量不要下床活动以免摔倒。

6. 孩子的家长或监护人应仔细阅读以上须知，做到如上要求来保证孩子的安全。治疗前孩子的家长或监护人应在同意书上签字，才可实施镇静或麻醉。

7. 其他需要说明的情况 _____

_____

8. 对以上内容我已详细阅读并理解，我愿意承担治疗中发生的风险并遵守医嘱，同意在 _____ 医院无痛治疗中心接受治疗并承担全部费用。

患者签字：　　　　　　　　　　　　　　医生签字：

受委托人 / 法定监护人签字：　　　　　　　与患者关系：

　　　　　　　　　　　　　　　　　　　　　　　年　　　月　　　日

附录十五

麻醉前访视记录单

<table>
<tr><td rowspan="2">
████████████████████

麻醉前访视记录单
</td>
<td>姓名：＿＿＿＿＿＿＿＿＿ 性别：＿＿＿ F/M
年龄：＿＿＿y 体重＿＿＿kg 身高＿＿＿cm
病室：＿＿＿＿＿ 住院号＿＿＿＿＿＿＿
术前诊断：＿＿＿＿＿＿＿＿＿＿＿＿＿＿
拟行手术：＿＿＿＿＿＿＿＿＿＿＿＿＿＿</td></tr>
</table>

既往史：高血压、冠心病、糖尿病、慢阻肺、血液病、内分泌疾病、青光眼、脊柱畸形等

麻醉手术外伤史

特殊用药及药物过敏史

吸烟：＿＿＿＿＿＿＿ 咳嗽：＿＿＿＿＿＿＿ 哮喘：＿＿＿＿＿＿＿

体检 PE：

Bp：＿＿/＿＿mmHg PR：＿＿＿bpm RR：＿＿＿bpm T＿＿＿℃

意识：＿＿＿＿ 皮肤：＿＿＿＿ 颌颈：＿＿＿＿ 义齿：＿＿＿＿

循环： □未见异常 □其他

呼吸： □未见异常 □其他

消化： □未见异常 □其他 脊柱四肢： □未见异常 □其它

血液： □未见异常 □其他 神经、精神： □未见异常 □其它

内分泌： □未见异常 □其他 其他：

实验室检查：

血常规： □正常 □异常： 凝血功能： □正常 □异常：

肝功能： □正常 □异常： 肾功能： □正常 □异常：

电解质： □正常 □异常： 血糖： □正常 □异常：

血气分析： □正常 □异常： 尿常规： □正常 □异常：

ECG： X-ray EF：＿＿＿＿%

肺功能： 其他：

心功能分级： I Ⅱ Ⅲ Ⅳ **ASA：** 1 2 3 4 5 E **气道评估：** I Ⅱ Ⅲ Ⅳ

麻醉计划：

麻醉选择：

实施要点：

医师签名：＿＿＿＿＿＿＿＿ 日期：＿＿＿＿＿＿

麻醉记录单

▨▨▨▨▨ 麻醉记录

页　数＿＿＿＿＿＿

麻醉号＿＿＿＿＿＿

姓　　名＿＿＿＿＿＿＿ 男、女 年龄＿＿＿＿ 体重＿＿＿＿ 科别＿＿＿＿ 病室＿＿＿＿ 床号＿＿＿＿ 住院号＿＿＿＿＿

病人情况＿＿＿＿＿＿＿＿＿＿ 手术日期＿＿＿＿＿＿＿

术前诊断＿＿＿＿＿＿＿＿＿＿ 拟行手术＿＿＿＿＿＿＿＿＿＿＿＿＿＿＿＿＿＿＿＿

术前用药＿＿＿＿＿＿＿＿＿＿＿＿＿＿＿＿＿＿＿＿＿＿＿＿＿ 效果＿＿＿＿＿＿＿

麻醉诱导　　平顺　　激动　　呕吐　　喉痉挛

时间			
安异氟醚 符号	5 10 15 20 25 30 35 40 45 50 55 60	5 10 15 20 25 30 35 40 45 50 55 60	5 10 15 20 25 30 35 40 45 50 55 60	5 10 15 20 25 30 35 40 45 50 55 60

脉 搏 ●—●

缩 压 V—V

舒 压 ∧—∧

自行呼吸 ○—○

控制呼吸 +—+

扶助呼吸 △—△

体 温 ×—×

240 220 200 180 160 140 120 100 80 60 40 20

室温

输液

附记

麻醉期

麻醉方式:＿＿＿＿＿＿＿＿＿＿＿＿＿＿＿＿＿ 中心静脉穿刺(颈内、锁骨下),动脉穿刺

麻醉药物及剂量＿＿＿＿＿＿＿＿＿＿＿＿＿＿＿＿＿＿＿＿＿＿＿＿＿＿＿＿＿

术中输入:全血＿＿＿＿＿ mL,5%G＿＿＿＿＿ mL,平衡液＿＿＿＿＿ mL 生理盐水＿＿＿＿＿ mL＿＿＿＿＿ mL

体位＿＿＿＿＿＿＿＿＿ 失血量＿＿＿＿＿＿ mL 出量＿＿＿＿＿＿＿

实施手术＿＿＿＿＿＿＿＿＿＿＿＿＿＿＿＿＿＿＿＿＿＿＿＿＿＿

术后诊断＿＿＿＿＿＿＿＿＿＿＿＿＿＿＿＿＿＿＿＿＿＿＿＿＿＿

苏醒情况(出手术室前):完全清醒,半清醒,未清醒＿＿＿＿＿＿ Steward 评分＿＿＿＿＿

手术者＿＿＿＿＿＿＿＿＿＿＿＿＿＿＿＿ 麻醉者＿＿＿＿＿＿＿

巡回护士＿＿＿＿＿＿＿＿＿＿＿ 手术护士＿＿＿＿＿＿＿＿＿ 手术时间＿＿＿ 小时

术 前 情 况

全身情况＿＿＿＿＿＿＿＿＿＿＿＿＿＿＿＿＿＿＿＿＿＿＿＿＿＿＿＿＿＿＿＿＿＿

循环系统＿＿＿＿＿＿＿＿＿＿＿＿＿＿＿＿＿＿＿＿＿＿＿＿＿＿＿＿＿＿＿＿＿＿

呼吸系统＿＿＿＿＿＿＿＿＿＿＿＿＿＿＿＿＿＿＿＿＿＿＿＿＿＿＿＿＿＿＿＿＿＿

神经系统＿＿＿＿＿＿＿＿＿＿＿＿＿＿＿＿＿＿＿＿＿＿＿＿＿＿＿＿＿＿＿＿＿＿

肝　　脏＿＿＿＿＿＿＿＿＿＿＿＿＿＿＿＿＿＿＿＿＿＿＿＿＿＿＿＿＿＿＿＿＿＿

肾　　脏＿＿＿＿＿＿＿＿＿＿＿＿＿＿＿＿＿＿＿＿＿＿＿＿＿＿＿＿＿＿＿＿＿＿

内 分 泌＿＿＿＿＿＿＿＿＿＿＿＿＿＿＿＿＿＿＿＿＿＿＿＿＿＿＿＿＿＿＿＿＿＿

血　　液＿＿＿＿＿＿＿＿＿＿＿＿＿＿＿＿＿＿＿＿＿＿＿＿＿＿＿＿＿＿＿＿＿＿

其　　他＿＿＿＿＿＿＿＿＿＿＿＿＿＿＿＿＿＿＿＿＿＿＿＿＿＿＿＿＿＿＿＿＿＿

麻 醉 经 过

术中情况 1.＿＿＿＿＿＿＿＿＿＿＿＿＿＿＿＿＿＿＿＿＿＿＿＿＿＿＿＿＿＿＿＿

2.＿＿＿＿＿＿＿＿＿＿＿＿＿＿＿＿＿＿＿＿＿＿＿＿＿＿＿＿＿＿＿＿

3.＿＿＿＿＿＿＿＿＿＿＿＿＿＿＿＿＿＿＿＿＿＿＿＿＿＿＿＿＿＿＿＿

总结与体会＿＿＿＿＿＿＿＿＿＿＿＿＿＿＿＿＿＿＿＿＿＿＿＿＿＿＿＿＿＿＿＿＿

＿＿＿＿＿＿＿＿＿＿＿＿＿＿＿＿＿＿＿＿＿＿＿＿＿＿＿＿＿＿＿＿＿＿＿＿＿＿

＿＿＿＿＿＿＿＿＿＿＿＿＿＿＿＿＿＿＿＿＿＿＿＿＿＿＿＿＿＿＿＿＿＿＿＿＿＿

＿＿＿＿＿＿＿＿＿＿＿＿＿＿＿＿＿＿＿＿＿＿＿＿＿＿＿＿＿＿＿＿＿＿＿＿＿＿

＿＿＿＿＿＿＿＿＿＿＿＿＿＿＿＿＿＿＿＿＿＿＿＿＿＿＿＿＿＿＿＿＿＿＿＿＿＿

＿＿＿＿＿＿＿＿＿＿＿＿＿＿＿＿＿＿＿＿＿＿＿＿＿＿＿＿＿＿＿＿＿＿＿＿＿＿

＿＿＿＿＿＿＿＿＿＿＿＿＿＿＿＿＿＿＿＿＿＿＿＿＿＿＿＿＿＿＿＿＿＿＿＿＿＿

＿＿＿＿＿＿＿＿＿＿＿＿＿＿＿＿＿＿＿＿＿＿＿＿＿＿＿＿＿＿＿＿＿＿＿＿＿＿

＿＿＿＿＿＿＿＿＿＿＿＿＿＿＿＿＿＿＿＿＿＿＿＿＿＿＿＿＿＿＿＿＿＿＿＿＿＿

术 后 情 况

并 发 症 1.＿＿＿＿＿＿＿＿＿＿＿＿＿＿＿＿＿＿＿＿＿＿＿＿＿＿＿＿＿＿＿＿

2.＿＿＿＿＿＿＿＿＿＿＿＿＿＿＿＿＿＿＿＿＿＿＿＿＿＿＿＿＿＿＿＿

原因（与麻醉之关系）＿＿＿＿＿＿＿＿＿＿＿＿＿＿＿＿＿＿＿＿＿＿＿＿＿＿＿＿

＿＿＿＿＿＿＿＿＿＿＿＿＿＿＿＿＿＿＿＿＿＿＿＿＿＿＿＿＿＿＿＿＿＿＿＿＿＿

＿＿＿＿＿＿＿＿＿＿＿＿＿＿＿＿＿＿＿＿＿＿＿＿＿＿＿＿＿＿＿＿＿＿＿＿＿＿

＿＿＿＿＿＿＿＿＿＿＿＿＿＿＿＿＿＿＿＿＿＿＿＿＿＿＿＿＿＿＿＿＿＿＿＿＿＿

治疗措施及结果：＿＿＿＿＿＿＿＿＿＿＿＿＿＿＿＿＿＿＿＿＿＿＿＿＿＿＿＿＿＿

麻醉后恢复评分表

改良 Aldrete 评分（modified Aldrete score）标准（麻醉后恢复评分）

姓名：

麻醉方法：　　　　　　　　　　　　　　　　　　　离院时间：

	0	1	2	合计
肢体活动	无自动或在指令下抬头或活动肢体	能自动或在指令下活动两个肢体和有限制的抬头活动	能自动或在指令下活动四肢和抬头	
呼吸	呼吸暂停或微弱，需呼吸机治疗或辅助呼吸	呼吸困难或呼吸受限，但有浅而慢的自主呼吸，可能用口咽通气道	能做深呼吸和有效咳嗽，呼吸频率和幅度正常	
循环	非高血压病而血压过分升高，或血压下降（低于麻醉前50mmHg）	血压低于/高于麻醉前水平20~50mmHg	血压和脉搏稳定，血压比麻醉前低/高，但不到20mmHg（SBP≥90mmHg）	
神志	没有应答或仅对疼痛刺激有反应	对交谈有反应，但很容易再昏睡	处于醒觉和警觉状态，能辨认时间、地点和人	
末梢颜色	吸 O_2 时 $SpO_2<92\%$	吸 O_2 时能维持 $SpO_2>92\%$	呼吸空气 $SpO_2>92\%$	
恶心呕吐反应	严重，有内容物呕出，易发生误吸	一般，少有内容物吐出	有恶心症状，无呕吐	
合计				

注：总分 =12，当总分≥11 时，认为达到麻醉后恢复标准

改良 Aldrete 评分法判定能否离院并记录患者离院时间。任何一项不低于 1 分，总分高于 10 分则判定可出院。

附录十八 麻醉恢复记录单

<table>
<tr><td colspan="2">

……医院
麻醉复苏室(PACU)记录单

</td><td>

年　月　日
麻醉方式 □ GA　　□ LA　　□ Other____
麻醉时间 _____ 麻醉医师 _____
术前特殊情况　□ 插管困难　□ 声嘶
□ 偏瘫　□ 语言障碍　□ 听力障碍
□ 意识障碍　□ 精神疾病　□ 深静脉血
栓高危人群
其他 _____
入室时间 _____

</td></tr>
</table>

姓名　　　　性别 □ M　□ F　年龄

住院号　　病室　　　　　体重　　kg

手术名称 _____

入室情况

入室呼吸情况:□控制呼吸　　□辅助呼吸　　□自主呼吸

入室气管导管:□已拔管　　□带管　　□带喉罩　　□带通气道　　□气管切开

入室给氧方式:□机械通气:模式_____ VT____mL RR____bmp FiO$_2$____%　_____
　　　　　　　□面罩给氧
　　　　　　　□鼻导管给氧

出复苏室情况	复苏期出入量	病房交接
BP____/____mmHg p____bpm R____bpm SPO$_2$____% VAS 评分:0　1　2　3　4　5　6　7　8　9　10 皮肤粘膜:正常□　基本正常□　贫血□　发绀□　皮下气肿□ 意识:1　2　3　4　5级 指令动作:完成□　　不能完成□ 瞳孔:等大□　不等大□　光反射:灵敏□　迟钝□　无反射□ 肌力:0　1　2　3　4　5级 呼吸:TV_____mL 呼吸音:正常□　异常_____ 反射(吞咽/咳嗽):正常□　弱□　无□ 声嘶:无□　有□	RBC_____mL 血浆_____mL 平衡液_____mL 胶体液_____mL NS_____mL 出血量____mL 引流量____mL 尿量_____mL	BP____/____mmHg p_____bpm R_____bpm SpPO$_2$____% PCIA □ VAS 评分:_____ Steward 评分:____

出室时间:____时____分　　PACU 医师签字:_____　　病房护士签字:_____

402

儿童麻醉下口腔治疗注意事项

患者姓名：＿＿＿＿＿＿＿＿＿＿　　　预约时间：＿＿＿＿＿＿＿＿＿＿

　　为保障您的孩子在口腔治疗过程中的安全舒适及提高治疗的效率和效果，我们推荐您使用**深度镇静下**治疗。儿童全麻下口腔治疗能增加治疗过程中的配合度以及减少治疗过程中的焦虑和不适。我们仅使用一种吸入性药物(七氟烷)，具有起效快，代谢快，苏醒快的特点。治疗过程中，为保障孩子的安全，我们会在孩子入睡后建立静脉通道，以补充液体避免孩子脱水。

　　您作为孩子的父母或法定监护人，在孩子的口腔治疗过程中也起了重要作用。孩子通常能感受到你们的焦虑，并会因此而感到更加害怕。如果您能够更好地了解治疗过程并积极准备，那么您的孩子也能更好的配合治疗。如果您有关于全麻下口腔治疗的任何问题都可以向我们询问。

　　为了您孩子的安全，请仔细阅读以下内容：

【治疗前】

　　● 如果您的孩子在健康或服药方面有任何变化，请及时告知我们。发热、中耳炎、鼻腔充血或者近期的脑部外伤都会增加孩子治疗后的并发症。因此，及时告知我们您孩子的健康状况变化，我们将判断您的治疗是否需要推迟。

　　● 请告知我们您的孩子正在服用的处方药、非处方药以及中草药。以确定治疗当日能否继续服用。同时，请告知孩子的药物过敏情况。多颗牙的治疗建议术前 3 天服用抗生素。

　　● 治疗前数小时应当严格控制食物／液体的摄入。禁食将会降低呕吐及误吸的风险。否则我们将拒绝为您提供该治疗，如果您不能遵从以下要求：

食物／液体的类型	最少禁食时间
清亮液体(水、无果肉的果汁、碳酸饮料和茶)	2 小时
母乳	4 小时
非人奶、配方奶以及便餐(如烤面包和清亮液体)	6 小时
油炸及高脂的食物、肉	8 小时

- 为您的孩子穿上宽松舒适的衣服,这将便于我们监测孩子对药物的反应(包括孩子的呼吸、心率及血压)并保障孩子的安全。
- 治疗当日不要将您的其他孩子带在身边,以便您能更好地关注需要治疗的这个孩子。
- 治疗后如果您将驾车回家或必须携带其他孩子一起,那么请随行 2 位成人。以便在回家途中,能保障有一位成人能观察孩子的呼吸,特别是孩子处于睡眠状态时。

【治疗中】

- 在治疗过程中,您都需要待在诊室外等候,不能因任何原因走开。
- 在您及孩子离院前,我们的医护人员将评估孩子的健康状况(孩子能够对呼唤产生应当,但可能嗜睡、哭闹或者烦躁)。

【治疗后】

- 回到家后,您的孩子可能仍然处于嗜睡状态,这就需要您一直陪伴在孩子身边直到镇静药物的作用消退。如果孩子仍然想睡觉,那么最好保持侧卧位的姿势。在这期间,3~5 分钟检查孩子的呼吸状况。如果孩子出现鼾声,那么重新调整孩子的头部位置直到呼吸平顺并且鼾声消失。如果孩子出现呼吸异常或不能唤醒,那么请拨打紧急电话(120 或诊所电话)。
- 恶心 / 呕吐是常见的不良反应。如果发生了呕吐,请立即清除孩子口内的物品,并确保孩子的呼吸正常。如果孩子出现呼吸异常或不能唤醒,那么请拨打紧急电话(120 或诊所电话)。如果呕吐持续了 20~40 分钟,请立即联系我们。
- 镇静治疗结束后,您的孩子可能变得嗜睡,治疗当天应当限制孩子的活动。避免孩子单独进行一些可能危险的活动,如骑自行车、游泳、使用小区游乐场内的器械以及一些需要保持平衡的活动。
- 在镇静治疗过程中我们可能也会使用局麻药。口腔的麻木时间通常会持续 2~4 小时。这段时间内注意避免孩子咬或抓唇、颊及舌头。
- 治疗结束后孩子可能变得烦躁,这时您应当陪在孩子身边让他 / 她平静放松。如果您认为这种烦躁是由于疼痛不适引起的,那么可以给您的孩子服用布洛芬或对乙酰氨基酚(泰诺或者美林)。用药时应当根据孩子的年龄及体重按照药物说明服用。
- 如果您的孩子已经清醒,那么可以让孩子喝一些清亮的液体以预防呕吐及脱水(推荐使用术能)。应当反复小口饮用,尽量避免一口饮用大量液体。治疗后的第一顿饮食应当易于消化(如汤类、果酱类),不要食用高脂及辛辣食物(如炸鸡、牛奶、酸奶、奶酪等)。
- 治疗后可能出现低热(38℃),可以给您的孩子服用布洛芬或对乙酰氨基酚(泰诺或者美林)。用药时应当根据孩子的年龄及体重按照药物说明服用。脱水可能会造成体温的轻度升高,饮用清亮的液体可以缓解。如果出现了高热或持续发热,请到就近儿童医院救治。
- 如果您有任何疑问,请联系我们(诊所电话)。
- 其他_____
_____
_____
_____
_____

既往史信息采集表

1. 最近是否正接受口腔临床治疗？如果是，目前治疗情况是＿＿＿＿＿＿	是（　）	否（　）
2. 是否经历过严重的疾病或手术？如果是，疾病或手术分别是＿＿＿＿＿	是（　）	否（　）
3. 最近5年是否有过住院治疗病史？如果是，治疗结果是＿＿＿＿＿＿	是（　）	否（　）
4. 是否有以下疾病病史？		
先天性心脏病	是（　）	否（　）
心血管疾病（心力衰竭，心绞痛，高血压，心脏杂音等）	是（　）	否（　）
a 用力后是否感到胸区疼痛或胸闷？	是（　）	否（　）
b 轻微运动后是否有过呼吸急促？	是（　）	否（　）
c 脚踝肿胀？	是（　）	否（　）
d 躺下后是否感到呼吸急促，或者通过垫高枕头缓解？	是（　）	否（　）
e 医师是否告知过有心脏杂音？	是（　）	否（　）
哮喘或花粉症	是（　）	否（　）
荨麻疹或皮疹	是（　）	否（　）
昏厥或癫痫发作	是（　）	否（　）
糖尿病	是（　）	否（　）
a 是否每天排尿超过6次？	是（　）	否（　）
b 是否大部分时间感到口渴？	是（　）	否（　）
c 是否经常性感觉口腔干燥？	是（　）	否（　）
肝炎、黄疸或其他肝病	是（　）	否（　）
关节炎或其他关节疾病	是（　）	否（　）
胃溃疡	是（　）	否（　）
肾病	是（　）	否（　）
肺结核	是（　）	否（　）
是否有持续性咳嗽或咳血？	是（　）	否（　）
性病	是（　）	否（　）
其他：		

5. 以前有过拔牙、手术或创伤后的异常出血病史吗？	是（　）	否（　）
a 是否容易出现皮下出血、青紫？	是（　）	否（　）
b 是否因为异常出血要求输血？	是（　）	否（　）
c 如果有，请详细说明病情＿＿＿＿＿＿＿＿＿＿＿		
6. 是否有血液病症，比如贫血（包括镰状细胞性贫血）？	是（　）	否（　）
7. 是否因为头颈部肿瘤或其他疾病而手术或放疗病史？	是（　）	否（　）
8. 是否正在服药？如果是，请详细阐述所服药物＿＿＿＿＿＿	是（　）	否（　）
9. 是否正在服用以下药物？		
a 抗生素或磺胺类药剂	是（　）	否（　）
b 抗凝血药（血液稀释剂）	是（　）	否（　）
c 高血压药	是（　）	否（　）
d 可的松（甾类）（包括"泼尼松"）	是（　）	否（　）
e 安神剂	是（　）	否（　）
f 阿司匹林	是（　）	否（　）
g 胰岛素、甲苯磺丁脲（山地酶、甲糖宁）或者同类降糖药	是（　）	否（　）
h 洋地黄或其他心脏病药物	是（　）	否（　）
i 硝酸甘油	是（　）	否（　）
j 抗组胺药	是（　）	否（　）
k 口服避孕药或其他激素治疗药物	是（　）	否（　）
l 其他＿＿＿＿＿＿＿＿＿＿＿＿＿＿＿＿＿＿＿＿＿		
10. 是否对以下药物过敏或可引起不良反应？		
a 局麻药（普鲁卡因）	是（　）	否（　）
b 青霉素或其他抗生素	是（　）	否（　）
c 磺胺类药剂	是（　）	否（　）
d 阿司匹林	是（　）	否（　）
e 碘制剂或造影剂	是（　）	否（　）
f 可待因或其他麻醉品	是（　）	否（　）
g 其他＿＿＿＿＿＿＿＿＿＿＿＿＿＿＿＿＿＿＿＿		
11. 以前口腔科治疗病史中有无严重并发症？如果有，详述＿＿＿＿＿＿	是（　）	否（　）
12. 有无以上没有罗列的疾病、全身情况或问题，而你认为应该告知医师？如果有，详述＿＿＿＿＿＿＿＿＿＿＿＿＿＿＿＿	是（　）	否（　）
13. 工作环境是否经常性暴露在射线、电离辐射环境中？	是（　）	否（　）
女性患者		
14. 是否正处于怀孕期？如果是，孕期为＿＿＿＿＿＿＿＿＿＿	是（　）	否（　）
15. 是否正处于月经期？	是（　）	否（　）
16. 是否正处于母乳哺乳期？	是（　）	否（　）

患者签名：

医师签名：

日期：

图书在版编目（CIP）数据

口腔门诊麻醉并发症及处理 / 郁葱主编 . —北京：
人民卫生出版社，2019

ISBN 978-7-117-28787-6

Ⅰ.①口… Ⅱ.①郁… Ⅲ.①口腔外科手术 – 麻醉 –
并发症 – 处理 Ⅳ.①R782.05

中国版本图书馆 CIP 数据核字（2019）第 177990 号

人卫智网	**www.ipmph.com**	医学教育、学术、考试、健康，购书智慧智能综合服务平台
人卫官网	**www.pmph.com**	人卫官方资讯发布平台

口腔门诊麻醉并发症及处理

主　　编：郁　葱
出版发行：人民卫生出版社（中继线 010-59780011）
地　　址：北京市朝阳区潘家园南里 19 号
邮　　编：100021
E - mail: pmph @ pmph.com
购书热线：010-59787592　010-59787584　010-65264830
印　　刷：北京盛通印刷股份有限公司
经　　销：新华书店
开　　本：787 × 1092　1/16　印张：27
字　　数：657 千字
版　　次：2019 年 12 月第 1 版　2019 年 12 月第 1 版第 1 次印刷
标准书号：ISBN 978-7-117-28787-6
定　　价：228.00 元

打击盗版举报电话: 010-59787491　**E-mail**: WQ @ pmph.com
质量问题联系电话: 010-59787234　**E-mail**: zhiliang @ pmph.com